Dossiers et Documents

De la même auteure
Entre le rire et les larmes, Éditions de l'Homme, 1996.

EN MISSION

UNE VIE AU SEIN DE LA CROIX-ROUGE

Projet dirigé par Ophélie Delaunay, éditrice

Conception graphique : Sara Tétreault
Mise en pages : Andréa Joseph [pagexpress@videotron.ca]
Révision linguistique : Isabelle Pauzé et Chantale Landry
Photographie en couverture : Élisabeth Carrier

Québec Amérique
329, rue de la Commune Ouest, 3ᵉ étage
Montréal (Québec) Canada H2Y 2E1
Téléphone : 514 499-3000, télécopieur : 514 499-3010

Nous reconnaissons l'aide financière du gouvernement du Canada par l'entremise du Fonds du livre du Canada pour nos activités d'édition.

Nous remercions le Conseil des arts du Canada de son soutien. L'an dernier, le Conseil a investi 157 millions de dollars pour mettre de l'art dans la vie des Canadiennes et des Canadiens de tout le pays.

Nous tenons également à remercier la SODEC pour son appui financier. Gouvernement du Québec – Programme de crédit d'impôt pour l'édition de livres – Gestion SODEC.

 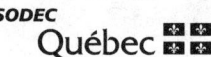

Catalogage avant publication de Bibliothèque et Archives nationales du Québec et Bibliothèque et Archives Canada

Carrier, Élisabeth
En mission : une vie au sein de la Croix-Rouge
(Dossiers et documents)
ISBN 978-2-7644-1231-2 (Version Imprimée)
ISBN 978-2-7644-2691-3 (PDF)
ISBN 978-2-7644-2692-0 (ePub)
1. Carrier, Élisabeth. 2. Secours aux victimes de catastrophes. 3. Infirmières - Québec (Province) – Biographies. 4. Croix-Rouge - Biographies. I. Titre. II. Collection : Dossiers et documents (Éditions Québec Amérique).
RT37.C37A3 2014   610.73092   C2014-940410-7

Dépôt légal : 2ᵉ trimestre 2014
Bibliothèque nationale du Québec
Bibliothèque nationale du Canada

Tous droits de traduction, de reproduction et d'adaptation réservés

© Éditions Québec Amérique inc., 2014.
quebec-amerique.com

Imprimé au Québec

ÉLISABETH CARRIER

EN MISSION

UNE VIE AU SEIN DE LA CROIX-ROUGE

Québec Amérique

À mes collègues qui ont inspiré de nombreux passages de cet ouvrage. À ceux dont la bonne étoile a cessé de briller trop tôt.

"There is a crack in everything, that's how the light gets in[1]."

Leonard Cohen, extrait de la chanson *Anthem*.

---

1. « Il y a une faille en toute chose. C'est ainsi qu'entre la lumière. »

TABLE DES MATIÈRES

AVERTISSEMENT	**17**
PRÉFACE	**19**
INTRODUCTION	**25**

Sri Lanka 1990-1991   **29**
    1 – Les femmes dans la guerre pleurent leurs maris et leurs fils 31
    2 – Un épineux problème de personnes déplacées...........................36
    3 – La chasse aux Américains et aux éléphants 39

Irak 1991   **43**
    1 – Une mission de rêve 45
    2 – Assistance aux Kurdes irakiens...48
    3 – Retour à Bagdad..54
    4 – Bassora, la « Venise du Moyen-Orient » 57

Éthiopie 1991   **61**
    Des soldats démobilisés à rapatrier..63

Croatie 1991-1992   **67**
    Une déléguée non suisse 69

Afghanistan 1992   **81**
    Le bonheur de revenir à Kaboul..85

Cambodge 1994   **89**
    1 – Retour au pays des Khmers..91
    2 – Un peuple qui a changé..93
    3 – Les Khmers rouges se manifestent 95
    4 – L'horreur à Battambang 98

Afghanistan 1994-1995   **103**
   1 – Repartir de zéro 105
   2 – Enlèvement à Saroubi 112
   3 – Une femme parmi les hommes de Faizabad 117
   4 – Après Dubaï : le choc entre deux mondes 119
   5 – Une grenade pour le lion de Kaboul 122

Rwanda 1996   **125**
   1 – Génocidaires présumés à protéger 128
   2 – Peut-on comprendre un génocide ? 132
   3 – Le camp de Goma : une ville dans la ville 134
   4 – Transfert de prisonniers 136
   5 – Un passeport pour la mort 137
   6 – Retrouvailles au Québec 139
   7 – Accompagnatrice à Kigali 140
   8 – Fuir pour Échapper au pire 141

Tchétchénie 1996   **143**
   Une mission d'où je ne serais jamais revenue 145

Sud-Caucase 1998   **149**
   1 – Une séparation pénible 151
   2 – Une arrivée difficile en Géorgie 152
   3 – La tuberculose en prison 154
   4 – Tensions entre l'Abkhazie et la Géorgie 157
   5 – Abkhazie : un conflit larvé 159
   6 – Arménie : problèmes avec les douaniers 161
   7 – Azerbaïdjan : encore les douaniers 163
   8 – Atmosphère de fête sur fond de pauvreté 165

République démocratique du Congo 1999   **167**
   1 – Aide alimentaire aux prisonniers 169
   2 – La maison et la prison 173

Afghanistan 2001-2002   **175**
   1 – Vaccination à Inukjuak 177
   2 – Atterrissage à Bagram 182
   3 – Dans la prison des talibans : à cause d'une Bible 184
   4 – Le lion de Kaboul..191
   5 – Aux portes du Panshir 195
   6 – Les Bouddhas de Bamiyan 205
   7 – Les Femmes et la Guerre..211
   8 – « Ras-le-bol », il faut partir 216

Afghanistan 2003-2004   **219**
   1 – Pour la femme afghane, rien n'a vraiment changé 221
   2 – L'hiver en Ouzbékistan...224
   3 – Loya Jirga : les chefs refont le pays 229
   4 – Départ vers un autre conflit 233

Haïti 2004   **235**
   1 – Hôpital de campagne à Port-au-Prince......................................237
   2 – Gonaïves : retaper l'hôpital chez les sœurs 240

Darfour 2004   **243**
   Une mission à oublier...245

Éthiopie 2004-2005   **249**
   1 – Retour en Éthiopie..251
   2 – Des rats dans le plafond 254
   3 – Au nom de la culture..257
   4 – Un bien modeste Noël 263
   5 – Fêtes religieuses bruyantes 266
   6 – L'Éthiopie de Bob Marley..270
   7 – Une période de jeûne..276
   8 – Une prison à la frontière du Soudan 279
   9 – Un fête et un mariage à Mekele..283
   10 – La prison de Maychew 285
   11 – 200 Érythréens à rapatrier 289
   12 – Rapatriement chaotique pour 300 Éthiopiens 296

Myanmar 2005 — **303**
   1 – Une mission convoitée 305
   2 – Un rêve écourté 311
   3 – La capitale déménage dans la jungle 314

Cachemire pakistanais 2005-2006 — **317**
   1 – Camping d'hiver sur un terrain de cricket 319
   2 – Moussa, mon bras droit, à l'hôpital 326
   3 – Bonne année 2006 330
   4 – Encore des cadeaux ! 335
   5 – Une attaque de nostalgie 341
   6 – On remballe l'hôpital 344
   7 – Une « tente mosquée » contre un tapis de prière 348
   8 – Des adieux touchants 356

Liban 2006 — **359**
   1 – Le conflit israélo-libanais 361
   2 – La guerre est finie 363
   3 – Le Parti de Dieu 368
   4 – Pollution des plages et de la mer 372
   5 – La reconnaissance des Libanais 376
   6 – La fête du Eid en Syrie 379
   7 – « Indisciplinables » libanais 383
   8 – Le marathon de Beyrouth 388

Tchad 2007 — **393**
   1 – Programme « détention », programme « chirurgical » ... 395
   2 – Un langage coloré 401
   3 – La chaleur nous rattrape 408
   4 – Libérations et rapatriements 412
   5 – Tentative de viol sur une déléguée 416
   6 – Les retrouvailles avec Firmin 423
   7 – Laisser des amis derrière soi 427

Afghanistan 2007-2008 — **431**
   1 – En route vers Kandahar 433
   2 – Il était une fois un hôpital… ou presque 437

    3 – Les aberrations quotidiennes 443
    4 – Une moto dans la buanderie 451
    5 – Un dépotoir qui donne envie de pleurer 456
    6 – Taxi pour une fin de vie 459

Pakistan 2009   469
    1 – De retour chez les Barbus 471
    2 – Recrutement : à qui donner la chance ? 474
    3 – Périmé après 45 ans ? 478
    4 – Le *rush* de l'ouverture 483
    5 – La folie se poursuit 486
    6 – Des vacances… à Islamabad 495
    7 – Exigences des « interlocuteurs » talibans 498
    8 – Des patients sur différents fuseaux horaires 502
    9 – De Peshawar à Rome : autre ville, autre planète 506

Guinée 2010   509
    1 – Une dernière mission : sous le signe du sida 511
    2 – Noël à Conakry 514
    3 – N'Zérékoré : première étape dans notre action anti-sida ... 516
    4 – Cameroun, Mali : la honte du sida 518
    5 – Journée des familles pour le sida 521
    6 – Nigéria : les pétrolières et les islamistes 523
    7 – Lutte contre le sida chez nos employés 527
    8 – Un t-shirt pour manifester 530
    9 – Togo, Côte d'Ivoire : en quête de soins de qualité 531
    10 – Un baptême pendant le ramadan 533
    11 – Violences électorales 538
    12 – Au secours du petit Omar 539
    13 – Séminaire sur le sida à Dakar 542
    14 – Fête du mouton et résultats électoraux 543
    15 – Adieu chaotique à l'Afrique 545

CONCLUSION   **547**
REMERCIEMENTS   **549**
CAHIER PHOTO   **551**

AVERTISSEMENT

Je confirme que les idées et les opinions exprimées dans cet ouvrage sont entièrement miennes et ne constituent en aucune façon le point de vue ou la position officielle du Comité international de la Croix-Rouge (CICR). J'y ai mis tous les efforts pour être en accord avec mes obligations de discrétion en regard des activités accomplies au cours de mes missions avec le CICR.

Pour sauvegarder leur anonymat, j'ai attribué à certaines personnes un prénom fictif. Certains cas médicaux ont aussi été interchangés entre différents lieux géographiques, afin que leur détermination exacte soit impossible.

PRÉFACE

Dans des temps pas si anciens que cela, le seul contact que nous avions avec le vaste monde provenait souvent des voyageurs. De ces quelques rares personnes qui, pour des raisons d'évangélisation ou de guerre, partaient très loin, dans ces contrées que notre imagination s'empressait alors d'inventer de manière parfois surréaliste.

Chez nous, ce voyageur prenait les traits du Père blanc d'Afrique, qui débarquait à l'église du village une fois tous les trois ou cinq ans, et parlait d'enfants mal nourris, de la dureté de la vie et de pauvreté. Il disait aussi, il faut le souligner, à quel point l'Afrique était belle. Et puis, un jour, il y eut ce « quêteux », cet homme venu de tellement loin que nous n'étions pas très sûrs de bien comprendre la langue qu'il parlait. Il était arrivé, je m'en souviens, par une fin de journée où les nuages qui s'amoncelaient dans un ciel presque noir annonçaient inévitablement l'orage. Il avait parlé, en buvant le thé que ma mère lui avait préparé. Il avait raconté les vieux pays, la cruauté des êtres humains, la bêtise du monde. Et pendant qu'il déroulait devant nos yeux incrédules son histoire, l'orage avait éclaté, avec son cortège de foudre et de tonnerre. C'est pour cela que je me rappelle si bien de lui encore aujourd'hui : il nous était apparu comme un géant, une sorte d'oracle ; en tout cas, certainement comme un être étrange venu d'un ailleurs fascinant. Ce qu'il nous décrivait, à nous qui buvions ses paroles, était à mes yeux la plus belle aventure qui puisse être vécue.

En lisant le récit d'Élisabeth Carrier, tous ces souvenirs me sont revenus en mémoire. D'ailleurs, comme elle le mentionne aussi, c'est à travers les récits d'un oncle, missionnaire en Afrique, que le désir de connaître et d'aider les autres lui est venu. Elle a transformé son désir de voyage en projet de vie : le travail humanitaire allait être son lot quotidien. Irak, Afghanistan, République démocratique du Congo, Pakistan, Haïti…

Lire ce récit, c'est suivre la géographie des conflits ou des catastrophes naturelles qui ont déchiré la planète au cours des dernières décennies. C'est revivre d'une manière autre – de l'intérieur – des événements dont nous n'avons entendu parler pour la plupart du temps qu'en auditeurs passifs.

Élisabeth Carrier a travaillé pour le Comité international de la Croix-Rouge pendant de nombreuses années. Elle compte parmi les quelques rares « super infirmières » qui ont été appelées des centaines de fois en renfort, aux lendemains de cataclysmes ou de guerres qui ne disent pas toujours leur nom.

Dès qu'une brèche s'ouvre dans un conflit, qu'une possibilité se présente de se rendre sur place, ces « humanitaires », comme on se plaît à les nommer, sont sur le terrain. Des infirmiers, des médecins, des logisticiens, des hommes et des femmes, qui laissent tout tomber pour venir en aide à des populations sinistrées. Tout ce personnel qui arrive représente souvent la première bouffée d'espoir de populations momentanément coupées du monde. Leur responsabilité est grande, leurs moyens, dérisoires.

À maintes reprises, j'ai été en mesure de voir ces représentants de la Croix-Rouge à l'œuvre sur le terrain. Tout comme les Casques bleus de l'Organisation des Nations Unies, ils sont les ultimes représentants d'un monde qui se voudrait plus civilisé, plus pacifique. Lorsque le travail est bien fait, ils redonnent un sens à la vie des milliers de personnes abandonnées de tous, rejetées sur les rivages de l'humanité.

C'est son journal personnel qu'Élisabeth Carrier nous ouvre aujourd'hui. Un journal qui tient compte des nombreuses missions qu'elle a remplies, des difficultés, des peurs et des angoisses auxquelles elle a dû faire face. Car le travail humanitaire n'est pas de tout repos. Il n'est pas fait que d'actes héroïques, comme semble le penser le commun des mortels. Sur le terrain, il se présente de plus en plus souvent comme une course à obstacles, qu'elle soit d'ordre administratif, logistique ou politique. Il faut négocier, expliquer, faire confiance. Ce travail en est aussi un d'éducation.

Le Comité international de la Croix-Rouge s'est donné comme mandat d'aider toutes les personnes impliquées ou touchées par un conflit armé, peu importe le camp choisi, sans distinction. Cette mission m'a parfois laissée perplexe : pourquoi, en effet, remettre sur pied un combattant qui s'empressera de reprendre les armes ? N'y a-t-il que des justes, dans ces conflits ? Qui sont les bons, qui sont les méchants ? On découvrira qu'Élisabeth Carrier s'est aussi parfois posé la question. Et qu'il n'y a, malheureusement – on s'en doutait –, pas de réponse simple. L'important, c'est de porter secours, de sauver une vie, en espérant, en bout de ligne, faire une différence. Et dans certaines parties du monde, la Croix-Rouge a pu effectivement faire une différence.

On dit souvent qu'un voyage est plus intéressant à raconter qu'à vivre.

Le froid, la neige, la poussière, la chaleur, les insectes : rien ne semble épargner les travailleurs humanitaires qui sont sur la ligne de front. Loin des hôtels cinq étoiles – où parfois, tout de même, ils vont relaxer quelques jours, le temps de reprendre leur souffle ! –, les conditions de vie sont généralement difficiles. C'est alors que l'esprit d'équipe et la solidarité prennent tout leur sens. Ce sont de belles pages que nous offre Élisabeth Carrier sur ce sujet : l'amitié, le partage, et l'amour aussi. Avec toutes les difficultés qui s'accumulent dès lors qu'on veut être sur le terrain, ailleurs dans le vaste monde, et maintenir une relation durable avec une ou un partenaire resté à la maison. Élisabeth Carrier ne nous cache rien de sa vie personnelle, de ses hauts et ses bas. Mais d'autres joies, d'autres satisfactions viendront pour elle combler certains vides.

On m'a souvent demandé pourquoi j'ai choisi le métier que je fais. Pourquoi je parcours inlassablement la planète depuis près de trente ans, à la rencontre d'un monde qui m'interpelle constamment, mais qui semble m'échapper de plus en plus, chaque fois. Eh bien, pour les mêmes raisons sans doute qu'Élisabeth Carrier : pour connaître, pour apprendre, pour vivre. Pour tenter de trouver quelques réponses aux nombreuses questions qui nous hantent.

Que de fois j'ai regretté de ne pas être infirmière ou médecin quand, lors de crises humanitaires, des populations émaciées regardaient arriver, avec une certaine désolation dans le regard, une équipe de film, et non une équipe médicale ! Mais j'ose espérer que nous faisons une course à relais, nous, informant, eux, soignant. Notre défi à nous, documentaristes et journalistes, consiste à alerter la communauté internationale, et parfois – quand le travail est bien fait – à tenter d'expliquer ce qui se passe. Leur défi à eux, à tous les « Élisabeth Carrier » de ce monde, consiste à prêter assistance à tous ces êtres humains qui ont droit à des conditions de vie humaines.

En 2011, 308 travailleurs humanitaires ont été tués, enlevés ou blessés dans le monde, un record[1]. Et c'est dans ces pays où a travaillé Élisabeth Carrier que se sont produits la plupart de ces crimes : Afghanistan, Somalie, Soudan, Soudan du sud et Pakistan. Pour la première fois de son histoire, Médecins sans frontières vient de quitter la Somalie, après vingt-deux ans de service ininterrompu. Et pendant cette période, toujours en 2011, 106 journalistes ont été tués. Le travail humanitaire n'est plus ce qu'il était – et le travail journalistique non plus. Élisabeth Carrier le souligne fort à-propos : « J'ai beaucoup de chance d'avoir vécu les plus belles années du CICR (Comité international de la Croix-Rouge). Les années où la guerre était moins "inhumaine" et la bureaucratie minimale. Les années d'avant le terrorisme et les enlèvements, quand on respectait la Croix-Rouge et les organisations humanitaires… »

La guerre est-elle plus « inhumaine » aujourd'hui ? La question est posée. Certes, le travail humanitaire est plus dangereux que jamais. Il y a dix ou vingt ans, les travailleurs humanitaires étaient souvent pris entre deux feux ; aujourd'hui, ils sont pris pour cible[2]. Mais tous ceux et celles qui portent en eux le rêve de partir, de voyager, d'aider, de comprendre, ne se découragent pas pour autant. Il n'y a jamais eu autant d'organisations non-gouvernementales déployées partout dans le monde – avec ce que cela représente cependant de confusion, d'antagonisme, de cacophonie parfois.

La neutralité, si chère à la Croix-Rouge, est de moins en moins prisée. L'avenir nous dira qui a eu raison, et qui a eu tort. Toutefois, tant qu'il y aura des conflits, il y aura des Élisabeth Carrier, vivant dans toutes les régions du monde, qui rêveront de faire comme elle et de partir. Peu importe le prix à payer.

Les oracles d'aujourd'hui ne sont plus les missionnaires d'Afrique, ou les Grands dieux des routes, mais les travailleurs humanitaires, qui écrivent des récits comme celui-ci, et des écrivains, qu'ils prennent une

---

1. Selon « Humanitarian Outcome », un groupe de chercheurs basé aux États-Unis et dont les données statistiques sont utilisées par l'Organisation des Nations Unies.
2. Comme le disait fort à-propos un représentant du Haut Commissariat aux réfugiés de l'ONU, « nous étions pris dans des feux croisés il y a 10 ou 20 ans, maintenant, nous sommes pris pour cible ». (Agence France-Presse, 2013)

plume ou une caméra. Il faut passer le flambeau, garder le rêve éveillé, croire en la justice du monde et en l'humanité. Nous sommes privilégiés, comme le dit si bien Mme Carrier. Nous avons eu la chance – et continuons, pour certains – de vivre La Grande Aventure, et d'en faire notre vie.

Raymonde Provencher

Journaliste et documentariste de renom, Raymonde Provencher se consacre à l'information internationale depuis plusieurs décennies. Elle a maintes fois sillonné le monde avec pour objectif de raconter le quotidien dans les zones de conflits. Ses documentaires ont remporté de nombreux prix.

INTRODUCTION

« Depuis ce matin, la nausée me tord l'estomac. Des cadavres gisent dans la rue, il y a du sang partout »[…] « Je me demande combien de temps je pourrai encore travailler en contact quotidien avec l'horreur, combien de temps j'aurai le cœur déchiré de ne pouvoir les aider tous, les sortir de cet enfer. Le pire, ce n'est pas de les écouter, le pire, c'est de savoir que je suis impuissante[3]… »

C'est ce que j'ai ressenti lors de ma première mission, en 1980, dans les camps de réfugiés cambodgiens où ils étaient un demi-million à vivre dans des conditions effroyables. Au fil des années, j'ai souvent affirmé et cru que la mission en cours serait la dernière; j'ai cessé de le dire après la trentième. Ce n'est qu'en décembre 2010 (plus ou moins cinq missions plus tard), quand mon corps m'a signifié qu'il en avait assez, que j'ai laissé ma place aux plus jeunes.

Quelques affectations ont été entrecoupées de périodes de « pause » plus longues: pendant ces mois, ces saisons, ces années, je voulais me sédentariser afin de construire une vie de couple stable… sans succès! Lorsque j'écoutais, à la télé, les correspondants de guerre, l'appel du terrain finissait toujours par être le plus fort.

L'envie d'être au cœur de l'action, là où l'histoire se déroule, et le goût de découvrir le monde, de côtoyer des cultures différentes, de rencontrer des gens passionnants m'ont toujours poursuivie. À cela s'ajoute la satisfaction d'aider ceux qui souffrent; n'est-ce pas un immense privilège?

Dans un premier livre, j'ai raconté mes expériences vécues dans le Nord canadien avec les Amérindiens et les Inuits. J'y ai aussi relaté mon travail humanitaire dans les pays où sévissent la guerre ou la famine en

---
3. Extrait de mon premier livre, *Entre le rire et les larmes, Une citoyenne du monde raconte*, Éditions de l'Homme, 1996, p. 96 et 99.

Afrique, au Moyen-Orient et en Asie. Mon récit se terminait en Afghanistan en 1989. Depuis, j'ai poursuivi mes missions avec le Comité international de la Croix-Rouge et la Croix-Rouge canadienne auprès des victimes de conflits. Aux continents africain et asiatique se sont ajoutées l'Europe et l'Amérique.

Ce livre n'a pas la prétention d'analyser les bienfaits de l'aide humanitaire ni encore de comprendre la problématique des conflits. Il se veut un récit de notre quotidien à travers différentes activités humanitaires : visite des prisonniers politiques au Sri Lanka, en Éthiopie ou au Tchad, secours aux personnes déplacées par les conflits en Irak ou au Darfour, diffusion du Droit international humanitaire auprès des autorités croates, assistance aux talibans blessés au combat en Afghanistan et au Pakistan, distribution de médicaments dans les hôpitaux haïtiens, libanais ou cambodgiens, assistance nutritionnelle aux détenus de la République démocratique du Congo, soutien médical aux Cachemiris à la suite d'un terrible tremblement de terre… et désir d'atténuer la souffrance des femmes dans la guerre.

Notre besoin de faire la fête au cours de ces missions peut donner une impression de légèreté. Il faut plutôt y voir un mécanisme de défense pour faire face aux drames quotidiens. Les Africains eux-mêmes me l'ont appris.

Ce récit comporte une part d'expériences parfois tristes, certes, mais il est aussi rempli d'anecdotes parfois amusantes, souvent carrément loufoques. Même dans les pires conditions, j'évite de considérer les personnes que je côtoie comme étant seulement « de pauvres victimes qui souffrent ».

Dans ces pages, j'ai également essayé de refléter toute la richesse des différentes cultures que j'ai eu le bonheur de découvrir.

Je veux partager avec vous mon expérience du monde, mon regard sur l'humanité, la fragilité de la vie et la force de l'espoir.

SRI LANKA 1990-1991

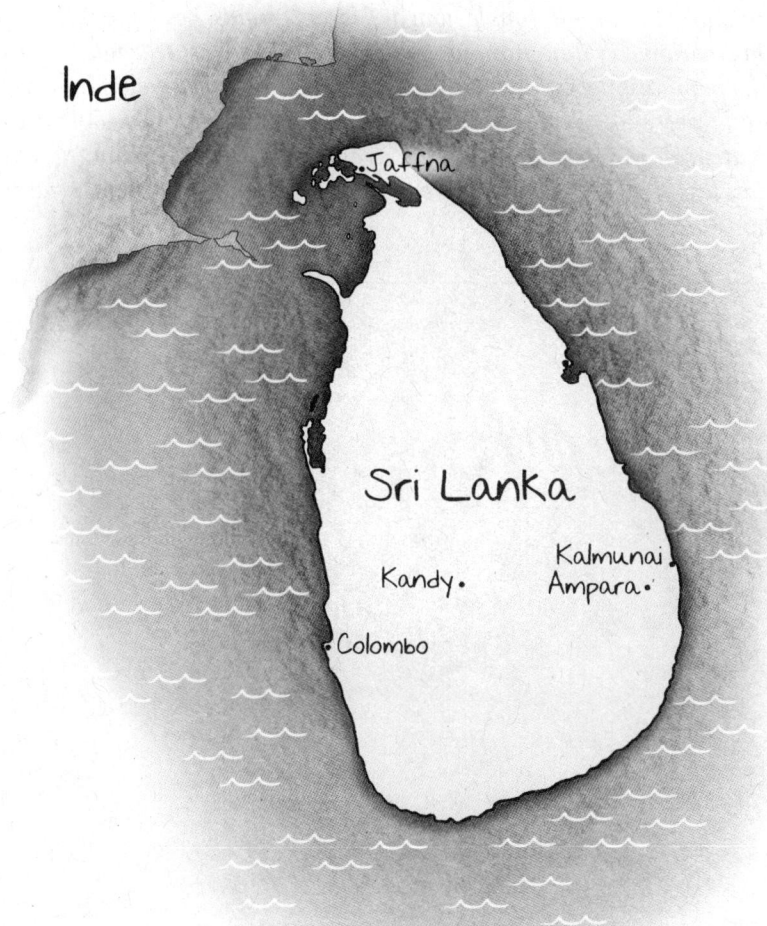

UN BREF RAPPEL HISTORIQUE

Au Sri Lanka, la guerre civile, qui a duré de 1983 à 2009, a opposé le gouvernement, à majorité cinghalaise bouddhiste, et les Tigres de Libération de l'Îlam tamoul[1], connus sous le nom de Tigres tamouls. Les Tigres luttaient pour la création de l'Îlam tamoul, un État situé dans l'est et le nord-est du pays. La population y est majoritairement tamoule et de religion hindoue, malgré la présence d'une minorité musulmane[2]. Ce groupuscule a été l'instigateur de nombreux attentats souvent exécutés par des commandos suicides ; le Canada, les États-Unis et plusieurs pays d'Europe l'ont qualifié d'organisation terroriste.

---

1. LTTE : *Liberation Tigers of Tamil Eelam.*
2. Ils ont été chassés du territoire du Sri Lanka en octobre 1991.

1 – LES FEMMES DANS LA GUERRE PLEURENT LEURS MARIS ET LEURS FILS

17 SEPTEMBRE

L'avion qui me conduit de Zurich à Colombo est rempli de touristes heureux, que la guerre n'empêche pas de venir se dorer au soleil. Le pays est en pleine guerre civile et connaît en même temps une année record d'affluence touristique. Pendant que j'essaie de lire les rapports d'activités et les coupures de presse portant sur les massacres de Kalmunai que m'a remis le Comité international de la Croix-Rouge (CICR)[3], un couple suisse allemand, assis à côté de moi, se concentre sur les dépliants des principales attractions du pays. Je regarde du coin de l'œil les photos de magnifiques plages, de temples colorés et d'assortiments de fruits de mer que ces touristes viendront s'offrir en toute innocence. Ils se demandent sans doute si la température sera clémente ou si leur hôtel sera à la hauteur du prospectus. Et moi, à côté, je me demande si je serai témoin de ces horreurs que j'ai lues dans la presse : des corps calcinés en bordure des routes, des cadavres flottant dans les lagons, des détenus portant des traces de mauvais traitements, des femmes en pleurs réclamant leur disparu. Est-ce que j'arriverai à supporter cela pendant six mois ?

20 SEPTEMBRE

Depuis trois mois, les Tigres tamouls et les Forces armées cinghalaises se livrent de violents combats à Jaffna, bastion des Tigres et capitale tamoule. Plus de 3 000 personnes y ont perdu la vie dans l'indifférence totale de la communauté internationale. Le Sri Lanka n'a pas de pétrole et il n'occupe aucune position stratégique. Ses seules richesses sont le tourisme, quelques pierres précieuses, la noix de coco, le caoutchouc et la pêche.

---

3. Le CICR, fondé en 1863, œuvre dans le monde entier pour fournir une assistance humanitaire aux personnes frappées par un conflit ou une situation de violence armée et faire connaître les règles qui protègent les victimes de la guerre. Institution neutre et indépendante, son mandat découle essentiellement des Conventions de Genève de 1949. Basée à Genève, en Suisse, l'organisation emploie quelque 12 000 personnes dans 80 pays ; elle est financée principalement par des dons provenant de gouvernements et de Sociétés nationales de la Croix-Rouge et du Croissant-Rouge. Source : http://www.icrc.org/fre/who-we-are/index.jsp

Je m'inquiète pour Pierrette, une amie suisse que j'ai connue au Liban et qui travaille à Jaffna. Les médias rapportent quotidiennement des centaines de morts. Le même jour, deux obus sont tombés sur la résidence du CICR. Pourquoi laisse-t-on l'équipe là-bas ? Il est vrai qu'elle obtient régulièrement des cessez-le-feu pour évacuer les blessés vers l'hôpital déclaré zone neutre[4] par le CICR. Ce dernier a aussi déclaré zone neutre trois navires qui transportent régulièrement des vivres à la population locale. La voie maritime est le seul accès à la Péninsule.

1er OCTOBRE

Je suis basée dans la petite ville d'Ampara, sur la côte est. Elle est, paraît-il, la ville la moins attrayante du Sri Lanka. Cependant, pour s'y rendre, la traversée du pays d'ouest en est est féerique. Les rizières à flanc de montagnes succèdent aux plantations de thé, aux forêts d'hévéas, à une jungle riche en bois précieux… En passant devant le fleuve, à Kandy, mon chauffeur me rappelle pourquoi je suis ici : « Il y a un mois, il y avait des cadavres qui flottaient, juste là ! » C'est la douche froide !

Joëlle, la déléguée suisse avec qui je travaille, et moi partageons une luxueuse maison abandonnée depuis quatre ans. Pour lui redonner vie, avant de nous la louer, les propriétaires l'ont décorée. Au mur du salon trône une immense photo d'un ancêtre ; son regard sévère semble nous fixer en permanence. De chaque côté de la photo, comme pour monter la garde, ils ont mis des lances bien effilées et d'énormes éventails, identiques à ceux qui servent à ventiler les maharajahs dans les films indiens. Deux vases de cuivre d'un mètre de haut, contenant des fleurs de plastique empoussiérées, encadrent un divan aussi imposant qu'inconfortable. Malgré ces efforts d'embellissement, la maison reste sombre et austère. Heureusement, le jardin est plus invitant ! Nous vivons au milieu des manguiers, des papayers, des cocotiers, des jacquiers et d'une grande variété de plantes tropicales. Ce havre naturel nous aide à oublier la misère que nous côtoyons quotidiennement.

Joëlle est la responsable de la protection des prisonniers politiques et mon rôle, en tant qu'infirmière, est de suivre l'état de santé des détenus et de faire en sorte qu'ils soient bien traités. Gilles nous a précédées d'un mois pour préparer le terrain. Pendant une semaine, il nous introduit

---

4. Après une entente entre les parties en conflit, l'hôpital a été placé sous la protection du CICR. Les drapeaux du CICR installés sur les murs et le toit du bâtiment sont une garantie de neutralité.

dans les camps de déplacés[5] et les lieux de détention. Il nous fait connaître nos futurs interlocuteurs : responsables de la santé et des services sociaux, autorités militaires, policières et politiques. Chaque fois, on me présente comme étant suisse, car ils ont tous une haute estime de la neutralité helvétique, surtout en ce qui concerne les visites de prisons. En frappant à la porte d'un militaire haut gradé, Gilles me dit : « Tu es certainement la première infirmière du CICR au Sri Lanka à rencontrer un major général. » Serait-ce un privilège ?

Cinq à dix fois par jour, on nous offre du thé, un Coca-Cola ou un Fanta orange. J'aimerais pouvoir refuser. Il fait 45 °C et je ne rêve que d'un simple verre d'eau fraîche. Chaque soir, nous rentrons à la maison vers 19 heures, épuisées par la chaleur et les mauvaises routes. Je me demande si mon dos fragile va tenir le coup.

8 OCTOBRE

Gilles est reparti à Colombo ce midi. Il a laissé un grand vide dans la maison. Joëlle et moi n'apprécions guère de nous retrouver seules dans ce coin perdu qu'aucun étranger ne visite. Nous nous remettons au travail sans trop d'enthousiasme. La chaleur nous écrase et prend toute notre énergie ! Les fréquentes pannes d'électricité qui nous privent des ventilateurs et d'eau courante rendent notre travail plus pénible.

10 OCTOBRE

Chaque fois que nous prenons la route, nous sommes constamment arrêtés par des femmes qui cherchent leur mari ou leur fils disparus. Ils sont tamouls et ils ont entre 15 et 45 ans. Ils sont soupçonnés d'être en relation avec le Mouvement de Libération des Tigres tamouls. Le nombre de femmes sur le bord des routes augmente proportionnellement à la fréquence des rafles de l'armée.

Le capot de notre Land Cruiser nous sert de bureau pour remplir les *formulaires de demande de recherches*[6]. Notre chauffeur, Raji, traduit pour nous les informations que nous donnent les femmes sur l'identité des personnes recherchées et les circonstances de leur disparition. C'est chaque fois difficile de les voir pleurer et de les écouter exprimer leur

---

5. Les « déplacés » sont des personnes forcées de fuir leur lieu d'origine mais qui demeurent dans leur propre pays. Les « réfugiés » ont traversé une frontière internationale.

6. Formulaires conçus par le CICR et utilisés partout où l'organisation effectue un travail d'agence de recherche.

angoisse et leur tristesse. Elles se demandent si leur homme est en prison ou s'il est mort. Leurs récits sont tous plus tristes les uns que les autres. Un jeune de 15 ans est parti pour l'école comme tous les matins. Il n'est jamais revenu. Un père de famille n'est pas rentré à la maison après sa journée de travail à la rizière, il y a plus d'un mois. Un autre n'est plus à la prison où sa mère le visitait chaque semaine. Personne ne peut lui dire s'il a été « suicidé » ou déplacé vers un autre lieu de détention.

Les données de milliers de formulaires sont saisies dans des fichiers informatiques à notre centrale de recherche de Colombo. Le système est alourdi par les demandes multiples pour un même cas. Les femmes croient qu'en remplissant plusieurs formulaires, elles augmentent leurs chances de retrouver leur disparu. Chaque fois, elles nous jurent que c'est leur première demande.

Mais nous ne faisons pas tout ce travail en vain; c'est toujours un grand moment d'émotion de les voir lire le *message Croix-Rouge* venant de leur fils ou de leur mari retrouvé en prison. Bien que les missives soient toujours brèves et censurées, ce sont des larmes de joie qui coulent: elles savent qu'ils sont vivants et où elles pourront les visiter. Ces moments sont parmi les plus gratifiants de notre métier.

Malheureusement, les nouvelles ne sont pas toujours bonnes. Je n'oublierai jamais le jour où j'ai annoncé à une mère la mort de son fils de 21 ans. La famille élargie, incluant cousins et belles-sœurs, était suspendue à mes lèvres. Après m'avoir écoutée, ils n'ont manifesté aucune émotion pendant quelques minutes. Puis, soudainement, la mère s'est jetée sur mes pieds en me tenant les chevilles pour sangloter. J'ai dû sortir pour pleurer aussi. Même Raji avait les yeux pleins d'eau.

15 OCTOBRE

Nous sommes à deux heures de route d'Ampara, tout au sud du district, en dehors de la zone de conflit. Nous avons rendez-vous avec le responsable d'un camp de prisonniers. Le camp avoisine la plage, d'où nous apercevons des surfeurs australiens sur les vagues. Le personnage, un homme courtois et très beau, porte un chapelet autour du cou… Il nous laisse rencontrer les prisonniers seule à seul et leur distribuer, sans les censurer, des *messages Croix-Rouge*.

Avant de reprendre la route, nous nous permettons un bain de mer. Un villageois s'approche et nous offre une noix de coco. Puis, il nous raconte ce qui se cache derrière ce paysage paradisiaque. « Le matin, nous retrouvons des corps sans tête sur cette plage. » Il n'en dit pas plus… et s'en va. À nos yeux, ce petit coin de paradis vient de se transformer en enfer.

✦ ✦ ✦

De retour à la maison, c'est la noirceur totale : panne d'électricité. Notre cuisinière a laissé un poulet au curry sur la table. On le mangera froid. Nous sommes trop fatiguées pour allumer le feu de bois dans notre four traditionnel, fait en terre. Le curry épicé, cuit dans l'huile de palme, fait partie de notre quotidien. J'adore, mais j'aimerais un peu de changement de temps en temps.

2 – UN ÉPINEUX PROBLÈME DE PERSONNES DÉPLACÉES

20 OCTOBRE

Nous avons rendez-vous avec l'inspecteur de la santé publique de Kalmunai : la municipalité du district d'Ampara est la plus touchée par les violences interethniques. C'est pourquoi un grand nombre de personnes déplacées sont rassemblées dans des camps. Pour être crédible, je dois me présenter comme un médecin, car, dans ce pays, les infirmières ont un rôle de femmes à tout faire. À titre de médecin, je lui parle du fonctionnement des cliniques mobiles et de l'absence de latrines dans les camps.

Je m'inquiète de la situation dans ces camps qui hébergent séparément Musulmans[7] et Tamouls. Avant les « événements », les deux communautés cohabitaient sans problème. Les Musulmans, généralement commerçants, avaient besoin des Tamouls comme clients et ceux-ci avaient besoin des Musulmans pour se procurer des biens. Maintenant, ils ne se supportent plus. Les déplacés sont souvent regroupés dans des mosquées et des écoles. Les étudiants occupent les classes le jour et les déplacés y dorment la nuit. Comme un grand nombre de personnes souffrent de diarrhée, on peut imaginer l'état des classes au petit matin.

Dans certains pays, la situation est telle qu'il faut tout faire nous-mêmes ; ici, il suffit de pousser les autorités à passer à l'action. Elles sont compétentes et elles ont les moyens d'agir. Ce n'est donc pas à nous de construire des latrines ni de fournir les médicaments aux structures médicales. Notre rôle est de faire connaître aux autorités les besoins des déplacés. Comme nous travaillons tous les jours sur le terrain, nous sommes en mesure de les informer. Mon interlocuteur semble sensible à ce que je lui raconte sur le travail des secouristes de la Croix-Rouge locale qui dirigent une clinique mobile dans les camps : « Voici comment se déroule une consultation : le secouriste écoute le patient pendant 28 secondes. Puis, il dépose dans sa main, sans explication, deux comprimés de Lomotil® (anti-diarrhéique), trois ou quatre comprimés de Bactrim® (antibiotique) et de Flagyl® (anti-amibes). Un

---

7. Minoritaires au Sri Lanka, ils sont désignés comme groupe ethnique.

autre secouriste, muni d'un tube de pommade, fait la tournée de repérage et de soins des conjonctivites. Si vous assigniez un médecin au camp, cela améliorerait grandement la qualité du travail. » Il prend aussitôt le téléphone et demande, à je ne sais qui, qu'un médecin soit affecté aux camps de déplacés. Il n'y avait qu'à demander !

22 NOVEMBRE

Il devient impératif de libérer les écoles et d'aménager un refuge pour les déplacés qui se trouvent à Kalmunai. J'en suis à calculer le nombre de panneaux de feuilles de cocotiers tissées nécessaires à la construction d'une centaine de huttes, au moment où on vient me chercher pour une urgence. Je dois transporter à l'hôpital une femme qui souffre du tétanos. Nous sommes lundi et, comme tous les lundis, l'ambulance sert de transport aux fonctionnaires qui doivent se rendre à Ampara pour une réunion. C'est à Raji et à moi de jouer le rôle d'ambulanciers. J'ai peur que la malade meure dans la voiture. Je n'arrête pas de prendre son pouls, comme si ça pouvait l'empêcher de mourir. Sur la route, nous sommes ralentis par la présence d'un immense cratère de plus de deux mètres de diamètre et de profondeur. Mon chauffeur m'explique que c'est le travail des Tigres, qui actionnent des mines au passage des véhicules de l'armée. Ça me rappelle la nécessité de se tenir à distance des véhicules militaires, quand nous circulons. Pour éviter ces attentats, il est fréquent de couper les arbres dans un rayon de 50 mètres le long des routes. Heureusement qu'il ne manque pas d'arbres dans le pays. Nous arrivons trop tard, à l'hôpital. La dame est morte. Tout ça parce qu'elle s'était fait mordre par un chien. Ça m'est arrivé l'autre jour en me promenant à vélo en bordure des rizières à Ampara. Mais moi, j'ai eu la chance que notre coordonnatrice médicale à Colombo m'envoie les doses de vaccin antirabique.

20 DÉCEMBRE

Je ne m'habituerai jamais à voir la peine de ces femmes qui entourent notre voiture avec la photo de leur disparu. La pluie diluvienne qui tombe ce matin sur le chemin qui mène à la prison ne les a pas arrêtées. Nous en sommes à la 30e demande de recherche. Pendant que Raji essaie de comprendre les détails de l'arrestation du fils de l'une d'elles, je m'interroge : réussirons-nous à visiter la prison où l'on nous attend ? Finalement, nous arrivons à temps. Ici comme partout, des dizaines de femmes attendent durant des journées entières devant le portail de la prison, au cas où elles apercevraient un fils ou un mari. Elles nous regardent entrer dans l'espoir que nous en ressortirons avec de bonnes nouvelles. En l'absence de Joëlle, en réunion à Colombo, je passe beaucoup de temps à enregistrer les 30 nouveaux prisonniers, puis à leur faire subir un examen physique sommaire. Pendant ce temps, ceux à qui j'ai remis des messages de leurs familles se concentrent pour y répondre, la joie dans les yeux. Ils savent qu'ils ne doivent rien raconter sur leurs conditions de détention, car leurs lettres seront lues par le directeur. Quelques belles journées en perspective à faire le facteur ! En sortant de la cour de la prison, les femmes sont toujours là, malgré la tombée du jour. Je n'ai rien pour elles. Elles marcheront des dizaines de kilomètres dans le noir pour rentrer chez elles. Demain, elles se posteront à la porte d'une autre prison.

Sur la route, nous croisons un vieux chasseur qui transporte un sanglier sur sa bicyclette. Je demande à Raji de s'arrêter et je lui achète la moitié de la bête. L'idée de remplacer notre curry quotidien par un pot au feu de sanglier mijoté au vin rouge me fait saliver.

Il est 19 heures. Raji et moi aurions dû passer les points de contrôle le long de la route avant 18 heures. Du bout des doigts, nous dégageons les rouleaux de fils de barbelé et nous déplaçons les troncs d'arbres qui bloquent la route. Nous prenons soin d'éclairer l'intérieur de notre voiture et de laisser les phares allumés pour que l'on voie bien qui nous sommes. Hum ! Il ne faudrait pas que Genève sache que j'ai visité une prison sans un autre délégué (étant non suisse) et que j'ai traversé un point de contrôle de façon si téméraire.

21 DÉCEMBRE

Je ne croyais pas avoir autant de travail de déléguée protection depuis le départ de Joëlle. La situation dans certains villages est telle que je ne peux me permettre de l'attendre. J'ai rendez-vous avec le chef de la police du district. Après que je lui ai fait part de mes soucis concernant la situation tendue qui prévaut dans certains villages, il me promet de faire tout ce qui est en son pouvoir pour que le calme revienne. Et il n'est pas question qu'il me laisse repartir sans m'offrir un Fanta orange.

3 – LA CHASSE AUX AMÉRICAINS ET AUX ÉLÉPHANTS

17 JANVIER

J'aurais pleuré en ouvrant la radio ce matin : la guerre du Golfe est déclarée ! Nous restons à l'écoute une grande partie de la journée. Les imams de la région demandent aux Musulmans de prier pour que Saddam Hussein écrase les Américains. Quand Raji et moi traversons des quartiers musulmans, il arrive que des hommes, la radio collée à l'oreille, me lancent des regards agressifs. Je suis aussi mal à l'aise qu'à Beyrouth, en 1986, lorsque je marchais dans la rue au lendemain du raid américain en Libye. On me pointait du doigt en disant : « *American ! American !* » Même si ces Libanais n'étaient pas particulièrement pro-Kadhafi, ils manifestaient par solidarité. Les Américains avaient attaqué des Arabes[8]…

+ + +

La BBC a annoncé qu'une quarantaine de prisonniers tamouls seraient, selon les Tigres, cachés au fond d'un puits dans la prison (qui héberge aussi des militaires) que nous visitons ce matin. J'ai l'impression d'être une voyeuse lorsque j'inspecte les dortoirs des militaires où certains dorment encore. Qu'ils soient bouddhistes ou musulmans, ils sont comme tous les soldats du monde, ils aiment décorer les murs de photos de femmes aux seins nus. Ils sont ébahis de me voir quand je les réveille pour vérifier leur identité. Les femmes qui nous observent de la rue apprécient que nous nous donnions la peine de visiter chaque recoin de la prison. Mais nous ne trouvons rien. Finalement, ce n'était peut-être qu'une rumeur.

18 JANVIER

Ce matin, à la sortie d'Ampara, des éléphants sont en plein festin dans une plantation de canne à sucre. Visiblement, ils y ont passé une bonne partie de la nuit, car la route est parsemée d'excréments et les rizières des alentours sont piétinées. Les paysans essaient, sans trop de succès,

---

8. Récit relaté dans un livre précédent, *Entre le rire et les larmes, Une citoyenne du monde raconte*, Éditions de l'Homme, 1996, p. 251.

de les chasser à grands cris. Je me dis qu'ils n'ont pas de chance : en plus des Tigres, ils doivent affronter des éléphants !

La tension monte chez les Musulmans ! Un groupe d'hommes agressifs encerclent la voiture et veulent savoir si je suis américaine et ce que je pense des attaques en Irak. Je leur réponds que je suis suisse, car j'ignore à quel point la participation du Canada aux attaques est connue. Pour détendre l'atmosphère et éviter de répondre à la seconde question, je m'étends sur la beauté de mon pays pendant que Raji, très tendu, force prudemment son chemin.

Pour la première fois, j'ai à distribuer des *messages Croix-Rouge* provenant de prisonniers cinghalais détenus par les Tigres tamouls visités par notre équipe de Jaffna. Ces jeunes, tous du même quartier, ont été arrêtés il y a trois mois, à la suite d'une attaque du groupuscule.

Dès qu'elles aperçoivent la Land Cruiser de la Croix-Rouge, les mères et les épouses se rassemblent autour de nous. Nous avons un message pour chacune. Une fois qu'elles en ont pris connaissance, elles se jettent à mes pieds en pleurant et en me suppliant de faire libérer leurs proches. Je n'arrive pas à retenir mes larmes. Nous leur expliquons que le CICR n'a pas ce pouvoir, mais que nos équipes de Jaffna qui les visitent font en sorte qu'ils soient bien traités. À peine rassurées, elles répondent aux messages que nous transmettrons à Jaffna. De leur côté, elles attendront des réponses dans l'angoisse qu'il n'y en ait jamais plus. À côté de nous, l'enfant de l'une des dames a attaché la patte d'un crabe avec une ficelle et il s'amuse à le promener en laisse. J'espère que cet enfant aura un plus bel avenir que son frère.

Alors que nous sommes de retour aux portes d'Ampara, les éléphants sont toujours là, à ravager les cultures des pauvres paysans. Au cours de la nuit, j'entends des coups de fusil. Ils ont tué un éléphant, à moins que ce ne soit un Tigre…

20 FÉVRIER

L'un des médecins cinghalais responsables du district où vivent les trois communautés craint de faire seul la tournée du territoire. Nous le prenons avec nous. En cours de route, je lui expose les problèmes que vit sa communauté et dont nous sommes témoins tous les jours. Je l'emmène dans un quartier tamoul où les besoins sont criants. Les habitants ont d'abord été chassés de leur maison par les Musulmans.

Ils se sont réfugiés dans un temple où ils ont vécu pendant quelques mois. Puis, ils ont été de nouveau chassés, cette fois par l'armée, qui leur a ordonné de rentrer chez eux. C'est là que nous les rencontrons pour les écouter nous décrire leurs conditions de vie : « Les Cinghalais volent nos vaches. » « Les militaires " empruntent " nos femmes. » « Ils coupent nos cocotiers pour vendre le bois et ils prennent les briques de nos maisons pour réparer la route… » Dire que je trouvais géniale cette façon de remplir les trous. Le docteur n'écoute pas ; il s'amuse avec une tortue. Pourtant, c'est à lui qu'ils s'adressent.

28 FÉVRIER

Je quitte Ampara demain. Je profite des derniers moments passés dans notre oasis de paix. L'orchidée qui a poussé sur le tronc du manguier est en fleurs. Ces plantes me font penser aux femmes de ce pays, elles ont la force de s'accrocher et de rester belles malgré tout. Je souhaite qu'elles retrouvent la paix et leurs êtres chers.

2 MARS

De retour au Québec, on me parle des beautés du Sri Lanka. Il est vrai que j'ai eu la chance de passer du temps dans un des plus beaux pays du monde, mais j'ai peu de souvenirs de ses beautés. Je resterai imprégnée longtemps des cris de douleur de ses femmes… celui des femmes dans la guerre.

IRAK 1991

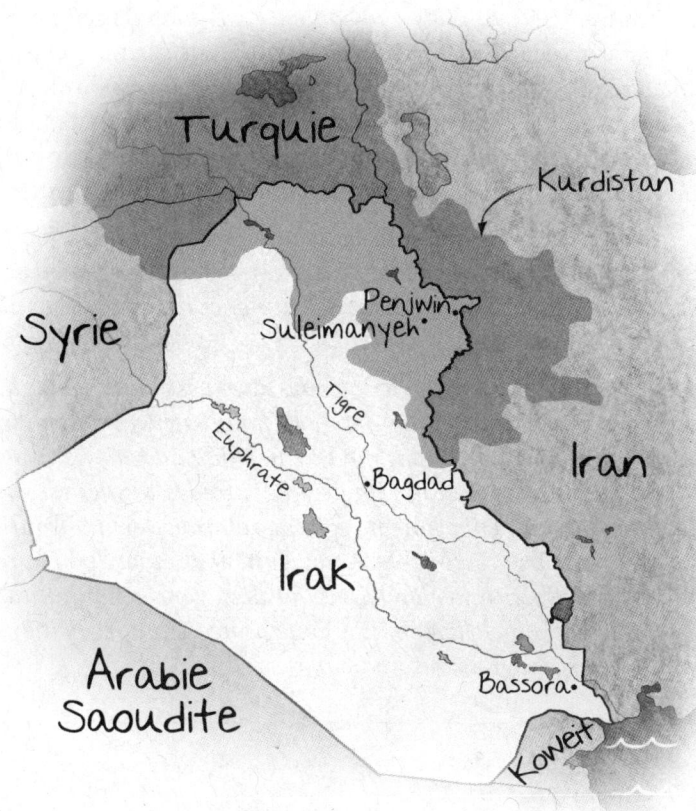

UN BREF RAPPEL HISTORIQUE

Le 2 août 1990, les premiers blindés irakiens entrent au Koweït. La guerre du Golfe est déclarée. L'origine du conflit remonte à 1961, au moment de l'indépendance du Koweït. Le gouvernement irakien n'a jamais reconnu les frontières de ce pays. Il revendique des droits sur une partie de son territoire, riche en pétrole, ainsi qu'une ouverture sur le golfe Persique. Au moment où elles se produisent, ces attaques ne surprennent personne : cela fait des mois que Saddam Hussein multiplie les menaces. L'invasion est immédiatement condamnée par l'ONU, une condamnation qui fait pratiquement l'unanimité dans le monde occidental et arabe.

Le 17 janvier 1991, les États-Unis lancent l'opération Tempête du désert[1], à laquelle participe le Canada. Qu'est-ce qui nous arrive ? Nous sommes pourtant reconnus pour nos missions de paix ! Je suis en mission au Sri Lanka, d'où j'essaie tant bien que mal de trouver des réponses à mes questions. Je n'ai qu'une petite radio pour capter des bribes d'informations. Je suis loin de la « guerre en direct » diffusée sur les écrans de télé du monde entier.

Le 28 février, après 42 jours de bombardement sur l'ensemble du pays, le président américain ordonne un cessez-le-feu. La guerre prend officiellement fin le 9 avril 1991, au moment de l'annonce des résolutions adoptées par le Conseil de sécurité de l'ONU.

En mars 1991, les Kurdes, victimes des attaques chimiques de Saddam Hussein trois ans plus tôt, profitent de l'affaiblissement des troupes irakiennes pour se révolter. Bien que l'armée de Saddam ne soit pas au maximum de ses capacités, la répression contre les Kurdes est si intense qu'elle provoque un déplacement de la population vers les frontières de la Turquie et de l'Iran. Les déplacés reviennent chez eux peu après, sous la protection et l'assistance de l'ONU et des agences humanitaires. Le Kurdistan devient officiellement une zone protégée par les Nations Unies afin d'empêcher les agressions irakiennes.

---

1. Nom donné par le département de la Défense des États-Unis à l'opération militaire menée contre l'Irak.

1 – UNE MISSION DE RÊVE

9 AVRIL

Nous sommes une trentaine de volontaires du CICR en route vers Bagdad, à bord d'un DC9 nolisé par le CICR. Le voyage depuis le Canada, le décalage horaire et les longues séances d'information sur ce qui m'attend m'ont demandé beaucoup d'énergie. Mais ça n'a aucune importance ! Je suis tellement heureuse de ce nouveau défi. J'aime aussi être sur place lorsque survient un conflit si médiatisé. Et, surtout, j'ai hâte de connaître ce pays. Ne l'appelle-t-on pas « Berceau des civilisations » ou encore « Patrimoine de l'humanité » ? Je travaillerai avec le ministère de la Santé pour l'aider à reconstituer son stock de médicaments. Pour le reste… à voir sur place.

16 AVRIL

Ce qui frappe en arrivant à Bagdad, c'est l'omniprésence des gigantesques statues et des énormes photos de Saddam Hussein. On le voit en train de faire du sport, travaillant à son bureau, en tenue militaire armé d'un fusil d'assaut, à l'école entouré d'enfants, à l'hôpital au chevet des malades et dans les potagers au milieu des paysans. Il est partout souriant, l'air aimable, tel un bon président ! J'ai même vu un chauffeur porter une montre avec la photo de Saddam encastrée dans le cadran. Toute la ville est privée d'électricité ; seules les effigies du président sont éclairées, ainsi que le Novotel occupé entièrement par les expatriés du CICR. Nous sommes près d'une centaine à y vivre. Nous y avons nos chambres, nos bureaux et nos salles de réunions, et n'en sortons que pour travailler sur le terrain.

Je suis étonnée de voir l'étendue des frappes « chirurgicales » américaines. Elles ont détruit le ministère de la Justice, l'un des ponts qui traversent le Tigre, les bureaux des télécommunications ainsi que plusieurs raffineries de pétrole. Cependant, la destruction de la centrale électrique touche plus directement toutes les classes de la société. Les conséquences sur la santé sont énormes. Sans électricité, il est impossible de pomper et de purifier l'eau ; impossible également d'évacuer les eaux usées. Le choléra a déjà fait ses premières victimes ! L'une de mes tâches est de compléter le « stock choléra » : 200 000 litres de perfusions, 12 millions de comprimés de tétracycline et tout autant de sachets de réhydratation.

La Croix-Rouge allemande a déployé des techniciens pour installer des appareils qui filtrent des milliers de litres d'eau à l'heure. Les sachets d'un litre, sur lesquels apparaît un symbole de la Croix-Rouge autour duquel est écrit « CICR Genève », se retrouvent presque dans tout le pays. Partout, on nous demande de « l'eau de Genève », mais les hôpitaux et les écoles sont prioritaires.

+ + +

Il me semble paradoxal d'aider à la reconstruction de l'Irak alors que mon pays a contribué à le détruire (qu'il ait eu raison ou pas). Je crains la réaction des Irakiens si je me présente en tant que Canadienne. Moi qui suis habituellement fière de ma nationalité quand je suis en mission ! Madame Farrah, la responsable de la pharmacie centrale du ministère de la Santé, n'accorde heureusement aucune importance à ma nationalité. Elle ne demande qu'à être aidée. L'étendue des problèmes auxquels le ministère doit faire face est immense : les conséquences indirectes de l'embargo international[2] sur l'approvisionnement en médicaments sont catastrophiques. De plus, tous les médicaments du dépôt central ont été cachés à travers le pays. Elle m'explique pourquoi ils en sont venus là : « Nous avions peur que les médicaments soient pillés ou que le dépôt soit détruit par la Tempête du désert ! [...] Aujourd'hui nous n'avons ni essence, ni camion pour les rapatrier à Bagdad. » Elle est au bord des larmes. Je la sens humiliée d'avoir à demander l'aide du CICR. Si elle savait combien je suis heureuse de travailler avec elle pour organiser cette action !

Nous nous mettons à l'ouvrage en établissant un programme de rapatriement des médicaments avec des camions loués par le CICR. Je me charge de les accompagner depuis Bagdad jusqu'au lieu d'entreposage et de les suivre jusqu'à leur retour à Bagdad, tout en supervisant le travail des porteurs. Avec les données de madame Farrah, je calcule le nombre de camions dont on aura besoin, compte tenu du tonnage et du volume de matériel à transporter. En l'absence de moyens de communication, c'est à moi d'informer le ministère de la Santé de la situation

---

2. L'embargo ne portait pas sur les médicaments, mais les fonds irakiens étant bloqués, les firmes pharmaceutiques étrangères se sont vu interdire (par leur gouvernement) tout commerce avec l'Irak. Il était également impossible, pour les Irakiens, d'importer les matières premières et les pièces de rechange pour leurs usines de fabrication de médicaments.

qui prévaut dans les différents hôpitaux qui sont sur ma route. Il manque de tout partout ! En plus, de nombreux médecins ont fui le pays dès qu'ils ont senti que la guerre allait éclater.

J'admire le courage des Irakiens restés au pays ! Ils se retrouvent du jour au lendemain à la merci de notre assistance alors que leur pays est si riche, tant économiquement qu'en ressources humaines. Les hôpitaux étaient à la fine pointe de la technologie, et aujourd'hui, on n'arrive même pas à y pratiquer une appendicectomie sans risques.

2 – ASSISTANCE AUX KURDES IRAKIENS

2 MAI

Mon travail avec madame Farrah est terminé. Je connais maintenant toutes les autoroutes du pays, j'ai vu tous les palais du dictateur, j'ai rencontré un grand nombre de directeurs d'hôpitaux, fait la collecte de mille et un problèmes et distribué des centaines de sachets « d'eau de Genève ». Aux points de contrôle, les soldats ne nous demandent pas des médicaments ou des cigarettes, comme c'est souvent le cas dans les pays en guerre, mais bien « de l'eau de Genève ».

✤ ✤ ✤

Ce matin, nous partons en convoi pour une mission au Kurdistan irakien, tout près de la frontière de l'Iran. Notre but est de porter secours aux populations kurdes touchées par les attaques des troupes gouvernementales. Il est prévu que nous campions en pleine nature au milieu des collines de la région de Penjwin. La mission de rêve !

Je suis responsable des camions de matériel médical. Une partie est réservée au Croissant-Rouge[3] iranien (nom donné à la Croix-Rouge en pays musulmans), qui dirige un dispensaire sous tente : 500 Kurdes y sont traités tous les jours. Le reste est destiné à notre équipe danoise, qui arrive bientôt. Elle ouvrira deux ou trois cliniques dans la région. Les autres véhicules sont chargés de matériel pour mes quatre collègues responsables de l'assistance aux déplacés, de la protection des populations civiles ainsi que des problèmes reliés à l'eau et à l'hygiène dans les camps. Notre convoi, bien identifié par d'immenses croix rouges, ne passe pas inaperçu. Après plusieurs heures de route, nous traversons le dernier point de contrôle tenu par l'armée gouvernementale. Nous sommes enfin en zone kurde !

Les peshmergas[4], tout sourire, insistent pour nous escorter : « C'est notre devoir de vous protéger, la route jusqu'à Penjwin est très dangereuse. » Aussitôt dit, trois jeeps militaires, au pare-brise cassé et à la

---

3. Bien que l'emblème n'ait pas de valeur religieuse reconnue, certaines sociétés de pays musulmans utilisent le croissant rouge plutôt que la croix rouge.
4. Combattants kurdes dont le nom signifie littéralement « ceux qui font face à la mort ».

carrosserie trouée de balles, entourent nos véhicules. À entendre les B52 américains survoler la région, j'ai de la peine à croire que nous sommes en danger. Nos arguments sur les grands principes de neutralité du CICR ne les convainquent pas! Nous n'avons pas le choix d'accepter leur escorte, en dépit de nos règles. Armés jusqu'aux dents, les peshmergas nous prennent fièrement sous leur protection pour les 150 kilomètres restants. La jeep qui précède le convoi « nettoie la route » : les voitures, les piétons, les chèvres et les poules s'écartent devant nous, comme en Afrique lorsqu'un président se déplace. Mais contrairement au passage d'un convoi présidentiel, les passants nous saluent avec deux doigts en forme de V pour victoire... ou en signe de paix, à nous de choisir. Les deux autres véhicules ferment le convoi. Les peshmergas me rappellent tellement les moudjahidines afghans : la même détermination, la même profondeur dans le regard, la même force, la même fierté et la même allure avec leur habit traditionnel. Sauf qu'ils ne se battent pas au nom de l'islam, mais bien au nom de la liberté de leur peuple. Brusquement, après quelques heures de route, la beauté du paysage fait place à la désolation : nous sommes à Penjwin. La ville a été un champ de bataille lors de la guerre Iran-Irak, au début des années 1980, puis elle a été détruite par le régime irakien en 1988. Un peu plus loin, c'est le paradis! Et c'est là que nous camperons, au milieu de nulle part, entourés de petits campements de familles kurdes. La vallée est entourée de collines où l'herbe nouvelle du printemps sort à peine de terre. Tout est vert tendre. Pendant que les gars se consultent pour déterminer le meilleur endroit où dresser nos tentes, je m'éloigne pour marcher un peu seule. Un peshmerga m'interpelle aussitôt : « Reviens, tu es dans un champ de mines! » Oups! Je rebrousse chemin à regret en prenant soin de repasser dans mes pas. Les explosions que nous entendrons presque tous les jours à venir lui donneront raison : c'est tantôt une chèvre, tantôt un enfant qui marche sur l'une de ces armes aveugles.

Les peshmergas nous traitent avec une grande générosité, comme si nous étions leurs invités. Ils nous aident à monter nos tentes, à creuser notre latrine, à décharger nos camions et ils continuent à s'opposer à toute forme de paiement. L'un d'eux se met spontanément à la cuisine et il restera notre cuisinier sans jamais accepter de salaire.

Les combattants ne nous lâchent pas d'une semelle. Nous apprécions leur aide, mais les AK-47 qui traînent dans nos tentes au milieu de nos réserves de bouffe et de nos effets personnels nous incommodent. C'est en me voyant buter sur un lance-roquettes que notre chef d'équipe se décide à demander aux peshmergas de déposer leurs armes à l'extérieur du campement.

✦ ✦ ✦

Nous nous attendions à trouver des camps de déplacés, ce qui aurait facilité les distributions de vivres, mais les Kurdes refusent de vivre regroupés. Ils sont des milliers rassemblés en petites unités familiales, éparpillées dans la vallée. C'est avec plaisir que nous irons vers eux.

Ma première tournée de la région change totalement notre plan d'action. Je rencontre un très grand nombre de médecins et d'infirmiers, eux-mêmes déplacés, qui n'ont qu'un seul désir : soigner la population si nous leur en donnons les moyens. C'est l'idéal ! Une équipe médicale kurde et moi mettons sur pied une clinique à Penjwin ville. Des habitants courageux y vivent au milieu des ruines de leurs maisons.

Dès le jour de l'ouverture, l'équipe reçoit 900 patients en consultation. Pas moins de 80 % d'entre eux souffrent de diarrhée et de typhoïde. Les autres cas sont des victimes d'accidents de mines ou des enfants estropiés après avoir joué avec des munitions non explosées. Pour ce qui est des maladies transmises par l'eau (diarrhée, typhoïde), notre ingénieur sanitaire s'attaquera à l'énorme tâche d'assainir les puits contaminés ! Pour les mines, il faudra attendre la mise sur pied d'un programme de déminage qui s'étendra probablement sur plusieurs années.

Je me lie d'amitié avec Aliyah, la jeune médecin en charge de la clinique. Elle m'invite à dîner. Elle partage, avec une vingtaine de jeunes universitaires, une sorte de souterrain recouvert des ruines de ce qui fut sa maison familiale. Elle a l'air heureuse malgré tout. Je lui demande pourquoi elle ne vit pas sous la tente comme tant d'autres : « Parce que ce tas de pierres, c'est chez moi ! Je ne partirai jamais. Maintenant, grâce à la Croix-Rouge, j'ai un travail et je peux aider mes compatriotes. » Le sac de riz que nous lui donnons en guise de salaire l'aide à nourrir ses vieux parents.

Les femmes kurdes, contrairement à un grand nombre d'Irakiennes, ne portent généralement pas le voile. Elles sont vêtues de façon traditionnelle, avec un large pantalon et une tunique aux couleurs vives. Les hommes kurdes ne me déshabillent pas du regard comme le font les hommes à Bagdad. J'apprécie leur discrétion et je me sens à l'aise au milieu d'eux.

J'aimerais beaucoup travailler ici jusqu'à la fin de ma mission. De plus, j'adore le camping et je m'entends à merveille avec mes collègues. C'est vraiment la mission idéale !

Je dispose de matériel médical et de tentes pour aider plusieurs infirmiers qui effectuent des consultations en plein air. Quel bonheur de m'asseoir par terre autour d'un thé en les écoutant me raconter leur histoire, leurs préoccupations, leur culture ! En échange, je les aide à aider leur peuple. Y a-t-il un plus beau métier sur terre ? Les peshmergas ont aussi leurs infirmiers, qui soignent les civils comme les combattants. Un jour, alors que je leur apporte du matériel, ils m'invitent à partager leur repas. Leur campement se trouve au sommet d'une montagne d'où nous avons une vue extraordinaire sur une vallée parsemée de coquelicots. Pendant que nous dégustons de succulentes brochettes de viande de chèvre, ils me racontent leur vie de combattant, leur détermination à gagner l'indépendance du Kurdistan, leurs souffrances au cours de la guerre avec l'Iran et le martyre qu'ils ont enduré sous le régime de Saddam Hussein.

+ + +

Comme dans tous les conflits médiatisés, des dizaines de Sociétés nationales de la Croix-Rouge désirent participer au secours des populations victimes de la guerre. Ici, les Kurdes font eux-mêmes une grande partie du travail médical. C'est pourquoi il est difficile d'occuper les équipes d'expatriés qui arrivent à Bagdad. René, notre coordonnateur médical, me téléphone pour me faire part de ses préoccupations : « Les Danois comprennent bien la situation, mais l'équipe botswanaise ainsi que les Japonais sont en train de me rendre fou ! Ils veulent à tout prix travailler. Si tu ne leur trouves pas un dispensaire, ça va créer des conflits diplomatiques. Le médecin botswanais nous accuse déjà de racisme !

— René, tu sais bien que ce serait un non-sens de faire travailler des expatriés, alors que nous avons la chance d'avoir des ressources locales qualifiées et motivées ! Ce n'est pas notre but de faire de la substitution, à ce que je sache.

— Tu as raison, mais trouve au moins quelque chose pour les Japonais ! Sinon, ils ne nous donneront plus d'argent pour l'Irak. »

C'est le dilemme entre l'efficacité opérationnelle et les calculs diplomatiques ! Je me rappelle que le CICR avait un peu le même problème en 1980, quand je suis arrivée à la frontière du Cambodge et de la Thaïlande avec une équipe de la Croix-Rouge canadienne : une vingtaine de Sociétés nationales y avaient envoyé près de 300 volontaires pour travailler dans les camps de réfugiés. J'avais l'impression que si le CICR avait pu renvoyer la moitié des équipes chez elles sans conséquences diplomatiques ou financières, il l'aurait fait !

16 MAI
Notre action prend de l'envergure : je reçois régulièrement des camions de médicaments, le nombre de tentes d'entreposage augmente, l'équipe grossit et le campement s'agrandit. Nous venons de distribuer 500 tonnes de vivres en cinq jours ! Voyant tous ces camions de nourriture, la population se rapproche de nous. Les gens ne veulent toujours aucun salaire pour nous aider aux distributions. Je n'ai jamais vu cela ! J'espère que cette période d'assistance sera de courte durée. Ce serait malheureux qu'ils changent de mentalité comme tant de peuples le font après des années d'aide humanitaire. La dépendance chronique à l'assistance peut aussi devenir une maladie.

+++

Nous sommes réveillés à 2 heures ce matin par des tirs de kalachnikovs. Les peshmergas qui montent la garde autour de notre campement tirent sur un sanglier qui rôde près de notre tente. Pour un instant, nous nous sommes crus victimes d'une attaque ! Nous avons déjà eu droit à quelques repas de sanglier, que nos « combattants protecteurs musulmans » ne mangent pas, car cet animal est associé au porc. Cette fois, nous optons pour une recette bourguignonne : le sanglier est mariné et mijoté dans le vin rouge. Un régal !

+++

Aux nouvelles de 21 heures, la radio annonce un accord sur l'autonomie du Kurdistan. L'entente est signée entre Saddam Hussein et le chef des Kurdes. La population est en liesse ! Toute la nuit, on tire en l'air de partout. Le ciel s'illumine de balles traçantes. Nous avons de la peine à trouver le sommeil, mais ça ne fait rien, nous sommes heureux pour eux. Même si je m'inquiète des blessés et des morts que ces réjouissances risquent d'entraîner, car « tout ce qui monte doit redescendre ». Cette loi naturelle semble échapper aux tireurs. Ce qui devait arriver arriva! Le matin même, cinq blessés sont transportés à la clinique de Penjwin.

À la suite de cet accord, on s'attend à un retour massif des Kurdes réfugiés en Iran. Un message est envoyé à notre délégation de Bagdad : « Nous avons un besoin urgent de 50 tonnes de couvertures et des rations de vivres pour 10 000 personnes, pour un mois. » C'est vraiment un privilège de vivre ces événements historiques! Mon grand regret est de ne pas pouvoir photographier ces fiers peshmergas, ce paysage unique, ce camp où je vis de belles amitiés. Mais c'est souvent la règle au CICR : pas de photos. Trop de délégués ont provoqué des incidents fâcheux pour avoir photographié, le plus souvent accidentellement, des sites sensibles ou encore des militaires.

23 MAI
Je quitte à reculons ce petit paradis pour rentrer à Bagdad, où mon travail de gestion des stocks médicaux m'attend. En passant à Suleimanyeh, capitale de la province du même nom, je visite l'hôpital pour évaluer les besoins. Je ne peux refuser l'invitation à dîner du directeur et de son équipe : « Nous tenons à remercier, bien humblement, le CICR pour son assistance envers notre peuple kurde. »

Quel beau peuple! J'espère revenir au Kurdistan.

3 – RETOUR À BAGDAD

9 JUIN

Le thermomètre atteint presque 45 °C. Et en juillet, ce sera 50 °C !

L'essence, de nouveau disponible, a un effet direct sur l'augmentation des embouteillages. Je peine à me réhabituer aux regards insistants des hommes, surtout lorsque nous sommes coincés dans les bouchons, où ils ont tout leur temps pour le faire.

Le problème d'évacuation des eaux usées n'est pas encore réglé, si on en juge par les odeurs et l'eau verdâtre qui croupit dans tous les coins de la ville. Dans les quartiers où l'eau potable ne coule pas encore aux robinets, les gens ont carrément déterré et coupé des tuyaux pour y recueillir l'eau, qui en sort à grand jet. Il reste tellement à faire pour que Bagdad redevienne ce qu'elle était !

Heureusement, il n'y a pas que des inconvénients à revenir en ville. Ça fait plaisir de voir les gens revivre, aller au bazar et surtout, de les côtoyer dans leur quotidien. Le Novotel, maintenant ouvert au public, n'est plus le « ghetto » du CICR. On y célèbre des mariages en grande pompe, les soirées dansantes attirent de nombreux couples et l'accès à la piscine est très populaire auprès des familles nanties. Quant à nous, nous sommes heureux de sortir de l'hôtel.

La ville reprend vie et les restaurants ont rouvert leurs portes. Nos préférés n'ont pas de porte, ni de toit d'ailleurs ! Hier soir, nous avons mangé du poisson braisé, à la belle étoile, au bord du Tigre. Le client choisit son poisson vivant dans un bassin. Puis, le serveur assomme ce dernier par terre alors qu'il frétille entre les tables.

12 JUIN

Maintenant que l'urgence est passée, nous nous permettons une excursion à Babylone, ville antique de Mésopotamie située sur les rives de l'Euphrate, à 100 kilomètres de Bagdad. La ville a atteint son apogée au VIe siècle av. J.-C., durant le règne de Nabuchodonosor II.

Arrivés sur place, nous sommes aussitôt transportés dans un monde totalement mythique, du moins pour nous, Occidentaux. Nous grimpons sur les nombreux tells[5] qui s'étendent sur des centaines d'hectares. Nous marchons sur des fragments de poteries vieilles de 2 300 ans et sur des tablettes d'argile où sont gravés des caractères cunéiformes – le plus ancien système d'écriture connu, mis au point en Mésopotamie, 3 400 ans av. J.-C. Tout est à l'abandon ! Les fouilles archéologiques, qui n'ont commencé qu'au début du XXe siècle, sont suspendues à cause de la situation politique du pays. En 1978, Saddam Hussein initie un programme de restauration de Babylone et, pour des besoins de propagande, il se présente comme un successeur de Nabuchodonosor II. Il fait même graver son nom, en tant que fondateur, sur les parties rénovées sous son « règne[6] ». En souvenir, j'achète des pièces de monnaie commémorant la restauration du site.

13 JUIN

Mon collègue en charge de la logistique a un sérieux problème : il vient d'apprendre qu'il y a eu une erreur d'étiquetage à Amsterdam, et qu'au lieu de recevoir les six Toyota Land Cruiser qu'il avait commandées, nous avons reçu 40 tonnes de thon en conserve destinées à l'Iran. Bien malin celui qui réussira à récupérer les véhicules ! Le climat politique entre l'Iran et l'Irak ne nous laisse pas beaucoup d'espoir.

L'aide humanitaire présente parfois certaines incohérences. Ainsi, l'attention que reçoivent les Kurdes irakiens à la frontière turque par rapport à celle des autres régions en est une. Ils bénéficient de tellement d'assistance qu'ils sont devenus les mieux nourris du pays ! L'armée américaine demande au CICR de se retirer des distributions afin d'apporter sa propre assistance. Tant pis ! Pour nous, seul compte le bien-être des déplacés. Nous ne recherchons pas la publicité.

L'équipe médicale botswanaise est retournée en Afrique sans avoir pu travailler, ou presque. Je suis désolée pour ses membres. Ils étaient si fiers de faire participer l'Afrique à l'effort international pour aider

---

5. Au Proche-Orient, collines artificielles formées par les ruines superposées d'une ville ancienne.
6. Après la guerre du Golfe, Saddam Hussein se fait construire un palais situé à côté de celui de Babylone, empêchant ainsi les fouilles sur une grande partie du site. En 2003, lors de l'occupation de l'armée américaine, ces derniers établissent leur base sur le même site, incluant un héliport. Les activités militaires ont fortement endommagé les sites archéologiques, surtout là où ils ont creusé les tranchées. Certaines œuvres antiques auraient été vendues sur le marché des antiquités, très actif depuis la chute du dictateur. Source : http://fr.wikipedia.org/wiki/Babylone#Reconstructions_et_d.C3.A9gradations_:_une_histoire_r.C3.A9cente_tourment.C3.A9e (consulté le 10 janvier 2013).

l'Irak ! Le président de la Croix-Rouge botswanaise promet d'aller se plaindre au président du CICR, à Genève. Je fais confiance au second, qui saura certainement réconforter le premier.

20 JUIN

Un journaliste de la télévision ABC (*American Broadcasting Company*) m'interviewe au sujet des conséquences de l'embargo sur la santé du peuple irakien. Je ne peux que lui dire la détresse des médecins et du personnel infirmier qui manque de tout : oxygène, antibiotiques et autres médicaments, matériel pour exécuter des interventions courantes... Je lui parle des enfants malingres en pédiatrie qui ne reçoivent aucun supplément nutritif. « Je ne m'habituerai jamais à voir des enfants mourir à cause de la folie des grands ! », lui dis-je.

J'espère que mon cri du cœur sera entendu...

4 – BASSORA, LA « VENISE DU MOYEN-ORIENT »

22 JUIN

Accompagnée de mon chauffeur Hassan, je me rends à Bassora pour y évaluer les besoins de notre équipe qui soutient les structures médicales de la région. Bassora est surnommée la « Venise du Moyen-Orient » à cause du réseau de canaux qui traversent la ville. La Venise est bien mal en point avec ses quartiers résidentiels bombardés et ses ponts détruits ! Bassora, contrairement à Bagdad, n'était pas sous la loupe des caméras de la CNN qui montraient la guerre en direct avec ses tirs « chirurgicaux »… Nous sommes suffisamment près de la frontière koweïtienne pour voir et presque sentir l'épaisse fumée noire provenant des puits de pétrole, toujours en feu. Je me rappelle qu'un matin, à Bagdad, à 550 kilomètres des puits, les pare-brises de nos voitures étaient couverts de suie poussée par le vent du sud.

Je profite du fait d'être seule avec Hassan pour le questionner sur son président. Les Irakiens n'en parlent jamais. Même entre amis, ce serait trop risqué. Hassan semble heureux de s'ouvrir à moi, une étrangère : « Saddam a constitué sept groupes d'espions, qui ne se connaissent pas et qui lui rapportent les moindres critiques proférées contre lui ou contre le parti Bass. Je ne parlerais même pas devant mon propre frère ; on ne sait jamais qui est un espion ! Ceux qui se font prendre finissent en prison, où ils subissent d'horribles tortures. S'ils n'en meurent pas, ils sont souvent éliminés.

— Comment expliques-tu que tant de gens manifestent lors des rassemblements à la gloire du parti Bass ou encore lors de l'anniversaire de Saddam ? On les voit toujours en liesse à la télé !

— Ils sont obligés de manifester et ils reçoivent parfois un cadeau en échange de leur démonstration d'amour… Tout ça n'est qu'hypocrisie ! »

J'ai de la difficulté à rester neutre ! Je le laisse donc parler, ça semble lui faire du bien. Tant qu'il ne me demande pas mon avis…

29 JUIN

En rentrant à Bagdad, Susanne, ma collègue de la logistique, me dit : « Je crois qu'on s'est fait voler sept millions de capsules de tétracycline dans le dépôt. » Je fais un rapide calcul mental : « Ça vaut un million de francs suisses ! Tu es certaine d'avoir bien fait l'inventaire ? As-tu vu des traces d'infraction ? En as-tu parlé au chef de délégation ? » Avant d'aller à la police, nous devons éliminer toute possibilité d'erreur de notre part. Ce serait catastrophique de soupçonner nos employés, car ils seraient tous arrêtés pour un interrogatoire musclé jusqu'à ce que le coupable passe aux aveux.

Pendant deux jours, nous révisons nos cartes de stock, nos bulletins de livraison et de distribution et nous refaisons trois fois l'inventaire. On ne trouve rien. Et nous n'en dormons plus la nuit ! À force de calculs, nous évaluons notre inventaire actuel à 15 millions de dollars au lieu des 22 prévus ! J'en ai des frissons ! Nous sommes vendredi ; en dernier ressort, nous demandons à Hélène, notre responsable à Genève, de vérifier si une erreur se serait glissée dans ses documents de livraison. Lundi matin, un télex nous arrive avec mille excuses ! Hélène a passé son dimanche au bureau et elle a fini par découvrir une erreur de comptabilité : nous n'avons jamais reçu ces sept millions de capsules. Ouf !!!! Nous sommes tous soulagés.

2 JUILLET

Toute la délégation m'appelle Florence, Flo ou Nightingale ! Ils ont lu le télex annonçant que j'allais recevoir la médaille Florence-Nightingale[7].

Je suis un peu embarrassée par cette récompense que je ne crois pas avoir méritée. Ça fait maintenant 11 ans que je travaille tout simplement dans un univers qui me plaît. De plus, je n'ai jamais posé une perfusion, encore moins soigné un blessé. Drôle de Florence ! Il est vrai que mon travail, même loin des blessés, contribue à sauver des vies. Par exemple, les équipes médicales ne pourraient pas travailler si je n'étais pas là pour gérer leur approvisionnement. Peut-être que le fait que je sois disponible pour partir n'importe où en tout temps est apprécié : un départ la veille de Noël, au bout du monde, dans un pays à feu et à sang, ne me fait pas

---

7. Le CICR la définit comme une distinction qui récompense le courage et le dévouement exceptionnels des infirmières, infirmiers ou auxiliaires qui portent secours aux victimes d'un conflit armé ou d'une catastrophe naturelle. Tous les deux ans, le CICR sélectionne les médaillés parmi les candidatures reçues des Sociétés nationales de la Croix-Rouge ou du Croissant-Rouge.

peur. De toute façon, je n'ai pas le courage de refuser cet honneur : la Croix-Rouge canadienne et le CICR ont l'air si heureux de me donner cette médaille. Je l'accepte aussi pour mon père, ancien prisonnier de guerre en 1944 et 1945. Un jour, il m'a dit : « À travers ton travail, je paie un peu ma dette envers la Croix-Rouge. Les colis que les bénévoles distribuaient aux prisonniers m'ont sans doute sauvé la vie. Je suis très fier de toi, ma fille ! » Il sera là pour le dire lorsqu'on me remettra la médaille, en septembre prochain, à Terre-Neuve.

ÉTHIOPIE 1991

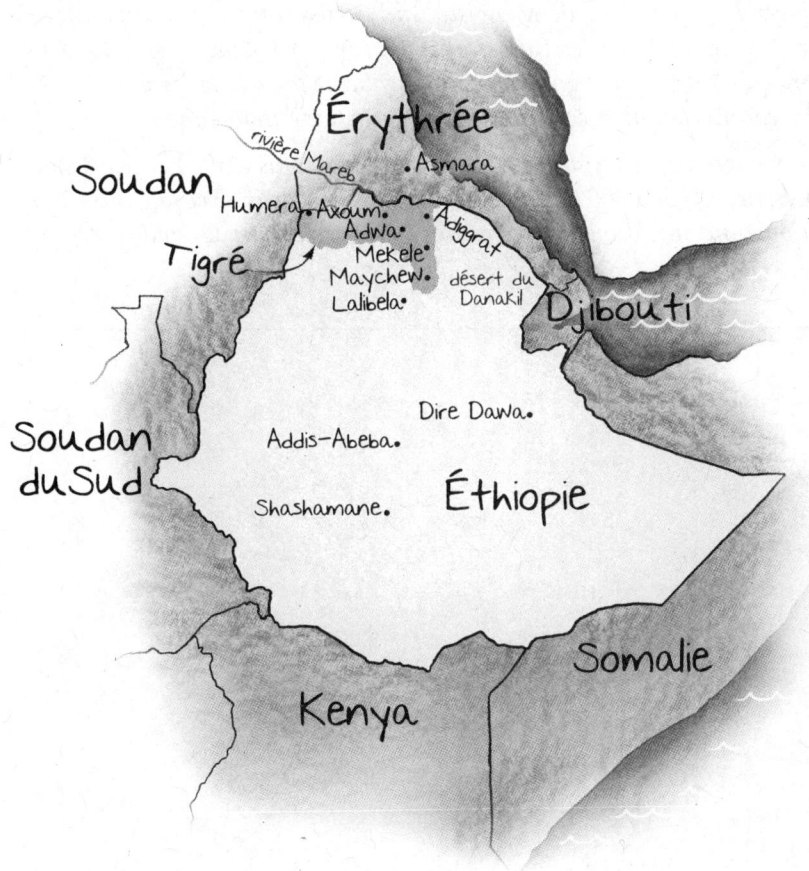

UN BREF RAPPEL HISTORIQUE

La guerre civile éthiopienne s'est déroulée entre 1974 et 1991. Elle a débuté par un coup d'État contre l'empereur Haïlé Sélassié. Elle s'est achevée en mai 1991 avec la prise du pouvoir par un groupe de rebelles, libérant ainsi le pays de la dictature de Mengistu, qui a aussitôt fui au Zimbabwe. Ce dernier, soutenu par les Russes, dirigeait le pays depuis 1977. En 2006, alors qu'il vit toujours en exil chez Mugabe, le président du Zimbabwe, il est reconnu coupable de génocide par la justice éthiopienne.

Mengistu Haïle Mariam était à la tête de la plus grande armée de toute l'Afrique, soit 500 000 hommes. Le CICR a entrepris, avec la Croix-Rouge éthiopienne, une immense opération de rapatriement des soldats démobilisés et des civils déplacés par la guerre.

DES SOLDATS DÉMOBILISÉS À RAPATRIER

15 SEPTEMBRE

Je ne me serais jamais attendue à travailler un jour au rapatriement des soldats d'une armée déchue. Pour rentrer chez eux, 200 000 ex-militaires ont besoin de notre assistance. Ils sont nombreux à arriver d'aussi loin que le nord du Soudan, où ils se sont enfuis après leur défaite. Ils ont marché 900 kilomètres sans presque rien à manger ni à boire. En attendant leur rapatriement, ils végètent dans le désert soudanais depuis quatre ou cinq mois, à des températures de 45 °C. Ils survivent avec un peu de farine blanche et un litre d'eau par jour. On nous rapporte qu'un grand nombre d'entre eux sont déjà morts de faim. Ce sont 500 loques humaines qui débarquent tous les jours des avions cargo, sur la piste de l'aéroport d'Addis-Abeba. La plupart ne sont jamais revenus chez eux depuis le début de la guerre, en 1974. Vêtus de haillons, pieds nus ou en tongs élimées, ils baisent péniblement le sol à la sortie de l'avion. Ils sont décharnés, déshydratés et infestés de parasites. Plusieurs présentent des signes de scorbut; d'autres sont amputés d'un ou deux membres. Ils sont à l'image des Éthiopiens de la grande famine de 1984. Tout près de la piste, nous avons aménagé un camp de transit et une tente d'hospitalisation pour les malades. Certains sont si affaiblis qu'ils n'arrivent pas à marcher les 200 mètres qui les séparent de la tente. Ils y sont accueillis et soignés par notre équipe médicale et le personnel de la Croix-Rouge éthiopienne. Malheureusement, certains n'iront pas plus loin. Dommage, ils sont si près du but! Ils meurent de la tuberculose ou du sida, sans avoir eu le temps de revoir leur famille. Leur seule consolation est de mourir dans leur pays.

✢ ✢ ✢

Le nouveau gouvernement a sa propre armée. Ces 500 000 hommes se retrouvent donc sans emploi. Pour le CICR, tout comme pour le gouvernement, il est important qu'ils regagnent leur lieu d'origine, car la capitale, où le chômage est un réel problème, ne pourrait absorber tous ces désœuvrés. C'est pourquoi le CICR s'occupe aussi de les transporter dans leur région.

20 NOVEMBRE

L'Éthiopie est vraiment l'un des plus beaux pays que je connaisse. J'ai la chance de visiter nos cinq sous-délégations dispersées dans le pays. Aujourd'hui, j'ai fait six heures de vol à basse altitude à bord de notre *Twin Otter*. Le terrain accidenté par de nombreux canyons et des gorges profondes donne le vertige. Tout est si vert! Les cultures à étages, les forêts d'eucalyptus et les champs de teff[1] contrastent avec les images de la famine de 1984 que le monde entier garde en mémoire.

Je comprends mal comment un pays si fertile a pu être touché par la famine de façon aussi dramatique! Peut-être suffirait-il de mieux répartir les richesses? Il faut espérer qu'avec la fin de ces années de guerre, on ne reverra plus de telles catastrophes.

22 NOVEMBRE

Après quatre mois seulement, 250 000 ex-soldats ont été rapatriés. Ces nouveaux arrivants ne sont pas étrangers aux escarmouches inter-ethniques et au banditisme qui frappent non seulement Addis, mais tout le pays.

La sécurité sur les routes est devenue précaire. En conséquence, nous devons malgré tout escorter les camions qui transportent les ex-soldats à l'intérieur du pays. Avec Ursula, une déléguée, et quelques collègues éthiopiens, nous partons pour Dire Dawa, la ville où Henry de Monfreid et Arthur Rimbaud ont vécu (deux célèbres écrivains et aventuriers de la mer Rouge). Nous accompagnons trois camions dans lesquels prennent place une centaine d'ex-soldats. J'en ai tellement vu mourir à l'aéroport que pour rien au monde, je ne donnerais ma place. Il est important pour moi d'accompagner ce groupe qui rentre à la maison. Ils sont heureux, mais très inquiets; ils ignorent s'ils retrouveront les leurs après toutes ces années d'absence sans avoir échangé la moindre nouvelle.

Notre règlement stipule que, par mesure de sécurité, nous ne devons jamais rouler après le coucher du soleil. Or, nous terminons notre mission à Dire Dawa plus tard que prévu. Nous savons qu'il serait préférable de remettre notre départ à la première heure le lendemain matin, mais nous sommes pressés de rentrer. Nous nous mettons donc en route, suivis de nos camions vides. Le soleil est à peine couché lorsque, sortis

---

1. Céréale d'origine éthiopienne.

des fossés, quatre bandits masqués et armés de bazookas se mettent en travers de la route pour nous bloquer le chemin. Ils nous ordonnent de leur remettre tous nos effets personnels. Comme je suis assise près de la fenêtre, c'est à moi de recueillir les « dons » : argent, montres et bijoux. Dans l'énervement, les bandits oublient de me détrousser. Je suis la seule qui conserve sa montre. Nous avons peur pour les camionneurs qui nous suivent loin derrière. Finalement, ils sont plus téméraires que notre chauffeur : au lieu de s'arrêter, ils accélèrent et s'en sortent sans problème. Les gens de la ville où nous nous arrêtons finalement pour passer la nuit n'en reviennent pas que nous soyons encore vivants : « Habituellement, ces gens ne se contentent pas de voler : ils violent et ils tuent. » J'en ai des frissons à retardement.

2 DÉCEMBRE

Il est 17 heures. Un Hercules (avion-cargo) venant du Soudan atterrit sur la piste avec 50 patients pour nous. Exceptionnellement, nous avons accès à l'intérieur de l'appareil pour aider l'équipage à les coucher sur des civières. C'est l'horreur ! On nous a gardé les plus mal en point pour la fin. Nous pourrions en mettre deux par brancard tellement ils sont maigres. Ils ont presque tous la diarrhée et il y a des excréments partout dans l'avion. Et l'odeur !... Je fais comme si de rien n'était, ils me font tellement pitié ! Je me retiens de pleurer et tente de les réconforter par quelques gestes et un sourire. Ça me révolte de voir tant de vies brisées à jamais à cause d'un régime tyrannique. Tant bien que mal, nous leur faisons de la place auprès des 125 patients qui occupent déjà la tente-hôpital.

20 DÉCEMBRE

Tous les ex-soldats ont été rapatriés chez eux. La mission est terminée.

Je quitte ce magnifique pays avec l'espoir que le nouveau régime lui apportera la paix et surtout la liberté dont il a été privé depuis si longtemps.

CROATIE 1991-1992

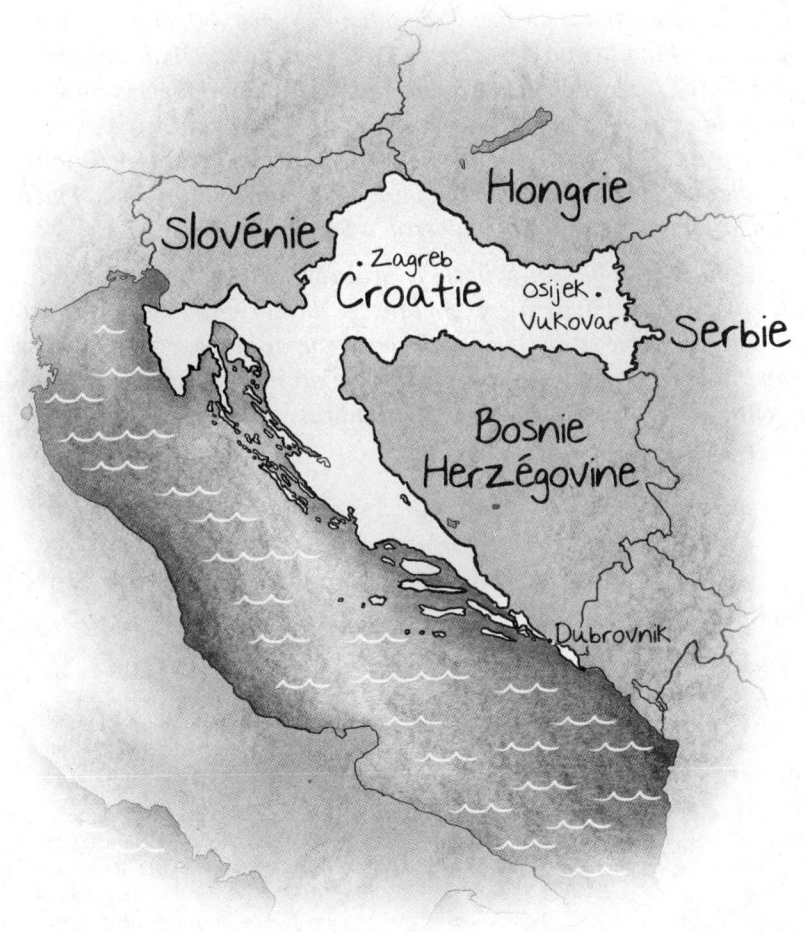

UN BREF RAPPEL HISTORIQUE

Bien que le contentieux entre la Serbie et la Croatie date du début du XXe siècle, ce n'est qu'en juillet 1991 qu'une véritable guerre éclate.

Trois événements ont grandement contribué à l'éclatement de la République fédérale socialiste de Yougoslavie: la mort du maréchal Tito (surnommé «unificateur de la République»), en 1980, la fin de la guerre froide et la chute du mur de Berlin, en 1989. Le 25 juin 1991, deux républiques yougoslaves, la Slovénie et la Croatie, proclament leur indépendance. L'État yougoslave intervient militairement pour empêcher la sécession de la Slovénie, mais il se retire rapidement à la suite des accords de Brioni[1]. La bataille de Slovénie, ou guerre des Dix Jours, n'aura été qu'un bref prélude, si on la compare à celle qui opposera la Serbie et la Croatie.

En août, Slobodan Milosevic, qui rêve d'une «Grande Serbie[2]», mobilise l'armée fédérale pour lancer une série d'attaques contre la Croatie. La Serbie estime qu'il est de son devoir de protéger ses ressortissants. Son but est de prendre le contrôle des territoires où vivent les Serbes de Croatie. C'est ainsi que Vukovar et Dubrovnik tombent aux mains des Serbes.

---

1. L'accord de Brijuni ou Brioni est un accord signé dans les îles de Brijuni en Croatie le 7 juillet 1991 entre la Slovénie, la Croatie et la Yougoslavie sous l'égide de la Communauté européenne.
2. La Grande Serbie est un concept lié au nationalisme serbe. Il désigne un État serbe qui engloberait tous les territoires historiquement serbes ou possédant une population importante de Serbes. Les frontières d'un tel État s'étendraient sur une grande partie des Balkans et de l'ancienne Yougoslavie. La Grande Serbie comprend, selon les versions du projet, la Serbie (avec le Kosovo), la République serbe de Bosnie, une grande partie de la Croatie, la Macédoine et le Monténégro. Source : http://fr.wikipedia.org/wiki/Grande_Serbie

UNE DÉLÉGUÉE NON SUISSE

15 JANVIER

La fonction de délégué protection[3] au CICR a toujours été la chasse gardée des Suisses à cause de leur neutralité, si importante lors des conflits. Est-ce parce qu'il n'y a plus suffisamment de Suisses volontaires ? Ou trop de conflits à couvrir ? Ou est-ce que les membres du Comité ont compris que toute personne qui travaille à la Croix-Rouge est capable de neutralité ? Toujours est-il que, pour la première fois de son histoire, le CICR demande aux Sociétés nationales de mettre des délégués à sa disposition pour le conflit en ex-Yougoslavie, connu aussi sous le nom de guerre des Balkans[4].

Le 15 janvier, la Croix-Rouge canadienne répond à l'appel et m'envoie en mission à Osijek, en Croatie. De passage au siège à Genève j'apprends qu'aucune autre Société nationale n'a fourni le nom de délégués. Je suis un peu inquiète ! Je n'ai pas fait Cartigny[5]. Est-ce que je saurai convaincre les directeurs de prisons de traiter humainement leurs prisonniers ? Est-ce que je trouverai les mots pour persuader les militaires qu'ils ont le devoir de protéger les populations civiles ? Est-ce que j'arriverai à persuader les maires de faire respecter les Conventions de Genève ? Mon entourage s'efforce de me rassurer : « Avec ton expérience, tu sauras y faire. » Il est vrai que je travaille avec des délégués suisses depuis plus de 10 ans : je les ai entendus défendre les droits des victimes, énumérer les lois de la guerre, insister sur le respect des civils… Et puis, j'ai confiance que mon expérience dans les prisons du Sri Lanka me servira.

20 JANVIER

« Osijek est considérée un peu comme la ville de tous les dangers. Il faut avoir les nerfs aiguisés pour y travailler ! » C'est ce que Marco, le chef de délégation, me déclare lors de la séance d'information à Zagreb[6]. « Depuis

---

3. Sa tâche est de protéger les populations civiles lors des conflits et de s'assurer que les prisonniers soient traités selon le Droit international humanitaire.
4. Depuis, les postes de délégués protection sont demeurés ouverts aux Sociétés nationales.
5. Commune du canton de Genève où avait lieu la formation des délégués.
6. L'action du CICR, qui s'étend à travers le pays, est gérée à partir de la délégation de Zagreb, la capitale, tandis que les sous-délégations telles que Osijek sont dispersées dans le pays.

le début du conflit, la ville est régulièrement bombardée. Et maintenant encore, malgré le cessez-le-feu en vigueur depuis le début de janvier, ça continue. Nous avons décidé de poursuivre le travail malgré le danger, mais, par mesure de sécurité, nous résidons dans un hôtel situé à une quinzaine de kilomètres d'Osijek. Remarque que la sécurité y est toute relative : à la fin octobre, l'hôtel a été la cible d'un bombardement aérien. » Si Marco ne me connaissait pas depuis notre mission en Afghanistan, je croirais qu'il veut me mettre à l'épreuve !

25 JANVIER

Aujourd'hui, c'est mon tour de garde à l'Hôpital universitaire d'Osijek : non pas comme infirmière, mais comme déléguée protection. L'hôpital de 1 600 lits, qui se trouve à proximité de la frontière serbe, a été maintes fois bombardé. Afin de faire cesser ces violations des Conventions de Genève, le CICR a pris l'initiative de neutraliser[7] l'hôpital, au plus grand bonheur de nos interlocuteurs qui représentent le gouvernement croate : « Dès le 4 janvier 1992, le grand hôpital d'Osijek, qui comprend une dizaine de bâtiments, est déclaré zone protégée, suite à [sic] un accord conclu à Pécs, en Hongrie, quelques jours auparavant[8]. » Les autorités serbes, croates et le CICR ont cosigné l'entente.

Le CICR s'est engagé à assurer une présence permanente dans le périmètre de l'hôpital, qui couvre un espace équivalent à sept terrains de football. D'immenses drapeaux du CICR sont installés sur les bâtiments de façon à être visibles autant des avions de chasse que des chars. À toute heure de la journée et de la nuit, un délégué fait une tournée de l'enceinte de l'hôpital pour s'assurer qu'aucun porteur d'armes ou véhicule militaire ne s'y trouve. Les fusils d'assaut et pistolets de tous genres sont déposés chez les gardiens de sécurité à l'entrée de la cour. Régulièrement et surtout les jours de grands vents, il faut monter sur le toit et remettre le drapeau en place, et en même temps, s'assurer qu'il n'y a pas de nouveaux impacts de tirs. L'ennemi ne doit avoir aucune excuse pour attaquer l'hôpital, qui est sous notre protection.

L'accord de neutralité a coïncidé avec l'entrée en vigueur du cessez-le-feu, de plus en plus souvent violé. C'est le cas ce soir ! La consigne est

---

7. En droit international, accorder la neutralité à un territoire, à un État.
8. Jean-François Berger, *Éclats de Mémoire(s)*, Éditions de L'Aire, CICR, 2010, p. 44. Source : http://fr.scribd.com/doc/54962242/eclats-de-memoire-s

d'éteindre toutes les lumières aussitôt que nous entendons une explosion. J'ai une pensée pour les patients (pour la plupart des blessés de guerre) qui dorment dans la cave, avec leurs perfusions accrochées à la tuyauterie. L'endroit, si lugubre en temps normal, doit être particulièrement angoissant ce soir ! Heureusement que les malades n'ont pas regagné les étages à l'annonce du cessez-le-feu, il y a trois semaines.

L'alerte générale est donnée dans toute la ville. Les gens courent aux abris où ils passeront la nuit. Elle sera longue pour tout le monde.

28 JANVIER

Dino, mon interprète suisse d'origine croate, et moi couvrons une zone où cohabitent Serbes et Croates. Avant la guerre, ces deux groupes vivaient en harmonie, sans même connaître leurs différentes origines. Maintenant, les Croates détruisent les maisons des Serbes qui ont fui : une façon de les empêcher de revenir. Ceux qui restent vivent dans l'angoisse que vienne leur tour. Ces populations vulnérables nous préoccupent beaucoup. Lorsque nous stationnons notre Land Cruiser devant une maison dynamitée, il suffit de quelques minutes pour que les rideaux des fenêtres du voisinage s'écartent et que l'on nous fasse signe d'entrer. Et ce n'est pas pour nous offrir le thé… Une dizaine de citoyens se rassemblent aussitôt autour de nous dans la cuisine. Dino me traduit les allégations de chacun sur les exactions commises à leur égard. Je note. Au prochain coin de rue ou au village d'à côté, tout est à recommencer.

Mon carnet est déjà bien rempli quand nous visitons, les uns après les autres, le chef de police, le commandant de la division militaire, le maire, puis le directeur du comité de crise de la ville. Je leur rappelle les Conventions de Genève et leur obligation de protéger les populations civiles quelles que soient leurs origines. Je me sens démunie avec mes arguments de déléguée qui n'a pas fait Cartigny… Je cherche à me rappeler ce que disaient mes collègues que j'ai entendus négocier ce type de situation. Pour finir, ils nous promettent d'augmenter la surveillance des maisons et des quartiers serbes. Nous leur promettons de revenir.

3 FÉVRIER

Lors de chaque déplacement sur le terrain, nous rendons d'abord visite au comité local de la Croix-Rouge. Je suis en admiration devant le travail colossal de distribution de colis familiaux que les employés poursuivent, jour après jour, auprès des milliers de personnes déplacées.

Une partie de leur tâche est aussi de traiter les nombreuses demandes de recherche de personnes disparues ou simplement séparées par le conflit. Les requêtes proviennent de la Serbie, de l'Europe et parfois de l'Amérique. La Croix-Rouge croate nous communique les cas plus sensibles, qu'elle n'ose pas traiter elle-même. Peut-être ne se sent-elle pas tout à fait neutre ?

Mais avant tout, nous devons trinquer avec un petit verre de slivovice[9], même s'il n'est que 8 heures. Il faut être né ici pour en apprécier le feu dans la gorge si tôt le matin, mais ce serait un affront de refuser cette marque d'amitié.

Aujourd'hui, une fois terminées les mondanités, nous discutons d'une demande de recherche que la Croix-Rouge croate nous prie de faire pour elle. Un jeune homme recherche ses parents et sa sœur, qui seraient, selon lui, pris en otage. Nous avons besoin qu'un militaire nous accompagne, car le village, détruit à 95 %, est miné.

Avant de quitter la baraque de l'armée qui loge le groupe, il faut, encore une fois, faire honneur à la slivovice, question de se réchauffer avant d'affronter le froid – s'il y a une chose que les soldats croates et serbes ont en commun, c'est, paraît-il, l'amour de la bouteille. Cette fois, je laisse à Dino le soin de faire preuve de politesse. Et j'espère que le commandant de l'armée, qui sera notre guide, se souviendra de l'emplacement des mines. Il est accompagné d'une adolescente dont la tenue militaire nous fait sourire : elle porte un treillis décoré d'un pompon de fourrure à la boutonnière et elle est coiffée d'une casquette de baseball jaune. Nous formons une équipe d'enfer au milieu de la ville en ruine : un soldat aux yeux rougis par l'alcool, une adolescente aux allures d'enfant soldat et deux expatriés arborant un badge de la Croix-Rouge.

Nous arrivons assez rapidement à l'adresse indiquée par le jeune homme, mais ce n'est plus qu'un amas de débris. En poursuivant notre recherche parmi les rares habitations qui demeurent encore debout, nous trouvons les membres de sa famille attablée dans ce qui a plutôt l'air d'une porcherie que d'une cuisine. En entendant le nom de leur fils, ils éclatent en sanglots ! Nous leur remettons le *message Croix-Rouge* qu'il leur a écrit de Serbie, où il s'est réfugié. Ils pleurent de joie de le

---
9. Eau-de-vie de prune à 45 % de volume d'alcool.

savoir vivant! Ils nous remercient avec de chaudes accolades, qui me tirent les larmes.

La Croix-Rouge croate nous avait aussi remis une demande de recherche dans la ville voisine. Il s'agit d'une vieille femme dont les enfants ont fui en Serbie dès le début de la guerre. Elle est restée pour ne pas abandonner sa maison. Nous la cherchons de porte en porte pendant plus de deux heures. Je suis fascinée de voir comment chacun prend soin de ce qui reste de son chez-soi, malgré le fait que la ville soit en ruine. Une femme balaie le trottoir devant chez elle, alors que les alentours ne sont que débris d'explosions. Un jeune couple rit aux larmes en versant dans la rue un seau rempli de la cendre ramassée dans ce qui reste de sa maison.

Les jeunes sont en minorité, car la plupart des personnes restées sont des vieillards, pour qui d'ailleurs je ressens un mélange d'admiration et de pitié. Quelle triste façon de finir leur vie!

Tous les résidents des maisons où l'on frappe nous proposent leur aide pour localiser la dame. Quand enfin nous la retrouvons, ce sont encore des larmes de joie et des séances d'embrassades. Discrètement, je m'amuse à essayer de la photographier pendant qu'elle cause avec le commandant et la soldate. Elle est vêtue d'une longue jupe de laine, de bas noirs épais, d'un manteau et d'un foulard gris noué sous le menton. Malheureusement, elle me surprend avant que je ne déclenche mon appareil et me dit: « Attendez, madame! » Elle revient aussitôt avec son dentier en bouche... et se place entre les deux militaires. Ils sont prêts, bien droits, presque au garde-à-vous. Tant pis pour ma photo au naturel. Ça commence à tirer! Il faut quitter les lieux, surtout que nous sommes toujours accompagnés de militaires. Sur la route, nous prenons soin de garder une certaine distance avec leur véhicule. On ne sait jamais.

6 FÉVRIER

Les prisonniers que je visite sont pour la plupart des Serbes. Un grand nombre d'entre eux sont nés en Croatie. Ils ont été arrêtés afin de servir de monnaie d'échange avec les prisonniers croates détenus en Serbie. Le même scénario se déroule de l'autre côté de la frontière. Comme les prisonniers sont en plus grand nombre en Serbie, il faut gonfler les effectifs de ce côté-ci.

La majorité des prisonniers serbes ne veulent pas aller en Serbie, car c'est en Croatie qu'ils sont nés et qu'ils ont grandi. Et ils ne veulent surtout pas abandonner leur maison ! Malheureusement, ils n'ont aucun moyen de savoir si elle est encore debout ou si elle est occupée par une famille croate revenue de Serbie. Ils nous demandent parfois de vérifier pour eux avant de prendre une décision, car nous sommes la seule organisation à avoir accès à leur village. Nous sommes obligés de refuser, car nous serions accusés de partialité. Ces visites me chavirent le cœur. Les détenus ne semblent coupables de rien, sinon d'être en possession d'armes que des militaires serbes leur ont imposées pour qu'ils combattent les Croates à leurs côtés. Mais les Croates sont leurs frères et leurs voisins : ils jouent aux cartes et boivent un coup avec eux ! Maintenant ils devraient les combattre !? Au nom de quoi ? Plusieurs ont enterré ces armes pour s'en débarrasser. Les Croates les ont trouvées et ont emprisonné leurs propriétaires.

8 FÉVRIER

Aujourd'hui, la visite est particulièrement triste. Les prisonniers sont dans un parc où ils ramassent les feuilles mortes de l'automne dernier. Nous arrivons au moment de la pause, alors qu'ils sont assis sous un arbre à boire une bière. Tous les détenus ont déjà été vus et enregistrés lors de nos visites précédentes, sauf un, qui est nouveau et que nous appellerons monsieur Félix. Nous le prenons à l'écart pour écouter son histoire et pour que je puisse l'enregistrer et lui remettre sa carte CICR[10]. Il sera alors sous notre protection : nous pourrons suivre sa trace s'il est libéré, échangé ou transféré dans un autre lieu de détention (comme nous le faisons dans tous les pays). Monsieur Félix est professeur à l'école d'à côté d'où les élèves nous observent. Le pauvre essaie tant bien que mal de se cacher derrière moi. Il pleure : « J'ai honte ! Je ne pourrai jamais retourner à mon école. » Que lui répondre ?

✦ ✦ ✦

Le cessez-le-feu est violé de plus en plus souvent. On craint que tout ne recommence. Les Casques bleus sont attendus avec impatience. Tous les jours, on entend des messages publicitaires recommandant à la

---

10. Un double de la carte reste au CICR ; les informations concernant le détenu sont informatisées et accompagnées d'un numéro qui sert à identifier le détenu tout au long de son incarcération.

jeunesse d'être prudente, car avec tous ces étrangers qui vont débarquer, le sida représente un grand danger. Les filles attendent les beaux grands Américains aux larges épaules, mais ce sont des Canadiens qui viendront. En attendant, les bombes continuent de faire des victimes.

+ + +

Notre bureau, situé en plein centre-ville, est protégé par un mur de briques et des sacs de sable. Les vitres ont été remplacées par des bâches de plastique. Il y fait tellement sombre que l'absence de toilettes est presque un avantage! Ça nous permet de voir la lumière du jour en s'y rendant dans le bunker municipal[11], face à notre bureau. Les citoyens qui n'ont pas de cave pour se protéger des bombes doivent passer la nuit dans cet immense abri souterrain, où sont installés des centaines de lits de camps.

Il est midi, j'ai faim! Nous avons entendu la dernière roquette il y a 20 minutes; nous pouvons sortir. Urs, notre chef d'équipe, m'accompagne au restaurant à cinq minutes de marche. Nous faisons l'aller-retour au pas de course, on ne sait jamais.

Boum!!! Une roquette vient de tomber à 20 mètres de notre bureau, à l'endroit où nous venons tout juste de passer. Nous aurions couru un peu moins vite et c'était notre dernier repas... Le trottoir n'est plus qu'un cratère! La radio fait état des dégâts puis diffuse la chanson *Help* des Beatles. J'admire ce sens de l'humour...

Tous les jours, des dizaines de personnes désemparées, principalement des femmes, passent par notre bureau. Elles sont à la recherche d'un disparu, veulent des nouvelles de leurs proches, ou simplement du réconfort. Nos employés croates, qui les reçoivent, font preuve de beaucoup d'empathie. Un jour, Gordana, une collègue croate, reçoit une femme en colère qui menace de la tuer si nous ne retrouvons pas son mari dont elle a dû se séparer à Vukovar. Avec tact, elle la laisse exprimer sa rage, puis réussit à la faire sourire. Elle ne peut lui dire qu'il est sans doute mort là-bas, où la plupart des hommes croates ont perdu la vie[12].

---

11. Abri collectif administré par la municipalité et la Croix-Rouge d'Osijek.
12. «Après 87 jours de siège, le 18 novembre, les 1500 combattants croates [...] se rendent, laissant la population en proie aux exactions des troupes serbes[...]. La population est alors rassemblée dans le stade, les hommes en âge de se battre sont séparés des femmes, des enfants et des vieillards. On ne reverra jamais les premiers.» Source: http://fr.wikipedia.org/wiki/Bataille_de_Vukovar (consulté le 23 décembre 2012).

Ce soir, je crains que mon tour de garde à l'hôpital ne soit plutôt animé… Dès mon arrivée, l'alerte est donnée dans toute la ville : tout le monde aux abris ! L'hôpital est dans l'obscurité. Otmar, le collègue avec qui je fais la garde, est de mauvaise humeur depuis qu'un expert en informatique venu de Genève a retiré tous les jeux de nos ordinateurs. Il n'aime ni lire, ni écrire et je déteste jouer aux cartes. Je dois donc lui tenir compagnie à la lueur de nos deux petites bougies. Au milieu de la nuit, une roquette tombe sur l'hôpital. Dès que le jour se lève, nous sortons évaluer les dégâts. Nous sommes choqués de voir l'énorme trou dans la façade, situé juste à côté de notre drapeau, comme pour nous narguer. Était-ce une erreur de tir…? Nous joignons quelques photos au rapport que notre chef Marco enverra aux parties signataires.

15 FÉVRIER

Ça fait maintenant trois jours que je visite des villages brûlés, pillés ou bombardés. Dans ces villages fantômes, il reste parfois quelques poules qui picorent ici et là et des cochons qui survivent en dévorant des fruits et des légumes pourris. Partout où je pose le regard, c'est la désolation.

Nous terminons notre tournée par une visite de prison qui me remonte le moral. Les prisonniers, qui nous connaissent déjà, nous attendent depuis une semaine. Nous sommes en retard à notre rendez-vous. Leur réaction me fait réaliser combien nous sommes importants pour eux : « Nous vous attendions la semaine passée !

— Pourquoi ce retard ?

— Nous avions si peur que vous nous abandonniez ! »

Certains de ces hommes plus âgés pourraient être mon père : aussi bons et aussi honnêtes que lui. Ils ont les yeux dans l'eau en me serrant la main. Le doyen du groupe me dit : « Dans mes moments de découragement, je regarde le ciel bleu au travers de mes barreaux et ça me rappelle vos yeux. Ils m'aident à tenir ! » J'ai une boule dans la gorge.

Sur le chemin du retour, nous nous rendons à l'adresse d'un ex-prisonnier pour vérifier s'il a vraiment été libéré. C'est lui-même qui nous ouvre la porte. Il nous accueille comme si nous étions le bon Dieu : il pleure, il rit, il n'arrête pas de nous remercier pour ce que nous avons fait pour lui à la prison. Il n'en revient pas que nous soyons là pour le voir ! Il cherche une bouteille de slivovice au fond de sa cave et me la remet pour ma famille au Canada. « Je l'ai fabriquée avec les prunes de mon verger, il y a 10 ans ! Elle est très bonne, vous verrez. » Je suis mal à l'aise de recevoir ce cadeau, mais refuser pourrait l'offenser. Je décide d'accepter, malgré qu'une règle interne nous l'interdise. Mes amis connaisseurs seront ravis de faire honneur à cette spécialité.

26 FÉVRIER

Le printemps se fait sentir ; le soleil nous réchauffe tout doucement. J'emprunte un vélo à l'hôtel et je profite de cette belle journée de congé pour me promener dans la campagne environnante. Bien que je ne sois pas physiquement différente d'eux, les paysans remarquent que je suis étrangère : ils s'arrêtent de travailler pour me regarder passer. Est-ce mon beau vélo ou parce que j'ai l'air d'aller nulle part en particulier ?

Je m'amuse à observer des fermiers qui dépècent un cochon. Lorsque je leur demande la permission de prendre des photos, ils sont surpris et semblent même me trouver bizarre. Le cochon est le plat le plus populaire dans ce pays. Je commence d'ailleurs à avoir un peu marre du menu presque quotidien de notre hôtel : du porc accompagné de chou et de la charcuterie sous toutes ses formes !

Ce soir, nous sommes invités à un méchoui de mouton par une équipe de la Croix-Rouge croate avec qui nous travaillons beaucoup. Quel plaisir de manger enfin autre chose que du porc au chou. Je suis la seule célibataire de la soirée et l'unique homme seul est le plus bel homme que j'aie vu depuis que je suis ici. De plus, il danse magnifiquement bien. Mais, la slivovice aidant, l'atmosphère se gâte quand il commence à crier sa frustration en tant que Serbe : « À cause de quelques grosses têtes qui décident de l'avenir de tout un peuple, je ne peux plus vivre en paix avec vous, les Croates ! » Avant que l'ambiance ne dégénère, je lui demande de chanter. D'une superbe voix de ténor, il entame une chanson traditionnelle que tous chantent avec lui. Il n'y a plus de Serbes ou de Croates, mais seulement un groupe d'amis qui font la fête !

15 MARS

Les premiers contingents des Casques bleus canadiens arrivent à Osijek. Il est temps, car la ville est bombardée quotidiennement depuis plus d'un mois. Samedi dernier, une pluie d'obus est tombée sur l'hôpital. Nous sommes descendus à la cave avec tout le personnel rejoindre les patients effrayés. À travers leur regard, ils semblent vouloir nous dire : « Le CICR ne peut-il pas faire cesser ces bombardements ? »

25 MARS

La situation est maintenant pire que jamais. Même notre hôtel, censé être localisé dans une zone sécuritaire, a été touché par une bombe.

Je ne veux plus entendre le son des armes. J'en ai assez de courir en longeant les murs pour aller aux toilettes ou pour aller manger, assez de travailler dans un bunker, assez de voir le visage terrorisé de mes collègues locaux à chaque explosion parce qu'ils se demandent si c'est chez eux qu'elle a eu lieu. Mes sorties sur le terrain sont d'une tristesse... Je ne côtoie que des gens qui pleurent. Je ne vois que destructions. Je ne visite que des villages où les habitants n'osent pas mettre le nez dehors après la tombée du jour, de peur que leur maison soit dynamitée ou qu'on leur tire dessus pour les voler.

✦ ✦ ✦

La frontière entre les crimes de droit commun et les crimes de guerre est souvent mince. Par exemple, cette femme dont le mari a été enlevé et qui a payé une rançon de 30 000 $ sans que son époux lui soit rendu. Désespérée, elle fait appel à nous pour le retrouver : il est Serbe, elle est Croate, leur maison a déjà été dynamitée. Que dois-je lui dire pour la réconforter ? J'ai juste envie de pleurer avec elle et de crier mon ras-le-bol de cette sale guerre !

✦ ✦ ✦

Mon enthousiasme du début de cette mission s'effrite. Il me semble que nos interventions, nos rapports et nos beaux discours ne servent à rien. Le Droit international humanitaire est bafoué autant d'un côté que de l'autre. Les autorités ont toujours mille et une excuses pour justifier leurs actes.

Et dire que la fin de la guerre ne signifiera pas la fin des souffrances. Rétablir la paix est toujours plus difficile que de faire la guerre. Les milliers de disparus seront toujours absents. Les frontières ne seront plus jamais les mêmes. Le pays est en ruine. Des centaines de milliers d'hommes et de femmes attendent de rentrer chez eux. Comment deux peuples, autrefois frères et voisins, pourront-ils revivre ensemble après s'être entredéchirés avec autant de cruauté et de violence ? Le retour en arrière me semble inconcevable ! Les autorités auront à gérer d'énormes casse-tête administratifs pour reloger les populations qui reviendront peut-être un jour chez elles : on a donné aux Croates les maisons des Serbes chassés des territoires croates et vice versa. Je m'inquiète des règlements de comptes qui en découleront.

10 AVRIL

Une équipe de Zagreb vient nous prêter main-forte pour superviser un échange de prisonniers : ils sont 90 Serbes qui ont « accepté » d'être échangés contre des Croates prisonniers en Serbie. Nous escortons les bus jusqu'à un *no man's land* entre les deux frontières. L'endroit fourmille de soldats. La route est parsemée de mines antichar sur les quelques centaines de mètres qui séparent les deux groupes. Une fois terminées les formalités avec les militaires, les mines sont déplacées sur le côté de la route et les prisonniers descendent des bus un à un. Nous demandons à chacun de décliner son identité et de nous confirmer qu'il quitte volontairement le pays. Ça me fend le cœur, car je sais qu'ils partent pour ne pas mourir. La majorité d'entre eux vont vers un pays qu'ils ne connaissent pas. Et ils sont seuls. Je n'oublierai jamais la tristesse dans le regard de ces hommes.

26 AVRIL

Maintenant, c'est la Bosnie qui est au bord de la guerre civile : 6 000 Bosniaques sont arrivés à la frontière croate. Une guerre longue et cruelle s'annonce ! Je la suivrai de loin, car j'ai besoin d'oublier la folie des hommes pour un moment.

Je rentre au Québec déçue du peu de résultats obtenus, du moins en apparence, à la suite de nos efforts pour apporter un peu d'humanité à cette région dévastée par la guerre. Pour garder le moral, je me dis qu'il y a certainement quelqu'un quelque part en Croatie que j'ai pu soulager. Au moins ce vieux à qui mes yeux bleus ont donné de l'espoir…

AFGHANISTAN 1992

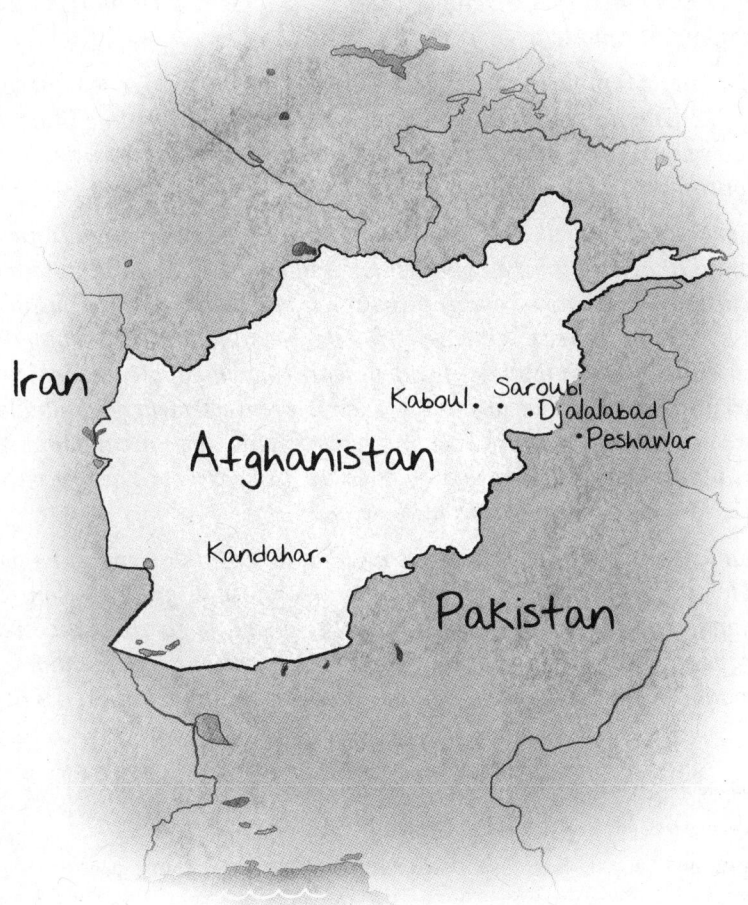

UN BREF RAPPEL HISTORIQUE

En février 1989, après 10 ans d'occupation, les troupes soviétiques se retirent d'Afghanistan et laissent Najibullah à la tête d'un gouvernement communiste. À la surprise de la communauté internationale, ce dernier réussit à tenir tête aux moudjahidines[1]. Les livraisons d'armes lourdes que les Soviétiques ne cessent de lui fournir n'y sont pas étrangères.

Combien de gros porteurs de la flotte russe ai-je entendus atterrir à Kaboul au milieu de la nuit, lorsque j'y étais en 1989 ? On prétendait qu'ils apportaient des vivres pour la population... Combien de nuits suis-je restée éveillée par le bruit des missiles Scud[2] lancés de Kaboul sur la population de Djalalabad ? À chacun de ces tirs, des blessés et des morts s'additionnaient dans ma tête.

Du fait de l'implication des États-Unis contre un gouvernement soutenu par l'Union soviétique, cette guerre est considérée comme l'une des dernières crises de la guerre froide. Pour les Afghans, la guerre ne faisait que continuer.

Ce n'est qu'en avril 1992, après la chute de l'Union soviétique, que les moudjahidines réussirent à renverser le président Najibullah ; il restera en résidence surveillée dans l'enceinte du bureau des Nations Unies jusqu'en 1996. « Avec son frère, il a été assassiné par les talibans le 27 septembre 1996 à Kaboul. Les talibans suspendent leurs corps aux poteaux de signalisation juste en dehors du palais[3] [...] ». Après le renversement de Najibullah, un gouvernement provisoire, incluant les différentes factions afghanes, est formé dans le cadre des accords de Peshawar. L'objectif était de procéder à des élections aussitôt que la situation le permettrait.

Au lendemain de la victoire des moudjahidines, l'illusion d'une paix durable se dissipe rapidement. Les « libérateurs » se disputent le contrôle de la capitale à coups de canons[4]. Chaque seigneur de guerre se dit être le seul capable d'instaurer une vraie République islamique. C'est alors un choc pour les Américains de se rendre compte que la motivation des diri-

---

1. Nom donné aux musulmans qui se battent au nom de la religion.
2. Missiles développés dans les années 1950 par l'Union soviétique.
3. Source : http://fr.wikipedia.org/wiki/Mohammed_Nadjibullah#Prise_de_Kaboul_par_les_talibans.2C_ (consulté le 24 décembre 2012).
4. En 1994, *Jeune Afrique* publiait un article intitulé « Kaboul victime de ses libérateurs ». L'auteur aurait pu écrire son article deux ans plus tôt. Tirthankar Chanda, « Kaboul victime de ses libérateurs », *Jeune Afrique*, 24 février au 2 mars 1994.

geants afghans dans la lutte contre les communistes est l'instauration de la loi islamique et non la liberté des citoyens.

Dès le mois d'août, c'est la guerre civile : de violents combats éclatent entre différentes factions rivales et le Jamiat i Islami[5] du président Rabbani[6]. Le commandant Massoud, qui s'est rendu célèbre en jouant un rôle majeur dans la chute du régime soviétique en Afghanistan et dans le départ des talibans en 2001, est son ministre de la Défense[7]. En un mois, plus de 2 000 personnes, principalement des civils, meurent sous les bombes et 500 000 Kaboulis fuient la ville vers le Pakistan. L'hôpital du CICR ainsi que nos bureaux sont touchés par les tirs.

---

5. En langue persane, se traduit par « Société islamique ». Apparenté au mouvement des Frères musulmans, il est le plus vieux parti islamique politique d'Afghanistan. Ses membres sont Tadjiks et Ouzbeks du Nord et de l'Ouest du pays.
6. « L'ex-président, en charge des négociations de paix avec les insurgés, Burhanuddin Rabbani a été tué à son domicile dans un attentat-suicide, le mardi 20 septembre 2011 ». Source : http://www.rfi.fr/asie-pacifique/20110921-assassinat-rabbani-coup-dur-negociations-paix (consulté le 23 décembre 2012).
7. « Il est tué dans un attentat-suicide le 9 septembre 2001 […]. Les auteurs de l'attentat […] avaient pu l'approcher en se faisant passer pour des journalistes munis de faux passeports belges et équipés d'une caméra volée à France 3… ». Source : http://fr.wikipedia.org/wiki/Ahmed_Chah_Massoud (consulté le 23 décembre 2012).

LE BONHEUR DE REVENIR À KABOUL

11 OCTOBRE

J'hésite beaucoup à accepter cette mission. Claude, un ami médecin avec qui j'ai travaillé au Liban, m'appelle de Genève pour me convaincre. Je n'ai vraiment pas envie de vivre sous la loi islamique des moudjahidines. Il insiste : « C'est seulement pour deux mois ! Souviens-toi comme tu as aimé les Afghans en 1989, ça ne sera pas si différent. Tu n'auras qu'à te couvrir un peu plus et renoncer à conduire une voiture. » Finalement, mon désir de revoir les Afghans l'emporte. Après tout, l'hiver est froid à Kaboul : un grand châle sur la tête et les épaules, ça peut être utile pour me garder au chaud. Et se faire conduire par un chauffeur, on a connu pire.

20 OCTOBRE

Sur la route de l'aéroport en direction de Kaboul, où je serai basée pour la durée de ma mission, je me demande quelle sera l'attitude des moudjahidines au contact des femmes expatriées. Nous savons que la majorité d'entre eux ne sont pas habitués à côtoyer des femmes sans chadri[8], hormis leurs mères, leurs femmes ou leurs sœurs.

Pour le moment, afin d'éviter de les choquer, le CICR minimise le nombre de femmes au sein de son équipe : sur 10 délégués, nous ne sommes que deux. L'accès aux prisonniers nous étant refusé, notre action se concentre sur l'urgence médicale. Je me rends compte que le volume de travail est tel qu'on me l'avait annoncé à Genève : « Tu auras la tâche la plus lourde de toute l'équipe : les hôpitaux dépendent de notre assistance pour traiter les blessés de guerre et nos entrepôts sont vides. » Les terribles combats du mois d'août ont vidé nos réserves de médicaments et de matériel médical. Avant que les routes ne soient bloquées par la neige, je dois commander suffisamment de stock pour six mois. Il faut trouver un entrepôt, engager du personnel et gérer le tout dans un pays où plus rien ne fonctionne : aucun ministère, aucun

---

8. Version afghane de la burqa. Souvent bleu, sauf au Nord, à Mazar-i-Sharif, où il est blanc. Il couvre la tête et le corps, ne laissant au niveau des yeux qu'un petit grillage permettant de « voir ». Devant, à mi-hauteur de la taille, il laisse apparaître la robe et le bas du pantalon.

transport public, pas d'électricité, et où il faut deux jours pour réserver une ligne téléphonique afin de placer un appel.

22 OCTOBRE

Vivement le 1er novembre ! On sera alors autorisés à chauffer le salon de nos résidences. Les fournaises à mazout sont très polluantes, le combustible est rare et il coûte cher. Je n'ose pas me plaindre : les Afghans, eux, n'ont rien d'autre en guise de combustible que de vieux cartons ou des pelures d'oranges séchées trouvées sur des tas de déchets accumulés au coin des rues. Les plus chanceux récupèrent un peu de bois ici et là. En bordure des rues, de nombreux arbres n'ont plus d'écorce jusqu'à hauteur d'homme.

Déjà une gaffe à mon actif! Pour saluer un commandant moudjahidine, je lui présente la main. Il affiche d'abord un air surpris puis il éclate de rire en me tendant une main hésitante. Malaise… La prochaine fois, je me contenterai, comme il se doit pour une femme d'ici, de porter la main à la poitrine en signe de respect.

Les autorités nous demandent, à nous, les femmes expatriées, de nous asseoir derrière lorsque nous roulons en voiture. Heureusement, notre chef refuse cet accommodement! Et puis quoi encore? Occuper le coffre arrière? Après tout, il n'est pas rare de voir deux ou trois femmes en chadri, coincées dans le coffre d'un taxi, alors que les hommes occupent les sièges. De même, il vaut mieux éviter de toucher aux collègues masculins, ne serait-ce que de poser une main sur leur épaule. Marcher trop près d'eux peut aussi choquer… Autant que de sortir seule, d'ailleurs!

Je passe un super après-midi au grand bazar avec les gars de mon équipe. Je ne les lâche pas d'une semelle, car nous sommes entourés de milliers d'hommes qui me dévisagent sans aucune gêne. Je me demande comment les mentalités ont pu se transformer à ce point depuis 1989. À l'époque, je marchais seule, vêtue d'une robe à manches courtes qui me couvrait à peine les genoux, sans attirer l'attention. Il faut dire que, à l'exception de l'équipe de Médecins sans frontières et de quelques journalistes, nous restons les seuls étrangers dans le pays. Nous sommes une curiosité pour la population.

Mises à part nos rares sorties au bazar, nos loisirs se limitent à nous recevoir les uns les autres dans nos résidences sombres et froides. Elles ont des allures de bunkers aux fenêtres obstruées par des sacs de sable. Ce n'est pas une précaution inutile. Tous les jours, une quinzaine de roquettes explosent, parfois assez près de chez nous.

7 NOVEMBRE

Ce matin, nous déménageons le stock de médicaments d'un bâtiment où s'est logée une bombe qui n'a pas explosé. Avant de dégager le projectile coincé dans le solage, le démineur empile des centaines de sacs de sable pour protéger les environs, puis s'assure de la présence d'un médecin et d'une civière. Il est 17 heures, le câble qui servira à retirer la bombe est fixé. Tout est prêt. Il hésite: la fera-t-il exploser sur place ou la transportera-t-il sur un terrain vague? La nuit portant conseil, il décide de réfléchir jusqu'à demain.

8 NOVEMBRE

Le démineur est de retour tôt le matin, l'air de savoir ce qu'il a à faire… Il creuse un trou, y place la bombe, la recouvre de sacs de sable et la fait exploser. Les sacs ne sont plus que des milliers de morceaux de jute… et la poussière nous étouffe à des dizaines de mètres plus loin.

14 NOVEMBRE

Les exécutions publiques à Kaboul sont presque devenues une routine hebdomadaire. *Paris Match* a publié des photos impressionnantes de pendaisons, paraît-il… Un ami journaliste me raconte des horreurs: « Il arrive que le bourreau doive tirer sur les jambes d'un condamné quand la corde ne lui serre pas assez le cou. » Voyant que je suis bon public, il rajoute: « Il fait la même chose quand les jambes du condamné touchent le sol une fois que la table sur laquelle il se tenait debout est retirée. » Tout cela au nom de la charia… J'en ai froid dans le dos.

Pendant que nos entrepôts de médicaments, de vivres et de carburant se remplissent, ceux du pays sont à sec. Aidées par la guérilla arabe, les Forces d'Hekmatyar – seigneur de guerre du Hezb-e-Islami[9] qui

---

9. Fondé en 1977 par Gulbudin Hekmatyar. Le Hezb-e-Islami Gulbuddin (HIG) est la plus grande des factions du parti Hezbi Islami d'Afghanistan. L'organisation est placée sur la liste officielle des organisations terroristes du Canada, des États-Unis et du Royaume-Uni. Source: http://fr.wikipedia.org/wiki/Hezb-e-Islami_Gulbuddin

détient le titre de premier ministre – ont barricadé la centrale électrique de Saroubi, à 70 kilomètres de Kaboul. La capitale, déjà à court d'électricité et d'eau potable, se retrouve complètement démunie. Les Forces d'Hekmatyar ont aussi bloqué les convois de nourriture venant du Pakistan, qui est la seule source d'approvisionnement de la ville. La population n'a qu'un choix : fuir la famine et les bombes vers le Pakistan et l'Iran.

L'hiver s'annonce long et pénible pour les plus pauvres, qui n'ont plus qu'à se terrer dans leurs maisons de pisé[10], la peur au ventre et l'estomac vide ; ils n'osent sortir que pour chercher de l'eau, de la nourriture ou un peu de combustible.

21 DÉCEMBRE

Je suis entourée de gens dont la seule préoccupation est de survivre et je me questionne à savoir si mon frère André a reçu la lettre dans laquelle je lui demande de me réserver un arbre de Noël ! La vie est injuste ! Pourquoi ai-je ce luxe de m'inquiéter d'un arbre de Noël ? Pourquoi moi et pas eux ? J'imagine que c'est ce qu'on appelle le destin… la chance… De beaux mots pour masquer ce qui est simplement une énorme injustice.

Nous avons maintenant un immense entrepôt rempli de suffisamment de matériel pour tenir tout l'hiver, même sous les pires bombardements. L'équipe travaille bien et mon remplaçant est arrivé. Ma mission est accomplie. Je peux rentrer à la maison. Mais j'espère revenir un jour, car je me suis beaucoup attachée à ce pays.

---

10. Matériau de construction fait de terre argileuse et de paille. Équivalent des maisons en banco en Afrique.

CAMBODGE 1994

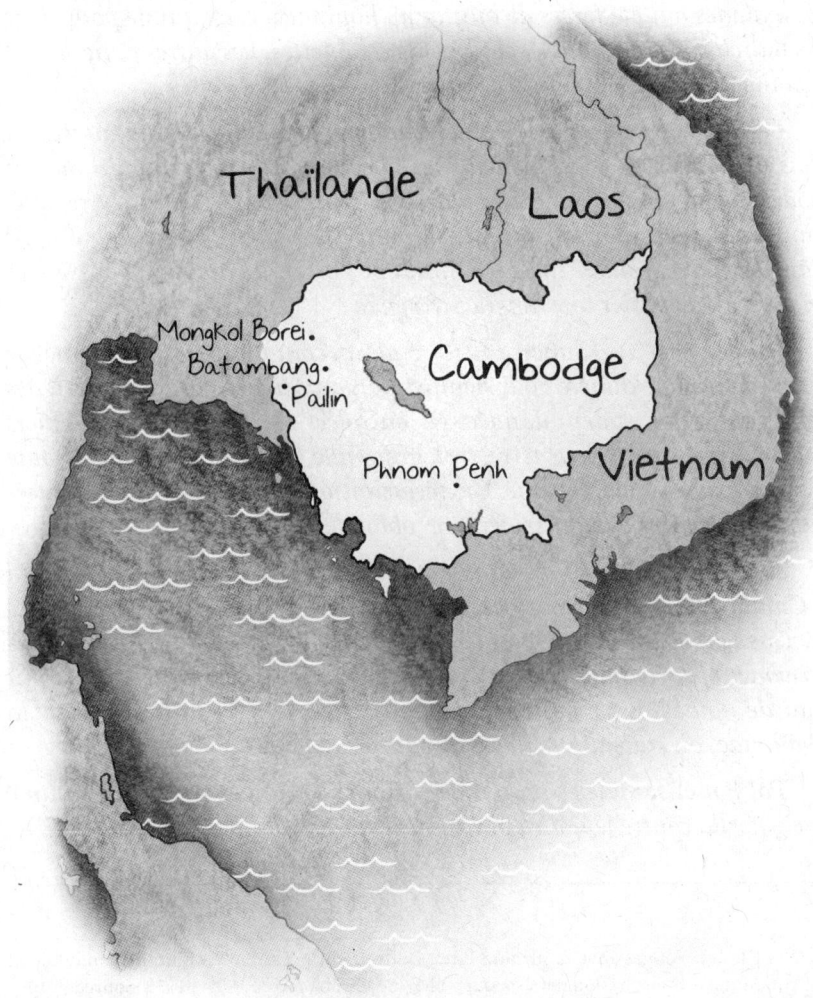

UN BREF RAPPEL HISTORIQUE

De 1975 à 1979, la dictature des Khmers rouges[1] a provoqué la mort de plus d'un million et demi de personnes, soit au-delà de 20 % de la population du Cambodge. Le peuple a été victime de maladies, de famine, de travaux forcés, de meurtres, de massacres, d'exécutions et de persécutions pour des raisons idéologiques, ethniques, religieuses et politiques.

Le 17 avril 1975, les Khmers rouges entrent dans Phnom Penh. En quelques jours seulement, ils évacuent les deux millions d'habitants de la capitale. Puis, tour à tour, toutes les villes du pays ont subi le même sort. Les malades ont été forcés de quitter les hôpitaux ; ceux qui ne pouvaient pas marcher ont été poussés sur des lits à roulettes. Les autres patients ont reçu une balle dans la tête.

Les citadins ont marché vers les campagnes où on les a mis au travail dans des rizières, soi-disant pour les libérer de la corruption du monde moderne. Les moines ont été sécularisés, les dirigeants de l'ancien régime, éliminés, et les minorités ethniques, chassées du pays. Tous ceux qui semblaient éduqués ont été tués : il suffisait de porter des lunettes, de posséder un livre ou de parler une langue étrangère.

Pol Pot, chef des Khmers rouges, était un communiste radical. Angkar était l'expression khmère pour signifier « organisation ». Toutes les activités de la population étaient décidées et contrôlées par l'Angkar. Les Khmers ont été dépossédés de leur terre, de leur famille, de leur religion et de toute forme d'expression artistique. L'extériorisation des sentiments était interdite et les séances d'endoctrinement, obligatoires.

À la fin de 1978, le Vietnam, sentant ses frontières menacées, a envahi le Cambodge. En janvier 1979, le régime de Pol Pot a été renversé et les anciens Khmers rouges opposés à ce dernier ont formé un nouveau gouvernement provietnamien. Par centaines de milliers, les Cambodgiens, par peur de nouvelles répressions, ont fui à l'intérieur de la frontière de la Thaïlande, où étaient aménagés des dizaines de camps de réfugiés.

Pol Pot et ses fidèles se sont enfuis dans la jungle, où ils ont entamé une guérilla contre le nouveau régime.

---

1. Les Khmers rouges sont le surnom d'un mouvement politique et militaire cambodgien communiste d'inspiration maoïste qui a dirigé le Cambodge de 1975 à 1979. Source : http://fr.wikipedia.org/wiki/Khmers_rouges

1 – RETOUR AU PAYS DES KHMERS

3 JANVIER

La Croix-Rouge canadienne me propose une mission au Cambodge. En 1980, j'avais eu l'occasion de vivre deux missions auprès des réfugiés cambodgiens du côté thaïlandais de la frontière entre les deux pays. Nous étions des centaines de volontaires de la Croix-Rouge, venus du monde entier, à travailler au cœur des camps échelonnés le long de la frontière thaïlandaise[2].

Aujourd'hui, j'y retourne. Rien ne me fait plus plaisir que de retrouver les Cambodgiens dans leur propre pays. Tout en préparant ma valise, les souvenirs se bousculent dans mon esprit. Chaque réfugié avait une histoire effroyable à raconter: des familles décimées, des proches coupés en morceaux, dévorés par les fourmis rouges, des femmes enceintes éventrées, des fœtus suspendus aux charpentes des maisons, des condamnés contraints de creuser la fosse dans laquelle ils allaient être jetés après avoir été étouffés avec un sac de plastique. Au-delà de ces récits bouleversants, j'ai le souvenir d'un peuple souriant, extrêmement fort et courageux. Je n'aurais jamais cru l'homme capable de surmonter de telles souffrances.

Après une première mission auprès des femmes et des enfants victimes de la famine, j'y suis retournée quelques mois plus tard pour travailler avec les guérisseurs, appelés les « krous khmers ». Je les accompagnais dans la forêt thaïlandaise avec un immense drapeau de la Croix-Rouge alors qu'ils cueillaient des herbes, déterraient des racines et coupaient même quelques arbres. Le drapeau et la présence d'une personne de la Croix-Rouge internationale étaient une garantie de protection: les Thaïlandais n'aimaient pas voir ces guérisseurs khmers sur leurs terres.

Une fois la camionnette remplie des produits de leur cueillette, je ramenais les guérisseurs au camp. Aussitôt, les herbes étaient mises à sécher au soleil, sur des nattes, les racines, pilées au mortier, et les écorces, infusées dans de grandes marmites. J'assistais aux consultations et

---

2. Récit relaté dans un livre précédent, *Entre le rire et les larmes, Une citoyenne du monde raconte*, Éditions de L'Homme, 1996, p. 86 à 122.

je dirigeais vers l'hôpital les patients pour lesquels la médecine des krous ne pouvait rien. Une mission fantastique !

✢ ✢ ✢

Aujourd'hui encore, le Cambodge est en état de guerre. Le CICR soutient l'Hôpital de Mongkol Borei, au nord-ouest du pays, où les Khmers rouges n'ont pas cessé de se battre depuis leur défaite en 1979. En plus des malades, l'hôpital y reçoit des blessés de guerre et de nombreuses victimes des mines antipersonnel. C'est à moi que revient la tâche de voir à l'approvisionnement de l'hôpital, à la gestion du matériel et à la formation d'un pharmacien.

2 – UN PEUPLE QUI A CHANGÉ

19 JANVIER

Je ne reconnais pas vraiment les Cambodgiens que j'ai connus il y a 15 ans. J'avais le souvenir d'un peuple souriant, d'une extrême gentillesse, soucieux des autres malgré l'immense traumatisme qu'il avait subi. Maintenant, ils sont encore souriants, mais c'est leur individualisme qui me frappe. C'est peut-être leur façon de se sortir du cauchemar des années vécues avec les Khmers rouges. À moins que ce ne soit moi qui les ai idéalisés ? C'est à Monkgol Borei que la réalité me saute aux yeux : avant de porter secours à un blessé de la route, on lui vole sa moto. Une fois à l'hôpital, il sera soigné seulement s'il a de l'argent, et cela, même si le CICR offre les soins gratuitement. Le salaire ridicule des employés de l'État explique sans doute cet état de choses : un chirurgien gagne 20 $ par mois.

Le pharmacien que j'entraîne au travail de gestion des médicaments subit des pressions énormes de la part du personnel médical pour qui la vente des médicaments représente un gagne-pain alléchant. Des infirmiers ajoutent de l'eau dans les sacs de perfusion et diluent les ampoules d'antibiotiques pour vendre le surplus au bazar. Comment contrôler les fuites sans que les patients en souffrent ? Un contrôle trop serré encourage sans doute ce genre de corruption, mais, en même temps, il faut que cesse la vente de nos médicaments au marché, là où des commerçants sans scrupules en font un usage invraisemblable. Il est fréquent de voir arriver à l'hôpital un patient, sur une moto, en provenance du bazar, où il a été mis sous perfusion. La qualité des soins, même à l'hôpital, est assez discutable : pour un simple rhume, on vous fait une intraveineuse de vitamine C ; pour la moindre diarrhée, on vous injecte de la cortisone.

L'équipe médicale du CICR a conçu des cours pour améliorer le niveau de connaissances du personnel, qui en a grandement besoin. Il faut dire que tous les médecins ont été éliminés par le régime des Khmers rouges. Il faudra encore des années pour que toute cette compétence puisse de nouveau servir les Cambodgiens.

J'habite une petite maison traditionnelle en bois de teck sur pilotis. Bien installée dans mon hamac, j'ai l'impression de vivre dans un chalet d'été. Un immense bougainvillier en fleurs, habité par une multitude d'oiseaux, forme une arcade à l'entrée de la cour.

La vie à Monkgol Borei serait tellement merveilleuse sans ce bruit infernal presque permanent. Tous les matins dès 7 heures, le voisin d'à côté fait jouer à tue-tête des succès occidentaux interprétés par des voix d'ici ; celui d'en face rivalise avec des chansons traditionnelles khmères. Dans les deux cas, ce sont des voix nasillardes, qui sortent de mauvais haut-parleurs, avec beaucoup de distorsion.

✦ ✦ ✦

Souvent, à 5 heures du matin, les concerts commencent : ici, on célèbre un mariage ; là-bas, une fête quelconque, et plus loin, on veut chasser les mauvais esprits. À la musique s'ajoutent le cri des cochons que l'on égorge et le chant des coqs : la cacophonie est totale.

Une musique beaucoup plus douce à mon oreille provient de l'atelier sous notre maison, où le propriétaire fabrique des bijoux en or. Dès le lever du soleil, je l'entends travailler le précieux métal avec sa lime et son marteau.

3 – LES KHMERS ROUGES SE MANIFESTENT

2 FÉVRIER

Les Khmers rouges ne semblent pas prêts à abandonner le combat. Ils recrutent des paysans pour les transformer en sympathisants à leur cause, multiplient les attaques dans les villages et sèment un peu partout des mines antipersonnel, qui font toujours plus de victimes. Elles sont si nombreuses que les démineurs prendront encore des années à les éradiquer. Notre équipe chirurgicale travaille très fort à réparer des corps criblés de balles, troués d'éclats d'obus ou déchiquetés par les mines.

✦ ✦ ✦

Je fais régulièrement la navette entre Monkgol Borei et Phnom Penh, où j'entraîne un employé à la logistique médicale. La route « nationale » est en si mauvais état que deux heures suffisent à peine pour parcourir les 60 kilomètres qui nous séparent de Battambang, deuxième ville du pays, au sud de Monkgol Borei. Aujourd'hui, il nous faut une heure de plus, car les Khmers rouges ont bombardé un pont. Un long détour nous oblige à rouler sur la digue d'une rizière. J'observe les paysans qui labourent leurs champs avec une houe tirée par des buffles d'eau. Les enfants nous saluent devant leur cabane de paille surmontée d'une antenne de télé. Les cyclistes transportent d'énormes cochons ficelés sur leurs vélos... Les buffles d'eau, qui se prélassent dans la boue, me fascinent. Il fait si chaud que j'aimerais presque être à leur place.

Je profite de chaque moment de cette belle campagne avant d'affronter la vie trépidante de la capitale.

10 FÉVRIER

La circulation à Phnom Penh est infernale : peu de conducteurs passent un examen de conduite avant de recevoir leur permis ; il en coûte 30 $ pour l'acheter en soudoyant un policier et 50 $ pour passer l'examen. Le choix se fait sans scrupules.

Au CICR, nous exigeons que nos employés suivent la « loi » et qu'ils passent l'examen avec un policier chargé d'émettre les permis de conduire. Le hic, c'est qu'il est difficile de trouver un policier volontaire pour monter dans la voiture et faire passer l'examen. Ils avouent qu'eux-mêmes achètent leur permis et se demandent pourquoi nous ne faisons pas de même. Nous leur paraissons bien étranges.

On m'a attribué un minibus pour transporter les cartons de médicaments. Je me demande comment j'arrive à me débrouiller pour conduire dans cette circulation. Disons que j'ai la chance d'avoir un véhicule un peu plus haut que la moyenne ! Cela me permet de voir les charrettes, les vélos, les mobylettes, les motos et les voitures, qui roulent en sens inverse, doublent à gauche comme à droite, sans avertir. Foncer est la seule façon d'avancer au milieu de tous ces chauffards. Il faut toutefois garder à l'esprit qu'ils ne se servent pas de leur vision périphérique. Les motos sont bien équipées de miroirs, mais ils sont tournés vers l'intérieur de façon à ce que le chauffeur puisse se regarder. Pour ce qui est des casques protecteurs, je n'en ai pas encore vus. Et gare au Blanc qui frappe une moto ! Il est responsable de l'accident, même si le chauffeur s'est jeté sur lui. La prison l'attend, sauf s'il ouvre son porte-monnaie. Le plus grave est qu'il aura peut-être décimé une famille de six personnes, prenant toutes place sur la même petite moto. Je vois souvent un chauffeur tenir, d'une main, un bébé nu pendant qu'il accélère de l'autre, sa femme et quelques enfants assis derrière avec leur chien.

Circuler à pied n'est guère plus facile. Je l'ai constaté dès le jour de mon arrivée, au moment de traverser les quatre voies de l'une des grandes artères de la ville : incapable de me lancer seule, j'ai suivi des enfants.

8 MARS

Au calendrier cambodgien, la Journée internationale de la femme est un jour férié, mais seulement pour les femmes. Je passe cette journée à évaluer les besoins de l'Hôpital militaire de Phnom Penh, qui reçoit aussi des blessés de guerre civils. C'est sans doute à cause de mes contacts avec les militaires, dans le cadre de ma mission, que mon chef m'invite à me joindre à lui pour un dîner avec des hauts gradés de l'armée. Il est invité par quatre généraux et deux colonels, dont l'un est le médecin responsable des troupes qui se battent contre les Khmers rouges.

Je ne suis pas vraiment impressionnée par leurs titres : le ratio des officiers, dans le pays, par rapport aux soldats, est de 30 %. On dit même que plusieurs d'entre eux achètent leur grade. Le statut est très important dans la société asiatique et la corruption n'épargne pas le milieu des militaires. Les mauvaises langues disent même que des officiers revendent le véhicule qui leur est attribué pour leurs fonctions.

Tout au long du dîner, la conversation est interrompue par des sonneries de téléphones cellulaires. Les militaires semblent rivaliser en nombre d'appels comme si cela était proportionnel à l'importance de leur personne. Pendant ce temps, l'épouse de notre hôte s'assure que je goûte à tous les plats : soupe aux ailerons de requin, canard laqué, fruits de mer sur nouilles de riz, gambas à l'ail, poisson mariné, le tout arrosé de Châteauneuf-du-Pape – qui ne s'accorde malheureusement pas très bien avec notre menu. Mais l'ambiance est à la fête ! Ces moments de détente leur permettent sans doute de mieux gérer leurs combattants, car la guerre fait rage au nord-ouest et l'armée va de défaites en défaites...

Je profite de mes dimanches pour « magasiner » dans le grand marché de Phnom Penh. Les pièces de soie tissées sont d'une grande beauté, les petites boîtes de bois laqué sont superbes, les bijoux d'argent sont admirablement ciselés et les vases de porcelaine chinoise me fascinent. Daniel, un collègue québécois, m'accompagne. Nous allons de découvertes en découvertes.

4 – L'HORREUR À BATTAMBANG

20 AVRIL

Je prête main-forte à l'infirmier de Battambang, où la situation est préoccupante. Les Khmers rouges ont brûlé plusieurs villages avant d'en être expulsés par l'armée. Il ne reste plus rien des habitations et une odeur d'explosifs flotte dans l'air encore plusieurs jours après la bataille. Les mines et les obus non explosés, visibles de la route, empêchent les curieux de fouiller les décombres.

À l'entrée de la ville de Battambang, une tête de Khmer rouge, fraîchement coupée, est empalée sur un piquet de clôture. En voyant notre véhicule – identifié avec d'énormes croix rouges – ralentir devant le piquet, un passant retire aussitôt la tête. Dès que nous nous éloignons, il repose le trophée afin que les journalistes poursuivent leur séance de photos. Pendant plusieurs minutes, aucun de nous n'ouvre la bouche; chacun retient son envie de vomir. Des heures de travail attendent notre délégué responsable de la diffusion d'informations sur le Droit international humanitaire (DIH)!

Nous croisons de plus en plus souvent des camions militaires remplis de soldats blessés. Ces derniers reçoivent les premiers soins grâce au matériel médical que nous distribuons aux différents postes de secours mobiles. Les soldats ont beaucoup de difficultés à repousser les Khmers rouges: ils sont mal à l'aise dans la jungle, ils souffrent de malaria, ils sont peu motivés et très corrompus.

✦ ✦ ✦

Le conflit semble tourner en rond. Pendant la saison sèche, l'armée réussit à reprendre des villages tenus par les Khmers rouges; à la saison des pluies, ces derniers s'en emparent de nouveau, car ils ont plus de facilité à se mouvoir dans les forêts inondées.

Pendant ce jeu du chat et de la souris, la population, qui a vécu plus de 10 ans dans des camps de réfugiés après l'invasion de son pays par les Vietnamiens en 1979, se retrouve encore dans des camps. Et cela risque de durer si l'on se fie à la force et à la motivation des Khmers rouges. Leur siège est à Pailin, riche province voisine de Battambang. Tant que les

Thaïlandais leur achèteront le bois rare et les pierres précieuses qu'ils exploitent, ils auront les moyens de s'acheter des armes. Dans les bars, ils sont fiers de payer leurs bières avec des rubis.

Même quand la guerre sera finie, la population en sera encore victime pendant des années : les millions de mines antipersonnel posées dans le sol depuis des décennies continueront leur œuvre de destruction.

Avec l'Afghanistan, le Cambodge est le pays le plus miné au monde. De nombreuses organisations travaillent sans relâche au déminage. J'ai passé trois heures dans un champ de mines et de munitions non explosées avec une équipe de démineurs, question d'observer leur travail. À mon arrivée, ils ont trouvé un mortier de 60 mm. Je me suis abritée derrière une termitière avec des lunettes protectrices, puis ils ont fait exploser l'engin avec 400 g de TNT. Ces démineurs ont une patience d'ange et un courage d'enfer ! La peur au ventre, ils passent des journées entières au soleil, accroupis, armés d'un détecteur de métal. Juste à côté, 800 familles attendent qu'ils aient fini leur travail pour s'installer et cultiver la terre. Si tout va bien, cela aura pris plus ou moins 10 mois à 40 hommes pour sécuriser le terrain, soit l'équivalent de plusieurs stades de foot.

2 JUIN

Le CICR opère un centre de réhabilitation pour les amputés à Battambang et à Phnom Penh, tout comme il l'a fait dans les camps de réfugiés à la frontière thaïlandaise. Je dois ramener six jeunes amputés prêts à rentrer chez eux à Monkgol Borei. Il leur a fallu presque six mois, passés loin de leur famille, pour se remettre de leur amputation et s'habituer à marcher avec leur prothèse. Deux d'entre eux ont même une double amputation des jambes, mais peu importe, ils sont resplendissants de bonheur ! De quoi me faire oublier mes maux de dos...

Mon collègue de la logistique profite du fait que je me rends à Monkgol Borei pour me demander d'escorter un camion de matériel pour la sous-délégation. Sinon, le chauffeur sera rançonné en passant à chaque point de contrôle. S'il ne se fait pas voler... Sur la route, un camion militaire veut nous doubler. Les soldats tirent avec leurs kalachnikovs pour que l'on leur laisse le chemin libre. Les enfants sont effrayés : ils crient et ils pleurent. Le bruit des armes leur rappelle certainement d'horribles souvenirs. Arrivés à Monkgol Borei, les parents nous attendent devant la sous-délégation. Les enfants sont fous de joie ! Ils marchent vers eux avec habileté malgré le terrain raboteux. Tout le monde pleure. Y compris moi.

Après cette expédition d'une semaine, je retrouve avec plaisir mon hamac sur la terrasse de notre petite maison. Malheureusement, nos voisins ont coupé les énormes bananiers qui protégeaient notre intimité. Ils en profitent pour nous observer sans aucune gêne.

À l'hôpital, la situation ne s'est pas améliorée. Les magouilles se multiplient à tous les niveaux : du balayeur au directeur… Heureusement, il y a des exceptions. Actuellement, c'est le trafic du diesel qui me préoccupe : le responsable du ménage de la pharmacie arrête le générateur de temps en temps afin de récupérer le carburant et le revendre. Je m'en suis aperçue lors d'une visite surprise au dépôt de médicaments, où la température était de 40 °C.

Même le comportement de certains patients est problématique : plusieurs cachent des grenades et des kalachnikovs sous leur lit et refusent catégoriquement de s'en défaire.

Qu'adviendra-t-il de cet hôpital après notre départ ? Tout ce que nous pouvons dire, c'est que plusieurs malades et de nombreux blessés seraient morts si nous n'étions pas ici. Espérons que, grâce à l'enseignement de mes collègues, la qualité des soins continuera de s'améliorer. Pour ma part, je laisse un jeune pharmacien en charge du service. Je l'espère assez honnête et, surtout, assez courageux pour résister aux tentations de corruption.

15 JUIN

Je ne peux pas quitter le Cambodge sans avoir visité les temples d'Angkor, classés au patrimoine mondial de l'UNESCO en 1992. Angkor fut la capitale de l'Empire khmer entre le IXe et le XVe siècle. Il n'y a pratiquement aucun visiteur et certains sites, où la végétation avait repris ses droits, viennent à peine d'être déminés. Du temps de leur règne, les Khmers rouges y ont installé la terreur : ils ont tué sauvagement ceux qui refusaient de quitter les temples, autrefois un paradis de piété et de tranquillité. Maintenant, la paix est revenue mais jusqu'à quand ? Bientôt, ce sont les touristes du monde entier qui vont affluer ici. Je me sens tellement privilégiée d'être ici et en plus, j'ai la chance d'être avec un ami démineur anglais qui connaît bien le site pour y être venu à plusieurs reprises.

Le Rwanda vit un horrible génocide depuis bientôt deux mois. Je pense très fort à mes collègues qui sont là-bas et aux Rwandais que j'y ai connus en 1993. J'espère y retourner bientôt.

AFGHANISTAN 1994-1995

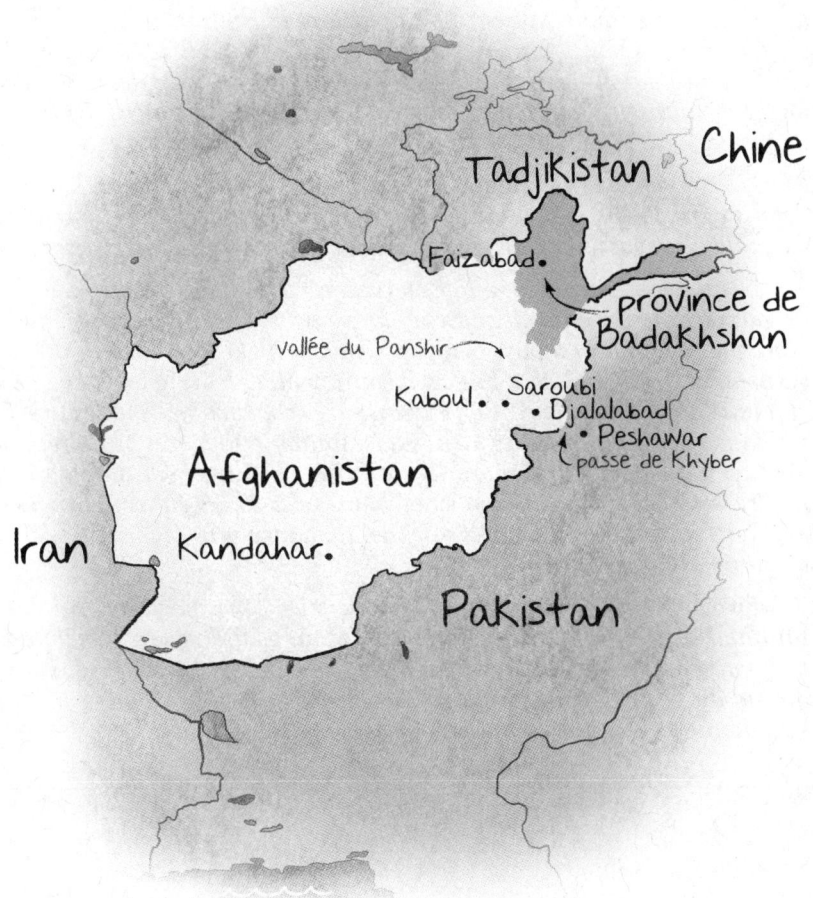

UN BREF RAPPEL HISTORIQUE

La dawah[1] et le djihad vont de pair. Depuis mon départ de Kaboul en 1992, les campagnes militaires et l'islamisation de l'Afghanistan par les seigneurs de guerre n'ont fait qu'augmenter. Le seul point commun entre ces chefs djihadistes – à l'exception de l'Ouzbek Rashid Dustum, qui, à ce qu'on dit, aimerait un peu trop la vodka – est l'objectif d'instaurer un état islamique. Les moyens pour y parvenir sont nombreux : on multiplie les madrasas[2], on incite les gens à prier cinq fois par jour et on ordonne aux femmes de porter le voile. On interdit l'alcool, mais pas la drogue : sa culture sert à financer les réseaux de trafic d'armes qui se multiplient. L'Afghanistan est devenu le premier producteur mondial d'opium.

Politiquement et militairement, il n'est guère facile de s'y retrouver : les « libérateurs » sont divisés en huit partis et ils continuent de se battre à coup de canons pour s'emparer du pouvoir. Ils forment des alliances « de circonstance » qu'ils peuvent rompre n'importe quand, sur des bases idéologiques, culturelles, ethniques, religieuses, ou simplement pour des raisons de survie.

Les conséquences de ces divisions sont catastrophiques pour les civils : depuis avril 1992, on compte 15 000 morts et deux millions de réfugiés. Ceux qui n'ont pas assez d'argent pour partir restent terrés dans les décombres.

Le mouvement taliban est né en réaction aux politiques des seigneurs de guerre et au manque de représentants pachtounes (qui sont le groupe ethnique dominant du pays et le deuxième au Pakistan) au sein du gouvernement de Kaboul. Son but est de faire tomber les seigneurs de guerre et d'instaurer la loi et l'ordre en établissant la charia dans tout le pays. Les talibans sont issus des campagnes pachtounes et des camps de réfugiés afghans du Pakistan, où, pour la majorité, ils ont été éduqués dans les madrasas. Pendant leurs vacances scolaires, les élèves étaient envoyés en Afghanistan pour se battre aux côtés des talibans contre le Jamiat-i-Islami du commandant Massoud.

En octobre 1994, les talibans s'emparent de Kandahar, où ils saisissent un important stock d'armes appartenant au chef de guerre Gulbuddin Hekmatyar, du Hezb-e-Islami. En quelques mois, ils contrôlent la moitié du sud du pays. Ils sont sous les ordres de leur chef, le mollah Omar, qui s'est donné le titre de « commandeur des croyants[3] ».

---

1. Prosélytisme islamique.
2. École coranique.
3. « Ce titre a été […] porté par le mollah Omar en Afghanistan quand les talibans étaient au pouvoir dans ce pays. » Source : http://fr.wikipedia.org/wiki/Commandeur_des_croyants (consulté le 23 décembre 2012).

1 – REPARTIR DE ZÉRO

18 OCTOBRE

Depuis ma première mission en Afghanistan, je rêve de franchir la passe de Khyber[4], qui traverse la chaîne de l'Hindou Kouch et relie le Pakistan à l'Afghanistan. Mauvais *timing*! Nous venons d'y perdre quatre Land Cruiser. Plus aucun véhicule commercial n'ose emprunter cette route devenue la cible des pilleurs. Je voyage donc à bord du petit avion *Beechcraft* du CICR, qu'on appelle le *Red*, pour *Red-Cross*.

De nouveau, je débarque en pleine situation d'urgence. Les entrepôts de médicaments sont presque vides, à cause de l'intensité des combats. Ceux du mois dernier ont fait 20 000 blessés. Difficile à imaginer!

Une soixantaine de structures médicales dépendent du CICR. Pratiquement tout le pays attend la livraison de nos 150 tonnes de matériel bloquées à Djalalabad et à Peshawar. Il est évident qu'aucune compagnie ne veut assurer un avion-cargo à destination de Kaboul! Et pour ce qui est de la route, inutile d'y penser. Entretemps, je cherche un entrepôt mieux situé géographiquement pour éviter que nos stocks ne se retrouvent coincés entre deux lignes de front.

19 OCTOBRE

Je commence ma mission à Kaboul un jour férié. Ça me permet de me reposer du voyage, négocier avec le décalage horaire et faire connaissance avec les autres membres de l'équipe du CICR: une autre femme et 26 hommes.

Un groupe de collègues m'invitent à une corvée de foulage de raisins. Ils en ont acheté 200 kilos sur le marché local. Il faut les écraser à la main. Les gardiens de nos maisons, qui se sont joints à nous spontanément, semblent y prendre plaisir. Je me demande ce qu'ils pensent du fait que nous utilisons le précieux mazout pour chauffer la pièce où le raisin sera mis à fermenter. Je me sens mal à l'aise face à eux, qui n'ont même pas les moyens de se chauffer!

---

4. Située à 1 070 m d'altitude et faisant partie de l'ancienne Route de la Soie, elle est l'une des plus anciennes passes du monde. La partie la plus étroite fait seulement trois mètres de largeur. Les grandes armées conquérantes, conduites par Alexandre le Grand et Gengis Khan, ont emprunté cette route.

Les bonnes boutiques de *Chicken Street*[5], où nous occupions habituellement nos loisirs, ont été bombardées ou abandonnées par leurs propriétaires. Plusieurs commerçants sont partis faire de meilleures affaires à Peshawar. Il reste quelques marchands de denrées alimentaires et un Hazara qui vend du caviar abandonné par les Soviétiques, de la vodka et de la bière russe périmée depuis 1989, et transportée en contrebande sous des camions. Il risque gros. Si les moudjahidines découvraient que ses cartons de coca contiennent de la bière, il passerait un très mauvais quart d'heure. Avant de ranger les cannettes tachées de boue au frigo, nous les nettoyons dans la baignoire.

20 NOVEMBRE

L'ordre moral des talibans règne maintenant à Kandahar. On craint qu'ils n'atteignent bientôt Kaboul. La population de Kandahar, déjà très islamisée, semble bien vivre ce changement : terminés les meurtres, les viols, les vols – un voleur qui se fait couper les mains ne recommence pas et c'est très dissuasif pour ceux qui seraient tentés par le vol. Les bombardements ont cessé et les barrages dressés dans la ville autant que sur les routes, où les passants et les automobilistes étaient taxés, ont été démantelés.

26 NOVEMBRE

Depuis 8 heures ce matin, nous sommes terrés dans le bunker. Belle façon de passer notre seul jour de congé de la semaine ! Kaboul est bombardée tous les jours, mais aujourd'hui, ça semble se passer plus près de chez nous : les vitres du salon ont craqué. N'eût été de la pellicule de plastique collée aux fenêtres, elles auraient éclaté ; c'est ce qui nous a décidés à descendre à la cave. Les sacs de sable qui bloquent nos fenêtres ont une efficacité très limitée. Ce sont les bombardements aériens que nous craignons le plus. Même si d'immenses drapeaux de la Croix-Rouge flottent sur le toit de chacune de nos résidences, nous redoutons l'imprécision des tirs. Et comme si ça ne suffisait pas, la terre a tremblé trois fois depuis mon arrivée… assez fort pour nous réveiller la nuit.

---

5. Depuis la période hippie, elle demeure la rue la plus populaire, surtout pour son artisanat. On y trouve des bijoux, des tapis, des antiquités, du lapis-lazuli. C'est le rendez-vous des travailleurs humanitaires.

On dit que les missions difficiles se passent mieux lorsqu'on est en couple. C'est encore plus vrai quand on est confinés dans une cave. Bernard et moi sommes ensemble ! Il est suisse et comme il travaille avec notre équipe de logistique, nous sommes souvent appelés à travailler ensemble. Mais pas pour longtemps, car il retourne chez lui, en Suisse, dans moins de trois mois. C'est l'histoire de ma vie de nomade. Une amitié, qui se transforme en amour, puis qui s'interrompt... Être pratiquement la seule femme au milieu de tous ces hommes n'est pas sans intérêt, mais les choses peuvent parfois devenir compliquées. Les uns ont besoin d'une mère, les autres, d'une bonne épaule, d'autres, d'un psy, d'autres d'une « femme facile » et plusieurs, simplement, de donner de l'amour.

La pluie de roquettes, qui tombe quotidiennement dans le quartier, n'empêche pas les rosiers de fleurir dans le jardin, mais les éclats d'obus qu'on trouve ici et là n'incitent guère à s'y reposer. Tous les jours, notre femme de ménage dépose un bouquet de fleurs fraîches dans ma chambre. Je me rappelle qu'en 1989, un soldat croisé dans la rue m'avait remis trois roses, puis avait poursuivi son chemin. C'était avant les moudjahidines...

✢ ✢ ✢

Notre hôpital est situé dans Karte Seh (quartier six). L'équipe médicale d'expatriés habite dans le quartier, mais ce n'est pas le cas du personnel afghan. Trois fois par semaine, le CICR traverse en convoi la ligne de front et passe au milieu des chars pour assurer leur transport en même temps que la livraison du matériel. Malgré les drapeaux et les autocollants de la Croix-Rouge identifiant nos véhicules, cinq personnes ont été blessées par des tirs de *snipers* au cours des deux dernières navettes. Disons que ça calme mes envies de les accompagner pour voir la ville.

3 DÉCEMBRE

Je suis en visite à Djalalabad pour superviser notre logisticien médical, à l'hôpital principal de la ville. Je n'aimerais tellement pas être basée ici ! J'accepte difficilement cet intégrisme, cet apartheid entre hommes et femmes qui sont toutes recouvertes du chadri. Je dois constamment me couvrir de la tête aux pieds, garder mes distances par rapport aux hommes, ne jamais sortir seule...

Ici, on parle beaucoup des talibans. Tantôt, on les surnomme les « légionnaires du Coran »; tantôt, on les considère comme des moines tenant d'une main le livre saint et de l'autre, une kalachnikov. Malgré les déclarations des talibans, qui promettent d'apporter la paix comme ils l'ont fait à Kandahar, je crois discerner derrière le sourire de nos employés une angoisse face à ce qui les attend. Pour le CICR, un immense travail d'éducation populaire reste à faire concernant le rôle du mouvement de la Croix-Rouge. En effet, les talibans sont persuadés que nos drapeaux, qui flottent dans les camps de déplacés dont nous sommes responsables, sont un signe religieux chrétien. Si Henri Dunant avait su, il n'aurait certainement pas choisi d'inverser les couleurs du drapeau suisse pour en faire l'emblème de la Croix-Rouge.

24 DÉCEMBRE

Ça fait maintenant une semaine que la situation est calme à Kaboul: les moudjahidines ont négocié un cessez-le-feu entre toutes les factions pour que les enfants soient vaccinés contre la polio. Est-ce que ça donne meilleure conscience quand on les bombarde de savoir qu'ils sont immunisés ? Il est bien dommage qu'on ne puisse vacciner les gens contre la guerre.

Je profite de l'accalmie pour accompagner notre convoi à Karte Seh et travailler à la pharmacie de l'hôpital. Je suis ravie de sortir du bureau et des entrepôts et, surtout, je suis curieuse de voir ce qu'est devenue cette partie de la ville depuis mon passage en 1992. Bien que tout Kaboul soit touché par les destructions, c'est un choc de découvrir la zone de l'hôpital, si triste et si lugubre ! J'essaie en vain de reconnaître certaines rues. Les quelques passants que nous croisons s'empressent d'acheter ce qu'ils trouvent devant les rares étals de pain, de fruits et de légumes. Des hommes tirent de lourdes charrettes chargées de leurs maigres biens sur lesquels sont assis femmes et enfants. Ils sont à la recherche de quartiers plus calmes. En existe-t-il encore ? En passant, ils nous saluent avec de larges sourires, l'air reconnaissant que nous soyons là.

Presque tous les Occidentaux sont partis. Le personnel des Nations Unies a quitté le pays en janvier, au moment des violents combats entre les Forces loyales au président Rabbani et les Forces d'Hekmatyar, alors allié temporairement à Rashid Dustum. Ne reste que l'équipe de

Médecins sans frontières (MSF), l'*International Assistance Mission* (IAM) – une ONG chrétienne présente dans le pays depuis 28 ans[6] – et les correspondants de la BBC, de l'AFP et de Reuters. Un seul commerçant occidental continue de faire des affaires : il s'agit d'un Allemand qui opère un service de téléphones satellites. Il s'est installé à l'intérieur de l'immense bureau de poste, dont tous les murs portent des traces d'éclats d'obus et où plus une seule vitre n'est intacte. C'est de là que demain, jour de Noël, je téléphonerai à mes amis réunis chez Popot (Richard) pour le réveillon. Popot adore recevoir des appels de pays lointains.

Pour le moment, rien ne nous laisse penser à Noël. Heureusement que nous aurons la dinde que John, mon collègue et voisin, a achetée il y a un mois. Il l'a gardée dans une salle de bains ; je m'en suis rendu compte en la voyant « picosser » le miroir depuis ma fenêtre de chambre. Notre chef, grand défenseur des animaux, a exigé qu'il la laisse picorer au jardin, où elle a certainement connu une fin de vie plus heureuse. Finalement, notre Noël sera plus complet que prévu : nos collègues de Peshawar nous ont envoyé un petit cèdre en guise de sapin ! Je me demande ce qu'en ont pensé les Afghans en le déchargeant de l'avion...

26 DÉCEMBRE

La réouverture de la route entre Djalalabad et Kaboul (qui était impraticable à cause des combats) nous amène des tonnes de cartons à déballer, à enregistrer, à classer et à distribuer. Ce serait un charme si tout était en ordre et que les bordereaux de livraison correspondaient au contenu de chaque camion. Au lieu de cela, c'est le fouillis total ! Le contenu des sept camions, chargés à notre centre logistique de Peshawar, a été transbahuté dans des camions afghans à Djalalabad, parce que les camionneurs pakistanais refusent de prendre la route jusqu'à Kaboul : ils la jugent trop dangereuse. Arrivée aux portes de la capitale, la marchandise a été de nouveau déchargée pour être transférée dans des camions de la zone du Hezb-e-Islami, et, finalement, transportée à nos

---

6. Le 7 août 2010, « [huit] humanitaires occidentaux – six Américains, une Britannique et une Allemande – ont été tués par balle vendredi dans le nord-est de l'Afghanistan, une action revendiquée samedi par les talibans qui affirment avoir visé des "missionnaires chrétiens" [...] Le directeur général d'IAM a rejeté les accusations de prosélytisme par les talibans ». Source : http://www.lemonde.fr/international/article/2010/08/07/les-corps-d-allemands-et-d-americains-decouverts-en-afghanistan_1396579_3210.html?xtmc=missionnaires_iam_tues_en_afghanistan&xtcr=3 (consulté le 23 décembre 2012).

entrepôts. Les cartons sont dans un état lamentable et ne correspondent en rien aux listes de colisage[7].

Nous venons à peine de terminer la réception des 125 tonnes de matériel qu'il faut recommencer avec l'arrivée de cinq Hercules (avions-cargos). À mon grand désespoir, le tiers de la marchandise doit être mis en quarantaine ! Des médicaments et des perfusions sont restés au soleil pendant trois mois à Djalalabad, à attendre que la route soit sécuritaire. Il aurait été plus logique de prendre le temps de tester les produits sur place, mais il était sans doute urgent de faire un coup médiatique, puisque l'*air lift* a été payé par la Communauté européenne. J'espère que je n'aurai pas à détruire tous ces médicaments. Quelle perte ce serait, sans compter que j'ai déjà suffisamment à faire : choisir des tissus pour la confection de pyjamas pour les patients et pour couvrir leurs matelas, autoriser un directeur d'hôpital à changer le tuyau d'un four à mazout qui fuit, donner le feu vert pour que l'on paie le salaire d'un employé décédé au cours du mois... Dès que je reviens au bureau après quelques heures d'absence, j'ai une pile de factures à signer, des commandes à remplir et des listes de demandes d'achat de la part des hôpitaux à approuver. Je me questionne sur la pertinence de certaines : pourquoi ont-ils besoin de 500 nouvelles assiettes, 200 classeurs et 300 stylos tous les mois ? Pourquoi ont-ils cinq cercueils à fabriquer chaque semaine ? Il y a deux ans, tous ces détails étaient gérés par un administrateur à plein temps. Maintenant, en plus de ma tâche de logisticienne pour le CICR, je dois gérer tout le reste, dans l'urgence, sans toujours avoir le temps de procéder aux vérifications que je voudrais faire.

En prévision des huit prochains mois, je dois calculer la quantité de matériel dont nous aurons besoin pour fournir la soixantaine de structures médicales qui comptent sur nous. Je suis inquiète, car nos réserves ne suffiront pas pour affronter l'hiver et les combats qui font rage. Nous avons trois entrepôts, mais pour des raisons politiques, je dois en chercher deux autres en plus : un dans le quartier des chiites du Wahadad-i-Islami et l'autre, chez les sunnites du Hezb-e-Islami.

Toujours par principe d'équité, les hommes du Hezb-e-Islami ont le droit de faire atterrir l'un des avions-cargos sur leur propre piste, à 40 kilomètres de Kaboul. Je me fais un plaisir de m'y rendre avec mon

---

7. Terme utilisé en commerce international pour signifier la liste détaillée des articles expédiés. Document servant au contrôle des marchandises.

équipe, afin de réceptionner le matériel. La piste, en terre battue, se trouve au milieu de nulle part, en plein désert, entourée de montagnes recouvertes de neige. Un pneu du Hercules, fourni par l'armée indonésienne, a crevé en se posant. Voilà quatre longues heures que je suis sur place et j'ai grand besoin de me soulager la vessie. Comment faire quand on est la seule femme au milieu d'une armée de moudjahidines en plein désert? Je ne vois vraiment pas à qui je pourrais demander de surveiller les environs pendant que je m'accroupis derrière la Land Cruiser. Tant pis, je m'y mets... Aussitôt installée, voilà que deux voyeurs se plantent devant moi et me regardent sans gêne! Je crie si fort qu'ils déguerpissent aussitôt.

✦ ✦ ✦

L'ouverture de la route implique qu'il est maintenant possible d'aller à Saroubi, qui se trouve à mi-chemin entre Djalalabad et Kaboul. Notre équipe de Djalalabad nous y rejoindra avec de nouvelles Land Cruiser. Il y aura aussi des camions de vivres, que nous escorterons à notre tour jusqu'à Kaboul. Pierre, notre chef, accepte que j'accompagne Bernard, en charge du convoi, juste pour le plaisir de visiter ce coin du pays. Je crois lui avoir servi le bon argument: «C'est ma troisième mission à Kaboul et je ne suis jamais sortie de la ville!» Traverser le col de Bataband, entre Kaboul et Saroubi, est l'un de mes grands rêves afghans. Je suis tellement heureuse! Nous partons demain matin.

2 – ENLÈVEMENT À SAROUBI

27 DÉCEMBRE

Nous quittons Kaboul à l'aube. Le ciel est encore brillant d'étoiles. Bernard et moi sommes accompagnés de six collègues afghans, répartis entre les deux Land Cruiser. Nous traversons les longs boulevards de la capitale avant le lever du jour, puis ceux de la banlieue. Le brouillard se lève à peine lorsque nous entrons dans les gorges de la rivière Kaboul. À mesure que nous franchissons les montagnes, la route se faufile entre des falaises profondes et devient de plus en plus étroite. Les gardiens des points de contrôle, blottis dans leurs cabanes, se protègent du froid que le timide soleil matinal ne parvient pas encore à chasser. Aucun d'eux ne nous fait signe de nous arrêter, se contentant d'un vague salut de la main. Quel intérêt auraient-ils à le faire ? Nous quémander des cigarettes ? Saroubi, ville « sensible » du parcours, est sous l'autorité d'un commandant illettré et inculte qui a gagné une certaine notoriété en raison de sa bravoure lors des combats contre les Russes. Bien armé, irascible, indomptable, il règne en brigand sur cette région sans que personne ose s'opposer à lui. C'est seulement depuis novembre que nous avons réussi à obtenir des garanties de sécurité de la part du premier ministre, l'ultra-fondamentaliste Gulbuddin Hekmatyar, celui-là même qui contrôle cette région du pays. Depuis, le CICR a réussi à faire passer trois convois sans incident. Après trois heures de route au milieu d'un paysage féerique – le col de Bataband sera pour le retour – nous atteignons Saroubi juste à l'heure où notre équipe de Djalalabad doit nous rejoindre avec son convoi. Aucune trace d'eux. Saroubi est une ville impressionnante ! Posée au milieu de nulle part, elle semble perdue sur le vaste plateau afghan. Aussitôt arrivés, nous sommes arrêtés au point de contrôle par des moudjahidines aux allures de clochards. Barbes et cheveux longs et sales, ils ont le regard glauque et le teint verdâtre des grands drogués. J'essaie d'éviter leur regard, que durcit le khôl qui entoure leurs yeux. Ils sont déjà choqués du fait que je sois assise entre Bernard et Saterzai, notre chauffeur ; inutile de les provoquer davantage. Le ton monte. L'ambiance est électrique ! Saterzai me demande de m'asseoir derrière… Ce serait trop simple, ils veulent certainement autre chose.

Bernard a beau leur montrer la lettre d'autorisation de passage écrite par leur chef suprême, Hekmatyar, l'atmosphère n'est pas à la discussion. Ils exigent que nous sortions des véhicules et que nous leur remettions les clefs. Bernard insiste : « Je veux voir le commandant, nous avons une lettre d'autorisation du Hezb-e-Islami ! Où est votre commandant ? » Il prêche dans le désert, personne ne lui prête attention.

Je ramasse mes affaires en douce. Kalachnikovs pointées sur nous, un groupe de moudjahidines nous ordonne de descendre. Ils s'emparent des véhicules et quittent sur les chapeaux de roues, dans un nuage de poussière. Je pense avec désolation au chocolat suisse que j'ai laissé sur le tableau de bord. Les passants et les passagers des bus qui font la navette entre Kaboul et Peshawar poursuivent leur chemin, indifférents à la scène. Ils ont l'habitude. Ça me rappelle Beyrouth en 1986 : en plein centre-ville, on nous avait volé notre voiture à la pointe de pistolets et aucun passant n'avait réagi. Nous avons une lueur d'espoir quand l'un des moudjahidines qui restent dit à Saterzai : « Ils vont chercher des blessés au front et ils ramèneront vos voitures aussitôt. » Je me dis que c'est dommage que nous n'y soyons pas allés avec eux : j'aurais pu justifier ma présence en utilisant le matériel à pansement que j'ai apporté avec nous, juste au cas… Bernard ne lâche pas prise. Il persiste à exiger que l'on nous conduise au commandant. Nous reprenons confiance lorsqu'ils nous ordonnent de les suivre au sommet d'une colline. Je suis ravie de marcher dans la nature, à l'écart de la route. Avant d'entrer dans ce que nous croyons être leur quartier général, je prends le temps d'admirer les montagnes enneigées autour de nous et le magnifique lac Saroubi au pied de la butte. Tout moudjahidines qu'ils sont, ils restent des Afghans accueillants envers leurs « invités » : nous avons droit à la traditionnelle tasse de thé. Entre deux gorgées, Bernard insiste encore pour voir le commandant. Il leur met sous les yeux cette fameuse lettre que l'on croyait être aussi efficace qu'un visa. Aucun d'eux n'y porte attention. Je doute même qu'ils sachent lire… La ténacité de Bernard m'impressionne. Finalement, on nous assure que le commandant arrivera dans quelques minutes. J'évite de boire mon thé, car ce n'est ni l'endroit ni le moment d'aller au petit coin. Pour éviter d'offusquer nos « hôtes », Bernard m'aide discrètement à vider ma tasse. Après un moment, on nous annonce que le commandant est malade. Il ne peut pas nous recevoir. Résigné, Bernard range sa lettre. Nos équipes de Djalalabad et de Kaboul se doutent certainement du fait qu'il nous est arrivé quelque chose. Notre dernier contact radio date de près de deux heures. Normalement, nous en faisons un toutes les 30 minutes. L'un de nos ravisseurs, qui n'a guère plus de 16 ans, nous garantit que notre convoi est à la sortie de la ville et que nos collègues ont été avertis de notre retard. J'en doute fort… Les moudjahidines qui entrent et sortent de la pièce ont tous l'air aussi peu rassurants les uns que les autres. Bernard est nerveux : « Je n'aime pas la façon dont le mec devant toi te regarde. » Je le remarque à peine, car je n'ose regarder personne dans les yeux. « T'inquiète pas, je ne le laisserai jamais te toucher. » Voilà qui n'est pas nécessairement rassurant. Bernard est très protecteur, qui sait ce qu'il pourrait faire ? Après maintes promesses que nos véhicules nous seront rendus, un moudjahidine, qui semble plus crédible que les autres, se présente. Il s'agit du commandant. Sans un regard pour personne, il serre la main de toute l'équipe, moi incluse, et questionne nos collègues afghans sur leur origine ethnique. Nous avons peur pour Saddar, qui est hazara ; s'ils s'en prennent à notre équipe d'Afghans, il sera le premier touché. Nous aurions dû venir uniquement avec une équipe de Pachtounes, ethnie de nos ravisseurs et de leur chef de guerre. Le commandant nous quitte avec pour seul commentaire : « *No problem, I will take care of you.* » Cinq minutes plus tard, on vient nous chercher. Nous croyons naïvement que nos Land Cruiser sont là. Au lieu de cela, on nous invite à monter dans une petite jeep militaire ; nous sommes 12 passagers coincés les uns contre les autres. Je me retrouve assise sur un genou de Bernard et sur un genou de Saterzai, qui ne s'en plaint pas. Il me glisse à l'oreille : « *You are even more beautiful when you have difficulties.* » Nous roulons à une vitesse folle ! Vers où ? L'atmosphère n'est pas aux questions. Lorsque nous croisons le convoi de Djalalabad sans nous arrêter, nous commençons à nous inquiéter sérieusement. À cette vitesse, il est certain qu'aucun de nos collègues n'a eu le temps de nous reconnaître. Le vieux moudjahidine au volant peine à maîtriser la jeep, qui patine sur la boue argileuse, juste au bord du précipice. Tout en bas, c'est la rivière glacée. En cas d'accident, le toit de toile n'offre aucune protection. Si nous crevons un pneu et que le chauffeur perd le contrôle du véhicule, l'aventure se termine ici… Je devrais faire comme Bernard, ne pas regarder la route, mais c'est plus fort que moi. Je me crispe en serrant la cuisse de mes deux voisins. Le volant, qui semble mal fixé à la colonne de direction, n'a rien pour me rassurer. J'ai peur ! Je me fous de savoir où l'on nous emmène, je veux juste que cette course arrête ! Soudainement, nous sommes ralentis par un camion qui bloque la route ; à l'aide de chalumeaux, des hommes récupèrent la tôle d'un tank tombé dans la falaise. Au moment de reprendre notre vitesse de croisière, on entend des cris. Puis, des tirs de kalachnikovs nous sifflent aux oreilles. Qui nous tire dessus? Pourquoi? Nous pensons d'abord que ce sont les hommes du camion. J'essaie sans trop de succès de me recroqueviller sur Bernard et Saterzai. À ma hauteur, je suis la plus exposée. Après d'interminables secondes, la voiture s'immobilise. Bernard crie: « Sortons vite! Qu'ils voient que nous ne sommes pas des combattants! » Autour de la jeep, une odeur âcre de poudre brûlée nous enveloppe. Une vingtaine de moudjahidines excités piaffent en brandissant leurs fusils. On ne sait pas qui est qui, ni qui est avec qui, ni ce qui se passe. Il faut plusieurs minutes pour qu'enfin, parmi tous ces visages barbus, nous apercevions une figure connue. Bernard me dit: « C'est Khalid, le *field officer* (assistant) de Djalalabad. C'est bon signe. » Il faut encore quelques minutes pour avoir un début d'explication. Khalid a reconnu Nasrullah, l'un des Afghans qui nous accompagnait dans notre mission, lorsque la jeep est passée à côté du convoi. Ce dernier, qui était recroquevillé dans l'espace à bagages, a sorti son bras pour attirer leur attention. Khalid est aussitôt parti à la recherche du commandant en charge de la zone périphérique de la ville afin qu'il nous porte secours. Pour ce faire, ils n'ont rien trouvé de mieux que de tirer sur nous, à l'afghane... Ils ont crevé deux pneus et blessé l'un des moudjahidines assis à l'avant. La balle est d'abord passée dans la poche de la veste de Rassoul, assis à côté de Bernard. Sa veste, mais aussi son dictionnaire de poche sont troués, alors que lui, miraculeusement, n'a rien. Autour de nous, ces mêmes moudjahidines, qui viennent de se tirer dessus, s'embrassent. Je ne les comprendrai jamais! Ils peuvent être d'une politesse parfois agaçante, accueillants et généreux à nous mettre mal à l'aise, risquer un accident pour éviter d'écraser un oiseau et, l'instant d'après, s'entretuer pour une banalité.

Nous ne saurons jamais où nos ravisseurs nous emmenaient! Ce sera un peu la frustration de notre aventure... J'ai eu peur du précipice. Bernard a eu peur qu'on m'emmène. Il a aussi eu peur qu'on ait froid si on nous enlevait vraiment... Lui et moi avons eu peur que les moudjahidines s'en prennent à nos collègues afghans pour les punir de travailler avec des « chrétiens infidèles ». Nous savons qu'ils n'auraient pas osé nous maltraiter, nous, expatriés, car les Afghans ont un profond respect pour les étrangers qui viennent dans leur pays. Peut-être auraient-ils demandé une rançon, quoique ce ne soit pas dans leur culture, du moins pas encore. Bernard me glisse à l'oreille qu'il est étonné que je sois restée si calme. Dois-je le prendre comme une insulte ? Parce que je suis une femme, j'aurais dû pleurer ou crier ? Après tout, rien de grave ne s'est produit. Comme les autres, j'ai eu peur, mais c'est fini maintenant. Je le vois comme une expérience intéressante que j'ai eu la chance de vivre. Pour le moment, on nous ramène au convoi, où nos collègues de Djalalabad et les chauffeurs des camions nous accueillent avec soulagement. Nous sommes aussitôt rejoints par le commandant et ses hommes, ceux-là mêmes qui nous ont libérés. Le temps des remerciements et des palabres me laisse le loisir d'observer le commandant : malgré ses longs cheveux noirs épais, son visage perdu dans une grosse barbe tout aussi noire, il laisse paraître une grande douceur que je n'ai pu déceler chez aucun de nos ravisseurs. J'ai envie de le croire lorsqu'il nous dit avoir arrêté nos ravisseurs – après les embrassades – et qu'il fera tout pour retrouver et nous rendre nos véhicules. Même que les voleurs seront punis, s'il faut le croire.

Après toutes ces péripéties, il nous est impossible de nous rendre à Kaboul d'ici le coucher du soleil. Nous décidons de rentrer à Djalalabad. Mon rêve de voir le col de Bataband s'évanouit ! On ne me permettra certainement plus de faire du tourisme dans cette zone. Je vais devoir rentrer à Kaboul par le *Red* (vol du CICR). Le délégué responsable de la région devra négocier des garanties de sécurité plus strictes avant que le CICR ne se risque à autoriser un autre convoi. La route vers Djalalabad n'est qu'une suite de nids-de-poule et les camions nous ralentissent terriblement. Au bout de six heures, nous arrivons enfin à la sous-délégation. Peu après, un délégué de Djalalabad arrive au volant de l'une des Land Cruiser qui nous ont été volées. Le commandant a tenu partiellement sa promesse ! La première chose que nous faisons, Bernard et moi, est de nous précipiter pour vérifier si le chocolat y est toujours. Déception ! À la blague, je lui reproche d'avoir choisi la plus grosse tablette pour le voyage. Lui me reproche de l'avoir laissée dans la voiture… Il ne semble pas s'en faire d'avoir perdu son sac de couchage, avec lequel il a voyagé pendant des années à travers le monde. Pour le moment, faute de cognac, c'est de chocolat dont nous aurions eu le plus grand besoin pour nous remonter.

3 – UNE FEMME PARMI LES HOMMES DE FAIZABAD

20 JANVIER

Je dois acheminer 500 kilos de médicaments à l'Hôpital de Faizabad, qui a reçu plusieurs blessés. Faizabad est la capitale de la province du Badakhshan ; elle est située au nord-est du pays, près des frontières du Pakistan, de la Chine et du Tadjikistan. La petite ville est enclavée dans les montagnes de l'Hindou Kouch, une prolongation de l'Himalaya. Il faut sept jours pour y arriver ; un peu plus d'une heure en avion. Je voyage à bord du *Red* avec Marc, le délégué coopération – coopération entre le CICR et le Croissant-Rouge afghan – et son *field officer*, Zalmay.

À notre sortie de l'avion, une équipe du Croissant-Rouge afghan nous accueille – ou plutôt, accueille mes deux collègues en leur serrant la main. On m'ignore totalement. Cela ne m'offusque pas, car je sais combien les Afghans peuvent être accueillants ; ceux-là ne savent peut-être pas comment se comporter avec une femme étrangère. Je souris en m'assurant que mon foulard est bien remonté sur ma tête et couvre complètement mes épaules. Ils nous conduisent à l'hôpital où nous sommes hébergés. Le directeur et le chirurgien-chef nous reçoivent dans un petit salon, où ils nous invitent à prendre place. Je fais l'erreur de m'asseoir sur le divan, où personne n'ose se joindre à moi. J'aurais dû y penser ! À cause de moi, ils doivent s'entasser à deux sur des fauteuils à une place. Heureusement, Marc me sort de l'embarras en s'assoyant à mes côtés. Tant pis si ça ne se fait pas ; nous avons l'excuse de venir d'ailleurs.

✦ ✦ ✦

Après les remerciements d'usage, ils nous indiquent le lieu où nous dormirons tous les trois… ce qui me laisse perplexe. Ils n'ont aucun scrupule à me faire partager la chambre avec deux hommes, dont un Afghan, mais ils ne supportent pas de s'asseoir à côté de moi ! Ils croient sans doute que Marc est mon mari ou mon frère. Ça ne me dérange nullement, sauf s'ils ronflent. Finalement, j'apprécie beaucoup leur présence, car l'entretien du feu dans le petit poêle est un travail à plein temps. Le bois humide se consume sans nous réchauffer. La soirée sans électricité est longue et je me fatigue vite de lire à la chandelle. De toute façon, je n'arrive pas à me concentrer, car la règle de politesse des Afghans envers les visiteurs les oblige à nous tenir compagnie. Il y a en permanence trois ou quatre hommes dans la chambre avec nous. Aussitôt après leur départ, je m'emmitoufle dans mon sac de couchage sous deux grosses couvertures. En moins de deux, nous dormons tous. Au matin, nous sommes émerveillés par la beauté de l'endroit. La ville est splendide, enclavée au milieu de sommets hauts de 4 000 mètres et recouverts d'une nappe d'un blanc immaculé. Il a neigé toute la nuit et les arbres sont chargés de cristaux. Le soleil accentue le contraste entre la neige et le ciel bleu lazuli. Après une matinée de travail au Croissant-Rouge, nous explorons les environs. On se croirait au Moyen Âge ! La population se déplace à dos d'âne. Il n'y a que trois voitures dans toute la ville. Notre petite équipe ne passe pas inaperçue, surtout moi, seule femme sans chadri. Depuis le départ des Soviétiques, en 1989, nous sommes les premiers étrangers à visiter l'endroit. Les rues, chauffées par le soleil, ne sont que de la boue. Les femmes ne se soucient pas de leur chadri bleu pâle qui traîne dans la gadoue : le remonter ferait voir leurs chevilles…

Cela fait trois jours que nous nous rendons à la piste d'atterrissage, mais notre avion n'est toujours pas au rendez-vous. Il semble que le mauvais temps à Kaboul l'empêche de décoller. Chaque fois, je fais rire Zalmay en marchant de long en large sur la piste, scrutant le ciel et tendant l'oreille, impatiente de partir. Nous n'avions du travail que pour une petite journée et nous voilà coincés ici. Aujourd'hui, je sens qu'on aura de la chance ! Nous prenons place, comme tous les matins, dans la boîte de la camionnette qui constitue le seul taxi en ville. À mi-chemin, le moteur s'arrête. Nous sommes trop loin pour poursuivre à pied ou revenir à Faizabad. Je suis désespérée. Je me dis que l'avion repartira sans nous, que je serai coincée ici pour des semaines. Peut-être même qu'il n'y aura plus d'avion avant la belle saison ? Je ne veux plus dormir dans cette chambre d'hôpital avec ces hommes pour compagnie. J'imagine les pires scénarios lorsque, enfin, un camion se pointe. Ouf ! Le chauffeur nous fait monter et nous dépose sur la piste où le *Red* nous attend. J'aurais embrassé les pilotes !

4 – APRÈS DUBAÏ :
LE CHOC ENTRE DEUX MONDES

20 FÉVRIER

Je suis comme neuve ! Une semaine à Dubaï sans panne d'électricité, sans coupure d'eau, sans le bruit des générateurs, sans points de contrôle, sans bombardement, sans l'omniprésence des hommes armés, sans mendiants partout… Uniquement la mer, la chaleur, les paysages du désert, le confort, les bonnes bouffes, les soins de beauté et le magasinage. Seule la prière du muezzin à 5 heures du matin, du haut de son minaret, me rappelait agréablement Kaboul. Je suis revenue avec des habits que je croyais convenables aux yeux des talibans, mais on me fait comprendre que je n'ai pas encore assez l'allure d'une « poche ». Les combats ont repris de plus belle. Les talibans sont aux portes de la ville et on craint leur arrivée pour très bientôt. Une trentaine de journalistes sont présents pour couvrir l'événement. Devrais-je me procurer des vêtements plus enveloppants ? Bof… on verra bien.

2 MARS

Les journalistes sont repartis bredouilles ; les talibans n'ont pas réussi leur avancée sur Kaboul.

15 MARS

Les combats des cinq derniers jours ont fait de nombreux blessés ! Le Jamiat-i-Islami, sous les ordres du commandant Massoud, a lancé une grande offensive avec ses Mig 21 et son infanterie sur le Wahadad-i-Islami, qui est positionné à proximité des talibans, à l'entrée de la capitale. Au premier jour des combats, six roquettes sont tombées sur l'hôpital de Karte Seh, dont une dans la salle d'opération. Deux employés ont été blessés et nous avons évité la catastrophe de justesse : cinq minutes plus tôt, quelqu'un avait eu la bonne idée de sortir les bouteilles d'oxygène de la salle…

Bien que notre quartier ne soit pas sur la ligne de front, nous recevons tout de même des obus qui ne nous sont pas destinés. Aujourd'hui, pour la première fois, j'ai eu vraiment peur. J'étais seule à la maison quand une bombe est tombée, près de chez nous. Plusieurs vitres se sont fracassées. J'ai couru dans l'abri, où j'ai attendu quelques heures, le temps que ça se calme. J'étais très inquiète pour Bernard, qui était sur la route. Les combats sont si intenses que, depuis plusieurs jours, nous rentrons du travail à midi et restons enfermés à la maison le reste de la journée. La moitié des membres de l'équipe, qui ne sont pas considérés comme du personnel essentiel, ont été évacués. Inutile de risquer leur vie. Naturellement, l'équipe chirurgicale et moi restons sur place. Mon chef me rassure : « Tu seras la dernière à partir puisque tu détiens la clef des 300 tonnes de matériel médical. » Je suis vraiment contente de rester ! Et plus encore lorsqu'il m'annonce qu'il a décidé de garder Bernard, même si les programmes de son service des secours sont suspendus. Il me dit, avec un sourire complice : « Il sera là pour te soutenir moralement. » Quel chef compréhensif.

Mais c'est mal me connaître que de croire que je craquerais sans Bernard à mes côtés ! Je ne vais quand même pas le contrarier, je suis trop heureuse de garder mon « chum » avec moi. Il apporte tout le soleil dont j'ai besoin dans ma vie. Nous rigolons tout le temps, ce qui aide un peu à oublier la guerre. Pourvu qu'il ne lui arrive rien…

✦ ✦ ✦

Le Wahadad est neutralisé. Cela laisse aux talibans le chemin libre pour forcer leur entrée dans Kaboul, depuis le sud de la ville. Les lignes de front changent tous les jours. Il est difficile pour nous de respecter un programme d'activités précis. Il faut s'adapter. Tellement d'hôpitaux ont besoin de notre aide ! Les talibans ont déjà pris le tiers du pays. Ils désarment tout le monde sur leur parcours et, partout, ils instaurent la charia. Les femmes doivent toutes se couvrir du chadri, rester à la maison ou n'en sortir qu'accompagnées d'un homme de leur famille. Elles doivent attendre à la porte des boutiques que quelqu'un fasse des achats pour elles. Elles ne peuvent plus fréquenter l'école ni travailler. Et le pire, c'est que cette politique, tellement préjudiciable aux femmes, apparaît aux yeux d'une majorité comme préférable à ce qui se passait avant. Une sorte de moindre mal.

✦ ✦ ✦

Le ramadan vient de finir. J'ignorais qu'il était même défendu, pour les pratiquants, de lécher un timbre ! Je ne suis pas encore au bout de mes surprises : un de nos employés souffrant d'une rage de dents a refusé d'aller chez un dentiste par peur du regard des autres : ils l'accuseraient de ne pas respecter le jeûne, car il pourrait avaler de l'eau. C'est à se demander jusqu'où peut aller la folie religieuse !

16 MARS

Nous venons de livrer une tonne de matériel médical à l'hôpital de Karte Seh. Sur le chemin du retour, une roquette explose juste à l'endroit où nous passons habituellement. Pour je ne sais quelle raison, nous avons pris la rue parallèle ! Nous nous en tirons étouffés par le nuage de poussière et une carrosserie endommagée par des roches et des débris de tôles tranchantes… Ouf.

Malgré la peur, je ne voudrais pas être ailleurs ! Je ne crois pas que ce soit de la bravoure ou de l'inconscience. J'aime ce pays et son peuple, et je ne les laisserai pas tomber en ces moments si difficiles. C'est d'ailleurs pourquoi j'ai décidé de prolonger mon contrat jusqu'en juillet.

5 – UNE GRENADE POUR LE LION DE KABOUL

21 MAI

Le calme est revenu à Kaboul. Les talibans ont été refoulés à 20 kilomètres de la ville. Pourvu que ça dure !

Nous n'entendons plus que les appels à la prière et les klaxons des taxis. Le printemps arrivé, les odeurs de chauffage au mazout ont disparu. Les arbres fruitiers sont en fleurs et les bourgeons des rosiers éclatent. La table de ping-pong, détériorée par les intempéries de l'hiver, est réparée et le filet de volleyball a retrouvé sa place dans le jardin. Nous revenons à la vie !

Avec le retour de la chaleur vient l'envie de me découvrir. C'est là que le fanatisme religieux me pèse le plus ! Mon exaspération est peut-être accentuée par l'approche de ma fin de mission ? Au moment où je me promène sans foulard – ce que je me permets seulement en face de chez moi, dans un quartier habité en majorité par des expatriés –, des jeunes hommes me lancent des cailloux. Je les ignore tout en accélérant le pas. Je me dis : « Ils ne m'auront pas ! Pas question que je leur donne raison. » J'écourte toutefois ma marche de santé et j'entre à la maison pour me protéger des projectiles. Dans leur tête, je les ai provoqués. J'ai donc mérité une punition.

+ + +

Le zoo de Kaboul était inaccessible depuis ma première mission. Il est toujours demeuré au milieu de la ligne de front. Nous pouvons maintenant profiter de ce qui en reste : un lion du nom de Marjan, quatre ours, un vieux sanglier, quelques singes, de petits oiseaux et un condor. Comment ces animaux ont-ils survécu alors que la population n'avait pratiquement rien à manger et surtout pas de viande… Qu'ont-ils mangé ? Des cadavres ? Des prisonniers ? On peut faire tout un tas d'hypothèses à ce sujet. On ne le saura jamais. Ce qui est sûr, c'est qu'ils sont en piteux état, stressés et sans doute un peu fous. Il y a cinq jours, par bravade, un jeune combattant a fait le pari d'aller toucher à Marjan. Il a escaladé la barrière, est descendu dans la fosse, s'est fait photographier en train de lui caresser la crinière, puis il est remonté. Fier de lui, encouragé par la foule, il a lancé un nouveau pari. Il est retourné dans la fosse et a tiré la lèvre inférieure de Marjan pour lui examiner les dents. Le lion s'est alors rappelé qu'il était le roi et qu'un petit malin était en train de se foutre de sa gueule... Il lui a sauté à la gorge et l'a tué, sans toutefois le dévorer. Mais nous sommes en Afghanistan, pays des rancunes et des vengeances. Le frère du jeune défunt s'est senti obligé de venger l'honneur de la famille. Il est revenu le lendemain et a lancé trois grenades vers Marjan, qui se retrouve maintenant aveugle, la gueule criblée d'éclats et boiteux.

Mais c'est sans compter sur l'intervention du commandant Ahmed Shah Massoud, ministre de la Défense. Surnommé le « Lion du Panshir » (Panshir signifie la vallée des cinq Lions) du fait qu'il a réussi à repousser sept attaques des troupes soviétiques, pourtant beaucoup mieux armées que lui, il est une sorte de Che Guevara afghan. Le lion de Kaboul, Marjan, de par sa force et sa noblesse, étant aussi devenu un symbole de résistance en ayant survécu aux bombardements des Soviétiques et des moudjahidines, le commandant Massoud ordonne à l'équipe de Médecins sans frontières de tout faire pour sauver le blessé en même temps qu'il fait emprisonner le coupable et sa famille.

Bien que j'aie visité le zoo une semaine auparavant, j'y retourne, histoire de constater le travail du chirurgien. C'est un bien triste spectacle que de voir Marjan aveugle, tourner en rond en se tapant la tête contre les murs de la fosse. Il ignore complètement son vieux gardien, qui pousse inlassablement une gamelle de viande hachée vers lui. Aurait-il aussi perdu le sens de l'odorat? Ou peut-être veut-il se laisser dépérir? Ce serait dommage de mourir si « bêtement » après avoir traversé toutes ces guerres! Un journaliste du journal *Le Monde* écrit à son propos : « De symbole de résistance, il semble être devenu le symbole de l'incapacité de l'Afghanistan à vivre en paix. » Jamais le zoo n'a eu autant de visiteurs!

✦ ✦ ✦

Il est agréable de constater que la vie reprend. Les rues sont de plus en plus encombrées de voitures, de vélos, de piétons... et polluées. Les bazars, pratiquement désertés, sont de nouveau riches de marchandises et de clients. Les gens sourient malgré leur inquiétude de savoir que les talibans se préparent à prendre leur ville.

Nous profitons, Bernard et moi, de deux jours de congé pour aller nous promener dans la vallée du Panshir. Les paysages sont à couper le souffle. La végétation envahit les innombrables carcasses rouillées de chars russes, qui rappellent les combats entre les Soviétiques et les forces de Massoud. Nous croisons des femmes qui, en plus d'être cachées sous leur chadri, se tournent contre la falaise pour que Bernard ne les voie pas. À certains endroits, les passagers qui voyagent dans la boîte des camions doivent descendre et marcher; les camions passent tout juste sous les falaises en surplomb, comme dans un tunnel. Sans le savoir, nous traversons un marché de trafiquants venus d'Iran. Habituellement, j'ai toujours envie de visiter un bazar… Mais cette fois… À voir leur tête, je ne voudrais pas tomber en panne ici. Nous roulons dans la vallée jusqu'à ce qu'un immense rocher, tombé de la falaise, nous bloque la route. Nous devons rebrousser chemin. Le soir venu, nous nous installons pour dormir dans la Land Cruiser stationnée au milieu du lit de la rivière. Au réveil, une dizaine d'enfants nous scrutent, le nez collé aux fenêtres de la voiture. Hum! Comme on doit leur paraître étranges!

1er JUIN

Ma remplaçante est arrivée. Ça sent le départ! Je rêve de flâner dans mon hamac au bord du Saint-Laurent… au son des tondeuses à gazon. Je rêve de marcher les cheveux au vent, jambes et bras nus sans peur de choquer. Je rêve d'avoir accès à l'électricité en permanence, sans le tapage des générateurs, sans coupure d'eau. Je rêve de marcher où je veux en toute liberté. Les Afghans vont quand même beaucoup me manquer. Ainsi que Bernard… Il me laisse entendre qu'il viendra peut-être passer du temps avec moi au Québec, mais je ne me fais pas d'illusion[8].

Après les vacances, j'espère une mission en Tchétchénie.

---

8. Nous avons passé un merveilleux été qui s'est prolongé jusqu'en automne, au Québec, avant de finalement prendre des chemins différents.

RWANDA 1996

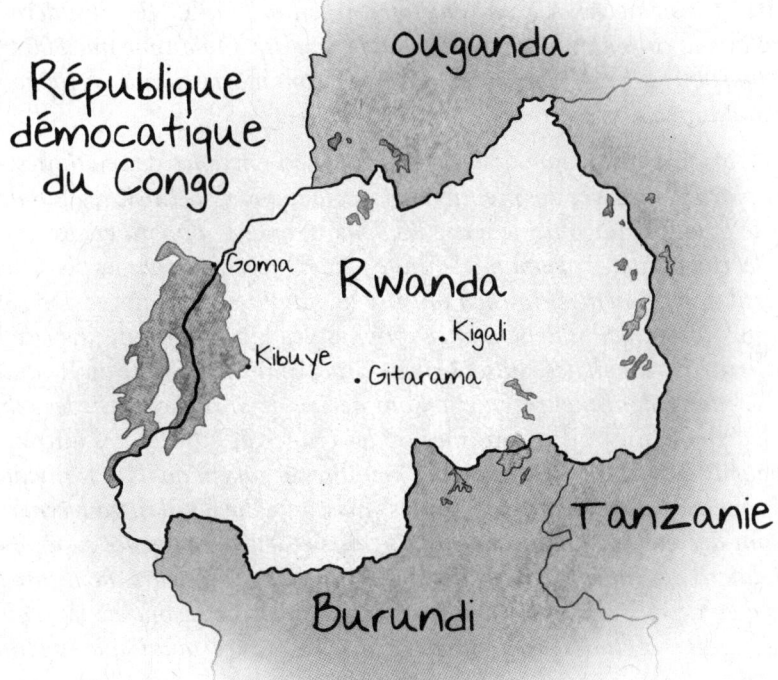

UN BREF RAPPEL HISTORIQUE

Le génocide[1] rwandais a été l'aboutissement d'une guerre civile commencée en 1990 entre le gouvernement rwandais, constitué de Hutus, et le Front patriotique rwandais (FPR), composé essentiellement de Tutsis. Le 1er octobre 1990, le FPR, exilé en Ouganda, décide de revenir au pays et de conquérir le pouvoir. Plusieurs accords de cessez-le-feu sont signés (1991, 1992 et 1993), mais tous sont violés, sauf celui d'Arusha, conclu en août 1993. L'attentat du 6 avril 1994 contre l'avion du président Abyarimana au moment où il se posait à Kigali est le déclencheur du génocide qui se préparait depuis plusieurs mois. Dès le lendemain, le plan d'extermination est exécuté et après trois mois de massacres horribles, un nombre imposant de Tutsis ont été éliminés.

Le troisième génocide de l'histoire, reconnu par l'ONU, s'est déroulé sans que la communauté internationale réagisse. On estime que 800 000 à 1 000 000 de Tutsis et de Hutus modérés[2] sont morts durant les 100 jours qu'ont duré les massacres.

L'origine historique de la discrimination entre les deux ethnies est complexe. À l'arrivée des premiers colons, la monarchie tutsie régnait déjà sur le pays. L'antagonisme entre les deux ethnies a d'abord été exacerbé par les colonisateurs allemands, ensuite par les Belges, puis par les politiciens rwandais eux-mêmes. Tous en ont tiré de nombreux avantages. De 1894 à 1962, année de l'indépendance du pays, les Européens ont favorisé les Tutsis au détriment des Hutus. Colette Braeckman, spécialiste du Rwanda, écrit : « Les colonisateurs, en effet, ont décidé de faire des Tutsis les relais de leur pouvoir. […] ils ont mesuré les crânes des uns et des autres, la longueur des nez, la dimension des membres et conclu qu'ils se trouvaient en présence d'une "race de Seigneurs" avec laquelle il fallait gouverner[3]. » Ils ont décrété que la finesse de leurs traits et leur intelligence supérieure rendaient les Tutsis plus proches des Européens. D'ailleurs, ne disait-on pas d'eux qu'ils venaient « d'ailleurs » ? Ainsi, les Tutsis ont été les seuls à avoir droit aux études supérieures et à la gouvernance, tandis que les Hutus

---

1. La *Convention pour la prévention et la répression du crime de génocide* du 9 décembre 1948 de l'ONU définit qu'un génocide est commis dans l'intention de détruire, en tout ou en partie, un groupe national, ethnique, racial ou religieux.
2. Hutus opposés à l'élimination des Tutsis.
3. Colette Braeckman, *Rwanda – Histoire d'un génocide*, Fayard, p. 33.

et les Twa[4] ont été confinés aux tâches subalternes. En 1931, le gouvernement belge a instauré une carte d'identité obligatoire, indiquant le groupe ethnique du citoyen : Hutu, Tutsi ou Twa. L'effet néfaste de cette carte s'est fait sentir à partir de 1959 : le fait que les Tutsis viennent prétendument « d'ailleurs » a été, pour les Hutus, un prétexte suffisant pour les discriminer et justifier leur élimination du pays. À partir de ce moment, les Tutsis ont fui par vagues vers les pays limitrophes. Au moment de l'indépendance, un renversement d'alliance s'est opéré : les Belges se sont liés avec les Hutus contre les Tutsis. Jusqu'à la fin du génocide de 1994, ce sont les Hutus qui ont dominé. Un premier massacre de Tutsis avait déjà eu lieu en décembre 1963 : entre 8 000 et 12 000 hommes, femmes et enfants avaient alors été tués.

---

4. Les Twa prétendent être les premiers habitants du Rwanda. Leur origine serait liée aux Pygmées de Centrafrique. Ils ont les mêmes croyances et la même religion que les Tutsis et les Hutus. Au nombre de 33 000, ils sont dispersés dans tout le pays par petits groupes.

1 – GÉNOCIDAIRES PRÉSUMÉS À PROTÉGER

11 JANVIER

Le CICR est présent au Rwanda depuis plusieurs années. Il est demeuré sur place pendant toute la durée du génocide, qui a eu lieu du 6 avril au 4 juillet 1994. Il s'occupe maintenant d'atténuer les conséquences de ces trois mois de massacres.

Environ 73 000 personnes, présumées génocidaires, vivent dans des prisons surpeuplées, dans des conditions préoccupantes. Le gouvernement rwandais n'arrive pas à répondre aux besoins, même les plus fondamentaux, des détenus. Le CICR apporte une assistance alimentaire, non alimentaire et médicale. Un médecin et 13 infirmières sillonnent le pays pour organiser le suivi médical des prisonniers répartis dans 250 lieux de détention. Nos ingénieurs sanitaires s'occupent de l'approvisionnement en eau et de l'assainissement non seulement des prisons, mais aussi des camps pour personnes déplacées. Quatorze centres de santé à travers le pays bénéficient aussi de notre soutien.

Mon rôle de logisticienne médicale m'amène à voyager partout dans ce magnifique pays des Mille Collines. Occasionnellement, j'accompagne les « équipes détention[5] ».

Au lendemain du génocide, les prisons débordent. La proximité dans laquelle vivent les prisonniers est inouïe. Un envoyé spécial du journal *Libération*, en visite à Gitarama, décrit la situation d'un centre de détention : « [...] désespérément surpeuplée : dans des locaux construits, en 1973, pour accueillir un millier de détenus, 6519 hommes, 102 mineurs, 218 femmes, dont une vingtaine de mères avec leurs nourrissons, s'écrasent mutuellement. Malgré les vivres et les soins prodigués par la Croix-Rouge internationale (CICR), il y a, en moyenne, cinq morts par jour[6] ». Le CICR y va aussi de ses déclarations : « Le CICR a

---

5. Équipes spécialisées dans les visites de prison, habituellement composées d'un délégué, d'une infirmière et parfois d'un ingénieur sanitaire.
6. Steven Smith, « Rwanda : justice entravée, prisons surpeuplées. Les magistrats contrôlent mal les arrestations opérées par l'armée. Les disparitions se multiplient. » *Libération*, 15 juin 1995. Source : http://www.liberation.fr/monde/0101146484-rwanda-justice-entravee-prisons-surpeuplees-les-magistrats-controlent-mal-les-arrestations-operees-par-l-armee-les-disparitions-se-multiplient (consulté le 24 décembre 2012).

eu l'occasion de constater une surpopulation grave, allant jusqu'à quatre détenus par mètre carré, avec pour conséquence que ces derniers n'étaient pas en mesure de s'étendre et que l'accès aux besoins essentiels en eau, nourriture, installations sanitaires et hygiène était des plus précaires. Dans certains cas extrêmes, ces conditions de détention ont provoqué des infections et des cas de gangrène, entraînant l'amputation des membres atteints[7].» Effectivement, les prisonniers vivaient debout, immobiles, les pieds dans l'eau sale et les excréments. Il en est résulté des infections et des œdèmes ayant pour conséquence l'amputation de membres inférieurs. Un délégué m'a raconté avoir vu un prisonnier s'arracher un orteil sur le point de tomber.

Bien qu'il ne soit pas dans le mandat du CICR de construire des prisons, ce dernier n'a pas d'autres choix que d'aider les autorités à agrandir l'espace carcéral. Les détenus n'arrivent toujours pas à dormir tous en même temps. Il semble que plus nous aménageons des espaces pour améliorer leurs conditions de vie, plus le nombre d'arrestations augmente. Comment faire autrement que d'intervenir?

✦ ✦ ✦

Ma première visite de prison est un choc! La chaleur et la surpopulation rendent les odeurs difficilement supportables. Ils sont 500 détenus, entassés dans une salle; en guise de latrines, ils n'ont que deux seaux de 40 litres sans couvercle, disposés aux extrémités de la pièce. Deux fois par jour, les seaux sont vidés dans la cour extérieure, pour le plus grand plaisir des cochons. J'observe ma collègue infirmière qui écoute un jeune homme étendu sur la terre battue. Il lui décrit ses symptômes: «J'ai mal dans mon ventre et je n'ai jamais le temps de me rendre à la toilette.» À côté, un homme défèque dans la chaudière, sans aucune gêne. Je cherche un peu d'air en soulevant mon nez le plus haut possible, mais en vain: l'odeur de transpiration et d'excréments me rattrape. J'ai l'impression d'être la seule à être incommodée. «On s'habitue, me dit ma collègue. Tu verras, après quelques visites, on ne sent plus rien.» J'ai vraiment beaucoup de peine à la croire. Est-ce moi qui fais la délicate? Elle poursuit: «Tu as de la chance qu'il ne fasse pas très chaud aujourd'hui.» La section des femmes est presque agréable:

---

7. «Rwanda: Rétrospectives 1995», 26 janvier 1996, Ressources CICR. Source: http://www.icrc.org/fre/resources/documents/misc/5fzfvt.htm

elles sont peu nombreuses et plus libres de leurs mouvements. Leurs enfants s'amusent et courent partout sans contraintes. Ils n'hésitent pas à venir vers nous, mais c'est la crise au moment où nous leur offrons des poupées, qui les effraient. Ce sont d'abord les mères qui s'amusent avec ; puis, peu à peu, les enfants se les approprient. À la fin de la visite, ils portent tous une poupée sur le dos, comme le fait leur mère avec eux.

C'était une bonne idée de terminer la visite de la prison chez les femmes. Ça me laisse un goût moins amer.

Ma deuxième visite se passe dans une prison où le taux d'occupation est moins dense. Ici, exceptionnellement, ce sont les familles (majoritairement de jeunes enfants, car les mères travaillent aux champs) qui apportent à manger aux prisonniers. Des bouts de chou de 5 ou 6 ans portent courageusement un bidon d'eau et une marmite sur la tête. Plusieurs demeurent à deux heures de marche de la prison. Ils font patiemment la queue au soleil devant un soldat armé qui fouille chaque gamelle et sent chaque jerrican d'eau pour s'assurer qu'il ne contient pas de bière. Le soldat appelle le prisonnier, qui repart avec son plat sans qu'aucun mot ne soit échangé : il leur est défendu de communiquer avec les visiteurs en dehors des heures de visite. Quelle tristesse de les voir défiler en silence, puis retourner s'asseoir dans l'herbe jusqu'au retour de la gamelle vide. Et ça recommence le lendemain ! Pour plusieurs d'entre eux, ce manège dure depuis 18 mois. Les détenus qui n'ont plus de familles ou d'amis sont à la merci de la charité de leurs codétenus.

Le Centre de détention de Kigali, qui est presque une ville en soi, est à l'image de la société extérieure : les dirigeants sont en position d'autorité, les médecins et les infirmiers font les consultations et s'occupent des malades, les instituteurs enseignent et les policiers assurent la discipline (ils remplacent les gardiens qui n'entrent que rarement dans la prison). Ce sont sans doute les blanchisseurs de profession que je vois repasser, au fer à charbon, les uniformes roses des détenus de la classe supérieure. Ceux-là même qui disposent d'un lit, qu'ils n'hésitent pas à louer pour une heure contre un biscuit hypervitaminé distribué par le CICR.

D'autres détenus vivent en permanence dans la cour intérieure, sous le soleil et la pluie. À cette période de l'année, il pleut tous les jours. Ils sont debout, sauf ceux qui, faute d'espace, n'ont pas dormi la nuit précédente et sont profondément endormis à même le sol en terre battue, au milieu du brouhaha. Quant à ceux qui sont tout en bas de la hiérarchie sociale, ils dorment dans la section des latrines, qui débordent.

Les tuberculeux et les détenus souffrant de diarrhées sont isolés dans une pièce divisée en deux par un rideau. L'odeur y est insupportable, mais les patients semblent s'en accommoder; ils disposent au moins d'une natte et d'un peu d'espace. Des milliers de baluchons contenant les habits qu'ils portaient à leur arrivée, empoussiérés et fourmillant d'insectes, sont accrochés au plafond et aux murs. Là non plus, il n'y a plus d'espace disponible. Des détenus travaillent comme cuisiniers dans la cour extérieure de la prison. Ils sont là, sans surveillance, concentrés au-dessus de leurs immenses marmites. Je me demande pourquoi ils ne sautent pas par-dessus le muret qui les sépare du monde libre. Il est vrai qu'avec leurs bermudas et leurs chemisettes rose bébé, ils seraient immédiatement repérés et lynchés par la population.

Je suis admirative de l'attitude des détenus à notre égard. Nous sommes deux femmes au milieu de 11 000 hommes privés de présence féminine depuis des mois; on s'attendrait à ce qu'ils en profitent pour nous mettre la main sur un sein ou aux fesses. Au contraire, ils réussissent ce qu'aucun garde du corps n'arriverait à faire dans une foule aussi compacte : ils nous ouvrent un chemin sans que personne nous effleure, si ce n'est que pour quelques poignées de mains amicales. Ils nous saluent avec un large sourire comme les Africains savent si bien le faire. Ils sont incroyables! Ils ont presque l'air heureux. J'ai remarqué que les Africains ont une capacité bien particulière à composer avec la promiscuité. Ils ne peuvent même pas espérer que leur cauchemar se termine rapidement. On dit qu'avec le système judiciaire occidental, il faudrait 200 ans pour juger les 73 000 présumés génocidaires.

2 – PEUT-ON COMPRENDRE UN GÉNOCIDE ?

15 FÉVRIER

Je me pose la question, comme tous mes collègues d'ailleurs : comment des gens si polis, si gentils ont-ils pu tuer à la machette leurs voisins et parfois même leur femme ? Sous la menace, on obligeait les Hutus à tuer leur épouse tutsie. S'ils refusaient, quelqu'un d'autre s'en chargeait et tuait en même temps le conjoint accusé de traîtrise. J'essaie de ne pas y penser : après tout, ils ne sont que présumés génocidaires. Plusieurs sont certainement innocents. Il est facile pour quiconque en veut à son voisin, ou simplement par jalousie, de le faire incarcérer pour génocide. Il suffit de payer quelques bières à trois personnes pour qu'elles acceptent de porter plainte contre lui. C'est ce qui vient d'arriver à l'un de nos chauffeurs, soi-disant parce qu'il gagne un meilleur salaire que la moyenne.

Plusieurs prisonniers portent le prénom « Innocent ». Il existe au Rwanda une panoplie de prénoms qui peuvent surprendre un Occidental : Juste, Parfait, Modeste, Aimable, Illuminé, Immaculée, Deus-Christie, Alléluia, Janvier, Mercredi, Cadeau, Bonaventure, Bienvenu, Uniprix, Aphrodite, Évergiste, Scholastique (se prononce « chaudlastique »), Fêtnat (fête nationale, emprunté au calendrier)…

✦ ✦ ✦

Je me suis liée d'amitié avec des employés du Tribunal pénal international (TPI), dont quelques-uns sont québécois. En échange de beurre d'arachide Kraft, laissé par les militaires canadiens, je leur fais des cretons[8].

Ils me parlent abondamment de la tâche des pathologistes et des archéologues, qui exhument les cadavres du charnier de Kibuye. Ces derniers analysent la position des corps, les marques sur les crânes… afin de prouver qu'il y a eu massacre. Ils sont satisfaits de leurs conditions de travail, car il est rare qu'ils aient autant de matériel à analyser concentré au même endroit.

---

8. Genre de pâté, à base de porc haché, typiquement québécois.

Pour les expatriés, la sécurité en ville est précaire. Les militaires des points de contrôle sont agressifs envers les Blancs, qu'ils accusent d'être en partie responsables du génocide. Trois personnes du TPI se sont fait battre parce qu'elles ont omis de s'arrêter à un barrage improvisé par quelques soldats. Comme il faisait nuit, elles n'ont pas vu les militaires. Donc, prudence.

+ + +

Le gouvernement demande des comptes concernant les dépenses des 140 ONG présentes dans le pays. Les organisations récalcitrantes sont mises à la porte. Pour nous, membres du CICR, il exige que les commandes médicales soient approuvées par le ministre de la Santé. Son cachet doit apparaître sur tous les bordereaux de livraison avant que nous puissions retirer le matériel de la douane. La personne autorisée à tamponner est rarement à son bureau. Je traverse la ville chaque fois que j'ai besoin d'elle. Inutile de lui téléphoner : au ministère, aucun téléphone ne fonctionne, parce que les factures n'ont pas été payées. Ce qui n'empêche pas les fonctionnaires d'avoir de beaux ordinateurs neufs sur leur bureau…

3 – LE CAMP DE GOMA :
UNE VILLE DANS LA VILLE

3 MARS

On parle de plus en plus du retour des réfugiés hutus du camp de Goma, au Zaïre. Ils y sont plus de 200 000. Ce sont des milices génocidaires, d'anciens membres du régime renversé, des militaires de l'armée vaincue et des milliers de Hutus ordinaires qui avaient fui le pays au lendemain du génocide des Tutsis. Ils redoutaient les représailles du Front patriotique rwandais (FPR). Maintenant, ils ont peur de se retrouver en prison pour génocide dès qu'ils reviendront au Rwanda.

Au CICR, nous craignons qu'avec le retour des réfugiés, la population carcérale ne dépasse les 100 000 personnes.

+ + +

Au cours du génocide et au moment où les Hutus ont fui le pays, plusieurs enfants ont perdu leurs parents. Dans le camp de Goma, notre « agence de recherche », en collaboration avec l'UNICEF, a enregistré et photographié des milliers d'enfants non accompagnés (ENA). Lorsque les parents sont identifiés, ils sont photographiés à leur tour afin de prouver à leurs enfants qu'ils sont vivants, sans quoi ils refuseraient de rentrer au Rwanda.

Les familles sont réunies à la délégation de Kigali. J'ai été témoin de retrouvailles émouvantes ! D'autres sont plutôt froides, car certains enfants étaient trop jeunes lors du génocide pour reconnaître leurs parents aujourd'hui.

Le mois dernier, 450 enfants ont été rendus à leur famille. Il en reste encore des milliers[9]. Malheureusement, les jeunes qui sont adoptés par des familles zaïroises, afin de servir d'esclaves, ont peu de chances de retrouver leurs parents.

+ + +

---
9. Entre 1994 et 2009, 14 350 enfants ont été réunis avec leur famille. Ressources CICR. Source : http://www.icrc.org/fre/resources/documents/feature/rwanda-feature-120509.htm

Je suis à Goma pour ramener Innocent, un adolescent sidéen et tuberculeux à qui il ne reste que quelques mois à vivre. L'ampleur du camp m'impressionne ! Si ce n'était des abris fabriqués avec les bâches de plastique blanches du HCR[10], on se croirait dans une vraie ville avec ses boutiques, ses bars, ses discothèques, ses tailleurs, ses coiffeurs, ses boulangers, ses bouchers et même ses nettoyeurs à sec. Les potagers, à côté des cabanes, donnent aux lieux une impression de permanence. Lorsque je stationne la Land Cruiser devant l'hôpital du camp, Innocent devine aussitôt que je suis là pour lui. Il vient vers moi avec un grand sourire et me serre les mains très fort. Je ne sens que des os lorsque je l'aide à grimper dans la voiture. Après 18 mois passés ici sans sa famille, il a choisi de mourir chez lui, au Rwanda. Après quelques heures de route, je le dépose à l'hôpital non loin de son village. Son frère l'accueille avec une molle poignée de main et un Fanta orange pour nous deux. C'est la première fois qu'ils se revoient depuis le génocide. Je suis triste de le laisser dans cet hôpital vétuste et vide, avec un frère qui semble contrarié de le recevoir. Ce n'est peut-être qu'une apparence, car les Rwandais expriment peu leurs sentiments, contrairement aux Africains en général. Un Rwandais, dont j'ai oublié le nom, a écrit que, pour eux, extérioriser ses sentiments est un signe de faiblesse. C'est agir comme les Blancs.

---

10. Haut-Commissariat des Nations Unies pour les Réfugiés (aujourd'hui appelé « Agence des Nations Unies pour les réfugiés ») ou *United Nations High Commissioner for Refugees* (UNHCR).

4 – TRANSFERT DE PRISONNIERS

2 AVRIL

Aujourd'hui, 3 000 détenus sont transférés dans une usine à café, désaffectée, afin de réduire la surpopulation de la prison de Kigali[11]. Nous en profitons pour faire un examen sommaire de l'état des détenus. Toute l'équipe médicale s'est mobilisée. Les uns évaluent l'indice de masse corporelle (IMC) de chacun pour mesurer leur taux de malnutrition, les autres se concentrent sur l'aspect de la peau, surtout pour y détecter la gale transmise par un parasite (la femelle d'un acarien) qui infeste toutes les prisons. Je suis affectée à la détection des œdèmes des membres inférieurs qui seraient la conséquence de la surpopulation carcérale. La journée est longue ! J'en suis à 800 personnes à qui j'ai examiné les pieds et les chevilles. Heureusement, je n'ai trouvé que peu d'œdèmes (qui ont sans doute une cause tout autre). Et maintenant, les détenus ont enfin plus d'espace.

✢ ✢ ✢

Nous sommes à quelques jours du deuxième anniversaire du génocide. Je visite une église où 5 000 femmes et enfants tutsis ont été massacrés. Un guide nous décrit la scène en échange de quelques francs : les malheureux s'étaient réfugiés dans l'église croyant ainsi échapper aux machettes ; ils ont été massacrés en l'espace de quatre heures. Pendant ce temps, les hommes se battaient contre les Interahamwe[12] dans la cour extérieure. Pour ne pas qu'on les oublie, les corps ont été laissés tels quels, empilés les uns sur les autres. De voir ces crânes d'enfants troués par les machettes est presque insoutenable. J'entends leurs cris ! J'entends le bruit sec des os qui se brisent. Puis, j'entends le silence. Mais l'odeur de putréfaction empêche tout recueillement. Il faut que je sorte !

Lorsque je parle de ma visite à mon collègue Samuel, il me raconte l'histoire de sa cousine avec qui il habite : « Elle était dans cette église au moment du massacre. Elle a eu la vie sauve en faisant la morte, couchée au milieu des cadavres. » Lui-même a vu ses quatre frères être massacrés.

---

11. Ressources CICR, « Rwanda : la prison de Kigali moins surpeuplée », 27 mars 1998. Communiqué de presse CICR 96/12. Source : http://www.icrc.org/fre/resources/documents/misc/5fzf5j.htm

12. La plus importante milice rwandaise. Ses membres seraient responsables de la plupart des massacres commis pendant le génocide de 1994. En kinyarwanda, *Interahamwe* signifie « ceux qui combattent ensemble ».

5 – UN PASSEPORT POUR LA MORT

15 MAI

Maintenant, chaque Rwandais doit renouveler sa carte d'identité dans sa province d'origine[13]. Mes collègues, de l'entrepôt médical, s'absentent à tour de rôle, parfois pendant une semaine, afin de commander leur carte. Ils devront refaire le voyage pour la récupérer. Normalement, je devrais prélever ces jours d'absence sur leur temps de vacances, mais je triche un peu…

Entre-temps, le nombre d'arrestations augmente. Quiconque ne peut fournir son identité et prouver qu'il n'est pas un génocidaire est arrêté. La physiothérapeute, qui me soigne pour une tendinite, me raconte en pleurant comment la carte d'identité nationale a ruiné sa vie : « Toute ma famille a été tuée à cause de cette carte sur laquelle était indiquée notre origine ethnique. Il me faut un certificat de naissance pour recevoir une nouvelle carte. Même si plus personne ne me connaît au village, je dois y aller. Je vais louer une voiture et conduire jusqu'au fin fond du pays. Mon village se trouve au sommet d'une montagne accessible par un petit sentier. J'aurai certainement des problèmes à grimper là-haut. » Elle est née avec un pied bot. Malgré tout, elle doit tenter sa chance. Tout en massant mon épaule, elle me confie l'histoire de sa petite Agathe : « Ma fille de six ans est morte pour avoir voulu me protéger des voisins venus nous massacrer. Elle est sortie de notre cachette pour prétendre que j'étais au marché. Ils l'ont crue et sont repartis après l'avoir tuée à coups de gourdin. »

✢ ✢ ✢

Ce soir, je n'ai pas le moral. Comme cela arrive souvent à chacun de nous, mais plus encore à ceux qui visitent quotidiennement les prisons. Je me demande comment ils font. On ne peut pas écouter des histoires d'horreurs et croiser la misère jour après jour sans se révolter ou déprimer. D'ailleurs, c'est sans doute pour compenser que nous

---

13. L'origine ethnique n'apparaît plus sur les cartes d'identité ni sur aucun document officiel. Le président Kagame a même interdit que l'on y fasse référence de quelque manière que ce soit.

faisons souvent la fête! Ce sont des soirées très arrosées, parfois à la limite du convenable.

Pour le moment, je tente de me changer les idées avec la musique de Robert Charlebois et sa *Maudite Tournée*, qu'une amie suisse m'a prêtée, tout en me disant: «Maudit qu'on est bien chez nous!»

Le psychiatre du CICR est avec nous pour deux semaines. Il multiplie les rencontres, en groupes et individuelles, pour nous donner la chance de verbaliser nos émotions, nos angoisses, notre rage face à ce que nous affrontons quotidiennement. Avec lui, nous essayons de comprendre la mentalité des Rwandais, si particulière. Il offre à ceux qui ne se sentent plus capables de poursuivre leur mission de quitter le pays – chose qui ne me viendrait pas à l'esprit, même si je ne me sens pas à l'aise ici. Les Afghans me manquent!

J'ai rencontré Nicolas, un mécanicien suisse, lors de la fête qu'il a organisée pour son anniversaire en février. Il est en charge du parc auto, moto et de tous les générateurs de l'opération du CICR au Rwanda, ce qui fait un total de 1 200 moteurs. Petit à petit, je suis en train de tomber amoureuse de lui. Il m'aide à oublier les malheurs des Rwandais. Son sens de l'humour est un baume apaisant pour ceux qui l'entourent. Il nous fait tellement rire! Il est avec moi au milieu du stationnement de la délégation lorsqu'on me remet une lettre des Éditions de l'Homme. Le manuscrit que je leur ai envoyé il y a quelques mois est accepté! Je saute de joie, je crie, je danse! Tout le monde me regarde et demande à Nicolas ce qui m'arrive. Il se le demande aussi puisque je ne lui ai jamais parlé de ces écritures, dans lesquelles je raconte mon travail chez les Amérindiens et les Inuits, mes années de coopération en Afrique et mes missions avec la Croix-Rouge.

20 JUIN

L'éditeur aimerait me rencontrer le plus tôt possible pour préparer la sortie du livre en septembre. Il n'est donc pas question que je prolonge mon contrat, qui se termine dans une semaine. Je sens Nicolas très déçu. J'essaie de lui faire comprendre que notre relation n'a aucun avenir: «Nicolas, je te rappelle que je pourrais être ta mère (ce qui l'a toujours fait beaucoup rire). Tu t'imagines à 51 ans, avec une femme de 70 ans?» Il me répond que c'est peut-être moi qui prendrai soin de lui. Il faut dire qu'il a toujours fréquenté des femmes plus âgées que lui.

6 – RETROUVAILLES AU QUÉBEC

29 AOÛT
Nicolas me fait la surprise d'une visite au Québec. Je suis occupée à préparer le lancement de mon livre, mais j'arrive à prendre quelques jours pour lui faire visiter la région. Pendant que je travaille, il écoute des vidéocassettes de *La Petite Vie*, qu'il adore. En même temps, il se familiarise avec l'accent québécois.

+ + +

Je reçois une nouvelle du Rwanda qui me renverse. Avant de quitter le pays, j'ai donné ma casquette à motifs de camouflage (je l'avais achetée en dépannage après qu'on m'eut volé la mienne) à l'un des porteurs du dépôt de médicaments. À cause de cette casquette, il a été arrêté pour désertion. Ce n'est qu'après cinq jours passés dans un conteneur qu'il a été libéré. Personne ne savait où il était.

Pourquoi n'ai-je pas tout simplement jeté cette maudite calotte ?

+ + +

Le temps passe trop vite ! Les vacances de Nicolas tirent à leur fin. Pour mon plus grand bonheur, il obtient de son chef à Kigali la permission de prolonger son séjour au Québec. Il tient à assister au lancement de mon livre. C'est même lui qui prépare la salle.

7 – ACCOMPAGNATRICE À KIGALI

25 NOVEMBRE

Je quitte le Québec avec un contrat de mission de la Croix-Rouge canadienne pour le Rwanda, où je me fais une joie de rejoindre Nicolas. Au moment de ma séance d'information à Genève, ma mission est annulée : la personne que je dois remplacer a décidé de prolonger son contrat. Qu'à cela ne tienne ! J'y vais quand même à titre « d'accompagnatrice ». Il faut vraiment que je sois amoureuse pour faire une chose pareille.

✢ ✢ ✢

Le CICR est en pleine opération de rapatriement des réfugiés du camp de Goma. Pour le gouvernement, il est temps que les Rwandais reviennent chez eux. Nicolas est chargé du transport des enfants non accompagnés. Grâce aux souvenirs relatés par les enfants, notre équipe a pu dresser une liste de leurs lieux d'origine et des orphelinats les plus proches de chez eux. Chaque enfant porte un bracelet où sont inscrits son nom et le nom de son village. Ils sont une centaine par camion, à chanter et à chahuter. Arrivé à Kigali, Nicolas constate qu'ils se sont amusés à échanger leurs bracelets. Après neuf heures de route, au cours desquelles ils ont été ralentis par des milliers de réfugiés qui rentrent chez eux à pied, Nicolas se serait bien passé de cette plaisanterie. Malgré cela, il est heureux que les enfants aient encore le cœur à jouer.

8 – FUIR POUR ÉCHAPPER AU PIRE

10 DÉCEMBRE

Mon séjour aura été de courte durée.

Comme Nicolas dort toujours avec sa radio VHF, une nuit, nous sommes réveillés à 2 heures par le gardien du garage qui appelle au secours le délégué de garde. Des cambrioleurs se sont introduits dans l'atelier où Nicolas est responsable de l'entretien de nos véhicules. En quelques minutes, il est au volant de sa Land Cruiser et se dirige vers l'atelier. À peine a-t-il roulé 200 mètres qu'il croise deux véhicules remplis d'hommes armés qui se dirigent vers notre résidence, où je suis restée seule. Il reconnaît la plaque d'immatriculation de la voiture d'un employé qu'il a licencié pour cause de vol de pièces de voitures. Nicolas se rappelle alors ses paroles : « Tu sais, j'ai tué 500 personnes durant le génocide ; une de plus ne me fait pas peur. » Il ne l'avait pas pris au sérieux. L'ex-employé reconnaît aussi Nicolas au moment où ils se croisent sur la route. Les deux véhicules font demi-tour et le poursuivent dans les rues désertes de Kigali. Nicolas, ex-coureur automobile, réussit à les semer. Inquiet pour moi, il appelle quelques collègues. C'est en convoi de trois voitures qu'ils viennent me chercher à la résidence. Comme j'ai suivi chaque seconde de la poursuite et tous leurs échanges à la radio, je suis prête à quitter la maison.

Tout compte fait, c'est grâce au cambriolage de l'atelier que nous avons eu la vie sauve. Ne voulant pas risquer nos vies inutilement, le CICR décide de nous évacuer tous les deux, le jour même.

+ + +

Nicolas n'a jamais pu retourner à son atelier, ne serait-ce que pour saluer les employés avec qui il travaillait depuis deux ans. Il prendra plusieurs semaines à se remettre de cette épreuve, car il aimait profondément ce pays et son équipe de travailleurs.

+ + +

Nous sommes rentrés au Québec où, quelques mois plus tard, nous nous sommes mariés. Et Nicolas a entrepris des démarches pour obtenir la nationalité canadienne.

TCHÉTCHÉNIE 1996

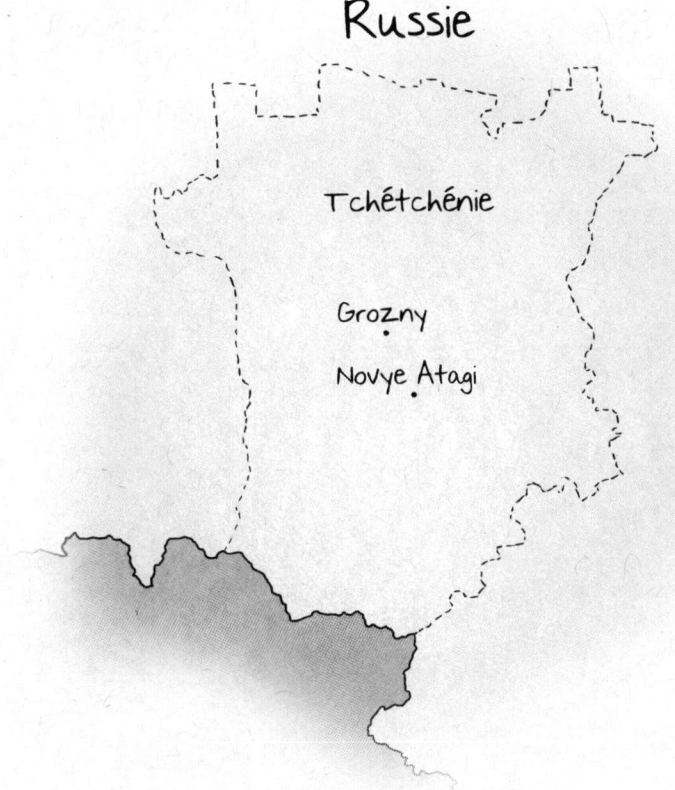

UNE MISSION D'OÙ
JE NE SERAIS JAMAIS REVENUE

Ce chapitre pourrait aussi s'intituler : *Dix minutes qui ont meurtri le CICR*[1].

C'est arrivé le 17 décembre 1996 à 3 h 30 du matin, à Novye Atagi, un village de la Tchétchénie, situé près de la capitale Grozny : en 10 minutes, six collaborateurs du CICR sont assassinés dans un hôpital soutenu par le CICR. Normalement, j'aurais dû y être... Un groupe de cinq ou six hommes en tenues militaires, cagoulés et armés de pistolets munis de silencieux, pénètrent dans le périmètre de l'hôpital. Ils atteignent la résidence où dorment 18 expatriés et tentent d'ouvrir chacune des portes. Ils assassinent quatre infirmières et un ingénieur ; ceux dont les portes n'étaient pas fermées à clef. Ils tuent aussi une autre infirmière croisée dans le couloir au moment où elle allait prendre son tour de garde. Le responsable du bureau, blessé à l'épaule, a eu la vie sauve en faisant le mort.

À 3 h 40, une rafale de tirs provenant d'une arme automatique, arme probablement manipulée par un garde, pousse les intrus à s'enfuir et à mettre fin à l'horreur. On croit qu'ils avaient l'intention d'assassiner toute l'équipe d'expatriés.

Le banditisme et les enlèvements sont des menaces constantes en Tchétchénie, mais ce qui s'est passé cette nuit-là était au-delà de tout ce qu'on aurait pu imaginer. Le président du CICR, Cornelio Sommaruga, s'est exprimé, dans un communiqué, au lendemain de la tragédie : « Cet assassinat touche à ce qui est le fondement même de l'action de la Croix-Rouge : le secours aux blessés. Il touche à ce qui est le premier principe fondamental de la Croix-Rouge de prévenir et d'alléger la souffrance humaine. [...] Nos collaborateurs qui, en dépit des conditions de vie difficiles avaient choisi d'y travailler, en avaient fait, dans l'esprit de la Croix-Rouge, un lieu d'espérance et d'humanité pour les blessés et les malades d'un pays dévasté par des mois de combats acharnés et souvent sans merci. Certains ont voulu tuer cette espérance. L'installation de cet hôpital ouvert à tous, sans distinction, avait été réalisée avec l'accord

---

1. Titre et informations sur le drame empruntés à Denis Étienne, « Dix minutes qui ont meurtri le CICR », *L'Hebdo*, 24 décembre 1996.

de toutes les parties concernées. [...] L'assassinat de nos collègues à Novye Atagi a été commis avec une folle détermination. Nous sommes confrontés là à l'expression d'une violence barbare. »

À la suite de cette tragédie, le CICR a lancé un débat pour redéfinir son action dans le cadre des nouveaux types de conflits. Nos conditions de travail sur le terrain ne seront plus jamais pareilles.

✜ ✜ ✜

En septembre 1996, j'avais reçu un appel de la Croix-Rouge canadienne pour une mission en Tchétchénie, précisément à Novye Atagi.

Michael, responsable du recrutement, m'avait présenté la mission comme étant loin d'une partie de plaisir : « Les conditions de vie sont difficiles et la sécurité est très précaire. Le CICR recherche des gens d'expérience. » Michael connaissait mon envie d'y aller depuis le début de la guerre, deux ans plus tôt. J'étais tellement malheureuse de lui dire non : « Je suis désolée Michael, mais je me suis engagée jusqu'à la fin novembre à travailler à la promotion de mon livre *Entre le rire et les larmes*.

— Ne t'en fais pas, une infirmière de l'Ouest canadien est prête à assurer l'intérim pour deux mois.

— Tu me gardes la place ! Promis ? »

C'est Nancy Malloy qui a pris une balle dans la tête à ma place ! Elle avait demandé à prolonger un peu sa mission... Et j'aurais fait comme elle, je n'aurais pas fermé ma porte de chambre à clef.

Lorsque j'ai appris la nouvelle, j'ai pensé à ce que ma chère mère me dit toujours : « J'ai confiance en ta bonne étoile. » Moi aussi. Je continue. Il y a encore tellement d'endroits où je dois aller. Mais, peut-être qu'à l'avenir je verrouillerai la porte de ma chambre...

✜ ✜ ✜

En juin 2001, le gouvernement canadien érige le *Monument commémoratif de l'aide humanitaire canadienne* pour ceux qui ont laissé leur vie au cours de leur mission. Je suis invitée, avec une dizaine d'autres personnes et organismes, à parrainer le projet et à assister à son inauguration à Ottawa. À cette occasion, Michael me présente la mère de

Nancy. Je suis mal à l'aise; j'ai l'impression de lui avoir volé sa fille. Elle, au contraire, est tout sourire et heureuse de me connaître. J'imagine mon nom sur le monument à la place de celui de Nancy. Si je n'avais pas écrit mon livre, j'aurais été à sa place. Si je n'avais pas rencontré Fifeli, qui m'a aidée à la rédaction, je n'aurais pas écrit mon livre. Si je n'avais pas rencontré Jean-Marc qui m'a présenté Fifeli… Est-ce le destin ? Le hasard ? La chance ? C'est la vie !

SUD-CAUCASE 1998

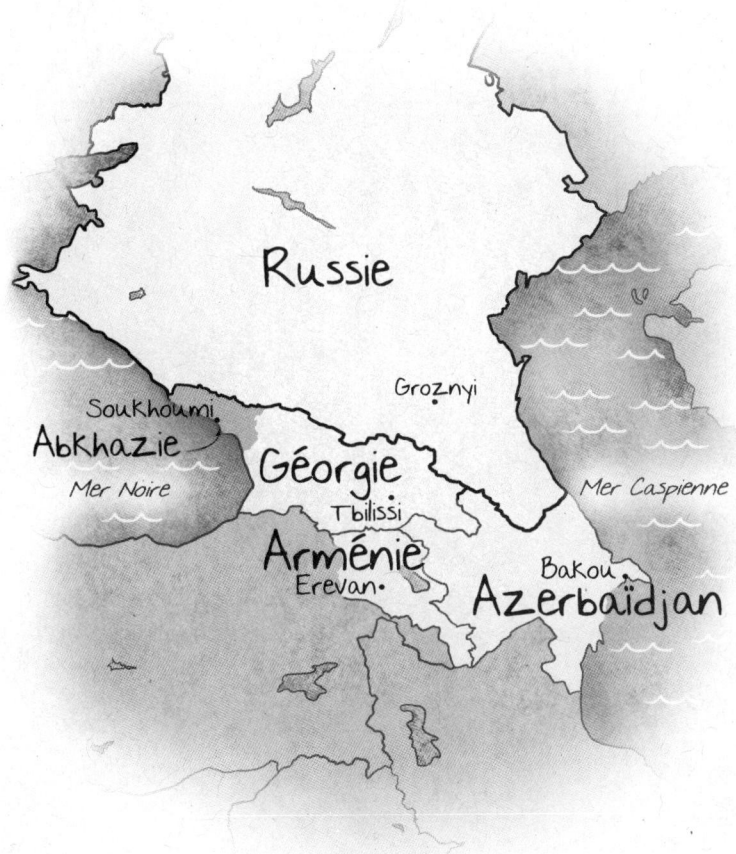

1 – UNE SÉPARATION PÉNIBLE

25 JUIN

Il est 2 h du matin et je n'arrive pas à dormir ! Le décalage horaire devient de plus en plus pénible à gérer à mesure que je vieillis. De ma chambre d'hôtel à Genève, je résiste à l'envie de téléphoner à Nicolas pour une troisième fois en deux jours. Je l'ai laissé seul à la maison pour les six prochains mois. C'est la première fois que nous nous séparons depuis qu'il a immigré au Québec, il y a plus d'un an. J'ai bien essayé de me sédentariser, mais ça semble être partie remise.

Il faut vraiment que je dorme, car au petit matin, je m'envole pour Tbilissi, capitale de la Géorgie au Sud-Caucase. Mon rôle sera principalement de soutenir les équipes médicales qui travaillent auprès des détenus tuberculeux dans les prisons de Tbilissi, d'Erevan, en Arménie, et de Bakou, en Azerbaïdjan. J'aurai aussi du travail en Abkhazie en raison du conflit qui persiste entre les Abkhazes et les Géorgiens.

Je me réjouis de couvrir ce coin du monde, encore si peu fréquenté par les Occidentaux.

2 – UNE ARRIVÉE DIFFICILE EN GÉORGIE

26 JUIN

J'espère que ma mission ne sera pas à l'image de mon arrivée à Tbilissi. Le chauffeur qui me ramène de l'aéroport me dépose dans un quartier tellement glauque que je n'ai qu'une envie : repartir. Quand j'ouvre la porte de l'immeuble où je suis logée, une forte odeur de moisissure me monte au nez. Le chauffeur m'aide à peine à porter mes valises jusqu'au troisième étage. Pour entrer dans l'appartement, il faut déverrouiller deux grosses portes en fer, chacune fermée avec deux serrures. L'appartement est à l'image du reste : sinistre, sombre et peu invitant. Les meubles énormes sont en bois massif sculpté d'horribles personnages. Les plafonds, immensément hauts, sont entourés de moulures décorées de fioritures dorées et bleu ciel. Les plafonniers, tous plus kitsch les uns que les autres donnent une bonne lumière ; heureusement, car il est impossible d'ouvrir les fenêtres qui sont bloquées par d'épais grillages ; même les plus habiles cambrioleurs n'arriveraient jamais à les ouvrir.

Il n'y a pas d'électricité, la cuisinière au gaz refuse de s'allumer, il ne reste qu'un petit yaourt au frigo – qui ne fonctionne pas – et les armoires sont vides. Heureusement que j'ai acheté des charcuteries, des fromages et du chocolat à Genève. C'était pour les collègues, mais tant pis : ils n'avaient qu'à mieux m'accueillir.

La température est aussi maussade que moi. Je n'ai pas le goût de sortir : la ruelle est sombre et les édifices tout autour sont sales et délabrés. Je verrai tout ça demain, dimanche. Peut-être que le « comité d'accueil » se souviendra que je suis arrivée… ou du moins, que ma chef prendra contact avec moi.

27 JUIN

Il est midi, je crève de faim et surtout, j'ai envie d'un café. Puisque personne ne s'est encore manifesté, je me décide à téléphoner au chauffeur de garde. Il m'emmène d'abord faire quelques provisions au supermarché et me montre la ville. Je découvre des coins vraiment magnifiques avec beaucoup d'espaces verts où dominent les platanes et les cèdres de l'Himalaya. Les bâtiments anciens et les monuments historiques témoignent d'une prospérité datant d'un autre siècle.

Malheureusement, tout tombe en décrépitude faute d'entretien. D'horribles immeubles gris, de style soviétique, contrastent avec ces richesses architecturales.

À mon retour à l'appartement, l'électricité fonctionne ; je reçois un appel de ma chef qui se confond en excuses. Elle croyait que j'arrivais aujourd'hui…

J'ai le cafard ; je passe ce dimanche à écrire, à écouter ma musique. Je m'ennuie. La nostalgie m'habite complètement. J'aurais dû rester avec Nicolas.

3 – LA TUBERCULOSE EN PRISON

6 JUILLET

Le moral est revenu à la normale depuis que j'ai emménagé avec Éléanore, une infirmière canadienne-anglaise qui travaille au programme TB (tuberculose), à la prison principale de la ville.

La tuberculose est très répandue dans la Communauté des États indépendants (CEI)[1]. Le risque de contracter la maladie en milieu carcéral est 60 fois supérieur à ce qu'il est dans le monde extérieur, à cause de l'entassement des prisonniers. Sachant cela, en juillet 1997, le CICR a entrepris une étude sur l'incidence de la maladie et sur la résistance aux médicaments antituberculeux dans les prisons. Les résultats ont montré que plus de 300 détenus souffrent de tuberculose pulmonaire et que 69 % des patients sont résistants à au moins un des cinq médicaments antituberculeux. Un accord de coopération entre le CICR, le ministère de l'Intérieur et le ministère de la Santé a permis le lancement du programme de lutte contre la tuberculose dans les prisons géorgiennes[2].

Quatre infirmières sont présentes tous les jours à la prison de Tbilissi, où un pavillon a été aménagé pour traiter 150 tuberculeux. Le traitement est d'une durée minimale de six à huit mois. Les effets secondaires incitent plusieurs patients à interrompre leur médication après quelques jours seulement; d'autres le font après quelques semaines, parce qu'ils se sentent mieux et qu'ils se croient guéris. La résistance aux médicaments survient lorsque le patient recommence son traitement après l'avoir interrompu, ne serait-ce que quelques jours. C'est pourquoi le CICR a adopté le DOTS[3]: une stratégie de traitement directement supervisé, telle que recommandée par l'OMS. Chaque patient prend sa dose quotidienne tous les matins, en général 11,5 comprimés, devant le personnel médical du CICR. Une fois la distribution terminée, une infirmière

---

1. Composée de 11 des 15 anciennes Républiques soviétiques.
2. Ressources CICR, « Géorgie: lutte du CICR contre la tuberculose dans les prisons », 4 juin 1998. Communiqué de presse CICR 98/22. Source: http://icrc.org/fre/resources/documents/misc/5fzhf5.htm
3. *Directly observed treatment short-course.*

part à la recherche de ceux qui ne se sont pas présentés et elle tente de les convaincre de poursuivre leur traitement.

Bien que mon travail ne se fasse pas auprès des patients, mais soit plutôt d'assurer la continuité de l'approvisionnement en médicaments, j'accompagne de temps en temps mes collègues à la prison. Je suis en admiration devant leur persévérance, car c'est un travail ennuyant et frustrant. Comment convaincre un malade qu'il doit poursuive un traitement dont les effets secondaires le font souffrir davantage que la maladie ? Quelle patience elles ont, de répéter tous les jours les mêmes arguments : « Encore quelques jours et vous ne sentirez plus ces nausées qui sont dues aux comprimés », « Vous vous sentirez bientôt mieux », « Vous allez mourir si vous ne vous soignez pas », « Vous ne serez plus contagieux pour votre famille à votre sortie de prison »... Les prisonniers libérés en cours de traitement abandonnent souvent leur médication : un grand nombre retournent dans des régions isolées que le Programme national de lutte contre la tuberculose a de la peine à desservir.

✢ ✢ ✢

Il est 5 heures du matin, il fait encore nuit. Un groupe de prisonniers qui présentent des symptômes de tuberculose sont rassemblés dans la cour de leur prison, non loin de Tbilissi. J'accompagne l'équipe médicale dans sa collecte de crachats matinaux... C'est au lever que le prélèvement contient le plus grand nombre de BK[4]. Chaque prisonnier a reçu son petit pot de plastique en guise de crachoir. Nous les encourageons à expectorer, du plus profond de leurs poumons.

Plusieurs détenus rêvent d'un diagnostic de tuberculose dans le seul but d'obtenir de meilleures conditions de vie. Pour arriver à leurs fins, ils ont développé une technique de commercialisation des crachats. Des malades font sécher leurs expectorations dans les fissures des murs de ciment de la prison jusqu'au jour du prélèvement par l'infirmière du CICR. Lorsqu'elle s'approche d'un prisonnier sain qui a acheté le crachat contaminé, celui-ci le met discrètement dans sa bouche pour le rejeter dans le crachoir de l'infirmière. Éléanore m'a raconté qu'un détenu s'était un jour injecté un crachat dans la jambe ; il s'est retrouvé avec une plaie infectée et des douleurs atroces.

---

4. Bacille de Koch, du nom de Robert Koch, découvreur de la bactérie responsable de la tuberculose.

D'où peut bien provenir cette croyance qui veut que manger du chien aide à soigner la tuberculose ? Récemment, les détenus ont commencé à manger les quelques pauvres bêtes qui errent dans l'enceinte de la prison.

4 – TENSIONS ENTRE L'ABKHAZIE ET LA GÉORGIE

10 SEPTEMBRE

L'Abkhazie et la Géorgie sont en état de *ni* paix *ni* guerre. En 1992, l'Abkhazie a déclaré, de façon unilatérale, son indépendance de la Géorgie. Seuls quelques États, dont la Russie, l'ont reconnue. Pour les Nations Unies, elle est toujours une région à part entière de la Géorgie.

La tension entre les deux nations – qui date de l'indépendance de la Géorgie en 1989 – a pris la forme d'un conflit armé entre les séparatistes abkhazes, soutenus par les Russes, et les Forces gouvernementales géorgiennes. En 1993, la lutte armée a finalement poussé une partie de la population à se réfugier à l'ouest de la Géorgie. Actuellement, pour les Géorgiens, l'une des questions les plus importantes à résoudre, en plus du statut de l'Abkhazie, est l'avenir des 200 000 déplacés géorgiens, abkhazes et russes qui vivaient ensemble dans cette région.

En mai 1994, un cessez-le-feu a été décrété. Exactement quatre ans plus tard, des combats intenses ont repris pendant une semaine. Cinquante mille Géorgiens ont alors pris la route pour rejoindre les 200 000 autres déplacés.

J'ai la chance de parcourir le pays avec Irakli, mon *field officer*, médecin pédiatre; nous voulons renforcer les structures médicales qui accueillent les déplacés et les blessés de guerre. La pauvreté et l'état de délabrement des hôpitaux me sidèrent! Les dépôts de médicaments sont pratiquement vides. Les patients doivent apporter leurs propres draps. Je croise un oncologue qui n'a qu'un stéthoscope comme outil de travail et, pour soulager ses patients, quelques comprimés à peine plus forts que de l'aspirine. Et que dire du salaire des médecins! Une cardiologue me confie timidement qu'elle doit vendre des légumes au marché pour survivre. Son salaire est de 20 $ par mois. J'ai trois autres collègues géorgiens qui sont aussi médecins spécialistes: deux d'entre eux travaillent à la gestion de notre entrepôt de médicaments pour 300 $ par mois: c'est plus que 10 fois ce qu'ils gagneraient à l'hôpital. Pour ne pas perdre la main et par amour de sa profession, Irakli travaille à l'hôpital, la nuit. Il est toujours heureux d'apporter du matériel et des médicaments provenant de nos stocks à ses collègues. Que la date de péremption approche n'est pas un problème pour eux.

13 SEPTEMBRE

Aujourd'hui, c'est mon premier anniversaire de mariage. Je culpabilise d'avoir quitté Nicolas pour si longtemps. Je lui avais pourtant laissé espérer que je ne repartirais plus. Ayant lui-même vécu une mission, il sait combien il est facile de devenir « accro » à cette vie si intense. Il a choisi de s'installer au Québec, où, pour le moment, il cherche une entreprise, un projet autour duquel nous évoluerons côte à côte. En attendant, j'admire les roses de satin que j'ai reçues de lui ce matin[5].

---

5. En 2008, à Islamabad, j'ai croisé Nana, une collègue géorgienne, qui m'a rappelé ces roses. La délicatesse de Nicolas lui était restée à l'esprit.

5 – ABKHAZIE : UN CONFLIT LARVÉ

28 SEPTEMBRE

Pour passer de la Géorgie à l'Abkhazie, nous traversons un point de contrôle tenu par des militaires russes. De l'autre côté de la ligne de démarcation, c'est la désolation. Presque tous les villages le long de notre route sont détruits par la guerre. Le macadam porte aussi les cicatrices des bombardements. Les mines antipersonnel nous empêchent de nous arrêter pour une « pause pipi ».

Depuis la fin de la période de guerre, en 1993, le pays est en état de « guerre gelée », c'est-à-dire que les combats sont sporadiques. L'embargo économique a fortement contribué à la détérioration des conditions de vie et à l'affaiblissement des structures sociales. La pauvreté généralisée engendre la violence et le banditisme. Les populations abkhazes vulnérables, les minorités géorgiennes et les pensionnés russes sans familles sont les principales victimes de cette situation.

Ici, il ne reste pratiquement plus que des personnes âgées qui n'ont pas eu la force ou la volonté de partir. Avec notre équipe de travailleuses sociales, je leur rends visite chez eux. Je participe aussi à la soupe populaire dans l'une des cantines mises sur pied par le CICR. Je suis touchée par le courage et la fierté de ces vieux qui ont refusé de quitter leurs terres.

Nous sommes à Soukhoumi, la capitale de l'Abkhazie, sur la côte est de la mer Noire. À l'époque de l'URSS, Soukhoumi était une sorte de Côte d'Azur pour la haute société russe. Les bureaux et la résidence de la délégation ont été aménagés dans un ancien sanatorium, sur le bord d'une plage où des touristes russes se prélassent. Pendant que nous discutons du sort des prisonniers de guerre, de l'état des hôpitaux, des victimes des mines antipersonnel et de nos budgets pour les indigents, je suis distraite par les Russes qui se font bronzer devant nos fenêtres. Quel paradoxe !

Mon travail de gestion du matériel médical terminé, je retourne chez moi via Groznyï, en Russie, où l'avion du CICR me conduit à Tbilissi.

10 OCTOBRE

Bien qu'Irakli n'ait jamais joué au hockey, la première conversation que nous avons eue, lui et moi, portait sur les Canadiens de Montréal. C'était plutôt un monologue, car je ne m'intéresse pas vraiment au hockey. Pour sa part, il voue à cette équipe une admiration sans borne.

Je quitte le Caucase pour une courte semaine, car je suis nommée Officier de l'Ordre du Canada. Lors de la cérémonie, à Ottawa, je fais la connaissance de Maurice Richard, le joueur le plus célèbre des Canadiens de Montréal. Le protocole a voulu que Nicolas soit à ses côtés lors du banquet. Lorsque je les rejoins, à la fin du repas, ils sont comme larrons en foire. Ils semblent avoir fait honneur au bon vin et au cognac… J'ai une pensée pour Irakli et lui obtiens un autographe du grand joueur. J'avais bien vu : ce dernier est très touché quand, à mon retour, je lui remets un chandail du Club et l'autographe du « Rocket ».

6 – ARMÉNIE : PROBLÈMES AVEC LES DOUANIERS

22 OCTOBRE

Erevan est magnifique avec ses bâtiments de pierres volcaniques roses, dominés par la cime enneigée du mont Ararat. Avec ses 4 724 mètres d'altitude, ce dernier est visible de partout et semble situé à un jet de pierre d'Erevan. Mais il est en Turquie, et même s'il est le symbole naturel de la ville, les Arméniens doivent se contenter de l'admirer de loin depuis la fermeture des frontières entre les deux pays, en 1993.

✦ ✦ ✦

En Arménie, le programme tuberculose commence à peine. C'est un problème d'importation de médicaments qui m'y amène. Le privilège d'être ici vaut bien quelques discussions animées avec les douaniers.

Dans les pays de la CEI, l'importation de médicaments est souvent problématique pour les organismes qui y travaillent. À Tbilissi, 580 cartons sont restés à la douane à cause d'une erreur de calcul : une différence de 2 000 $ sur un envoi d'une valeur de 250 000 $ a été relevée sur le bordereau de livraison. Les douaniers ont voulu jeter Irakli en prison pour fraude. Il a dû jurer sur la Bible qu'une erreur de calcul s'était produite en Suisse. Nous attendons maintenant que Genève nous fasse parvenir de nouveaux documents.

Chaque fois qu'Irakli se présente pour retirer notre matériel à la douane, on lui demande de nouveaux documents. Nous cherchons à connaître les règles, mais elles semblent dépendre de l'humeur du douanier ou de la tête du client. Il faut être très patient ! Irakli l'est heureusement plus que moi. De temps en temps, un bouquet de fleurs pour une secrétaire ou un carton de cigarettes pour un agent activent la procédure. Les médicaments envoyés de Tbilissi pour le programme TB en Arménie, il y a plus de deux mois, sont bloqués à la douane. Et encore 67 cartons sont prêts à partir ! Le gouvernement arménien (comme en Géorgie) exige des certificats de qualité pour chacun des articles, même pour de simples compresses. Une condition difficile à remplir pour le CICR, car nos fournisseurs, suisses et hollandais, s'approvisionnent auprès d'une vingtaine de pays. D'ailleurs, aucune ONG ne peut remplir ces exigences. Même si les douaniers font chaque fois une exception, c'est toujours au prix de beaucoup de gymnastique. Je suis à Erevan pour convaincre le ministre de la Santé de la qualité de nos médicaments… en attendant que Genève arrive à percevoir un maximum de certificats.

7 – AZERBAÏDJAN : ENCORE LES DOUANIERS

30 OCTOBRE

À Bakou, capitale de l'Azerbaïdjan, l'équipe qui travaille au programme tuberculose a aussi des problèmes d'importation. Le dernier envoi contient de l'huile à immersion, utilisée pour les examens de crachats au microscope. Pour je ne sais quelle raison, un douanier s'est mis dans la tête que ce produit pouvait contenir des narcotiques. On nous exige l'autorisation du chef du Comité de contrôle des narcotiques, qui ne sera à son bureau que lundi. J'en suis ravie ! Cela me donne quelques jours de plus pour former le responsable à la gestion du stock médical et pour distribuer le matériel dont nous n'avons plus besoin… mais aussi pour faire un peu de tourisme.

Je rencontre le vice-ministre de la Santé afin de discuter du choix des hôpitaux qui pourraient le mieux profiter de ces donations. Je sens le monsieur très intéressé à se charger lui-même des distributions. Je dois user de beaucoup de tact pour éviter que la distribution ait lieu ici même, dans son immense et luxueux bureau. Qu'en diraient nos généreux donateurs ?…

✦ ✦ ✦

Bakou est une ville désertique, sans relief, située en bordure de la mer Caspienne, d'où l'on peut voir de nombreux puits de pétrole. La mer est sale et les odeurs sont désagréables. Ce n'est que 20 kilomètres plus loin qu'il est possible de se baigner. J'ai la chance d'être invitée à une fête d'anniversaire sur la plage, à une heure de route de Bakou. La plage est belle et les grillades sur charbon de bois sont succulentes. Malgré les 30 °C, un Suisse est fier de nous offrir de la raclette et, tout aussi inattendu, un groupe de musiciens cubains nous font danser toute la soirée. Le lendemain, dimanche, on m'emmène visiter un site sacré où les pèlerins viennent de partout. Il s'agit d'une bande de terre, large d'environ six mètres, d'où s'échappe du gaz naturel qui brûle depuis des siècles. Puis, nous partons à la découverte d'un site archéologique peu fréquenté par les touristes. Nous marchons dans des cavernes dont les parois sont couvertes de peintures rupestres magnifiquement bien conservées. Le long de la côte, un autre monde s'offre à nous. De nombreux puits de pétrole, mal entretenus, déversent du pétrole dans la mer.

Le pays est riche de son or noir, mais les gens me disent tous qu'ils ne profitent nullement de cette manne : les dirigeants et les pétrolières s'enrichissent pendant que la population reste pauvre. Je suis logée dans un petit appartement situé dans une ruelle très pittoresque de la vieille ville. On se croirait davantage en Orient que dans un pays de l'Est : la population est à majorité musulmane et les gens ressemblent un peu aux Turcs.

2 NOVEMBRE

Je ne peux pas quitter Bakou sans passer par le bazar et faire provision du fameux caviar de béluga frais, le meilleur au monde. Il fera certainement des heureux à Noël.

8 – ATMOSPHÈRE DE FÊTE SUR FOND DE PAUVRETÉ

20 NOVEMBRE

L'ambiance à Tbilissi est morose. Ça fait maintenant sept mois que les employés de l'État n'ont pas reçu de salaire et les personnes âgées ne reçoivent plus leur pension. Par souci d'économie, on annonce une coupure totale d'électricité dans tout le pays, sauf dans la capitale où l'interruption sera partielle. Éléanore et moi sommes voisines d'un ministre ; nous ne sommes donc pas touchées par cette mesure…

Un infirmier québécois vient de se joindre à l'équipe. Il m'a apporté *Le Soleil*, notre quotidien de Québec. Je suis heureuse de lire mon journal et de parler québécois, ce qui fait rire les francophones autour de nous. L'ambiance de l'équipe médicale est agréable, mais les conversations tournent beaucoup autour des patients, des crachats, des résistants… J'apprends, malgré moi, à mieux connaître cette maladie. Pourvu que je ne l'attrape pas, comme ça vient d'arriver à notre laborantine.

+ + +

Nous profitons de nos jours de congé pour aller nager dans le lac, situé à la sortie de la ville et qui sert de réserve d'eau pour celle-ci. Espérons que l'eau est bien chlorée, car nous partageons la plage avec des vaches et leurs excréments.

Les monastères et les églises orthodoxes constituent l'une des grandes richesses du patrimoine géorgien. Après la baignade, nous grimpons jusqu'au sommet d'une montagne pour visiter un très beau monastère du IVe siècle, puis, un peu plus loin, une cathédrale du XIIe siècle où se déroule une cérémonie religieuse. Le chant des prêtres aux voix graves me donne des frissons.

Les Géorgiens aiment beaucoup faire la fête. Et ce n'est pas la situation économique difficile de leur pays qui les en empêche. L'un de nos collègues nous invite à sa datcha (maison de campagne russe près d'une grande ville), dans les montagnes environnantes de Tbilissi. La coutume est aux repas longs, copieux et bien arrosés. C'est une culture fort agréable à partager : nous mangeons, buvons et chantons ensemble tout l'après-midi. Le goût du vin me rappelle la retsina grecque et sa couleur, celle du whisky. On m'explique que ça vient du fait qu'on laisse les branches avec les raisins lors de la fabrication. Les Géorgiens boivent le vin dans des cornes de bœuf et chacun, à tour de rôle, l'avale cul-sec. Je passe mon tour. La coutume veut aussi qu'une personne soit assignée aux toasts. Elle est assise en bout de table et, à tout moment, elle se lève et porte un toast aux allures de discours. Les sujets sont variés : un hommage à un convive, des vœux pour le pays, des souhaits pour la saison des récoltes, une victoire pour l'équipe nationale de foot…

Dans le pays, la tolérance pour l'alcool au volant est de zéro, particulièrement pour nous, au CICR, qui sommes sous haute surveillance. L'an passé, un délégué de la Fédération de la Croix-Rouge a tué un Géorgien alors qu'il était en état d'ébriété. Plus récemment, Lars, notre mécanicien, a heurté une femme enceinte. La police lui a fait un prélèvement sanguin et un alcootest, qui se sont révélés négatifs. Le soir même de l'incident, la presse annonce que la Croix-Rouge continue à tuer des Géorgiens. La femme avait pourtant confirmé aux médias qu'elle n'avait aucune blessure et qu'elle était la seule responsable. Les piétons traversent les rues n'importe où, sans regarder.

20 DÉCEMBRE

Je suis pressée de retrouver Nicolas qui m'a beaucoup manqué. Le bilan de notre vie à deux n'est pas très reluisant : séparés pendant six mois après un an de vie commune… Il faudra que je travaille sérieusement à me sédentariser.

RÉPUBLIQUE
DÉMOCRATIQUE DU CONGO 1999

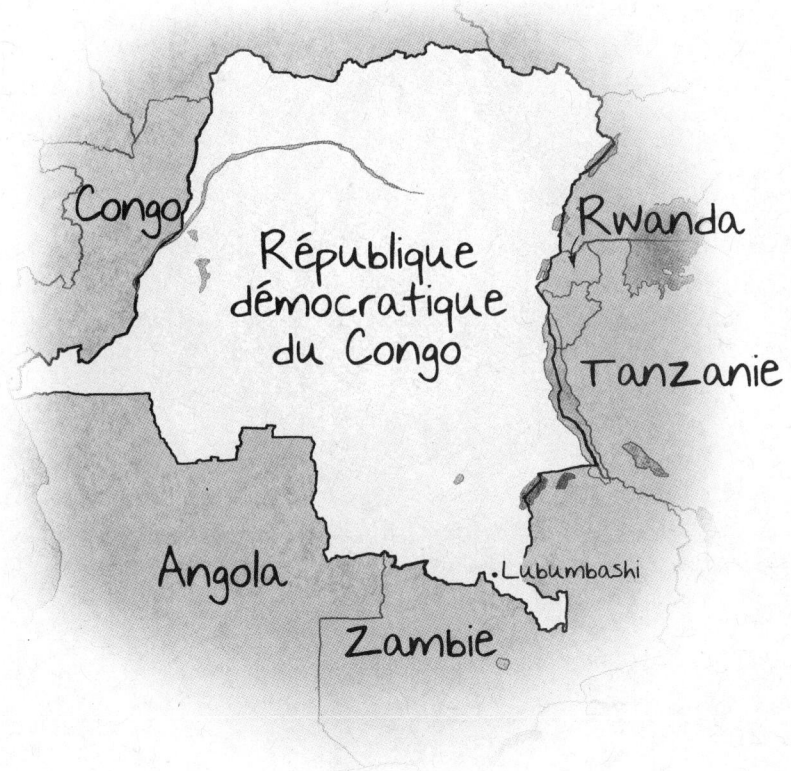

1 – AIDE ALIMENTAIRE AUX PRISONNIERS

2 AVRIL

Mon travail de sédentarisation auprès de Nicolas ne s'est pas avéré des plus efficaces. Me voilà de nouveau sur le terrain ; l'appel de l'Afrique a eu raison de mes bonnes intentions.

À la prison principale de Lubumbashi, capitale de la province du Katanga, au sud de la République démocratique du Congo (RDC), une opération d'aide alimentaire a été enclenchée en décembre dernier à la suite d'une évaluation de la situation nutritionnelle des détenus[1]. J'aurais aimé participer à l'organisation du programme dès son tout début et pouvoir ainsi suivre l'évolution de la situation. Je prends le train en marche, mais c'est tout de même un bonheur d'observer la vitesse à laquelle les détenus prennent du poids. La recette : deux litres par jour d'un mélange de six portions de lait en poudre, une portion de farine de soja, une portion de farine de maïs, trois de sucre et trois d'huile de palme. On y ajoute un gros biscuit, qu'on trempe dans le liquide de façon à ce que le détenu ne puisse pas le revendre pour s'acheter des cigarettes. Chaque semaine, les bénéficiaires sont pesés et arrêtent le programme dès qu'ils atteignent un poids normal.

Nous approvisionnons également en médicaments la clinique de la prison, ce qui nous donne un droit de regard sur la qualité du service donné aux malades. Je dois faire preuve de patience pour arriver à ce que l'infirmier travaille plus ou moins correctement. Lorsque je sens ma tension monter, je le laisse à ses consultations et je vais me promener avec les détenus dans la cour de la prison. L'ambiance est bon enfant malgré que leur situation ne soit pas jojo.

En supervisant le service de la bouillie, je note qu'un grand nombre de prisonniers se grattent et présentent des lésions cutanées caractéristiques de la gale. Je décide d'intervenir. L'un des prisonniers se porte volontaire pour m'aider. Cellule après cellule, je sélectionne une cinquantaine de détenus particulièrement affectés. Nous leur remettons

---

1. En général, le CICR assiste à la fois les détenus de droit commun et ses « clients » qui sont soit des prisonniers politiques, de guerre ou encore des étrangers. Mais seuls les « clients » du CICR sont enregistrés et demeurent sous la protection de l'organisation.

un savon et une lame de rasoir pour deux personnes afin qu'ils se rasent la tête et qu'ils se douchent. Après quoi, ils se présentent à nous complètement nus ; leurs lésions sont désinfectées puis badigeonnées au benzoate de benzyle. Ils reçoivent ensuite une couverture neuve pour se couvrir pendant qu'ils lavent et font sécher leurs vêtements, car presque personne n'a d'habits de rechange. La valeur d'une couverture est inestimable dans une prison. Toute la journée, ils déambulent fièrement, enveloppés dans leur nouvelle couverture, devant leurs codétenus jaloux. Les cellules sont désinsectisées au perméthrine (insecticide) et chacun en reçoit un sachet pour étendre sur ce qui lui sert de matelas : du foin emballé dans des poches de riz (don du CICR). Le traitement se répète pendant trois jours. Espérons qu'il sera efficace, car nous avons une liste de candidats qui s'allonge de jour en jour.

Pour le moment, je m'inquiète, car j'ai remarqué que plusieurs hommes ont le pénis ulcéré. Je me demande si ce sont des cas de syphilis ou si ces lésions proviennent d'une gale négligée depuis trop longtemps. Je les envoie à l'infirmier, qui s'y connaît certainement mieux que moi.

✢ ✢ ✢

Je remplace Denis, l'infirmier du CICR qui travaille dans une prison à haute sécurité, à deux heures de route de Lubumbashi. Avant son départ en vacances, nous mesurons l'indice de masse corporelle (IMC) de tous les prisonniers. Devant les résultats, nous décidons d'intervenir. Accompagnée d'Alessandra, une déléguée, j'y retourne le lendemain, la voiture chargée du matériel nécessaire pour démarrer le programme nutritionnel : marmites, brûleur, gaz, ustensiles, gamelles, ingrédients… Heureusement, les religieuses de la mission catholique sont volontaires pour préparer la bouillie deux fois par jour aussi longtemps que durera le programme. La première marmite est sur le feu. Les détenus sélectionnés portent le bracelet qui leur sert de laissez-passer au programme. Ils ont l'air heureux que l'on s'occupe d'eux et font la file patiemment, une gamelle neuve à la main.

Je dois absolument soulager ma vessie ! C'est mon cauchemar quand je passe une journée dans une prison. Je n'ai qu'un seul choix : le champ d'herbes à éléphants. Sous le regard curieux des gardiens, je me faufile au milieu des hautes tiges de graminées, vêtue de ma jupe longue. J'en ressors couverte de petites épines bien accrochées à ma jupe. Les gardiens affichent un sourire moqueur. Ils n'ont pas osé me prévenir de ce qui m'attendait dans ce champ.

C'est ainsi que je me présente au bureau du directeur de la prison, avec qui Alessandra et moi avons rendez-vous. Je nettoie discrètement ma jupe pendant que ma collègue questionne le directeur sur ses réserves de nourriture et sur la composition des menus. Où que l'on aille, la réponse est toujours la même: « Nous n'avons pas assez de budget pour répondre à nos besoins. »

✦ ✦ ✦

La RDC est un pays très riche en bois précieux et en mines. Lubumbashi est la capitale du cuivre et possède d'importants gisements de cobalt et d'uranium. En dépit de ces richesses, les fonctionnaires sont sans salaire depuis six mois, le coût de la vie a triplé et le pays est en pénurie de pétrole. Alessandra n'a pas pu prendre son vol la semaine dernière, faute de carburant.

Lundi sera un jour férié. On célèbre le deuxième anniversaire de la prise du pouvoir par Laurent-Désiré Kabila[2]. Nous espérons qu'il n'y aura pas de manifestations violentes. Le peuple en a assez de ces conditions de vie.

✦ ✦ ✦

Au CICR, nous avons nos propres réserves de pétrole, ce qui provoque de temps en temps de petits accrochages avec la population: des militaires mécontents insistent pour monter dans nos véhicules, les employés de la prison veulent un transport pour rentrer à la maison, les étudiants nous bloquent le passage et frappent sur la voiture quand nous prenons le chemin de la prison, qui passe par l'université. Ils ne comprennent pas que notre règlement nous interdise de faire monter quiconque ne travaille pas avec la Croix-Rouge, à moins que ce ne soit un blessé ou un malade. C'est une question de neutralité et – plus terre à terre – d'assurances.

---

2. Laurent-Désiré Kabila fut président de la République démocratique du Congo après avoir renversé Mobutu Sese Seko, du 17 mai 1997 jusqu'à son assassinat le 18 janvier 2001. C'est lui qui a redonné le nom de République démocratique du Congo au pays que Mobutu avait rebaptisé Zaïre.

De temps en temps, Alessandra et moi sommes arrêtées à un point de contrôle gardé par des soldats qui étaient nos « clients » à la prison. Ces rencontres facilitent notre passage : nul besoin d'expliquer qui nous sommes ni pourquoi ils ne peuvent monter avec nous. Ils ne nous demandent ni cigarettes ni « sucrés » (terme utilisé pour désigner les préservatifs). Je garde toujours, dans le coffre à gants de la voiture, une réserve de Prudence – marque de commerce des préservatifs vendus dans presque toute l'Afrique – ainsi que des calendriers de poche du CICR, sur lesquels sont diffusées les règles du soldat respectueux du Droit international humanitaire.

2 – LA MAISON ET LA PRISON

2 MAI

« L'épuisement m'a frappé ! » C'est ce que me répond notre homme de ménage lorsque je lui demande pourquoi il a ciré mes sandales bleues avec du cirage noir. Il est si innocent et naïf qu'on ne peut rien lui reprocher. Nous l'appelons « bon service », car tous les matins, lorsque nous partons au travail, il nous souhaite « bon service ». Hier, je lui ai demandé de repasser une robe, il m'a répondu : « C'est très gentil madame.

— En quoi est-ce si gentil ?

— C'est gentil que vous me donniez un bon travail pour vous servir. »

Par contre, entre les expatriés de la maison, l'atmosphère est plutôt tendue. Ainsi, la nourriture n'est pas répartie entre nous tous. Lorsque je suis arrivée, on m'a assigné l'espace du côté droit du réfrigérateur à partager avec Alessandra, qui est italienne. Nous nous entendons très bien : elle m'apprend beaucoup sur le travail de « délégué » et, en échange, je corrige son français lorsqu'elle rédige ses rapports.

Nous sommes deux fidèles auditrices du journal diffusé à l'antenne de la télévision locale – quand il n'y a pas de coupure d'électricité. Même si nous ratons le début, le journaliste fait toujours un résumé : « Pour ceux qui ont pris notre journal au vol, voici un rappel des nouvelles qui ont constitué sa charpente. » Lorsqu'il fait une entrevue téléphonique, un gros téléphone noir est posé sur le pupitre, le récepteur à côté, comme si la voix sortait de l'appareil.

Ces jours-ci, ce sont les poulets à gogo qui sont en vedette : « Poulets de tous âges sur pieds, plumés, tenant compte de votre bourse. » Avec l'accent congolais, ce moment de télé est notre rendez-vous d'humour au quotidien.

20 MAI

En marchant dans la cour de la prison, je suis attirée par le son des tam-tams provenant d'un bâtiment transformé en lieu de culte protestant. J'entre discrètement. Aussitôt, on m'entraîne dans la danse. Ils sont plus de 300 à fêter la libération prochaine d'au moins un millier d'entre eux.

Au lendemain de la fête, 1 200 prisonniers politiques recouvrent leur liberté. C'était juste après notre départ de la prison. J'enrage de ne pas avoir été là pour leur souhaiter bonne chance.

✢ ✢ ✢

J'aide Alessandra à faire ses *entretiens sans témoins* (EST) avec les détenus politiques et les « étrangers » (qui seront signalés à leur ambassade). C'est pour moi la partie la plus intéressante et en même temps, la plus triste de notre travail dans les prisons. Les détenus nous racontent en détail le pourquoi et le comment de leur incarcération. Nous les écoutons, assises au soleil, dans l'herbe, au milieu de l'immense cour de la prison. Si ce n'était de ces tristes histoires, dont je dois noter les détails souvent sordides, je me sentirais presque en vacances.

2 JUILLET

Pratiquement tous les prisonniers ont atteint leur poids normal, mais qu'arrivera-t-il lorsque je ne serai plus ici pour mettre mon nez dans les marmites et dans les gamelles ? Qu'adviendra-t-il lorsque Alessandra ne sera plus ici pour faire l'inventaire hebdomadaire de la réserve de nourriture des prisonniers ? Nos remplaçants le feront à leur tour, mais il faudra bien un jour que les autorités prennent la relève…

Ce sont les questions qui me préoccupent en cette veille de fin de mission.

Je me demande aussi si mon avion va décoller, car il y a toujours des pénuries de pétrole.

Je suis pressée de retrouver Nicolas.

AFGHANISTAN 2001-2002

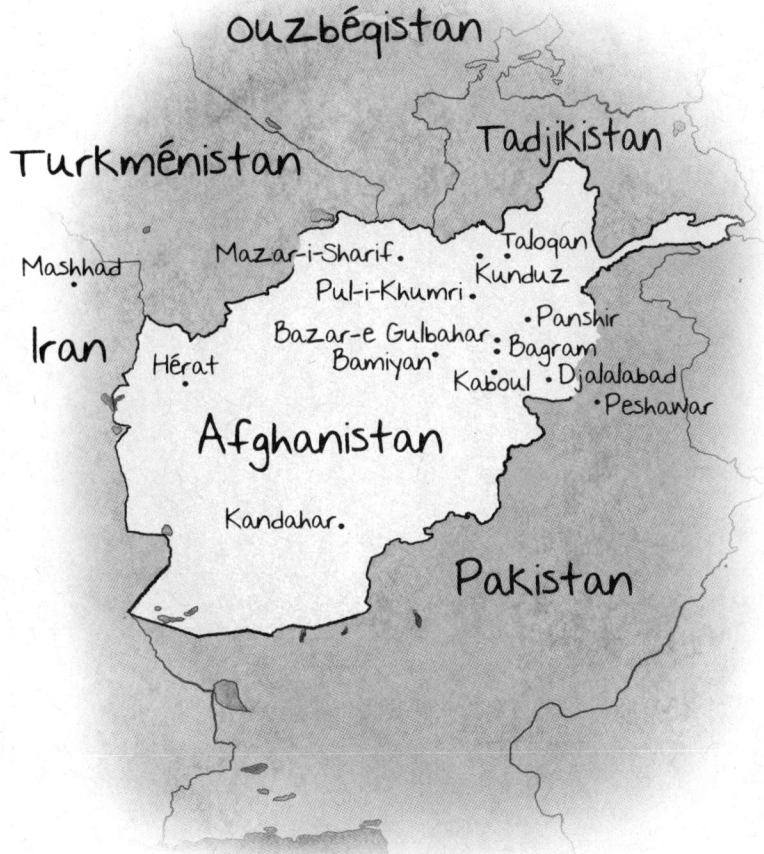

1 – VACCINATION À INUKJUAK

1er DÉCEMBRE

« Lissapi[1] ! Phone call for you, long distance ! »

Qui est-ce qui peut bien m'appeler si tôt ce matin ? Est-ce René qui n'aurait pas reçu les statistiques de vaccinations de la semaine ? Ou est-ce Nicolas qui aurait des nouvelles de ma mission en Afghanistan ?

Le directeur de l'école d'Inukjuak, où nous menons une campagne de vaccination contre la méningite, me tend l'appareil.

« Allo !

— Élisabeth ? C'est Nicolas. Tu es assise ?

— Je pars en Afghanistan ? !

— Oui, à la condition que tu sois à Genève dans une semaine ! Le CICR a besoin de toi à Kaboul ASAP (*as soon as possible*). »

Les questions se précipitent dans ma tête : vais-je trouver un vol pour sortir d'Inukjuak dans les jours qui viennent ? Est-ce que j'aurai un peu de temps avec Nicolas, que je n'ai pas vu depuis trois mois ?

Je n'ose pas demander un délai plus long au CICR de peur que l'on donne le poste à quelqu'un d'autre. L'Afghanistan, j'en rêve depuis mon dernier séjour là-bas, en 1995. C'est maintenant qu'il faut que j'y aille ! Je tiens à vivre avec les Afghans ce grand moment de l'histoire de leur pays ! L'Alliance du Nord, aidée des Américains, vient de chasser les talibans et les organismes humanitaires reviennent en grand nombre. J'espérais cet appel depuis le début de la libération. Ma réponse est spontanée : « Tu leur dis que c'est OK. Ils peuvent compter sur moi. »

Je culpabilise dès que je raccroche le téléphone : je n'ai même pas pensé à la peine que je fais à Nicolas en le laissant encore seul pour trois... peut-être six mois. Pas facile de choisir entre la passion d'une vie et son amour si doux, si réconfortant. Je chasse vite ces pensées de mon esprit et je m'empresse d'annoncer la nouvelle à mon équipe de vaccinateurs. Leur réaction me surprend : « Tu es folle ? ! [...] À t'entendre, on croirait que tu as gagné un voyage aux Îles Fidji ! » Ils ne peuvent pas

---

1. C'est ainsi que les Inuits prononcent mon prénom.

comprendre comment on peut éclater de joie à l'idée d'aller travailler dans un pays dévasté par la guerre, un pays où les droits des femmes sont inexistants, un pays où les dangers semblent omniprésents. Il est vrai que les médias ne racontent pas à quel point le peuple afghan est extraordinaire et ils ne s'attardent pas à décrire la grande beauté de son territoire.

« Tu n'as pas peur ?

— Je n'ai aucune raison d'avoir peur. Dans la zone où je travaillerai, les bombardements sont terminés. Je bénéficie aussi de la protection de la Croix-Rouge. »

La situation sera certainement plus calme que lors de mes trois missions précédentes. Au moment du départ des Soviétiques en 1989, les moudjahidines, aux portes de Kaboul, se battaient pour faire tomber le gouvernement prosoviétique dirigé par Najibullah. Toutes les nuits, j'étais réveillée par le départ des missiles Scud vers Djalalabad. J'y ai vécu trois mois inoubliables avec notre petite équipe dans une maison transformée en bunker. Le fait que les Afghans soient si reconnaissants nous aidait à les soutenir dans cette période de folie guerrière. Les liens qui nous unissaient étaient renforcés par l'omniprésence du danger. En dépit de l'insécurité permanente, j'étais heureuse !

En 1992, les moudjahidines avaient réussi à déloger le président Najibullah. Plusieurs seigneurs de guerre se disputaient le pouvoir central à grands tirs de roquettes, partout dans la capitale. Nos délégués devaient négocier des cessez-le-feu pour que nous, membres de l'équipe médicale, puissions approvisionner les hôpitaux en médicaments. Là aussi, j'étais heureuse, je me sentais utile ! Puis, en 1995, ce fut l'époque de la montée des talibans, vers Kaboul, à partir de leur fief de Kandahar. La tension était forte, tout le monde craignait leur arrivée. Dans notre équipe, les femmes afghanes qui en avaient la possibilité quittaient le pays. Les talibans sont arrivés quelques mois après la fin de ma mission. J'ai toujours regretté de ne pas avoir vécu cette époque troublée de l'histoire de ce pays.

Les gens sont parfois surpris d'apprendre que je n'ai jamais connu l'Afghanistan autrement que sous les bombes. Ce pays a fait partie des guerres oubliées dès que les Américains l'ont laissé tomber, à la fin de la guerre froide, en 1989. Mis à part quelques organisations humanitaires, plus personne ne s'est soucié des centaines de milliers de blessés et d'handicapés de guerre, pas plus que du million de réfugiés afghans qui se trouvaient en Iran, au Pakistan et en Inde. Toute l'attention du monde s'est alors tournée vers la guerre en Yougoslavie. On a l'impression qu'une guerre en éclipse une autre, qu'il ne peut y avoir qu'un seul conflit « à la mode ». Même les tremblements de terre et la famine causée par une sécheresse de trois ans n'ont pas réussi à attirer l'attention sur l'Afghanistan ! Et si, depuis le 11 septembre, le monde entier a les yeux rivés sur ce pays, ce n'est que maintenant que l'on s'inquiète du sort des femmes afghanes...

« Ce sera plus calme que jamais, croyez-moi, je ne cours aucun risque. »

Mes collègues acceptent de poursuivre la vaccination dans les autres villages de la baie d'Hudson sans mon aide. Ils ont la gentillesse de me laisser l'après-midi pour me préparer au départ. En cas d'urgence médicale, Air Inuit garde toujours quelques places disponibles sur ses vols. Cette fois, la priorité, c'est l'Afghanistan.

3 DÉCEMBRE

Une fois arrivée à la maison, le temps file à une vitesse folle. Entre les entrevues avec les médias[2] – sept en deux jours –, je fais ma valise et je passe le plus de temps possible avec Nicolas. Je sais que sous ses airs de gai luron, il cache beaucoup de tristesse ; il n'a aucune envie de me voir partir de nouveau. Sa générosité m'étonnera toujours !

Depuis le 11 septembre, les infos nous présentent une image stéréotypée des Afghans : des barbus fanatiques équipés de lance-roquettes, debout derrière leur camionnette Toyota, ou des hommes armés de M16, en position de tir au sommet des collines dénudées d'Afghanistan. À la suite de mes témoignages, plusieurs personnes me remercient de leur avoir fait comprendre qu'il n'y a pas que des cruels barbus à turban dans ce pays. Rien ne me fait plus plaisir que d'entendre ces mots ! Une question revient sans cesse : « Pourquoi aimez-vous à ce point l'Afghanistan ? »

Pourquoi ? Parce que les Afghans sont extrêmement accueillants, chaleureux, généreux et résilients. Malgré la misère et la guerre qui les rongent depuis tant d'années, cette volonté de vaincre les rend capables de tout ! Leur identité culturelle, chargée d'histoire, est d'une telle richesse.

---

2. Lorsqu'un délégué part ou revient d'une mission, la Croix-Rouge canadienne publie un communiqué de presse. Les médias intéressés à l'interviewer en font la demande.

N'oublions pas qu'ils étaient sur la Route de la Soie, au centre de l'Asie centrale ; de nombreuses civilisations se sont imposées chez eux, mais aucune n'a réussi à les coloniser. C'est pour tout ce qu'ils sont que je garde espoir pour eux. J'aime leur fierté d'être Afghans, ou plutôt Tadjiks, Hazaras, Ouzbeks, Pachtounes, Baloutches. J'aime à croire qu'ils réussiront à vivre en paix un jour. Je me sens bien dans ces paysages hostiles et inhospitaliers, tout comme je me sentais bien dans le Grand Nord, au Sahara ou au Sahel. De plus, les Afghans sont tellement beaux ! J'ai parfois peine à ne pas soutenir le regard des hommes au visage racé, aux yeux si perçants. Certains ont des yeux vert pâle entourés d'un cercle noir… Wow ! Une femme ne doit pas regarder les hommes dans les yeux. Je le fais de temps en temps… au risque de me faire juger.

De toutes les missions que j'ai réalisées avec la Croix-Rouge depuis 1980, celles en Afghanistan sont parmi les plus passionnantes que j'ai vécues. Les plus difficiles aussi : des règles de sécurité très strictes limitent continuellement nos mouvements entre le travail et le « magasinage » sur *Chicken Street*, où l'on trouve toute une panoplie d'artisanat et d'objets antiques. Les hivers sont rudes et les maisons, mal chauffées. En tant que femmes, nous devons constamment nous couvrir la tête et porter des vêtements amples. Malgré tout cela, c'est la mission que nous avons tous envie de vivre et de revivre. Il y a quelque chose de très fort dans ce pays, quelque chose d'indéfinissable. En terminant l'une de ces entrevues, un journaliste me dit :

« Lorsque vous nous parlez des Afghans, vos yeux brillants nous réconcilient avec eux. » Cette remarque me rend heureuse. Si le temps consacré à partager mon amour de l'Afghanistan a donné le goût à des gens de s'y intéresser autrement que par la guerre, c'est merveilleux !

✦ ✦ ✦

Nicolas, lui, est un peu moins heureux. Il est même carrément contrarié d'apprendre que nous ne serons pas seuls à l'aéroport. Une journaliste et son caméraman tiennent à m'accompagner. Elle m'assure de sa discrétion et elle tient sa promesse : après quelques mots pour son reportage et un départ fictif pour la caméra, elle nous laisse seuls pour le vrai départ. Un moment déchirant !

✦ ✦ ✦

C'est la première fois que je reste si longtemps sans faire de mission avec la Croix-Rouge. Ma dernière affectation était au Timor oriental, il y a deux ans. J'y ai travaillé à la remise en marche de l'hôpital du pays, fermé à la suite des violences qui ont suivi le référendum pour la souveraineté de l'île. Depuis, j'ai tenté de me sédentariser au Québec pour être avec Nicolas, mais je n'y arrive pas ; le besoin de repartir en mission est trop fort.

2 – ATTERRISSAGE À BAGRAM

9 DÉCEMBRE

L'avion du CICR se pose à Bagram, car l'aéroport de Kaboul, touché par les derniers combats, n'est toujours pas remis en état ni totalement déminé. Comme chaque fois que je reviens, Tahiri, le responsable afghan de nos transports aériens, nous accueille à la descente de l'avion. Une fois de plus, je suis émue de le revoir.

À Kaboul, rien ne semble avoir beaucoup changé, sauf qu'il y a peut-être un peu plus de mendiants et de miséreux. Je reconnais les regards des enfants aux visages usés par la guerre qu'ils subissent depuis leur naissance. Devenu un héros depuis son assassinat, le commandant Massoud est omniprésent en photo : en bordure des rues, sur les murs des maisons, collée aux vitrines des boutiques ou sur les pare-brises des voitures et aussi accrochée aux flancs des collines. On voit même des tapis à son effigie !

« *Miss Alisâbit, welcome !* » L'accueil à la délégation me fait chaud au cœur. Les employés me serrent très fort dans leurs bras et semblent sincèrement heureux de me revoir. Et cela, après six ans d'absence ! Ils ont vraiment bonne mémoire : même ceux que je ne reconnais plus m'appellent par mon prénom. Mais, il faut dire aussi qu'ils ne sont pas faciles à reconnaître, avec leur grosse barbe, héritage du régime taliban ! « On attend la fin de l'hiver pour la couper », me disent-ils. Je ne peux résister à l'envie de soulever la question que tout l'Occident se pose : « Et les femmes, qu'attendent-elles pour retirer leur chadri ? » Leur réponse me laisse perplexe : « Elles attendent l'autorisation du gouvernement transitoire. »

Seules deux Afghanes de l'équipe de Kaboul sont encore avec nous ; les autres, comme elles nous l'avaient annoncé en 1995, ont quitté le pays pour fuir le régime taliban. Habiba, l'une de celles qui sont restées, travaille avec son hidjab et, dès qu'elle quitte le bureau, elle se cache sous un chadri. Quand je la regarde passer le portail de la délégation, ça me fait mal au cœur de l'imaginer sous cette cage opaque, elle qui était si lumineuse ! Quand elle me raconte sa vie sous le régime taliban, elle se tait dès que quelqu'un entre dans la pièce : « Je ne fais confiance à personne ici », me chuchote-t-elle. Pourtant, ils sont 500 Afghans à travailler ensemble; il me semble invraisemblable qu'elle n'ait personne à qui se confier! Ils sont 500 à l'image de l'Afghanistan, divisés par leur ethnie, leur clan, leur tribu, leur classe, leur passé et leur degré de religiosité. Tous ces éléments engendrent de la méfiance et des tensions qu'ils savent très bien camoufler, à nous, les expatriés... Que de souffrance inutile!

J'ai des frissons lorsque j'écoute Habiba me confirmer ce que je sais déjà sur le traitement fait aux femmes par ce régime inqualifiable. Elle pleure en me racontant ces six années où les femmes étaient prisonnières dans leur propre maison, d'où elles ne pouvaient presque plus sortir et encore moins pour travailler. Pour répondre aux exigences des talibans, le CICR a dû se défaire de son personnel féminin. Jusqu'à ce jour, ces femmes reçoivent tout de même leur salaire, même si une trentaine d'entre elles, qui travaillaient comme employées de maison dans nos résidences, ont été remplacées par des hommes.

Habiba a eu davantage de chance: vers la fin du règne taliban, elle a travaillé à deux projets d'aide aux veuves. Ses yeux brillent en me racontant son histoire: « C'était si généreux de la part du CICR de continuer à nous payer sans travailler, mais j'étais tellement plus heureuse lorsque j'ai pu le mériter! J'apportais le matériel nécessaire aux veuves pour qu'elles confectionnent des courtepointes et tricotent des chandails pour les prisonniers, qui gelaient dans leurs cellules. Nous achetions de vieux chandails à la friperie qu'elles "détricotaient" pour les "retricoter" de façon si bizarre que les gardiens de prison ne pouvaient se les approprier. Ainsi, un chandail pouvait avoir le devant jaune, le derrière rayé vert et les manches noires! En échange du produit fini, je leur donnais de la farine, de l'huile, du sucre et du thé. Les femmes adoraient se regrouper et papoter. Qui sait si l'un de ces chandails n'a pas servi à garder l'un de leurs fils au chaud? »

3 – DANS LA PRISON DES TALIBANS : À CAUSE D'UNE BIBLE

En général, les Afghans me racontent volontiers leur vie d'enfer de ces six dernières années. L'histoire la plus horrible est sans doute celle d'Abdullah, emprisonné parce que les talibans ont trouvé une Bible chez lui. Je connais Abdullah depuis 1995. À l'époque, il était porteur dans notre entrepôt de médicaments. C'est un garçon simple, qui ne ferait pas de mal à une mouche. Les tortures qu'il a subies lui ont laissé d'importantes séquelles au dos et aux reins. Il m'a raconté son histoire ainsi qu'à Kevin Sullivan, journaliste au *Washington Post*[3] parce qu'il voulait que le monde entier sache ce que les talibans lui avaient fait.

Tout débute à la fin de 1999. Une quinzaine de talibans, tous armés d'AK-47 ont encerclé sa maison. Abdullah était à l'intérieur avec sa mère, sa femme et ses deux petites filles. Il se souvient très bien de leurs paroles : « Nous avons des soupçons sur vous ; nous voulons vous interroger. » Il se demandait vraiment de quoi il pouvait s'agir, car il menait une vie sans histoire : il travaillait chez nous, il parlait bien anglais, il possédait une bibliothèque de 500 volumes et il adorait l'histoire de l'Europe. Il voyageait à travers ses livres. Les talibans l'ont fait monter dans une camionnette et l'ont emmené dans un bâtiment abritant l'*Intelligence Division No 1*. Ils l'ont enfermé dans une cellule si petite qu'il ne pouvait même pas s'étendre. Il se disait que le malentendu allait bientôt être dissipé et qu'ils allaient certainement le relâcher.

Plusieurs heures plus tard, un gardien l'amène dans une salle où il découvre, avec horreur, tous ses livres jetés par terre. Le commandant tient dans sa main deux exemplaires de la Bible, l'une en anglais et l'autre en dari, la langue principale du pays, très proche du persan iranien. Les Bibles sont strictement interdites. Et, faute ultime, il est accusé de s'être converti au christianisme. Il est passible de la peine de mort.

Pour le moment, le commandant le bat, lui crache dessus, lui arrache les cheveux pendant que les soldats supplient leur chef de leur laisser le privilège de le tuer avec leurs couteaux. « Dieu va nous récompenser puisque c'est un musulman qui s'est converti au christianisme », disent-ils.

---

3. Tout ce qui concerne l'histoire d'Abdullah est relaté dans un article du *Washington Post*. Kevin Sullivan, « A Body and Spirit Broken by the Taliban », *Washinton Post*, 5 janvier 2002, PA01.

Puis, ils le ramènent à sa cellule avec des questions écrites sur un bout de papier: Pour qui tu travailles? Qui te donne de l'argent? Fais la liste de tous ceux que tu as convertis!

Abdullah nie tout. Le gardien l'assied sur une table, lui verse de l'eau sur les pieds, puis lui attache un fil électrique autour des gros orteils. Pendant une heure, Abdullah se sent décoller de la table plusieurs fois avant d'y retomber comme une masse. On lui demande encore d'écrire quelque chose. Il sait bien que, s'il avoue, il sera exécuté au stade devant des milliers de personnes, y compris sa famille. C'est à cet endroit que les talibans ont l'habitude de procéder aux exécutions. Il imagine son corps, pendu devant une foule en délire, et sa famille qui aura trop peur pour le réclamer. Il croit qu'en continuant de nier, ils finiront par le croire.

Les chocs électriques reprennent jusqu'à ce qu'il perde connaissance.

Il passe les semaines suivantes seul dans sa cellule mouillée. La noirceur est complète. Des insectes de toutes sortes couvrent les murs, le sol, son propre corps. Deux fois par jour, ses repas se limitent à du thé et un bout de pain. Il compte les jours en faisant des marques au mur avec le sang de ses plaies. Lorsqu'on le laisse sortir pour qu'il puisse faire ses besoins, il doit ramper, car ses pieds, enflés et douloureux, ne peuvent le porter. Ses ongles d'orteils sont noirs. Un matin, les gardes viennent le chercher. Abdullah est incapable de se tenir debout. Les gardiens le traînent jusqu'à la camionnette qui le conduit, lui et ses livres, dans un bâtiment de l'*Intelligence Division No 3* – aujourd'hui une prison du ministère de la Sécurité. Un commandant le reçoit en insultant sa mère, ce qui, pour les Afghans, tout comme pour les Arabes, est l'affront suprême. Puis, il le pousse dans une cellule, à la cave, où Abdullah passera deux autres semaines, toujours seul. En l'abandonnant à son triste sort, le commandant ordonne aux gardiens: «Il mourra bientôt, priez pour lui.»

L'espoir d'Abdullah de ne plus être torturé s'éteint rapidement. On vient le chercher pour l'emmener dans ce qui pourrait ressembler à un musée de la torture: on y trouve des bâtons, des fouets, des fils électriques et un système pour garder un homme debout avec les pieds attachés au sol et les cheveux noués à l'aide d'une corde fixée au plafond. Tous ces objets deviennent assez rapidement familiers pour lui. Les traitements les plus traumatisants sont les chocs électriques, toujours plus forts. À la fin, il urine du sang.

Ses bourreaux l'attachent à une table de bois, face contre la table, et le battent comme une pièce de viande tout en psalmodiant : « Dieu nous bénisse, Dieu nous récompensera. »

Le tabassage se poursuit tous les deux ou trois jours pendant un mois, jusqu'à ce qu'Abdullah soit prêt à signer des aveux. Il écrit, et écrit, et écrit. Tout ce qu'ils voulaient entendre, tout pour que sa souffrance s'arrête : des noms d'amis qui vivent dans d'autres pays, des noms inventés, des histoires de prosélytisme imaginaires et de faux réseaux de propagande sur le Net.

Quelques jours plus tard, Abdullah est emmené dans le jardin. C'est la première fois qu'il voit la lumière du jour depuis des mois. Il est en présence de talibans haut placés au gouvernement.

« C'est une honte que tu te sois converti au christianisme », lui dit un vieil homme qui devait être un ministre quelconque.

« Je me suis confessé, mais je ne me suis jamais converti », lui répondit-il.

Un soldat enragé se jette sur lui, le prend par les cheveux et, avec le couteau sur sa nuque, demande au ministre la permission de lui trancher la gorge afin d'être récompensé par Dieu. Le ministre renvoie le soldat et dit à Abdullah que son cas est clos, qu'il a été condamné, que son dossier sera envoyé au mollah Omar et que ce dernier approuvera certainement la sentence recommandée : « Nous allons t'amener sur le toit du ministère des Communications », dit-il en faisant référence à un bâtiment de 18 étages, le plus haut de Kaboul. « Premièrement, nous allons te brûler, puis te jeter dans le vide, de façon à ce que tout le monde puisse voir ce qui arrive à ceux qui délaissent l'islam pour une autre religion. » Il ordonne ensuite au garde de faire sortir ce cochon.

Fokhraj, la mère d'Abdullah, n'a pas vu son fils depuis des mois. Elle est hors d'elle-même et désespérée lorsqu'elle reçoit le veston d'Abdullah, taché de sang. C'est en la voyant pleurer tous les jours qu'un taliban « sympathique » du voisinage a décidé de s'infiltrer dans la cellule d'Abdullah et de lui prendre sa veste pour l'apporter à sa mère, afin qu'elle sache qu'il est toujours en vie.

Fokhraj a déjà perdu un mari et un fils lorsqu'une roquette a détruit leur maison en 1993. Elle ne veut plus laisser le destin s'acharner sur sa famille, elle doit faire quelque chose !

À maintes reprises, elle rencontre différents chefs talibans qui nient détenir son fils. Un jour, elle croise un grand commandant qui lui propose de l'aider moyennant la somme de 5 000 $. Elle vend sa maison et tout le contenu, là où vivaient aussi Abdullah et sa famille. Ils déménagent tous chez des parents et elle remet la somme au commandant.

La priorité, pour ce dernier, est d'éviter que le dossier d'Abdullah soit envoyé au mollah Omar, car une fois celui-ci entre ses mains, la sentence de mort est irréversible. Il faut tout faire pour que ce soient les autorités civiles et non les militaires qui le jugent. En tirant plusieurs ficelles – qui demeurent un mystère pour Abdullah et sa mère jusqu'à aujourd'hui – le commandant réussit ce tour de force. Bien que la cour civile soit aussi composée de talibans, ils sont plus ouverts à la discussion et… aux pots-de-vin.

Finalement, Abdullah est amené à la cour civile. Alors qu'il croise le juge, ce dernier lui dit ces mots, qui lui donnent un peu d'espoir : « Ne t'inquiète pas, tu seras bientôt libre. »

Les procédures prendront un mois. Mais, au moins, durant ce temps, les tortures cessent. Ses gardiens vont jusqu'à sucrer son thé. Ils ne manquent d'ailleurs pas de lui dire qu'il devra passer leur donner une petite récompense lorsqu'il sera libéré. « Tu nous dois bien un pourboire pour ne pas t'avoir tué. »

Un délégué du CICR lui rend visite dans sa cellule. Abdullah a tellement vieilli, après ces quatre mois de torture, que le délégué ne le reconnaît pas ! Comme pour tous les prisonniers, on lui donne la possibilité d'envoyer un message à sa famille. Il écrit : *Tout va bien, ma santé est bonne, ne vous inquiétez pas pour moi, je serai bientôt à la maison.*

Abdullah aurait pu difficilement décrire ses tortures, car tous les *messages Croix-Rouge* qui sortent des prisons sont censurés par les autorités carcérales. Nos conversations avec les détenus se font par contre dans l'intimité la plus totale, ce qui demeure une condition essentielle à nos visites. Abdullah confie au délégué qu'il s'attend à être exécuté à tout moment et qu'il voudrait que son salaire soit versé à sa famille jusqu'à ce qu'il soit tué.

Un matin, plus de cinq mois après son arrestation, les gardiens viennent le chercher une dernière fois. Ils le traînent au 17e étage, dans le bureau du commandant, celui-là même qui avait insulté sa mère. Ce dernier lui redonne les quelques papiers qu'il avait en sa possession quand il a été arrêté et déchire sa carte d'identité de la Croix-Rouge, croyant qu'il s'agit d'une croix chrétienne. En terminant, il lui ordonne d'une façon qui ne tolère pas de refus : « Signe ça ! »

Il signerait n'importe quoi pour être libre, même ce document qui confirme qu'il a été bien traité, bien nourri et qu'il n'a pas été torturé. Il peine à tenir le crayon qu'on lui présente tellement il souffre. Il réussit quand même à griffonner quelques marques illisibles.

« Je ne sais pas par quel miracle tu es libre, lui dit le commandant, mais tu devrais être puni. Tu n'es pas mort des tortures, mais Dieu te tuera bientôt. »

Après ces belles paroles, les gardiens le traînent dehors, où l'officier, qui a organisé sa libération, l'attend. Il marche vers la liberté… ou plutôt il se traîne.

Lorsqu'il arrive à la maison, sa mère court vers lui, le serre dans ses bras et perd connaissance. Puis viennent sa femme et ses filles. Lorsqu'il veut prendre dans ses bras Mazama, la plus jeune, elle ne le reconnaît plus, elle pleure et crie tellement elle a peur de lui.

Il passe les six mois suivants entre les hôpitaux de Kaboul et de Peshawar. Selon le docteur Osman, le chirurgien orthopédique qui le traitera pendant des années, les bourreaux lui ont endommagé plusieurs vertèbres en le frappant au dos et au cou. Il en résulte d'importants problèmes neurologiques qui l'ont rendu incontinent. Il a aussi de grandes difficultés à s'exprimer et à contrôler les mouvements de ses pieds et de ses mains. Pendant des années, il devra porter un appareil orthopédique pour l'aider à se tenir debout.

Lorsque je retrouve Abdullah, près de deux ans après son horrible calvaire, il me parle avec fierté de sa rencontre avec le journaliste. Il a maintenant 28 ans et souffre encore des séquelles de son emprisonnement. Je m'efforce de lui trouver un travail plus adapté que celui de manœuvre à l'entrepôt de médicaments. Et je trouverai !

✦ ✦ ✦

Plusieurs années plus tard, je prends contact avec Kevin Sullivan du *Washington Post*, l'auteur de cet article sur Abdullah. Il me raconte que ses lecteurs ont été si touchés par son histoire qu'ils lui ont envoyé de l'argent pour l'aider à refaire sa vie. Il m'affirme aussi que son histoire a été corroborée par ses amis, par des travailleurs humanitaires, par son médecin ainsi que par les archives retrouvées dans les prisons des talibans. De plus, le nouveau directeur adjoint du ministère de la Sécurité a confirmé à M. Sullivan avoir retrouvé, sur les listes laissées par les talibans, le nom de Sayed Abdullah, 26 ans, emmené à la Division no 3 en mars 2000 pour s'être converti au christianisme.

✛ ✛ ✛

Le 13 septembre 2001, tous les expatriés ont été évacués à la demande des talibans. Ils ne pouvaient plus assurer leur sécurité à cause des bombardements de l'Alliance du Nord et des Américains. « Depuis la chute de Kaboul, le 13 novembre, la situation a radicalement changé. Dès le 14 novembre, le CICR a pu amorcer le retour de son personnel expatrié dans la capitale afghane[4] ».

Comment nos collègues afghans, laissés seuls sur place, ont-ils pu réussir à faire fonctionner la délégation durant ces deux mois d'absence des expatriés ? Il semble que l'équipe médicale et celle des secours aient travaillé tous les jours malgré les dangers : ils se sont nommé un chef et ils ont poursuivi l'assistance médicale dans les différents hôpitaux de Kaboul, qui recevaient toujours des blessés. Ils ont caché les véhicules et les ordinateurs, non essentiels à la poursuite de leur travail, chez les uns et les autres, pour éviter qu'ils soient volés. Sayed, cet admirable Sayed, avec qui je travaille depuis ma première mission ici, en 1989, apportait chez lui la disquette contenant toutes les informations sur les mouvements des stocks médicaux de la journée. Il risquait la prison s'il se faisait prendre, car les talibans associaient disquette à musique.

« En octobre, quatre entrepôts du CICR à Kaboul ont été gravement touchés par des bombardements aériens américains. Dans le même temps, les talibans ont pillé des stocks de secours humanitaires à Kaboul

---

4. Jean-François Berger et Atoussa Parsey, « Dossier, L'Asie centrale en crise », *Magazine du Mouvement international de la Croix-Rouge et du Croissant-Rouge*. Source : http://www.redcross.int/FR/mag/magazine2001_4/focus.html

et à Mazar-i-Sharif[5] ». À la suite du bombardement des entrepôts de Kaboul, les populations environnantes se sont précipitées pour récupérer ce qui n'avait pas été brûlé. Il se trouve qu'il ne s'agissait pas de blé comestible mais de céréales traitées chimiquement en vue des semences. Il fallait trouver d'urgence un moyen de prévenir la population du quartier ! Nos équipes y sont parvenues en diffusant l'information du haut des minarets des mosquées et en circulant dans les rues avec un porte-voix. Je suis vraiment très fière d'eux.

Les expatriés du CICR, retranchés à Peshawar, pouvaient suivre la situation humanitaire grâce à notre équipe afghane de Kaboul. Cette dernière se rendait tous les jours au ministère des Affaires intérieures où, sous haute surveillance des talibans, elle pouvait utiliser leur radio.

Je repense au moment où les médias déclaraient que les Afghans restaient sans secours à la suite du départ du CICR, la seule organisation internationale autorisée à travailler au cours du régime taliban. C'était sans compter sur la débrouillardise des Afghans et sur l'organisation du CICR : dans la mesure du possible, nous travaillons de façon à ce que les employés locaux puissent tenir le fort le plus longtemps possible, dans l'éventualité où nous devions nous retirer précipitamment du pays. C'était la première fois que nous quittions l'Afghanistan depuis notre arrivée en 1987 et Dieu sait que, depuis ce temps, il en est tombé des bombes sur la ville.

---

5. *Ibid.*

4 – LE LION DE KABOUL

15 DÉCEMBRE

À la résidence que nous partageons, François, Justin et moi formons un trio d'enfer. François, qui nous fait rire dès qu'il parle anglais, est le Pierre Richard de la maisonnée. Il est celui à qui tous les malheurs arrivent. Gaffeur, distrait, il n'a aucun sens pratique et il est très maladroit. Il utilise une petite cuillère pour se servir des spaghettis dans le plat de service, verse son café à côté de sa tasse et sa place, à la table, est imbibée du miel du déjeuner, de la sauce tomate du dîner ou du fromage du souper ! Son côté génial est qu'il est un as de l'autodérision. Non seulement ses gaffes nous amusent, mais il nous fait rire aux éclats lorsqu'il nous raconte avec humour celles qui l'ont mis dans l'embarras depuis qu'il est né. Nous l'adorons.

Justin est un Suisse musulman chiite que toute l'équipe appelle « Mollah Justin ». Il y a quelques années, il a adopté cette branche de l'islam comme il a adopté l'Iran, où il s'est converti tout en étudiant le persan. Il n'a tellement plus rien d'occidental en lui qu'il parle des Européens à la troisième personne ! Il s'habille et mange à l'afghane, il observe scrupuleusement le ramadan et il prie cinq fois par jour. François et moi prenons un malin plaisir à le scandaliser avec des histoires grivoises – il finit toujours par en rire aussi – et nous l'ignorons lorsqu'il se scandalise de nos tenues sportives lors de nos séances de gymnastique. On peut se permettre de le provoquer... Après tout, il est Suisse.

Nous sommes vendredi, jour de congé. Justin m'accompagne au vieux bazar, où je ressens la même excitation, la même curiosité qu'au départ des Soviétiques en 1989, quand Hernan m'y avait emmenée. Je retrouve le marché aux oiseaux que les talibans avaient interdit au même titre que la musique. Les forgerons fabriquent les mêmes coffres et les mêmes braseros dans leur forge traditionnelle. Les aiguiseurs de couteaux sont toujours là, à faire tourner leur meule à l'aide de leurs vélos. Le marché aux épices est aussi coloré et odorant. C'est comme si le temps s'était arrêté il y a un siècle ! Cependant, les femmes sont plus discrètes. On les trouve surtout du côté des friperies ou chez les marchands de tissus. Au travers de la vitrine d'une bijouterie, j'en observe quelques-unes, accompagnées de leur mari. Elles choisissent des boucles d'oreilles qu'elles n'osent pas essayer devant le marchand, puisqu'il leur faudrait basculer leur burqa et exposer leur visage. Je me rappelle qu'à l'époque postsoviétique, elles se couvraient à peine d'un foulard et plusieurs étaient habillées à l'occidentale.

C'est quand même un bonheur de déambuler au milieu de la foule qui s'agglutine autour de nous dès que nous nous arrêtons pour photographier les étals d'épices ou les marchands d'oiseaux. Les gens ont l'air tellement heureux de nous parler! Ils nous apprennent que nous sommes les premiers étrangers à visiter le bazar depuis des années. C'est un signe que la paix est revenue! Justin répond à leurs questions en dari. Pour s'adresser à moi, ils devraient d'abord lui demander la permission: pour eux, si je suis avec lui, c'est qu'il est mon mari ou mon frère. Ils répondent tout de même à mon sourire et à mes « *chiturasti* » (comment ça va?).

Sur le chemin du retour, nous buvons un thé à la terrasse du deuxième étage d'un restaurant dont la façade donne sur la rivière Kaboul. De cette hauteur, nous observons discrètement les passants qui marchandent des tapis dans le lit de la rivière, qui n'est plus qu'un mince filet d'eau stagnante et malodorante. C'est ce qu'ils appellent le « marché Titanic »…

Le lendemain, François se joint à nous pour aller au zoo. Je me réjouis de revoir Marjan, le fameux lion de Kaboul, qui a failli mourir, victime d'une grenade en 1995. Aujourd'hui, bien qu'il soit toujours borgne et qu'il ait la moitié de la gueule arrachée, Marjan a bien meilleure mine et son fidèle gardien est toujours à ses côtés. L'ours noir, au museau arraché par un éclat d'obus, tourne en rond dans sa cage comme il le faisait en 1995. Ça fait plaisir de voir les familles enfin libres de se promener, de s'amuser à faire des grimaces aux singes, d'admirer les deux loups au poil hirsute et d'écouter chanter la douzaine d'oiseaux pensionnaires du jardin.

Une équipe de la Société Mondiale pour la Protection des Animaux a répondu à l'appel du gouvernement par un don de 400 000 $ pour sauver le zoo, nourrir les bêtes et améliorer les conditions de vie du lion. L'équipe est allée jusqu'à installer le chauffage et l'éclairage dans la « chambre » de Marjan; en contrepartie, les Afghans ont construit une rampe d'accès pour l'aider à s'y rendre. L'équipe a rendu hommage aux 11 membres du personnel qui sont restés pour travailler au zoo, sans salaire, durant toutes ces années de guerre. Ils ont nourri les animaux alors qu'eux-mêmes avaient à peine de quoi manger. « Ce lion représente la misère du peuple afghan et reste un grand symbole pour la population », disent-ils.

François, qui a vécu sous le régime taliban, me raconte que ces derniers ont demandé au CICR de réquisitionner, auprès de notre délégation de Nairobi, une lionne pour tenir compagnie à Marjan. Hélas, il n'est pas dans notre mandat d'offrir des compagnes aux félins, fussent-ils de grands symboles… Le lion de Kaboul va demeurer vieux garçon jusqu'à la fin de ses jours.

En rentrant du zoo, nous sommes interpellés par une jeune fille d'une douzaine d'années, qui insiste pour nous offrir le thé chez elle. Mes compagnons refusent poliment l'invitation. Ils ont gardé leurs réflexes de la période talibane, où il était strictement interdit aux étrangers d'entrer chez les Afghans. La fillette, qui se prénomme Soraya, s'obstine et nous assure que l'invitation vient de sa mère. Ils hésitent. C'est moi qui tranche : « Allez, les gars, on y va ! Nous te suivons, Soraya. »

Leur maison en terre battue est située à flanc de montagne. Je suis si contente de pouvoir enfin visiter l'intérieur de l'une de ces habitations que je suis la première rendue en haut de la colline ! Comme dans la plupart des maisons afghanes, l'ameublement intérieur se limite à des coussins éparpillés sur un kilim[6]. La mère et ses quatre jeunes filles se donnent beaucoup de peine pour nous offrir ce qu'elles ont de meilleur. On nous sert d'abord une boisson jaune très sucrée que nous nous efforçons d'avaler. Puis viennent les bonbons et les biscuits avec le traditionnel thé vert, aussi très sucré. Le sucre est un luxe pour elles et ce geste montre combien l'hospitalité est sacrée chez les Afghans. Dommage que nous n'appréciions pas le sucre autant qu'eux.

L'ambiance chaleureuse est des plus animées, à la limite cacophonique. Elles parlent toutes en même temps, trop heureuses de raconter leur vie sous les talibans et d'exercer leur anglais. Je remarque que mes collègues ont de la peine à détacher leurs regards de l'aînée, qui a des yeux à faire rêver.

Je demande à Soraya quel est son plus cher désir. Sa réponse me laisse sans voix : « Je vais rattraper les années mortes. » Elle a 12 ans, les années mortes sont celles de son enfance ! Quelle sera son adolescence sous ce nouveau régime ?

---

6. Tapis oriental tissé.

Je sens bien que les séquelles laissées par les talibans sont toujours très présentes à Kaboul. Les gens sont beaucoup plus conservateurs qu'ils ne l'étaient en 1995, lors de ma mission précédente. Moi-même, maintenant, je ne m'imagine pas sortir sans foulard. J'ai l'impression que leur style de vie ne redeviendra plus ce qu'il était, car ils ont été trop conditionnés par la répression. Peut-être est-ce leur nouvelle identité ? La mère m'avoue avoir trop peur de sortir sans être cachée sous son chadri, car les commandants moudjahidines, qui les violaient avant l'arrivée des talibans, sont de retour à Kaboul.

Le temps passe et il fera bientôt nuit. Il faut rentrer. Nous sommes en infraction, car notre règlement veut que nous soyons à la maison 30 minutes avant le coucher du soleil. Nos hôtes ne veulent plus nous laisser partir. Elles ne comprennent pas pourquoi nous sommes si pressés. Dommage ! Nous serions bien restés des heures à bavarder avec elles. Je voudrais tout connaître des Afghans, de leur culture, de leur vie sous les talibans, de leurs misères, de leurs espoirs, de leurs rêves... car je sais qu'ils en ont encore.

Nous marchons d'un pas rapide pour atteindre les limites du quartier auquel nous sommes confinés. De là seulement, nous pourrons appeler un chauffeur, car personne ne doit être au courant de notre escapade de la journée.

Avant d'aller plus loin, François, qui a bu beaucoup de thé, doit se soulager. Il tente de le faire à l'afghane, accroupi le long d'un mur, mais son jeans est trop serré pour cette gymnastique. Les Afghans portent un *shalwar* (pantalon très large) qui leur permet de s'accroupir sans problème. François n'ose pas uriner debout de peur de scandaliser les passants. En cherchant un coin à l'abri des regards, nous ne trouvons rien de mieux qu'un entrepôt rempli d'armes, au fond d'une ruelle sombre. Naturellement, parce que nous sommes avec notre « Pierre Richard », un soldat nous a repérés. Il nous demande nos papiers. Perplexe, il examine nos cartes d'identité de la Croix-Rouge... à l'envers.

Heureusement, mollah Justin est avec nous ! Il lui explique qui nous sommes et pourquoi François avait besoin de pisser... debout. Le soldat hésite. Il a l'air de se demander sur quelle sorte de zigotos il est tombé... Ouf ! Il nous laisse finalement partir et on peut appeler un chauffeur.

5 – AUX PORTES DU PANSHIR

24 DÉCEMBRE

Comme en 1995, je suis responsable de l'approvisionnement et des distributions de médicaments et de matériel médical. La priorité de mon équipe est de rétablir le programme d'assistance aux structures de soins. Il faut d'abord reconstituer notre stock d'urgence, évaluer les besoins des hôpitaux et inventorier ce qui reste dans nos entrepôts. Le CICR soutient six hôpitaux, dont deux à Kaboul. En plus des fournitures médicales, notre assistance comporte l'entretien général des bâtiments ainsi que l'approvisionnement en diesel, en bois de chauffage et en produits de nettoyage. Nous versons également au personnel hospitalier un supplément au maigre salaire que lui donne, irrégulièrement, le ministère de la Santé.

Malgré tout le travail qui nous attend, nous ne pouvons laisser passer Noël sans célébrer ! Chacun de nous met la main à la pâte. Nous sommes 60 expatriés pour préparer un réveillon où tous les travailleurs humanitaires de Kaboul sont invités. Il faut tout d'abord déterrer les bouteilles d'alcool que nos équipes ont cachées avant d'être évacuées, le 13 septembre. Notre système d'approvisionnement n'est pas encore organisé et il est presque impossible de trouver de l'alcool dans le pays. En fait, il est plus facile et moins coûteux d'acheter du haschich ou de l'opium que des canettes de bière à 9 $ chacune, alors que les ampoules de morphine au bazar ne valent que quelques sous !

Je lis dans *Le Monde* que de petits futés ont fait échouer un programme des Nations Unies contre la culture du pavot. Les paysans qui acceptaient d'abandonner leur gagne-pain étaient dédommagés ; alors, plusieurs de ceux qui n'en cultivaient pas se sont mis à le faire pour ensuite profiter de la prime. Et ceux qui avaient déjà reçu leur récompense récidivaient pour en bénéficier de nouveau !

1er JANVIER

Comme les Afghans fêtent la nouvelle année le 21 mars, les deux gestionnaires du stock médical et moi occupons le Premier de l'An à préparer notre première sortie sur le terrain.

Dès le lendemain, nous partons tous les trois à Bazar-e Gulbahar, porte d'entrée de la vallée du Panshir. Nous parcourons des kilomètres de hameaux et de bourgades rasées, et des hectares de vignes déracinées ou calcinées. Sayed et Harmatullah sont choqués par l'état de destruction des villages tout le long de la plaine de Shamalie. Sayed a des sanglots dans la voix quand il me décrit la beauté du paysage lorsqu'il était sur les lieux, 20 ans plus tôt. « C'était une plaine florissante, irriguée par un système ancestral ingénieux. Je ne peux pas croire qu'ils ont tout détruit. Nous étions le plus grand exportateur de raisins secs du monde ! »

Il est vrai que le raisin afghan est parmi les meilleurs que j'ai goûtés.

Sur plusieurs kilomètres le long de la route, des pierres blanches et rouges sont alignées afin d'identifier le terrain miné. En y pensant bien, depuis l'invasion des Soviétiques en 1979 jusqu'au départ des talibans, il n'a poussé que des mines antipersonnel dans les champs des paysans. Elles ont carrément remplacé le raisin ! En collaboration avec *HALO Trust*, la plus ancienne organisation humanitaire de déminage, le CICR a installé partout des panneaux afin de sensibiliser la population aux accidents de mines. *HALO Trust* a formé des centaines de démineurs afghans. Nous les observons, armés de leurs détecteurs à métaux, avançant au ralenti, à petits pas sur une parcelle de terre qu'ils ne quittent pas des yeux. Le démineur sait qu'un pas au mauvais endroit peut lui être fatal. À chaque sonnerie de l'appareil, il creuse avec une petite pioche, dégage la terre au couteau, puis au pinceau, tout doucement, avec beaucoup de concentration. Ensuite, il prévient le responsable par talkie-walkie. La mine est alors entourée d'explosifs pour la faire sauter : il faut plus de deux heures pour mener toute l'opération ! Un démineur expérimenté a besoin d'une journée entière pour sécuriser 20 à 50 mètres carrés de terrain.

Selon les spécialistes, l'Afghanistan est probablement le pays le plus miné au monde, avec près de dix millions de mines, sans oublier les milliers d'obus de mortiers non explosés. Combien de temps leur faudra-t-il pour se débarrasser de cette calamité ? Plus de 50 types de mines jonchent le sol du pays. Certaines sont destinées à blesser, d'autres, à tuer. Des pierres peintes en rouge délimitent les champs de mines ; elles sont remplacées par des blanches une fois le terrain déminé. Quand on soupçonne la présence de mines, les pierres sont blanches et rouges.

Il y a quelques jours, malgré la diffusion de tous les messages préventifs, un enfant d'une dizaine d'années est mort après s'être aventuré à vélo dans un champ, tout près d'ici. Il était 16 heures lorsque Arnaud, un collègue du bureau de Bazar-e Gulbahar, est passé sur les lieux de l'accident. Ils ont eu beaucoup de peine à empêcher les parents de courir au milieu du champ pour secourir leur garçon. Le risque qu'ils marchent à leur tour sur l'un de ces engins de mort était trop grand. Les lâches qui ont posé cette mine savaient que quelqu'un viendrait secourir la victime ; alors, pourquoi se limiter à en poser une seule ? Les démineurs ne sont arrivés sur les lieux qu'après le coucher du soleil, trop tard pour s'y aventurer. De toute façon, l'enfant était probablement déjà mort, au bout de son sang.

Ce soir-là, je me suis demandé comment j'aurais réagi en sachant que mon enfant était en train de mourir sans que je puisse intervenir. Est-ce que j'aurais pu le laisser là, seul, blessé, dans une nuit glaciale ? Comment font les Afghans pour ne pas devenir fous ? Pourquoi les hommes utilisent-ils des armes aussi diaboliques ? Pourquoi blesser ou tuer les civils qui n'ont rien à voir avec la guerre ? Des questions qui me reviennent à chaque conflit… toujours sans réponses.

À peine arrivés au bureau de Bazar-e Gulbahar, nous saluons notre équipe et filons vers Roka, dans la vallée du Panshir. Malgré le froid, j'ai un immense plaisir à me retrouver dans cette vallée d'une si grande beauté ! Les squelettes de chars d'assaut russes sont toujours là pour nous rappeler les combats menés entre Massoud et les envahisseurs soviétiques, de 1979 à 1989. Lorsque j'ai traversé la vallée en « touriste » avec Bernard en 1995, il n'y avait pas tous ces camps de déplacés le long de la route. Ceux-ci ont fui la plaine de Shamalie, où les talibans se battaient contre l'Alliance du Nord du commandant Massoud.

Depuis qu'ils ont quitté Shamalie, les déplacés sont entassés sous des tentes fabriquées avec les bâches bleues du HCR et posées sur des planchers de pierres empilées. Comment peuvent-ils dormir par ce froid ? Que font-ils toute la journée, enclavés dans cette vallée étroite et isolée ? Leur seul passe-temps semble être d'attendre la distribution mensuelle de leur ration alimentaire et de répondre aux questions des journalistes qui veulent bien s'intéresser à eux.

Le monde entier a l'air de croire que les Afghans ne font que commencer à souffrir. Je venais à peine d'arriver au pays qu'une journaliste téléphonait de Londres pour s'informer s'il y avait, en Afghanistan, un hôpital où l'on dialyse les patients souffrant d'insuffisance rénale. J'ai eu beaucoup de peine à lui faire comprendre que le pays était bien loin d'être en état de dialyser des malades : « Madame, on trouve à peine quelques appareils à radiographie archaïques et, peut-être, en cherchant bien, de quoi faire des échographies.

— En était-il de même avant le 11 septembre ?

— Madame, le pays était déjà en guerre depuis 22 ans. Sans eau courante ni électricité, il est impossible de sauver des patients qui doivent être dialysés tous les deux jours. Ce sont des appareils très sophistiqués, qui demandent des compétences que l'on ne trouve pas ici. Il y a des tonnes de besoins plus fondamentaux à combler qui coûtent moins cher. Depuis le 11 septembre, l'Afghanistan n'a pas changé, si ce n'est que les talibans sont partis et que les travailleurs humanitaires et les journalistes sont arrivés.

— S'il vous plaît, prenez mes coordonnées et rappelez-moi si vous trouvez un appareil à dialyse qui aurait besoin d'être remplacé.

— C'est promis ! Et merci de vous intéresser à l'Afghanistan. »

Qui sait, il y a peut-être un hôpital à Londres qui a besoin de renouveler son matériel ? Ou peut-être qu'on veut savoir si Oussama Ben Laden, que l'on dit souffrant de graves problèmes rénaux, a accès à la dialyse ? Ce qui voudrait dire qu'il pourrait encore se trouver en Afghanistan.

✛ ✛ ✛

J'aime bien mon travail de logisticienne, mais je déteste les inventaires. J'aide quand même Sayed et Harmatullah à faire celui de Roka. Je grelotte malgré mes gants, mon bonnet et mes bottes pendant qu'eux sont pieds nus dans leurs sandales de plastique.

Le lendemain matin, avant de quitter Bazar-e Gulbahar, nous passons au bazar acheter de la viande pour mes deux compagnons, car elle est beaucoup moins chère ici. Des dizaines de carcasses de moutons sont suspendues à des arbres, sur la rue principale. Après quelques palabres sur le prix, le boucher dépose un mouton sur un tronc d'arbre qui semble servir de planche à découper depuis la nuit des temps ; il se sert de son coude pour retenir la bête pendant qu'il la coupe en deux.

Son chandail de laine qui s'imbibe de sang et de graisse de mouton ne le préoccupe pas le moins du monde !

5 JANVIER

Les hôpitaux qui n'ont pu bénéficier de notre assistance au cours des derniers mois de combat n'ont plus de médicaments. C'est aujourd'hui qu'arrive de Peshawar tout le matériel que nous avons commandé pour eux, il y a quelques semaines. Quatre grands hôpitaux de Kaboul auront de quoi soigner 1 000 patients pendant trois mois.

Mon équipe et moi nous partageons la supervision du déchargement des 12 camions dans les quatre hôpitaux. Je choisis l'Hôpital Malalaï, spécialisé en gynécologie. Je constate que le régime d'apartheid des talibans y a laissé beaucoup de traces : les hommes ne sont toujours pas autorisés à pénétrer dans la cour de l'hôpital. Lorsqu'une femme reçoit une ordonnance, elle se présente devant le mur de l'enceinte où l'on a percé une petite fenêtre cachée derrière un rideau noirci de crasse. Elle n'a qu'à crier le nom de son mari, qui attend de l'autre côté, pour qu'il récupère l'ordonnance et aille lui acheter le médicament. À son retour, c'est à lui de crier pour attirer l'attention de sa femme. Nous sommes loin de nos pratiques occidentales, où les hommes accompagnent leurs femmes tout au long de leur grossesse jusqu'à la fin de l'accouchement !

J'espère qu'avec cette dotation, les patientes auront moins de médicaments à acheter localement, car non seulement elles manquent d'argent, mais la qualité des produits est souvent douteuse.

Je sympathise avec une gynécologue, qui me raconte que, sous le régime taliban, le personnel infirmier féminin ne pouvait porter d'uniformes neufs pour ne pas attirer le regard des hommes.

J'aime visiter le secteur des femmes lorsque je vais dans les hôpitaux : je perçois, dans leurs regards dévoilés, une complicité, mais surtout un soupçon de bonheur d'avoir gagné un peu de liberté depuis le départ des talibans. Elles en ont pourtant si peu !

25 JANVIER

C'est aujourd'hui le premier départ d'un Boeing d'*Ariana Afghan Airlines* depuis le 11 septembre. Les médias sont présents à l'aéroport, de même que le ministre du Tourisme. Pendant que j'attends le vol du CICR, j'observe un journaliste de la BBC qui filme un homme qui, perché sur un escabeau bringuebalant, équipé d'un seau d'eau et d'un torchon sale, essaie de laver le pare-brise du Boeing. Plus loin, un porteur d'origine hazara, comme le sont tous les porteurs, pousse à force de bras un immense chariot rempli de valises.

Je pars évaluer l'état des hôpitaux du nord du pays avec Daniel, notre coordonnateur médical. L'avion du CICR nous dépose à Mazar-i-Sharif, où nous travaillons durant quelques jours avec notre équipe d'infirmières. Ma tâche est de régler les problèmes logistiques vécus par le personnel afghan en charge des dépôts de matériel.

Nous prenons ensuite la route en direction de Taloqan et de Kunduz. Comme partout dans ce pays, le paysage est aride, mais tellement beau! Nous passons la nuit à Pul-i-Khumri, à essayer de dormir sur le sol de la salle de réunion, au siège du Croissant-Rouge afghan. Trois délégués de la Croix-Rouge japonaise nous y rejoignent au milieu de la nuit. Ils arrivent de Kaboul par la route qui traverse le tunnel du Salang. Mon rêve!

Les Russes ont terminé la construction de ce tunnel en 1964 pour relier Kaboul au nord du pays, ce qui permettait d'éviter un long détour par Hérat. Auparavant, il fallait 72 heures de route; maintenant, quand il ne neige pas, il en faut à peine 10. Le tunnel, d'une longueur de 2 700 mètres, s'élève à 3 360 mètres d'altitude, ce qui en fait le troisième plus haut tunnel routier au monde. Il fut une cible fréquente tout au long de l'occupation russe jusqu'au règne des talibans. Pendant cette période, il n'était praticable qu'à pied et dans l'obscurité. Il a fallu d'importantes rénovations pour qu'il soit ouvert aux voitures et aux camions. Le jour de sa réouverture, le 19 janvier dernier, certains ont dit que l'Afghanistan se réunifiait, qu'il serait moins dépendant du Pakistan parce que mieux relié à l'Asie centrale.

Cette nuit-là, en voyant l'état des Japonais, mon rêve de rentrer à Kaboul par le tunnel s'est évanoui. Ils y sont restés coincés toute la journée à cause de la neige qui en bloquait la sortie. Ce doit être tellement angoissant de se retrouver prisonnier là-dessous sans système d'aération!

Deux de ces trois Japonais ont fait leurs débuts au CICR en même temps que moi, en 1980, dans les camps de réfugiés cambodgiens. Quelle joie de les revoir! Ils nous accompagnent à Taloqan et à Kunduz en vue d'aider les deux hôpitaux gouvernementaux à se refaire une santé…

Tout comme dans le reste du pays, la condition féminine dans les hôpitaux est préoccupante. L'avantage, à Taloqan, est que le secteur des femmes est complètement détaché du reste de l'hôpital, ce qui leur permet de se promener librement dans le jardin, leur seul privilège. Elles ont moins de lits à leur disposition que les hommes et c'est seulement lorsque les réserves en matériel excèdent les besoins des hommes qu'elles peuvent en bénéficier! Ingrid, l'infirmière du CICR basée dans cette région, essaie tant bien que mal d'équilibrer la répartition des stocks entre les hommes et les femmes, mais elle n'est pas vraiment bien reçue.

Ingrid me raconte quelques souvenirs de son travail à l'hôpital de Kandahar, au cours du régime taliban, en 1995. Tous les jours, des employés médicaux étaient absents parce qu'ils purgeaient des peines de prison de 48 à 72 heures pour une barbe trop courte ou des cheveux trop longs. Le directeur de la Santé a souvent demandé à Marianne, une infirmière australienne très expressive, de rire moins fort et d'enlever son rouge à lèvres orange. Elle a toujours résisté. Pour eux, la femme doit se faire la plus discrète possible, ne jamais attirer l'attention, parler à voix basse, ne pas porter de bijoux qui pourraient faire du bruit... Les hommes reluquent leurs souliers et, avec un peu de chance, le début d'une cheville pour déterminer leur classe, leur donner un âge, un style et... y voir un peu d'érotisme.

L'hôpital de Kunduz est dans un état aussi lamentable que celui de Taloqan. Les égouts sont à ciel ouvert, tout comme l'espace qui sert de toilette, dans un coin du jardin. Il n'y a pas d'eau courante et l'électricité, produite par un vieux générateur, ne fonctionne que trois heures par jour avec le carburant donné par le CICR. Malgré tout, le personnel arrive à garder une apparence de propreté. Mais ce n'est qu'une illusion, car la vieille vadrouille qui sert à laver les planchers est rincée dans l'eau du canal, où s'écoulent les égouts!

Tout est archaïque: une table d'opération digne d'un musée, un appareil radiologique déglingué et un autoclave russe vieux de 30 ans. Au laboratoire, on utilise la même lancette pour piquer le bout du doigt de cinq patients. Le sida est très peu répandu dans le pays, mais il n'en est pas de même pour l'hépatite B, aussi transmise par le sang.

Lors de notre entretien avec le directeur de l'hôpital, il nous laisse entendre que sa priorité est d'obtenir une ambulance. La nôtre nous paraît plus urgente: la restauration de son hôpital et l'amélioration de l'hygiène. J'attire son attention sur les dangers d'éclosion du choléra si rien n'est fait avant l'arrivée de la saison chaude. Je sens alors s'évanouir ses rêves de rouler fièrement au volant de son ambulance…

Presque tous les directeurs d'hôpitaux que j'ai rencontrés dans le cadre de mon travail m'ont demandé si le CICR voulait bien leur donner une ambulance. En général, elles servent au transport du personnel et, après un an ou deux, faute d'entretien, elles vont rejoindre les trois ou quatre autres qui croupissent au fond de la cour de l'hôpital.

Daniel et moi espérons que nos amis de la Croix-Rouge japonaise soient convaincus de la nécessité de réhabiliter ces deux hôpitaux. Si leur décision est proportionnelle au nombre de photos qu'ils prennent, ça devrait être le cas !

31 JANVIER

Nous vivons une période où le monde entier veut aider les Afghans. De nombreuses Sociétés nationales de la Croix-Rouge et du Croissant-Rouge sont dans la course aux projets. Les premières arrivées ont les meilleurs choix. Pour des raisons de sécurité, elles doivent passer par l'intermédiaire du CICR qui, selon l'Accord de Séville[7], est l'organisation qui a autorité sur toutes les Sociétés nationales dans les pays en situation de conflit, ou postconflictuelle.

Lena, la déléguée coopération responsable de ce volet, ne sait plus où donner de la tête tellement ces sociétés sont nombreuses à tout vouloir, et tout de suite ! Elles proviennent de pays aussi divers que le Danemark, la Finlande, la France, le Canada, l'Espagne, l'Italie, la Belgique, la Suisse, le Koweït, l'Arabie saoudite, la Turquie, l'Iran et les États-Unis. Pauvres Américains ! Il n'y a qu'à Kaboul qu'ils seront relativement en sécurité, mais ils insistent pour aller au nord, vers la frontière de l'Ouzbékistan, pays avec lequel ils collaborent étroitement depuis 1996.

Les Saoudiens donnent aussi des maux de tête à Lena. Ils savent qu'ils ne sont pas les bienvenus chez les Afghans, mais ils insistent quand même pour travailler seuls. Ils refusent de distribuer leurs tonnes de vivres en même temps que nos propres distributions, qui, elles, sont préparées avec des listes de bénéficiaires ciblés. Ils persistent à faire cavaliers seuls avec, pour résultat, l'éclatement d'une émeute : la population

---

7. L'Accord de Séville de 1997 définit le cadre d'une coopération et d'un partenariat efficaces entre les membres du Mouvement international de la Croix-Rouge et du Croissant-Rouge.

s'empare du contenu des camions et des volontaires du Croissant-Rouge saoudien sont blessés par les balles des Panshiris. Ils repartent dès le lendemain à Peshawar, escortés par un convoi du CICR. Ils ne reviendront sans doute pas de sitôt!

Les deux délégués du Croissant-Rouge koweïtien sont plus coopératifs. Ils ont quand même la peur au ventre juste à l'idée de passer la nuit à Kaboul, même sous notre protection. François les invite à manger avec nous à la maison. Après le téléjournal diffusé sur Al-Jazeera, il les emmène dans la résidence voisine pour la nuit. Malgré la présence de deux gardiens de sécurité, ils vérifient toutes les serrures des portes extérieures et intérieures de la maison.

✦ ✦ ✦

L'histoire du lion de Kaboul continue de faire la manchette. Maintenant que la BBC en a diffusé des images-chocs, le monde entier pleure sur son sort. Des équipes de vétérinaires européens sont venues l'examiner et lui faire un bilan de santé, à lui et à l'ours au museau arraché. Ils ont promis encore de l'argent et un matelas chauffant pour le confort de Marjan. Est-ce que la génératrice sera fournie aussi? Car on ne peut compter sur l'électricité de la ville pour chauffer le matelas!

Les incongruités de l'aide humanitaire me laissent parfois perplexe. L'infirmière qui a vacciné un ami journaliste lui a recommandé de garder à l'esprit le bien-être des animaux du zoo de Kaboul…

✦ ✦ ✦

D'origine suisse, Robert est notre nouveau locataire. Il est interprète ourdou pour les prisonniers pakistanais visités par notre «équipe détention». Autant Justin ressemble à un mollah, autant lui ressemble à un rabbin. Les deux sont comme larrons en foire. Ils passent des heures à discuter, assis en lotus sur le lit de Justin. Tant mieux si ce dernier s'est trouvé un interlocuteur, car je ne suis pas une très bonne oreille pour les longues discussions philosophico-religieuses.

Nous formons une maisonnée tout à fait hétéroclite. J'adore l'ambiance. Avec moi, ils sont des amours!

Nous assistons, tous les quatre, au premier bouzkachi du stade de Kaboul depuis 1996. Ce sport a été introduit en Asie centrale par Gengis

Khan. Tout comme les traditionnels combats de coqs, les bouzkachis étaient interdits sous le régime taliban, car ils impliquent des paris.

Le bouzkachi a davantage l'allure d'un affrontement de guerriers que d'un sport. Les nez, les bras ou les jambes cassés font partie du spectacle. Une douzaine de cavaliers tentent de s'emparer de la carcasse d'un gros bouc. C'est en quelque sorte une version afghane du polo, sans maillet, et où le bouc remplace la balle. Tué la veille, ce dernier a été plongé dans l'eau froide pour le raffermir. Au début du jeu, on le place au centre d'un cercle à une extrémité du terrain, les joueurs se trouvant à l'autre extrémité. Au signal de départ, les concurrents se précipitent au grand galop pour attraper la carcasse, faire le tour du terrain et la ramener dans le cercle. C'est chacun pour soi et tous les moyens sont bons pour la voler à celui qui la détient.

Nous sommes les seuls étrangers – et moi la seule femme – parmi des milliers de spectateurs. À notre arrivée, l'attraction passe des chevaux à nous quatre. Je ne suis pas intimidée, car les Afghans sont tolérants avec les femmes occidentales.

Je suis contente de les voir se distraire après toutes ces années de restrictions. Justin me raconte que, vers la fin du régime taliban, ces derniers autorisaient les matchs de foot au stade, mais juste avant, ils procédaient à des exécutions publiques ou à des lapidations.

« Nous prenions soin d'arriver en retard pour ne pas avoir à assister aux exécutions. Malgré cela, l'atmosphère des matchs qui suivaient était bon enfant. Les joueurs avaient l'air pataud dans leur *shalwar* et avec leurs longues barbes. Les matchs étaient toujours interrompus par la prière obligatoire, autant pour les joueurs que pour les spectateurs. »

15 FÉVRIER

Le tunnel du Salang est de nouveau obstrué par des avalanches. Cette fois-ci, les deux extrémités sont bloquées. Des centaines de personnes y sont prisonnières depuis cinq jours et il y aurait au moins huit morts. Je ferais mieux de laisser tomber mon rêve de traverser le tunnel, du moins pour cet hiver ! Ce qui est plus grave, c'est que le rêve des Afghans de s'intégrer davantage à l'Asie centrale devra aussi attendre.

6 – LES BOUDDHAS DE BAMIYAN

15 FÉVRIER

Quel privilège d'avoir un métier qui me permet d'aller partout dans ce magnifique pays ! Aujourd'hui, j'ai la chance de partir à Bamiyan. Le nez collé au hublot à bord du *Red*, l'avion du CICR, je suis en admiration devant les sommets enneigés de l'Hindou-Kouch. Le pilote nous fait profiter de ce spectacle grandiose en volant à basse altitude. L'atterrissage sous un ciel bleu azur est tout aussi spectaculaire ! La piste, à 2 500 mètres d'altitude, est située entre la falaise des fameux Bouddhas de Bamiyan – ou plutôt ce qu'il en reste – et le massif impressionnant du Koh-i-Baba, d'une hauteur de 5 486 mètres.

Les Hazaras, qui sont l'ethnie dominante de la province, semblent en harmonie avec le paysage ! Leurs traits mongoloïdes trahissent leur origine mongole et ouïghoure (Chine occidentale). Depuis des siècles, les Pachtounes les persécutent. À Kaboul, ils sont considérés comme les parias de la société et, de ce fait, relégués aux travaux manuels. C'est peut-être ce qui me les rend si attachants ! Sous le régime des talibans, qui, eux, sont pachtounes sunnites, les Hazaras étaient condamnés à l'extermination : étant chiites, ce ne sont pas de vrais musulmans… Les traces de destruction, apparentes dans toute la ville, témoignent de la force des combats survenus au cours de la conquête du pays par les talibans.

Depuis trois ans, l'hôpital de la province était abandonné et à la merci des pilleurs. Il y a presque un mois, le CICR a entrepris de le remettre sur pied et une équipe chirurgicale a commencé à y opérer des blessés. La construction va bon train. Il est permis d'espérer qu'un jour, ces vieux bâtiments de terre séchée seront dignes d'un hôpital provincial. Pour le moment, les patients sont transportés en salle d'opération sur une civière que l'on fait rouler, tant bien que mal, dans la neige et la boue.

Aussitôt arrivée à Bamiyan, l'équipe chirurgicale a dû déballer d'urgence les caisses d'équipement pour procéder à l'amputation des jambes d'une femme enceinte. Elle venait tout juste de marcher sur une mine en sortant de sa maison. Le médecin n'a malheureusement pas pu sauver son bébé. Cette jeune femme a eu beaucoup de chance que l'équipe soit sur place, car avec tout le sang qu'elle avait perdu, elle n'aurait pas survécu. Il faudra sans doute une année entière avant qu'elle puisse remarcher à l'aide de prothèses. Je me demande si son mari voudra encore de son épouse. La patiente à côté d'elle a peu de chance de s'en sortir. Elle s'est immolée par le feu pour en finir avec un mari violent. Brûlée à 60 % de la surface de son corps, elle se meurt.

Marianne, infirmière instrumentiste et la femme au rouge à lèvres orange que les talibans voulaient plus discrète, fait équipe avec notre vieux chirurgien finlandais. Tous les deux ont une grande expérience de la chirurgie de guerre pour avoir pratiqué durant des années en Afghanistan. Ils tentent de former quelques jeunes intéressés par la chirurgie et pleins de bonne volonté qui manquent toutefois de connaissances et d'expérience médicale. Avec beaucoup de travail et de patience, ils deviendront de bons techniciens en chirurgie.

De la patience, j'en ai grandement besoin pour former Amir, un jeune de Bamiyan qui prétend être pharmacien. Il nous est imposé par l'ONG qui prendra la relève de l'hôpital dans une année ou deux. Il ne sait pas compter et peut à peine lire. Je m'arrache les cheveux à lui faire comprendre comment multiplier 2 par 10 sans utiliser sa calculatrice ou bien aligner des boîtes de comprimés pour qu'elles soient faciles à reconnaître et à inventorier. À le voir travailler, j'ai peine à croire qu'il a déjà manipulé des médicaments ! Par exemple, il me donne un sac de perfusion de sodium alors que je lui demande du glucose. Il ne semble pas se soucier de lire les étiquettes.

Avec l'hôpital de campagne, don des Norvégiens, nous avons reçu des tentes très confortables et adaptées à la saison froide. Les duvets bien moelleux, qui recouvrent nos lits de camp, sont très efficaces contre les nuits glaciales de Bamiyan. Les Norvégiens sont vraiment des champions en équipement de camping d'hiver ! Cependant, ils ont oublié un détail : la nuit, il faut sortir de la tente par moins 20 °C pour aller aux toilettes. L'idée me vient assez vite de me confectionner un pot de chambre avec une bouteille d'eau récupérée.

Je dois absolument profiter de mon séjour pour escalader le plus petit des deux bouddhas dynamités par les talibans en mars dernier. Les ruines du grand bouddha, qui mesurait 55 mètres, sont inaccessibles depuis qu'elles ont été clôturées par l'UNESCO afin de les protéger du vandalisme.

Bamiyan a abrité de nombreux monastères bouddhistes depuis le deuxième siècle jusqu'à l'invasion des musulmans, au neuvième siècle. La falaise sur laquelle ont été sculptés les bouddhas est trouée de petites cavernes qui servaient d'ermitage aux moines. Maintenant, ce sont des familles qui les habitent.

Comment les talibans justifient-ils la destruction des Bouddhas de Bamiyan ? « Suite à [sic] l'envoi de Mutawas[8] saoudiens en Afghanistan pour aider le gouvernement des talibans à former leur police de répression du vice et de promotion de la vertu, le gouvernement taliban fut convaincu de démolir les Bouddhas de Bamiyan, sachant que toute représentation humaine est interdite par la doctrine islamique[9]. » Malgré les protestations du monde entier, incluant celles de l'Arabie saoudite, des Émirats arabes unis et du Pakistan – trois pays ayant reconnu officiellement le régime taliban –, rien n'a pu ébranler leur décision. Ils ont mis plusieurs semaines pour réussir à détruire ces monuments âgés de 1 500 ans. Quelle barbarie ! Ou plutôt, quelle ignorance ! Ils sont tellement convaincus de faire le bien et de plaire ainsi à Dieu.

J'ai une montée d'adrénaline en grimpant jusqu'au sommet du site du « petit » bouddha, haut de 37 mètres. Si la terre tremblait, comme il arrive souvent dans ce pays, il n'y a rien à quoi je pourrais m'accrocher, que le vide autour de moi ! Pour éviter de regarder en bas, je me concentre sur les magnifiques fresques qui ont résisté au passage du temps et à la folie des hommes.

Tous les jours, je marche 45 minutes pour me rendre à l'hôpital. Les enfants qui m'accompagnent tout au long de la route font plaisir à voir ! Ils sont fiers de me montrer leurs cahiers d'exercices et de s'exercer à prononcer les quelques mots d'anglais qu'ils ont appris à l'école. Je sens les Hazaras moins conservateurs que leurs concitoyens des autres régions du pays que je connais. Je n'ai aucun scrupule à me promener, seule, tête nue, même au cœur du bazar. Partout, les gens me sourient.

J'envie Johnny, comme moi « un vieux de la vieille » au CICR. Tous les jours, il parcourt à pied les hameaux isolés par la neige, à plus de 3 000 mètres d'altitude. Son travail est d'évaluer la situation économique

---

8. Police religieuse d'Arabie saoudite chargée de faire respecter les codes de conduite de l'islam.
9. Robert Lacey, « Inside the Kingdom : Kings, Clerics, Modernists, Terrorists, and the Struggle for Saudi Arabia », 2009. Source : http://fr.wikipedia.org/wiki/Bouddhas_de_Bâmiyân (consulté le 24 décembre 2012).

des familles en vérifiant leurs réserves alimentaires et en leur demandant, entre autres, combien de nans (pain traditionnel) ils ont mangés le jour précédent. Il s'agit d'un des critères de sélection pour les distributions de vivres aux familles.

Mon travail à la pharmacie est terminé et Hans, l'infirmier-chef, a l'air très content des résultats. Je le préviens de garder un œil sur Amir en espérant qu'il ne fera pas trop de gaffes !

Je quitte à regret ce coin de paradis. Je réussis à convaincre mon chef de me laisser prendre la route et non l'avion jusqu'à Kaboul : je profite d'un chauffeur qui doit y rapporter une Land Cruiser pour la révision.

Peu après notre départ, j'oublie vite la beauté du paysage, car la pluie mélangée à la terre argileuse rend la route très glissante. Je demande au chauffeur de ralentir, mais il n'en fait qu'à sa tête ! J'ai une peur bleue que nous glissions au fond du gouffre. C'est seulement lorsque je le menace de prendre le volant qu'il se décide à ralentir.

Il pleut des cordes ! Des morceaux de route glissent dans la rivière, 300 mètres plus bas. J'ai pitié des enfants qui risquent leur vie à réparer la route au fur et à mesure qu'elle se détériore : ils remettent de la terre et des cailloux dans les trous, en échange des quelques afghanis donnés par les rares chauffeurs qui ont osé voyager ce jour-là. Il est impossible de ralentir suffisamment pour que je leur remette de l'argent de main à main, car nous risquons de ne plus pouvoir repartir tellement la chaussée est glissante ! Je laisse donc tomber l'argent par la fenêtre, côté précipice... Mon cœur ne fait qu'un tour lorsque je vois le billet s'envoler vers le ravin et l'enfant qui se précipite pour l'attraper. « Ils ont l'habitude ! », me crie le chauffeur. Il a raison, leur habilité à se mouvoir au bord de ces falaises est vraiment impressionnante !

Au passage du col de Shiber, à 3 000 mètres d'altitude, la pluie fait place à la neige. La descente en épingle me donne des sueurs froides. Nos pneus sont trop usés pour ces conditions de route et nous n'avons qu'une seule paire de chaînes. J'ai terriblement peur que la neige nous emporte là où personne ne nous retrouvera avant le printemps ! Mon Dieu, pourquoi n'ai-je pas pris l'avion ? Nous sommes presque au bout de nos peines lorsque nous croisons les premiers pelleteurs qui montent vers le sommet du col. Ils vont déneiger la route pour permettre aux nombreux camions qui attendent en bas de pouvoir monter à leur tour.

Pour rien au monde je n'embarquerais dans l'un de ces vieux Bedford aux pneus lisses que nous croisons à la fin de notre descente.

Une grande partie de la province de Bamiyan et du nord du pays reste isolée tout l'hiver à cause du manque de moyens pour déneiger les routes. Ce sont les Hazaras armés de pelles de bois qui font tout le boulot. Il n'y a qu'eux pour travailler si fort !

5 MARS

À peine de retour de Bamiyan, je quitte de nouveau Kaboul pour Hérat avec Hamed, un employé de mon équipe de Kaboul.

« Hérat, une perle au milieu de la Route de la Soie. » « Hérat est une vieille dame qui a 2 000 ans d'histoires de conquêtes, au milieu d'une oasis, tout près de la frontière iranienne. Malgré la détérioration de ses monuments historiques, l'avancée du désert, l'usure du temps, on peut encore deviner qu'elle devait être une très belle dame. » Tellement de poésies ont été écrites sur Hérat !

À Mashhad, à la frontière iranienne, le CICR avait entreposé une dizaine d'« assortiments » pour blessés de guerre. C'était à l'époque des attaques qui ont précipité le départ des talibans. Notre service de logistique a organisé leur rapatriement, qui représentent 10 tonnes de matériel, à Hérat. Les 500 cartons sont dans un désordre total. Je dois maintenant, avec l'aide d'Hamed, reconstituer les « assortiments ». Pas très passionnant tout ça !

8 MARS

À l'occasion de la Journée internationale de la femme, Hamed me donne une belle carte de souhaits, un geste qui me touche. Pour souligner cette fête et faire avancer la situation de la femme dans ce coin de pays, une ONG afghane a organisé une manifestation à laquelle 5 000 femmes veulent participer. Tout est prêt : discours, parcours, affiches, sécurité. Il ne manque plus que l'autorisation du gouverneur. À la dernière minute, il refuse d'autoriser la manifestation. Les femmes devront attendre à l'an prochain… ou dans une centaine d'années !

Hérat est une ville très religieuse et les femmes sont toutes couvertes d'un tchador noir. Lorsque j'ai osé retirer mon foulard dans la voiture, la réaction des gens dans la rue a été immédiate : on m'a pointée du doigt en riant. Je l'ai vite remis !

En périphérie de la ville, un groupe de démineurs a trouvé une bombe non explosée. Le gouverneur refuse qu'elle soit désamorcée pour ne pas apeurer la population. Juge-t-il préférable qu'une chèvre, ou pire encore, qu'un enfant la fasse exploser? Il ne reste aux démineurs qu'à déposer des pierres peintes en rouge autour de l'emplacement... et à espérer.

Je profite de ce vendredi de congé pour explorer la ville avec Christen, un collègue basé ici. Nous parcourons les sentiers qui serpentent à travers les quartiers de maisons en terre battue. J'adore me promener tout près des gens, les croiser dans leur quotidien; ils semblent aussi nous apprécier si l'on en croit la facilité avec laquelle ils nous invitent à boire le thé. Par politesse, nous refusons. Selon leur code de savoir-vivre, on ne peut accepter une invitation si elle est formulée trois fois de suite.

Un peu plus tard, nous croisons un homme qui joue un rythme lent et solennel sur un tambour plat; à ses côtés, deux enfants semblent en transe. Je suis troublée. Les passants, eux, ont l'air de trouver ce rituel tout à fait banal. Ils leur laissent une offrande et poursuivent leur chemin. On m'explique que ce sont des soufis[10]. À mesure que le rythme du tambour s'accélère, les enfants ont des gestes qui ressemblent de plus en plus à des convulsions. Le spectacle devient insoutenable. Nous sautons dans une calèche qui nous conduit chez les marchands de tapis, où je craque pour un magnifique kilim[11].

---

10. Mouvement mystique de l'islam.
11. Mot d'origine turque pour désigner un tapis tissé plutôt que d'être fait de points noués. « Ils représentent à la fois la mémoire et l'identité des peuples sédentaires, nomades et semi-nomades qui les tissent. » Source : http://fr.wikipedia.org/wiki/Kilim

7 – LES FEMMES ET LA GUERRE

9 MARS

De retour à Kaboul, je dois peaufiner ma conférence téléphonique portant sur les femmes et la guerre. En tant que premier gardien du DIH[12], le CICR a fait de la protection des femmes en temps de guerre une de ses grandes préoccupations. Il en est ressorti une publication et une vidéocassette portant sur les souffrances particulières que vivent les femmes en pays de conflits ainsi que sur les moyens de les atténuer. Le gouvernement canadien, conjointement avec l'Agence canadienne de développement international (ACDI) et le ministère des Affaires étrangères, invite le CICR et la Croix-Rouge canadienne à une journée consacrée à ce thème.

Tel que convenu avec la Croix-Rouge canadienne, je suis au rendez-vous par téléphone satellite. Je suis nerveuse car, en plus des 250 invités, plusieurs médias seront présents dans les locaux de la Croix-Rouge à Ottawa. Je me lance : « *Lorsque j'ai reçu l'appel de la Croix-Rouge canadienne me demandant de participer à cette journée sur "les femmes et la guerre", je me suis dit que la guerre est quelque chose de tout aussi terrible pour les enfants, les hommes et les femmes. Comment allais-je faire une différence ?*

En fait, je n'ai pas eu à réfléchir très longtemps. En fouillant dans mes souvenirs, je me suis rappelé le sort de ces milliers de femmes livrées à elles-mêmes à travers le monde. Chaque jour, je les ai vues affronter les énormes défis que la guerre leur impose. Le plus grand est sans doute celui de rester vivantes et d'assurer la survie de leurs enfants.

La plupart du temps, elles sont seules. Si elles ne sont pas veuves, leur mari est soit disparu, soit prisonnier ou caché pour éviter d'aller se battre, ou bien handicapé à la suite de blessures de guerre. Elles endossent d'immenses responsabilités, qui dépassent souvent leurs capacités.

---

12. Le Droit international humanitaire (DIH) est un ensemble de règles qui, pour des raisons humanitaires, cherchent à limiter les effets des conflits armés. Il protège les personnes qui ne participent pas ou plus aux combats et restreint les moyens et méthodes de guerre. Le DIH est également appelé « droit de la guerre » ou « droit des conflits armés ».

Dans la plupart des sociétés conservatrices, il n'y a aucune place pour elles sur le marché du travail. Comment peuvent-elles alors faire vivre leur famille? L'Afghanistan, même après le départ des talibans, reste malheureusement un pays très représentatif de cette situation. En étant veuve, une femme perd son identité, elle n'existe plus. Vous me direz qu'elle pourrait compter sur l'aide de sa famille. C'était possible autrefois. La solidarité existait en Afghanistan avant que le pays ne soit ruiné par toutes ces années de guerre. Mais, maintenant, la pauvreté touche tout le monde; "chacun pour soi", semble être devenu la seule façon de survivre. Par ailleurs, 90 % des femmes de ce pays sont illettrées. Elles n'ont donc pratiquement aucune chance de trouver un emploi, si ce n'est celui de femme de ménage chez les travailleurs humanitaires.

En Afrique, les femmes sont libres de s'installer au marché et de vendre des beignets ou des légumes; ici, cette tâche est réservée aux hommes. À peine peuvent-elles mendier! Et encore... Sous les talibans, elles se faisaient chasser à coups de pied! Pour ces raisons, j'estime que les défis des femmes afghanes dans la guerre sont multipliés par 10, si on les compare aux femmes des autres pays en conflit. Nous sommes ici dans un univers d'hommes où la femme reste cachée. Si elles ont un emploi, elles doivent partager leur temps entre leur travail et les attentes interminables pour obtenir de l'eau et des vivres.

Quel que soit le pays, les femmes doivent se protéger, elles et leurs familles, contre les bombes. Cela signifie souvent qu'il faut vivre entassés dans une cave – pour ceux qui ont la chance d'en avoir une – sans eau ni électricité, pendant des jours, voire des semaines. Rappelez-vous vos enfants, les jours de pluie, et combien vous aviez hâte que le beau temps revienne pour qu'ils retournent jouer dehors! Ici, la majorité des gens n'ont pas de cave et sont exposés aux bombardements dans des taudis sans protection.

Elles doivent aussi faire face au danger des mines et aux munitions qui n'ont pas explosé. Elles vont chercher le bois mort pour la cuisine dans des champs minés; leurs enfants s'amusent avec ces objets étranges qui leur explosent à la figure. Parfois, ils cherchaient seulement un morceau de métal à revendre pour aider leur mère à trouver de quoi manger.

Au moment où leur sécurité est la plus menacée, les femmes sont seules pour se protéger des bandits et des violences sexuelles. L'anarchie qui règne dans les pays en conflit laisse libre cours au banditisme, qui demeure impuni. Les militaires, qui sont souvent sous-payés, rançonnent la population.

Beaucoup de femmes sont exploitées sexuellement en échange de leur part des vivres.

On ne peut pas parler de guerre sans parler des « missing » – les personnes disparues. Le plus souvent, ce sont les hommes et les garçons de la maisonnée qui disparaissent. Les femmes restent sans nouvelles d'eux pendant des mois, voire des années! Il vous est sûrement arrivé qu'un être cher ne rentre pas à l'heure ou au jour prévu. Imaginez la peine et l'inquiétude lorsque cette attente dure des années. L'angoisse est d'autant plus forte en temps de guerre, quand la plupart des actes de violence et de torture restent impunis. Ne pas savoir si votre homme ou votre fils croupit dans un cachot ou dans un camp sordides, ne pas savoir s'il est blessé quelque part dans la nature, sans soins, ou s'il est mort: telle est la souffrance des femmes qui cherchent leurs disparus.

Quelle horreur ce doit être d'identifier son amoureux ou son fils à l'aide de photos ou de morceaux de vêtements tachés de sang! Quelle horreur ce doit être de ne pas pouvoir récupérer son corps pour l'enterrer dignement!

Pour chercher leurs disparus, les femmes doivent se déplacer sur de longues distances, ce qui implique beaucoup de frais et de grands risques... Il arrive qu'on les emprisonne pour le simple délit politique d'avoir demandé où se trouve leur homme.

Elles ont parfois recours à de grandes manifestations pour forcer leur gouvernement, ou le CICR, afin que ces derniers retrouvent leurs bien-aimés. Vous avez certainement tous vu ces femmes que le gouvernement argentin appelait les "folles de la Place de Mai", qui brandissaient les photos d'un mari ou d'un fils. En 1991, devant les bureaux du CICR en Croatie, elles réclamaient haut et fort leurs disparus de Vukovar et, plus tard, en 1995, ceux de Srebrenica, en Bosnie.

Si une femme a la "chance" de savoir son homme en prison, c'est à elle de le nourrir. Elle va marcher quotidiennement des kilomètres et des kilomètres pour lui apporter son repas. Elle devra payer chèrement le gardien pour que la nourriture arrive jusqu'à lui et cela sans parler des points de contrôle où elle sera fouillée, insultée par des soldats ou des gamins armés de fusils plus grands qu'eux.

Les déplacements de populations sont probablement la conséquence la plus grave pour les femmes qui se retrouvent seules avec leurs enfants. Elles ont quitté leur terre, leurs animaux, leur gagne-pain. Sur la route, elles sont à la merci des intempéries, des voleurs, des violeurs et des mines. Je les entends encore, ces mines, exploser au passage des déplacés cambodgiens venant se réfugier à la frontière de la Thaïlande, où nous les attendions, en 1980. J'entends aussi les Kurdes irakiens, qui marchaient sur les mines à la frontière irako-iranienne, juste après la première guerre du Golfe, en 1991, alors que j'essayais de les aider à survivre dans les montagnes.

Une fois arrivées dans les camps, les femmes sont seules à se battre pour y faire leur place avec leurs enfants. Ces derniers n'ont plus le droit de jouer. Tant que l'aide humanitaire n'est pas organisée, on les retrouve souvent à mendier dans les villages environnants. Les femmes sont aussi seules pour se protéger et protéger leurs filles contre les soldats qui cherchent des proies faciles.

La guerre impose aux filles un rôle d'adulte, car elles doivent veiller sur leurs frères et sœurs plus jeunes. J'ai vu, au Tchad, une fillette de 10 ans, orpheline, qui avait la charge de ses trois petits frères avec toutes les responsabilités d'une mère. Elle est passée bien jeune de l'enfance à son rôle de femme : "une femme dans la guerre".

Bien qu'elles ne soient aucunement responsables du climat de violence qui pousse les gens à s'enfuir, les femmes font preuve de courage et d'ingéniosité pour survivre.

Depuis la nuit des temps, dans presque tous les conflits du monde, le viol est utilisé comme arme de guerre. Il sert à humilier, à déshumaniser et à persécuter le groupe auquel ces femmes appartiennent. En Bosnie, les viols systématiques étaient planifiés en vue d'arriver à une épuration ethnique du pays. La plupart du temps, il est impossible pour les femmes violées de recevoir des soins médicaux et une réparation en justice. De toute façon, elles n'en parlent pas, de peur d'être rejetées par leur mari et par la société. Elles restent seules avec la honte de porter l'enfant de l'ennemi ; elles restent seules avec leurs blessures physiques et morales. Elles n'ont d'autres choix que de mettre au monde l'enfant qui leur rappellera toujours de douloureux souvenirs.

Depuis 1998, le viol est considéré par la Cour pénale internationale comme un "crime contre l'humanité", mais qu'attendons-nous pour faire le procès des coupables ?

Malgré tout ce que je viens de vous raconter, curieusement, il arrive souvent que les femmes se sentent plus malheureuses une fois la paix revenue et leur mari de retour à la maison. Imaginez une femme qui a passé *cinq ans comme chef de famille : elle a appris à se débrouiller seule, elle a développé des aptitudes dont elle ne se croyait pas dotée, elle s'est surpassée, ce qui lui a procuré d'énormes satisfactions. Du jour au lendemain, le mari revient et elle doit reprendre une place de subordonnée face à un homme dominant ; elle doit rester confinée à la maison à accomplir ses tâches... »*

La ligne téléphonique est coupée. J'allais conclure en leur disant :

« *Dans le long processus de reconstruction d'un pays à la suite d'un conflit, il est temps qu'on laisse la parole aux femmes et qu'on leur reconnaisse leur rôle en matière de réconciliation. Il est temps qu'on les écoute lorsqu'elles manifestent contre la guerre. Il est temps qu'on prenne leurs préoccupations au sérieux. Il est temps qu'on change cette image que la politique appartient aux hommes. Il est temps qu'on arrête d'empêcher les femmes de prendre le pouvoir qu'elles peuvent et qu'elles ont la volonté d'assumer. Il est temps, si l'on veut que les femmes et leurs enfants cessent d'être des victimes.* »

Pas facile de faire une conférence sans voir la réaction des gens à qui l'on s'adresse ! Est-ce que mon exposé les intéresse ? Est-ce qu'ils m'entendent bien ? Ai-je choisi les bons mots ? J'ai terminé au milieu d'une phrase sans en avoir la moindre idée.

Dès le lendemain, un message de la Croix-Rouge canadienne me rassure : « L'auditoire et les médias ont bien reçu ta conférence, qui était un complément à la présentation de l'ouvrage du CICR. Tu as ajouté l'aspect concret du terrain, une dimension appréciée par les invités et les organisateurs. »

Je suis enchantée à l'idée que ma petite participation à cette campagne puisse servir un jour, peut-être, à améliorer la condition des « femmes dans la guerre », ne serait-ce que pour une seule femme !

8 – « RAS-LE-BOL », IL FAUT PARTIR

2 AVRIL

Le ministre des Transports vient d'être assassiné ! Il tentait de calmer des pèlerins en colère parce qu'il n'y avait plus de vols vers La Mecque. Pour eux, le pèlerinage est sacré. Par conséquent, tous les avions disponibles devraient aller à La Mecque. Ils ne comprenaient pas que les vols pour Delhi ne pouvaient pas être détournés, même vers la ville la plus sacrée de l'islam.

Un autre sujet fait la une des médias : Marjan, le lion de Kaboul, est mort de vieillesse. Il n'aura pas vécu assez longtemps pour tester son matelas chauffant. Il faut espérer que ce soit son fidèle gardien qui en hérite, il le mériterait bien ! Il paraît que le zoo de Toronto aurait promis de remplacer Marjan par un autre lion. Rares sont les pays en période postconflictuelle où l'on se préoccupe autant d'un jardin zoologique.

✢ ✢ ✢

Comme toujours, après quelques mois en Afghanistan, ma tolérance face au sort fait aux femmes diminue comme peau de chagrin. Je suis fatiguée de ne pas les voir parce qu'elles sont invisibles sous leur grand sac bleu. J'en ai assez de cet « apartheid des sexes » : une femme ne va pas là, une femme ne fait pas ça, une femme ne parle pas de ça, une femme ne porte pas ça… Mes collègues expatriées m'agacent un peu : elles persistent à s'habiller comme à l'époque des talibans alors que les Afghans ne nous demandent plus de porter le *shalwar kamise*[13] ! J'en ai plus qu'assez d'avoir un foulard sur la tête ! Alors, même s'il ne me reste que quelques jours à passer ici, je me risque à demander au chef d'adoucir le règlement : j'aimerais que l'on puisse le retirer lorsque nous voyageons dans nos véhicules. Sa réponse est sans appel : NON !

Je le comprends : il ne veut pas donner aux intégristes la moindre raison de nous critiquer.

---

13. Tenue traditionnelle portée par les hommes et les femmes en Afghanistan et au Pakistan. Il s'agit d'une longue tunique (*kamise* ou *kameez*) ouverte sur les côtés jusqu'à la taille et d'un pantalon (*shalwar* ou *salwar*), qui ressemble à un pyjama, large et étroit à la cheville.

J'adore ce pays, mais ses restrictions me pèsent à la longue. J'y reviendrai quand même, c'est certain, car il me colle à la peau. En attendant, je rentre au Québec où je ne sais plus si Nicolas m'attend. Je l'ai laissé seul si souvent, si longtemps…

AFGHANISTAN 2003-2004

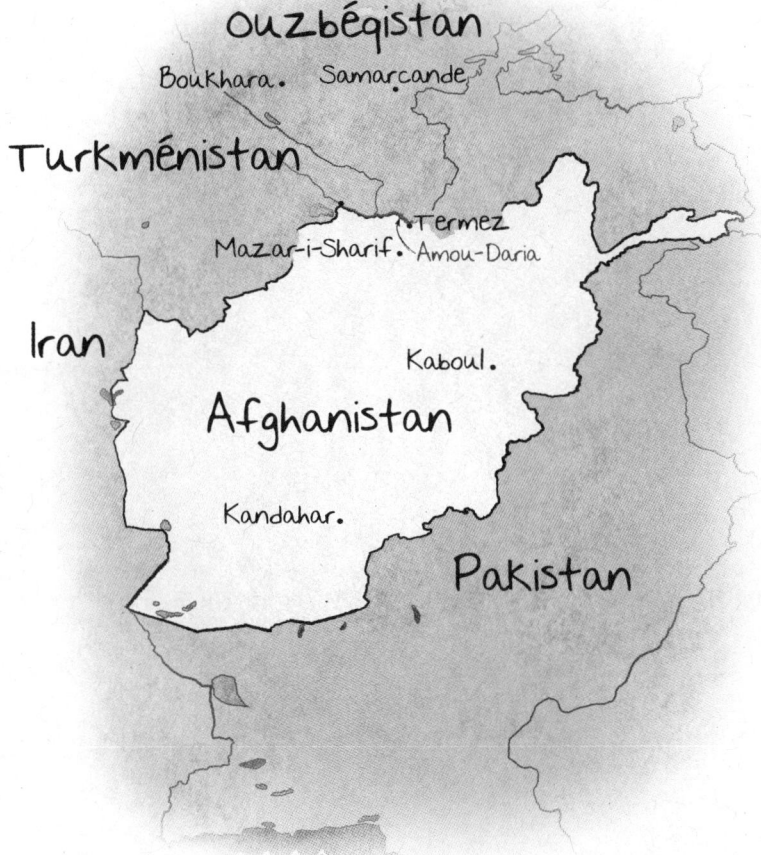

1 – POUR LA FEMME AFGHANE, RIEN N'A VRAIMENT CHANGÉ

3 SEPTEMBRE

Nicolas ne m'attendait plus. Ou plutôt oui, il m'attendait... pour que je le laisse partir vivre son rêve d'entreprise avec une femme qui partage les mêmes projets et qui a la même énergie que lui.

À Genève, où je prépare ma mission en Afghanistan, je modifie les données de mon dossier personnel. Sous la rubrique *état civil*, mon statut passe de la case *marié* à la case *divorcé*. Toutefois, la personne avec qui prendre contact en cas d'urgence demeure Nicolas. Nous savons que nous pourrons toujours compter l'un sur l'autre. Le divorce est bien sûr un échec difficile pour nous deux, mais nous demeurons les meilleurs amis du monde et c'est là l'essentiel.

J'entame une nouvelle mission sans avoir le cœur déchiré ni le sentiment de culpabilité qui me revenait à chaque départ. Mon esprit est déjà avec les Afghans, que je me réjouis de retrouver.

20 NOVEMBRE

Allô la Terre, ici Kaboul! C'est ainsi que je commence mes premiers courriels à mes amis. Il y a des jours où je me sens vraiment sur une autre planète dans ce pays. Pourtant, le monde entier se précipite pour aider l'Afghanistan à rattraper le temps perdu. Le modernisme, qui vient tout juste de faire son entrée ici, contraste avec le traditionalisme toujours ancré dans les mentalités : de plus en plus de gens ont un téléphone cellulaire, les cafés Internet au décor « tendance » se multiplient, de nouveaux petits hôtels ouvrent chaque semaine, un restaurant allemand sert de la choucroute et de la raclette, les supermarchés se font concurrence pour offrir une variété de denrées jamais vues ici. Mais si un homme trouve sa femme couchée avec un autre, il la tue froidement.

C'est ce que m'ont dit de jeunes Afghans lors d'une fête bien arrosée. Ils avaient sans doute bu beaucoup de bière, même si nous sommes en plein ramadan, pour répondre sans gêne à mes questions sur des sujets aussi tabous : « Que faites-vous si vous trouvez votre femme au lit avec un autre homme ?

— Kalachnikov !

Ils sont unanimes.

— Et si c'était l'inverse. Si c'était votre femme qui vous trouvait avec une autre femme ?

— Elle devrait me pardonner.

— Est-ce que votre future femme devra porter le chadri ?

— Personnellement, je suis contre, mais elle sera obligée si mon père ou mon beau-père le demande.

Ce dernier ajoute à voix basse que la timidité empêche les couples, en général, de se déshabiller pour faire l'amour.

— Est-ce que vous êtes fiancé ?

— Pas encore. Mes parents me cherchent toujours une épouse. »

L'autorité parentale s'immisce dans tous les aspects de la vie des enfants, même quand ils sont devenus adultes. L'un de nos employés est en dépression parce qu'il est obligé d'épouser la veuve de son frère, alors qu'il a déjà une femme qu'il aime. Il propose de subvenir aux besoins de la veuve, mais il n'y a rien à faire : il doit l'épouser.

À Kandahar, une femme de 80 ans est détenue parce que sa petite-fille s'est enfuie pour éviter un mariage arrangé. Comme la promise est introuvable, c'est la grand-mère qui la remplace en prison !

Aucune loi ne protège la femme : si elle porte plainte contre son mari, c'est elle qui se retrouve incarcérée pour désobéissance. On présume que, si son mari la bat, c'est qu'elle est une mauvaise épouse et qu'elle mérite son châtiment. Des femmes sont emprisonnées pour avoir quitté un mari violent ou parce qu'elles sont parties avec un autre homme.

On prétend que le gouvernement de Kaboul n'a pas d'autorité au-delà de sa province. Ailleurs, on continue d'agir selon la sacro-sainte coutume. Comme le dit un vieux dicton, qui reste d'actualité : « L'Afghanistan est un pays de montagnes et derrière chaque montagne se cache un roi. » Je crains que notre vision occidentale de la démocratie ne soit pas tout à fait adaptée aux réalités de ce pays, du moins pour le moment.

Il me semble que les Afghans étaient beaucoup plus libres et plus ouverts au reste du monde lorsque j'y étais en 1989. Et que dire des années 1970, où c'était le lieu de rendez-vous des hippies ? Les filles portaient même des minijupes! La guerre a refermé ce pays sur lui-même pendant 23 ans. Les Afghans se sont repliés sur leurs coutumes ancestrales et se sont tournés vers un islam intransigeant. Les sociologues diraient peut-être que c'est une façon de garder leur identité face aux envahisseurs…

En 1989, un chauffeur n'aurait jamais réagi comme celui qui me ramène à la maison ce soir. Soudainement, il crie au scandale! Croyant qu'il s'agit du taxi qui nous bloque la route, je l'approuve: «Tu as raison, il aurait pu se ranger sur le côté.

— Il ne s'agit pas de ça! C'est cette femme, qui monte dans le taxi sans son frère ou son mari!»

Et moi qui suis seule avec lui!? Et assise à ses côtés!? Quelle est la différence? Pour les Afghans, ou bien les femmes occidentales sont une sorte de troisième sexe, ou bien nous sommes toutes des putains. Je choisis la première option, le laisse à sa colère et garde la mienne au fond de moi.

2 – L'HIVER EN OUZBÉKISTAN

17 DÉCEMBRE

Après trois mois de travail en Afghanistan, nous avons droit à une semaine de vacances. Je choisis la culture islamique plutôt que les plages de Thaïlande, comme le font la plupart de mes collègues.

Il y a longtemps que je rêve de visiter les villes historiques de Samarcande et de Boukhara en Ouzbékistan. Je rejoins ma collègue Claire par un vol du CICR à Mazar-i-Sharif, où nous avons une sous-délégation. De là, un chauffeur nous dépose à Termez. Vieille de plus de 2 500 ans, elle est l'une des plus anciennes villes du monde. Nous traversons le « pont de l'Amitié », qui enjambe le fleuve Amou-Daria, entre l'Afghanistan et l'Ouzbékistan. Les Russes l'ont construit en 1979, peu après avoir envahi l'Afghanistan. Ils l'ont baptisé ainsi en témoignage de leur « amitié » pour les Afghans. Paradoxalement, il a aussitôt servi au transport de leurs troupes et de leur armement.

Ça me rappelle la montre que j'ai achetée à Kaboul alors que ça faisait 10 ans que les deux pays étaient en guerre. Ces montres de fabrication russe étaient destinées au marché afghan; sur le cadran, on pouvait lire « amitié » en persan. Il y a parfois de ces amitiés envahissantes...

Le pont est demeuré fermé pendant le règne des talibans. Malgré leur départ, un missile reste pointé vers l'Afghanistan pour se défendre au cas où ils reviendraient. Toute la frontière, hypermilitarisée, est entourée de barbelés électrifiés.

Claire et moi sommes seules sur le pont, que nous traversons à pied en tirant notre valise à roulettes. Cette marche entre deux frontières bordées de miradors me donne l'impression d'être une réfugiée.

Vingt minutes plus tard, nous arrivons aux douanes. Malgré que nous soyons les deux seuls voyageurs, nous mettons deux heures à compléter les formalités. Le gouvernement ouzbèk craint les intégristes au point où nous avons dû annoncer notre arrivée trois jours à l'avance.

La douane est immense : six voies pour les voitures et, de chaque côté, de luxueux bâtiments de marbre. Elle aurait la capacité de recevoir des milliers de voyageurs, mais il en passe seulement une dizaine par jour.

Nous devons nous enregistrer dans quatre bâtiments différents. Chaque fois, on nous oblige à ouvrir notre valise et à remplir des formulaires qui ne seront probablement jamais consultés. Je pensais que l'Afrique, du moins certains pays, détenait le record d'inefficacité et de complexité dans le domaine administratif. Ici, la différence, c'est que les bâtiments sont plus chics et que personne ne fait la queue.

Une fois les formalités terminées, nous rejoignons un employé ouzbèke du CICR qui nous conduit à la gare de taxis. Il est déjà 17 heures et nous avons 4 h 30 de trajet à parcourir avant d'arriver à Samarcande. Le tarif a grimpé sous prétexte que la route est glacée dans les montagnes. Après une heure de voyage, nous regrettons notre départ, car nous roulons à une vitesse folle sur une glace vive le long d'un profond précipice. Peu après, nous sommes vraiment convaincues de notre erreur lorsqu'un camion renversé bloque la circulation. Claire pense la même chose que moi : nous devrons passer la nuit dans ce taxi, à attendre que la glace fonde. Notre chauffeur, qui n'a guère plus envie que nous de rester ici, s'enfile dans un couloir à peine assez large pour une voiture. Il double habilement toutes les Lada et les Daewoo Tico[1] immobilisées, qui passeront sans doute la nuit sur place.

Finalement, nous arrivons à Samarcande à peine un peu plus tard que prévu. À l'hôtel, étant donné que nous sommes hors saison, nous avons droit soit au chauffage, soit à l'électricité. J'opte pour l'électricité et je couche avec mon bonnet de laine et mon manteau, sous une pile de couvertures.

Le lendemain matin, c'est la découverte de la ville sur la glace. Les employés civils balaient la neige des monuments et des lampadaires ; d'autres cassent la glace des trottoirs, armés de barres de fer. Les femmes, chaussées de bottes à talons aiguilles, ont peine à avancer. Tout comme je l'ai déjà observé en Géorgie, un groupe d'hommes se réchauffent autour d'un pneu en feu. Serait-ce une coutume propre à l'Europe de l'Est ?

---

1. Modèles de voitures très populaires en Europe de l'Est, produites par les Coréens et assemblées en Roumanie.

Notre guide nous raconte l'histoire des envahisseurs arabes, mongols et perses. Il nous parle des grands hommes qui sont passés par ici : Alexandre Le Grand, Tamerlan et Gengis Khan. Les mosquées et les madrasas des XIIIe et XIVe siècles, couvertes de céramiques bleues et de magnifiques calligraphies arabes dorées, rivalisent de splendeur. À quelques kilomètres de la ville, nous visitons un observatoire astronomique datant du XVe siècle en partie détruit par les Mongols. C'est ici que des savants ont pu, pour la première fois, établir la durée d'une année à une minute près.

✤ ✤ ✤

Pour moi, une visite au salon de beauté fait partie de la découverte d'un pays. La coiffeuse de la gérante de l'hôtel nous guide jusqu'au sous-sol d'un magasin de robes de mariées où les futures épouses se font maquiller et coiffer.

Leur maquillage est des plus extravagants. Les sourcils sont réunis en un seul par un trait de crayon noir épais. Leurs coiffures en hauteur tiennent en place grâce à une colle sur laquelle on a saupoudré de la brillantine, ce qui leur donne une allure d'arbre de Noël. Elles affichent un sourire d'or grâce au précieux métal qui recouvre toutes leurs incisives et parfois même leurs canines. Une dentition en or est non seulement un signe de richesse, mais aussi un critère de beauté, semble-t-il, et ce, que l'on soit homme ou femme, jeune ou vieux.

Après avoir observé tout ce beau monde, Claire et moi nous posons la même question : est-ce une bonne idée de se faire coiffer ici ?... La curiosité l'emporte. À l'aide d'un vaporisateur, la coiffeuse humidifie mes cheveux avant même de me demander ce que je désire. À force d'arguments, je réussis à la convaincre de me couper les cheveux ; selon la mode ouzbèke, les miens sont déjà beaucoup trop courts. Finalement, le résultat est satisfaisant. Elle m'invite ensuite à passer au lavabo. Je suis debout, penchée au-dessus d'un petit évier avec un bout de serviette à la main pour m'essuyer les yeux. Une fois que j'ai les cheveux mouillés, elle me demande si je veux du shampoing. Elle effleure à peine mes cheveux savonnés comme si elle avait peur de me faire mal. Après quelques secondes de rinçage, elle dit : « OK ? » Je termine moi-même, puis nous passons au *brushing*. Finalement, pour la modeste somme d'un dollar, nous avons vécu un riche moment de découverte culturelle.

Au troisième jour, nous partons vers Boukhara. En arrêtant au poste d'essence – c'est du moins ce que l'on croyait –, le chauffeur ouvre le coffre arrière de sa voiture pour faire le plein : à notre surprise, il remplit une bonbonne de gaz utilisé comme carburant. Il semble que ce soit moins cher que l'essence.

Boukhara est aussi vide de touristes que Samarcande. Le seul autre client de notre hôtel s'appelle Robert, il est québécois et... il a un visa pour Kaboul ! Un touriste à Kaboul ? Il sera certainement le seul. Ensemble, nous découvrons l'unique restaurant de la ville où il est possible de manger à l'intérieur. Les rares restaurants ouverts en cette saison ne cuisinent qu'en plein air et on y sert seulement des grillades et de la soupe grasse. Tout est si gras ! Et les cabernets ouzbeks, du moins ceux que nous avons testés, avaient tous un goût de « piquette ».

Il est très compliqué d'obtenir de l'argent au bureau de change officiel. Au premier essai, le téléphone ne fonctionne pas ; impossible de connaître le taux de change. À notre deuxième tentative, après 20 minutes d'attente, on nous remet un kilo de billets contre 200 $.

Nous explorons les marchés. À l'époque de l'Union soviétique, les Russes avaient transformé les lieux de culte en entrepôts. L'habitude est restée : des meubles et des tapis sont en vente dans l'enceinte de quelques mosquées.

Malgré que Boukhara soit située au cœur de la Route de la Soie et du royaume perse, malgré ses 140 magnifiques monuments protégés par l'UNESCO, dont les plus remarquables sont les madrasas, malgré toutes ces beautés, nous décidons de rentrer un jour plus tôt. Nous avons choisi la pire saison pour visiter ce pays. Peut-être aurions-nous mieux fait d'aller à la plage finalement ? On en a assez de mal manger, d'avoir froid, de se faire demander constamment : « *Where do you come from ? What's your name ?* » Pourtant, je sais qu'avec le recul, je serai très heureuse d'avoir vu ces splendeurs et d'avoir eu un aperçu de ce pan d'histoire. Et puis, j'ai réalisé un rêve.

25 DÉCEMBRE

C'est merveilleux d'être de retour à Kaboul, à la maison, pour fêter Noël entre amis ! Pour le réveillon, un traiteur turc nous a préparé un vrai repas des Fêtes. Aujourd'hui, nos collègues de toutes les maisons sont invités chez nous. J'aide Pauline, ma colocataire acadienne, à cuisiner un *elephant bird* (c'est ainsi que les Afghans appellent la dinde), qui a la taille d'un gros poulet de chez nous.

1er JANVIER

En tant que citoyenne du Canada, je suis invitée à la base de l'armée canadienne. Le campement est impressionnant à la fois par sa taille et son environnement ; il est entouré de montagnes enneigées et voisine le palais royal qui, malheureusement, est délabré à cause de l'usure du temps et des bombardements.

La gouverneure générale, invitée d'honneur, et l'ambassadeur du Canada sont très étonnés de la présence de Robert, venu en touriste à Kaboul. L'ambassadeur lui reproche, avec un sourire moqueur, de ne pas avoir suivi les conseils du gouvernement canadien concernant les pays à éviter en tant que touriste. Le même jour, j'accompagne Robert aux bureaux d'*Ariana Afghan Airlines* pour réserver son vol vers Dushanbe, au Tadjikistan. Je le trouve très courageux de voler avec cette compagnie dont l'administration est à des années-lumière de l'informatique. Ses employés ont à peine un stylo et un cahier pour noter les réservations des vols internationaux. Espérons que leurs avions ne sont pas à l'image de leur gestion.

3 – LOYA JIRGA : LES CHEFS REFONT LE PAYS

2 JANVIER

La Loya Jirga est un terme d'origine pachtoune qui désigne une assemblée convoquée afin de prendre de grandes décisions concernant le peuple. C'est aussi, pour l'occasion, le nom donné à l'Assemblée nationale, qui siège depuis le 14 décembre. Cette dernière, destinée à accoucher de la future Constitution, tarde à clôturer la session. Les membres veulent à tous prix trois vice-présidents, un pour chacune des trois ethnies principales du pays – excluant celle du président, qui est pachtoune. De plus, le nouveau Parlement a décidé d'ouvrir les candidatures aux groupes spéciaux : les femmes, les semi-nomades kuchis, les Sikhs et les Hindous…

Pour ce qui est des femmes, on a décrété que, sur 500 sièges, 64 leur seraient réservés, ce qui donne deux déléguées par province. La seule exigence est que tous les candidats soient lettrés. Comme seulement 10 % des femmes afghanes le sont, les candidatures féminines s'en trouvent très limitées. Bien sûr, le mari et le reste de la famille doivent aussi être d'accord ! Et autre obstacle… les mollahs. Dans certaines provinces, ils ont annoncé à la mosquée que les femmes ne seraient pas autorisées à voter.

Nafesa Baha, porte-parole du mouvement féminin, a reçu une lettre de menaces : elle sera tuée si elle poursuit sa bataille pour faire élire des femmes. Il en fallait davantage pour l'arrêter. Espérant peut-être bénéficier d'une garde rapprochée, elle s'est présentée au commandant militaire en charge de sa province, le Logar : il lui a remis une kalachnikov et l'a renvoyée. Depuis, elle patrouille elle-même autour de sa maison et elle dort avec son arme.

Dans certaines provinces, plusieurs femmes courageuses se sont présentées aux élections, à l'insu de leur mari, cachées sous leur chadri. Par ailleurs, au sud, là où les talibans regagnent du terrain, aucune femme n'a osé poser sa candidature. On peut les comprendre…

À Kaboul, au troisième jour de la Loya Jirga, la déléguée de la province de Farah, Malalaï Joya[2], s'est levée pour crier haut et fort : « Les mêmes seigneurs de guerre qui ont réduit notre pays dans l'état où il se trouve n'ont pas à assister à cette Loya Jirga et devraient être jugés devant un tribunal national et international pour leurs crimes de guerre. » En guise de réponse, le responsable de l'assemblée l'a traitée d'Infidèle et de communiste. Les hommes se sont levés pour la jeter dehors, mais les femmes sont intervenues pour dire que, si Malalaï partait, elles aussi partiraient. Depuis, elle est entourée de gardes du corps des troupes de l'OTAN.

Les Afghanes m'impressionnent de plus en plus. Je regrette de ne pas avoir de contacts avec elles en dehors de mon travail. Il est mentionné dans le projet de la Constitution que « les citoyens d'Afghanistan sont égaux en droits et en devoirs devant la loi ». Les femmes réclament que soit défini le mot « citoyen ». Étant donné qu'il n'existe aucun article sur l'égalité des sexes, des associations féminines proposent cette définition simple : « Les citoyens d'Afghanistan sont les hommes, les femmes et les enfants. » Nous sommes en 2004 et, quelque part sur cette planète, des femmes doivent encore se battre pour obtenir le statut de citoyennes !

Jusqu'à maintenant, la Loya Jirga se passe dans un calme relatif, mis à part deux explosions déclenchées à l'aide de cocottes-minute. Nous avons un entrepôt plein de ces autocuiseurs que nous n'osons plus distribuer de peur qu'ils servent d'explosifs. Qu'allons-nous en faire ?

4 JANVIER

La Loya Jirga, qui devait durer six jours, se termine aujourd'hui, trois semaines plus tard que prévu.

L'assemblée n'a pas été aussi transparente qu'elle aurait dû l'être : son président a stoppé la circulation d'une pétition qui allait bon train.

---

2. En mai 2006, elle soutient que les criminels de guerre ne devraient pas faire partie du gouvernement afghan. Elle est alors battue physiquement. En mai 2007, elle est suspendue du Parlement pour avoir accusé certains membres d'être des criminels et des trafiquants de drogue. Depuis 2004, elle a reçu un très grand nombre d'honneurs de partout dans le monde. On la compare même au symbole de la démocratie du Myanmar, Aung San Suu Kyi. En 2010, elle est suspendue de ses fonctions de députée et expulsée du Parlement pour l'avoir comparé à un zoo lors d'une entrevue. Son livre, *Au nom de mon peuple*, dénonce la corruption du gouvernement Karzaï, la présence des Forces d'occupation, les talibans, les seigneurs de guerre, et parle de la vie des femmes. Elle a survécu à six tentatives de meurtre.

Les modérés voulaient que le nom du pays passe de « République islamique d'Afghanistan » à « République d'Afghanistan » ; le président a refusé, sous prétexte que « seuls des Infidèles peuvent penser ainsi ». Il n'y avait plus rien à ajouter…

Pour ma part, maintenant que la Loya Jirga est terminée, j'espère que nos mesures de sécurité vont se relâcher un peu parce que je voudrais bien retourner jouer au squash au Club des Nations Unies.

21 JANVIER

Ces jours-ci, le principal sujet de conversation à Kaboul porte sur le retour de femmes qui chantent à la télévision. Elles ont disparu des ondes en 1992, lorsque les moudjahidines ont renversé le régime soviétique. Tous les soirs, depuis 10 jours, les Kaboulis sont devant leur poste à regarder de vieilles vidéos de chanteuses afghanes, tournées à l'étranger il y a de cela 10 ou 20 ans, alors qu'elles avaient quitté leur pays pour l'Inde dans le but de poursuivre librement leur carrière. Dans la population, c'est l'enthousiasme général. On dit que diffuser ces vidéos, bien qu'elles soient anciennes, est un grand pas en avant pour le pays et pour les femmes. Un de mes employés va jusqu'à utiliser le terme de « grande révolution ». Il décrète qu'elles sont maintenant à l'égal des hommes… parce qu'elles chantent en public !

Dire que la majorité de la population n'a que la télévision afghane pour se distraire ! Les plus riches s'offrent une antenne parabolique et prennent plaisir à regarder les chanteuses indiennes aux tenues affriolantes ; ils regardent même des films où des hommes embrassent des femmes…

Comme il fallait s'y attendre, le spectacle ne fait pas l'unanimité. Bien qu'elles portent un foulard, les plus modérés des conservateurs souhaitent qu'elles ne laissent voir que leur visage et leurs mains. Les moins tolérants sont complètement opposés à ce que l'on entende leur voix. Les uns disent que les Afghans sont musulmans et que, grâce au djihad, ils sont dans un pays islamique. Les autres prétendent croire aux droits des femmes, mais sous la loi de l'islam, c'est-à-dire qu'ils considèrent qu'elles sont faites pour la maison et non pour se montrer à l'extérieur. Nous sommes encore loin de l'égalité entre citoyens comme le stipule la nouvelle Constitution !

C'est ainsi que le perpétuel débat entre les autorités libérales et conservatrices est relancé. Les membres de la Cour suprême affirment que chanter et jouer de la musique ne sont pas des activités autorisées pour les femmes dans l'islam. Ils déclarent que le ministère de la Justice et celui de l'Information, qui contrôlent la station de télé, doivent faire respecter cette règle. Le juge en chef adresse même une lettre aux deux ministères concernés, exigeant qu'ils répondent de leur faute et qu'ils présentent des excuses au peuple.

Une jeune et brave étudiante ose déclarer à la BBC : « Il y a tellement de crimes commis dans ce pays, pourquoi la Cour suprême perd-elle son temps avec ces balivernes ? » Espérons qu'elle a gardé l'anonymat.

Quel contraste entre notre vie et celle des Afghans ! Pendant que les plus progressistes luttent pour pouvoir regarder de vieilles vidéos de chanteuses voilées, nous faisons la fête dans le bunker de l'une de nos maisons transformée en disco-bar.

Cet abri me rappelle bien des souvenirs : c'est ici que nous étions retranchés en 1994, lorsque Gulbuddin Hekmatyar et Rachid Dostom – alliés temporairement – bombardaient les hommes du président Rabbani et de son commandant Massoud pour leur arracher le pouvoir. Maintenant, j'y passe de belles soirées. Les vendredis soir, je fais ma part de bénévolat comme barmaid, jusqu'à tard dans la nuit. Je me suis spécialisée dans la préparation des *margaritas*... Ces soirées sont excellentes pour la santé mentale de notre équipe et celle de nos invités des différentes ONG travaillant à Kaboul. Le bar du CICR est vite devenu le seul endroit où les expatriés de la ville se regroupent régulièrement – mis à part le Club des Nations Unies.

4 – DÉPART VERS UN AUTRE CONFLIT

2 FÉVRIER

La Croix-Rouge italienne a fait don de quatre ambulances avec le plein d'essence au ministère de la Santé. Les Italiens semblent ignorer qu'ici, presque tous les véhicules roulent au diesel. L'essence y est non seulement rare, mais de très mauvaise qualité. Les ambulanciers ont donc roulé jusqu'à la panne sèche, au beau milieu du quartier des ambassades. Des résidents nous ont alors téléphoné pour nous faire part de leurs craintes. Les voitures piégées, tout comme les kamikazes et les enlèvements – qui n'ont jamais fait partie de la culture afghane – ont commencé à survenir.

Les tactiques irakiennes débordent chez eux ! Depuis qu'une voiture piégée a explosé dans le stationnement des locaux des Nations Unies, à Bagdad, et peu après au CICR, nos mesures de sécurité sont renforcées à un point jamais atteint depuis notre arrivée, en 1987. Les bureaux dont les fenêtres donnent sur la rue sont vidés. Le portail du stationnement est remplacé par une épaisse porte de fer s'ouvrant de l'intérieur avec une commande à distance. Nous n'avons pas d'ennemis connus, mais la présence de nos nouveaux voisins, des fonctionnaires américains, augmente le risque d'incidents.

Lorsque j'ai quitté Kaboul, en 2002, nous retirions les centaines de sacs de sable bloquant les portes et fenêtres de la délégation. C'était la fête ! Après des années de bons services, ces vieux sacs, qui tombaient en lambeaux, avaient fait leur travail. « La guerre est vraiment finie. » C'est ce qu'on se disait tous. Maintenant, elle a pris un visage plus sournois. Elle attaque par surprise, avec des moyens très efficaces, qui tuent indistinctement des civils innocents et des travailleurs humanitaires.

Je croyais que cette mission à Kaboul serait ma première sans sacs de sable, que je pourrais circuler partout en toute liberté, sans couvre-feu ; l'illusion aura été de courte durée. Un ex-militaire suisse, spécialiste en sécurité au CICR, est ici pour superviser la mise en sacs des tonnes de sable achetés je ne sais où. C'est tout un art que de monter un mur de sable autour de la maison pour qu'il fournisse un maximum de protection. Et, pour nous bloquer encore davantage la vue, une fine pellicule de plastique est collée aux fenêtres dans le but d'empêcher le verre de voler en éclats lors d'une explosion – si la charge n'est pas excessive.

13 MARS

Joseppe, notre chef adjoint, me transmet un message de Genève me demandant si j'accepterais d'interrompe ma mission à Kaboul pour aller en Haïti, où c'est la guerre civile. Il me donne deux jours pour réfléchir. Il faut que j'y aille ! Pour les Québécois, Haïti c'est un peu chez nous. Une longue histoire de coopération, d'immigration et d'évangélisation rapproche nos deux pays. Mon choix est vite fait. Joseppe n'a qu'à me regarder pour savoir que je suis prête à partir. Il faut faire vite avant que l'aéroport de Port-au-Prince ne ferme. Je n'ai que deux jours pour compléter mes dossiers et les transmettre à Pauline, qui a gentiment accepté de prendre la relève en attendant mon remplacement.

Comme toujours, j'ai le cœur gros de quitter Kaboul, mais je sais que je reviendrai.

HAÏTI 2004

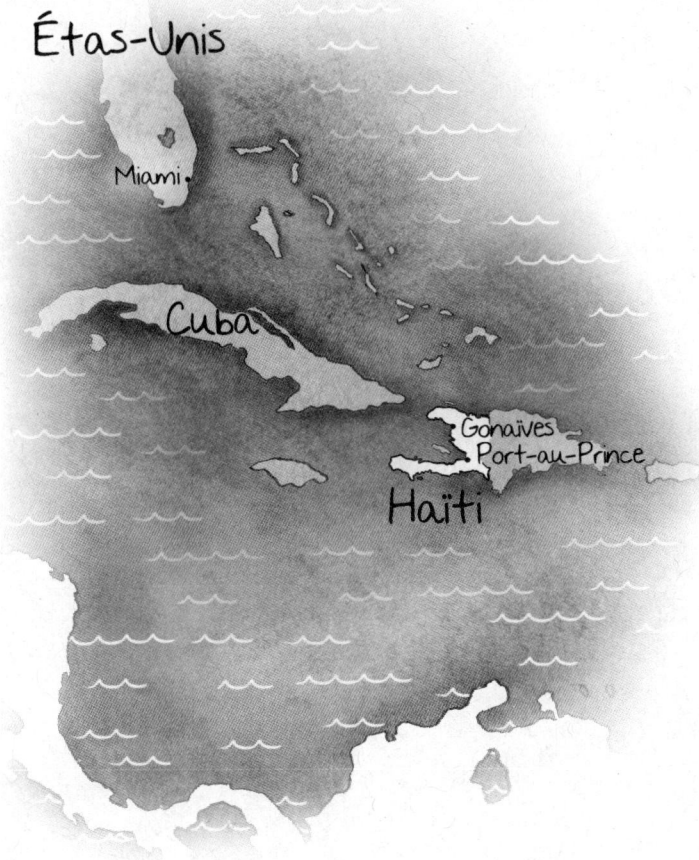

1 – HÔPITAL DE CAMPAGNE
À PORT-AU-PRINCE

20 MARS

Au cours de la nuit du 29 février 2004, les Forces spéciales états-uniennes envahissent le palais présidentiel de Port-au-Prince. Le président Aristide a deux choix : partir vers Miami et y être jugé pour trafic de drogue ou démissionner et éviter d'être abattu par Guy Philippe, chef de la rébellion. Les médias prétendent qu'il aurait signé une déclaration de démission « pré-rédigée » en présence des ambassadeurs des États-Unis et de la France. En réalité, il griffonne simplement une lettre d'adieu. Il est alors reconduit à bord d'un avion qui l'amène à Bangui, capitale de la République centrafricaine (pays qui accepte de le recevoir).

✦ ✦ ✦

Au même moment, j'arrive à Québec, de retour d'Afghanistan et en transit vers Haïti. L'aéroport de Port-au-Prince est présentement fermé par mesure de sécurité à la suite du départ d'Aristide. On craint que ses partisans n'affrontent le peuple en colère contre son régime corrompu.

✦ ✦ ✦

Je profite de cette semaine à la maison pour rendre visite à mes amis et changer mes tenues islamiques d'hiver contre des vêtements légers, colorés et moins « enveloppants ». J'ai surtout envie de me sentir libre.

✦ ✦ ✦

La Croix-Rouge canadienne tient une conférence de presse télévisée pour amasser des fonds afin de venir en aide au peuple haïtien. On m'invite à parler de ce que sera ma mission. Il m'est difficile d'expliquer ce qui m'attend d'après les informations données par les médias. Tout est si différent une fois sur place et la situation d'aujourd'hui est rarement celle de demain. Par contre, je suis à l'aise quand vient le temps de décrire l'action du CICR sur le terrain : une équipe chirurgicale et un hôpital de campagne a été déployé à l'Hôpital du Canapé Vert de

Port-au-Prince – dans le quartier du même nom – où sont hospitalisés une trentaine de blessés, à la suite de tirs contre les manifestants. Du matériel de premiers secours a été distribué dans trois autres hôpitaux de la ville. Éric, notre constructeur, a convoyé de l'équipement pour l'hôpital public des Gonaïves : un bloc opératoire, une unité de soins, une banque de sang, un laboratoire et une cinquantaine de lits. Nous avons encore des tonnes de matériel que je devrai gérer et distribuer selon les besoins.

26 MARS

C'est mon second séjour en Haïti. J'ai beau regarder partout, Port-au-Prince suscite toujours le même désespoir que j'ai connu en 1999. Christophe Wargny a dressé un tableau bien sombre de ce pays dans son livre *Haïti n'existe pas* : « Les médias occidentaux cherchent des mots nouveaux pour qualifier l'inqualifiable. Parce qu'ils les ont tous utilisés et usés, de part et d'autre de l'Atlantique Nord : pauvreté généralisée, misère absolue, abandon, débandade, désespoir, délabrement, désolation, extrémité, incurie, cauchemar, pourrissement, naufrage, effondrement, chemin de croix, crucifixion, calvaire, chaos, apocalypse[1]. »

Ce qui rend ce peuple si fascinant, ce qui nous retient de le laisser tomber, c'est que malgré tous les malheurs qui les rongent, ils gardent leur sourire, leur gentillesse, leur chaleur. Surtout, ils gardent l'espoir qu'un jour tout ira bien. Ils sont si optimistes qu'ils ont logé la banque de sang de la Croix-Rouge haïtienne au 100, rue des Miracles !

✦ ✦ ✦

Je commence mon travail en aménageant l'entrepôt où sont entassées, dans un grand désordre, des dizaines d'« assortiments » pour blessés de guerre. Il me faudra une semaine pour regrouper les colis que compose chacun des « assortiments ». Tous les jours, le jeune Haïtien que j'ai embauché me demande de lui donner un poste permanent. Malheureusement, je n'aurai plus besoin de lui une fois ce travail terminé. La veille de son départ, il m'annonce que sa femme est « pleine ceinture ». Autrement dit, elle est enceinte. Il repart tout de même avec un grand

---

1. Christophe Wargny, *Haïti n'existe pas, 1804-2004 : deux cents ans de solitude*, Autrement Frontières, 2004, p. 19-20.

sourire, aussi grand que son désespoir. Ça me brise le cœur de ne rien pouvoir faire pour lui… et pour les milliers d'autres comme lui.

Les expressions haïtiennes sont souvent assez drôles. Je lis dans les annonces classées d'un quotidien : *je ne suis plus responsable des actes de madame*. C'est ainsi qu'on annonce un divorce, comme on le fait pour un mariage ou un décès.

✦ ✦ ✦

Notre équipe chirurgicale, en poste à l'Hôpital du Canapé Vert, est presque au chômage. Il ne reste plus que quelques patients, blessés lors des événements survenus il y a près d'un mois. Le matériel restant de notre hôpital de campagne est conservé dans les locaux de l'hôpital. Pour en reprendre possession, on nous demande de payer des frais d'entreposage. Ces médecins semblent aussi qualifiés en affaires qu'en chirurgie ! Ils nous demandent de la nourriture et facturent des frais d'administration en compensation pour les quelques blessés de guerre qu'ils ont soignés gratuitement. Ils semblent oublier ce qu'on leur laisse : une banque de sang bien équipée, un appareil à anesthésie de grande qualité, un nouveau bloc opératoire et une unité de soins intensifs fonctionnelle. Les négociations entre notre coordonnateur médical et la direction de l'hôpital dureront encore des mois après mon départ du pays.

Dépêchée en urgence en février dernier, l'équipe médicale a choisi l'Hôpital du Canapé Vert à cause de la qualité de ses chirurgiens, de sa situation géographique et de sa facilité d'accès. Idéalement, il aurait fallu soutenir l'hôpital gouvernemental, plutôt qu'un établissement privé, mais le personnel était en grève. Peu après mon arrivée, nous avons effectué une visite à cet hôpital gouvernemental pour évaluer les besoins et donner au personnel le nécessaire pour soigner les blessés. À l'image du pays, l'établissement était dans un état de grande pauvreté. Les employés n'avaient plus de carburant pour la génératrice et des centaines de corps non réclamés pourrissaient dans la morgue, aussi chaude que la température ambiante. C'est à la mairie que nous avons obtenu le carburant nécessaire pour mettre en marche la génératrice et refroidir la morgue.

2 – GONAÏVES :
RETAPER L'HÔPITAL CHEZ LES SŒURS

15 AVRIL

Quelle joie de sortir de Port-au-Prince ! Je vais découvrir les Gonaïves et travailler avec notre équipe chirurgicale déjà en poste. En même temps, je suis convoyeuse de trois camions de matériel d'assainissement destiné à certains quartiers de la ville particulièrement insalubres.

L'hôpital public est soutenu par des sœurs catholiques qui habitent l'enceinte même de l'hôpital. C'est à elles que je remets tout le matériel envoyé par le CICR, il y a un mois. Avant d'aménager le nouveau bloc opératoire et la banque de sang, et de disposer les lits dans les salles, Éric doit terminer les travaux de réfection. Tout l'hôpital est en chantier : il y a la peinture à rafraîchir, la tuyauterie à changer, les toilettes à refaire, la fosse septique à vider, le système électrique à sécuriser et les douches à installer.

Je constate rapidement que les règlements de l'hôpital ne favorisent guère les patients qui n'ont pas d'argent. Un malade se présente à 19 h 30 avec une rupture de la rate. Comme il ne peut payer ses soins, le chirurgien cubain (plusieurs médecins cubains travaillent en Haïti) doit obtenir l'autorisation de l'administration pour l'opérer. S'il fallait attendre au lendemain le feu vert de l'administrateur, le patient pourrait mourir. C'est Amilcar, notre chirurgien salvadorien, qui prend l'initiative de l'opérer, même s'il ne s'agit pas d'un blessé de guerre, qui sont, comme le stipule notre mandat, les seuls que nous devrions soigner. C'est aussi l'équipe chirurgicale du CICR qui s'occupe de faire le plein du générateur avant de commencer l'opération… L'important, c'est que le patient soit sauvé.

Pour rester dans le cadre de notre mandat, sauf en cas d'urgence, Amilcar ne traite pas les patients de l'orthopédiste qui passe ici une fois par mois. Il serait accusé de lui voler son gagne-pain.

+ + +

Pressée par le temps, je me risque à livrer le réfrigérateur à vaccins chez les sœurs en plein dimanche. Je me heurte à un refus catégorique pour cause de « jour du Seigneur ». J'ai bien essayé la veille, mais le frigoriste est pentecôtiste et son « jour du Seigneur » est le samedi. Et finalement le Seigneur gagne ! La livraison se fera lundi matin. Une leçon d'humilité pour moi : je tenais pour acquis que les bénéficiaires de notre assistance sont toujours heureux de nous voir et disponibles pour travailler un jour de congé.

Quelques jours plus tard, je constate que la religieuse responsable des vaccins ne surveille pas la température du réfrigérateur comme convenu. Éric trouve la solution en lui disant que chaque soir, avant la prière, elle doit vérifier la température et l'inscrire dans un carnet déposé sur le meuble. Et ça marche !

Un employé responsable de l'entretien m'indique un bâtiment qui n'a pas été ouvert depuis très longtemps. J'ai toute une surprise en ouvrant la porte ! Il est rempli de matériel neuf, jamais déballé. Vu l'épaisseur de la poussière et des excréments de souris, il doit être là depuis des années. Tout ce matériel périmé. Quelle perte ! Les employés de l'hôpital auraient pu en faire un si bon usage. Je découvre un appareil de radiologie tout neuf et un autre pour l'anesthésie, qui pourrait remplacer celui qui est brisé. Ni l'anesthésiste ni le radiologue ne sont au courant de l'existence de ces trésors. Que va-t-il advenir de notre matériel lorsque notre équipe repartira dans quelques semaines ?

+ + +

Éric entreprend un travail de titan. Il organise des équipes pour déboucher les caniveaux du bidonville qui longe la mer. Ces canaux sont remplis de déchets qui croupissent dans l'eau verte, stagnante et à proximité des cabanes où habite une population misérable. Ça empeste !

25 AVRIL
Je quitte Haïti pour le Darfour où il semble qu'une montagne de travail m'attend.

+ + +

En octobre 2004, j'ai un choc en voyant, à la télé, l'Hôpital des Gonaïves inondé par la tempête tropicale Jeanne. Il est inutilisable. Les caniveaux d'Éric ont certainement débordé. La même catastrophe se reproduit en octobre 2008 : la ville étouffe sous des tonnes de boue et l'hôpital est de nouveau une perte totale. Pauvre Haïti !

DARFOUR 2004

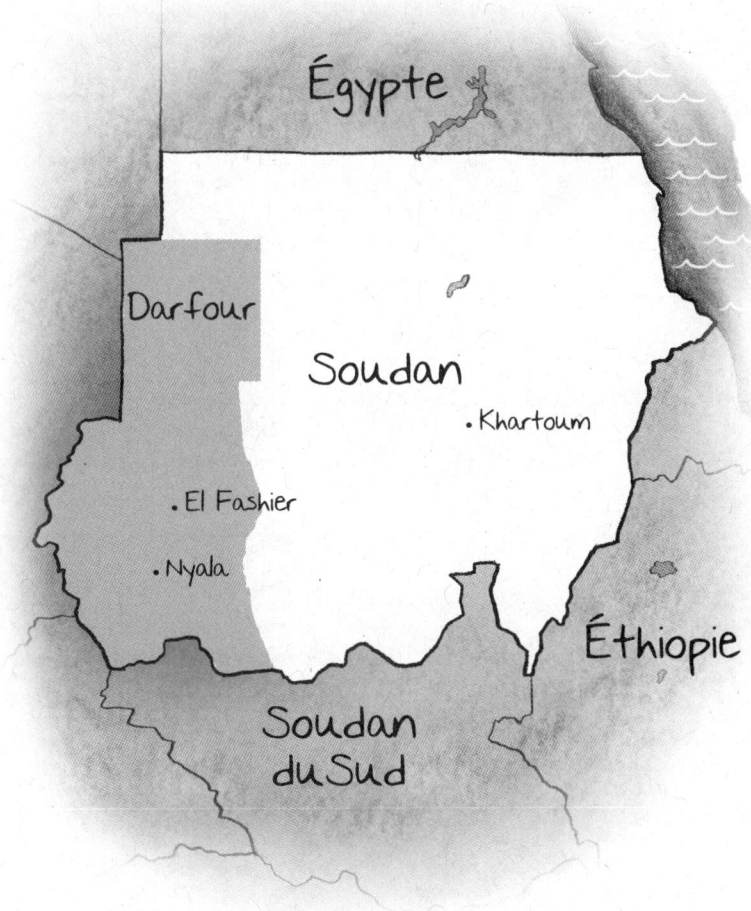

UNE MISSION À OUBLIER

2 MAI

Comme j'étais bien en Haïti et plus encore à Kaboul ! Quand je pense que c'est moi qui, de Port-au-Prince, ai pris contact avec Christiane – responsable de la logistique médicale à Genève – pour lui signaler que je n'avais plus de quoi occuper les six semaines de contrat qu'il me restait. Elle m'a alors proposé une mission, au Darfour, que je me suis empressée d'accepter. J'ai habituellement beaucoup de plaisir à affronter les défis que représente le début d'une action humanitaire. Cette fois, les défis étaient bien au rendez-vous, mais pour ce qui est du plaisir...

+ + +

Jusqu'à aujourd'hui, l'équipe du CICR vivait à l'hôtel « Paradise » à Nyala, capitale du Darfour du Sud. Drôle de paradis ! Deux ou trois personnes par chambre, sans eau courante ni électricité. Au CICR, on a l'habitude de se lancer corps et âme dans le travail avant de s'installer dans des conditions d'hygiène et de confort acceptables. L'action au Darfour est à ses débuts et, déjà, plusieurs délégués sont malades ; quelques-uns doivent être rapatriés chez eux.

+ + +

Le jour de mon arrivée, l'équipe emménage dans une maison où les rénovations ne sont pas terminées. J'occupe le milieu du corridor sur un petit matelas de mousse posé par terre. La chaleur m'empêche de dormir malgré les techniques de refroidissement que je mets en œuvre : j'essaie d'abord celle de l'arrosoir qui s'avère totalement inefficace puisque l'eau s'évapore aussitôt ; ensuite, le pagne mouillé, qui sèche trop vite. Il ne reste qu'une solution : je trempe un grand drap dans l'eau ; puis, je me couvre avec une petite partie tout en gardant le reste bien mouillé, dans un tas compact, que je déroule sur moi au fur et à mesure qu'il sèche. De cette façon, je bénéficie de deux heures d'humidité presque rafraîchissante, mais je ne dors toujours pas ! Je me sens comme dans une prison où la chaleur remplace les barreaux. Lorsque le vent se lève, c'est la tempête de sable. Je dois alors me couvrir la tête. Fermer les fenêtres ? ! Impensable, je vais suffoquer ! Mais j'étouffe quand même avec un drap sur la tête. Ces tempêtes, qui ne durent qu'une trentaine de minutes, vous laissent du sable plein les dents et les oreilles jusqu'au matin.

Notre cuisine n'étant pas encore aménagée, nous prenons nos repas dans les gargotes[1] en bordure des rues. La mauvaise alimentation ajoutée à la fatigue est sans doute la cause d'une dysenterie qui ne me lâche pas. C'est faible et amaigrie que je pars me soigner à Khartoum où je dois de toute façon recruter du personnel.

✦ ✦ ✦

J'ai adoré vivre dans des conditions aussi difficiles dans ma « jeunesse », mais maintenant, je n'ai ni le courage, ni la capacité physique pour ce genre de mission. Je fais sans cesse des rêves d'hiver au Québec : une nuit, je suis enfouie dans la neige jusqu'au cou et je reste là, heureuse ; la nuit suivante, je rampe dans la neige pour atteindre l'entrée de ma maison, bloquée par la neige. Quelle déception au réveil !

Au travail, ça ne va pas non plus. C'est la confusion totale entre l'équipe de l'Assistance et celle de la Logistique, dont les deux coordonnateurs sont absents. J'aurais tellement besoin d'eux pour approuver mes décisions ! Les plans changent tous les jours et je n'arrive pas à savoir précisément ce que je dois faire. Il faut dire que la situation politique est instable et que nous devons composer avec une sécurité très précaire : les enlèvements et les attaques de pillards sont monnaie courante ; cette situation nous oblige à être constamment sur nos gardes.

À Khartoum, je passe une bonne partie de mon temps à lire des CV et à interviewer les candidats pour travailler à la logistique médicale d'El Fashier et de Nyala. Il n'est pas évident de trouver des gens possédant des notions d'informatique et qui soient volontaires pour aller au Darfour.

20 MAI

Je dois laisser le confort de la capitale pour retourner au Darfour. Il me semble qu'il y fait moins chaud maintenant, mais peut-être est-ce mon corps qui s'habitue ? Nos conditions de vie se sont améliorées : lorsque j'ai quitté Nyala pour Khartoum, il n'y avait qu'une toilette turque dans

---

1. Restaurant bon marché.

le jardin de la résidence; nous sommes maintenant en voie d'avoir une toilette qui nous permet d'être «assis» à l'occidentale. J'observe la fin des travaux : les ouvriers enfouissent d'abord le bol de toilette dans un trou cimenté, de façon à ce qu'on s'accroupisse pour se soulager. On leur demande de ressortir la toilette et de la laisser sur le sol pour pouvoir s'y asseoir. En rentrant du travail, nous trouvons le bol de toilette à la bonne hauteur, mais encastré dans la brique de façon telle qu'on ne peut toujours pas s'asseoir : on s'accroupit, mais cette fois à 40 centimètres du sol. Ils doivent vraiment nous trouver bizarres de vouloir à ce point s'asseoir pour déféquer. Finalement, après bien des explications et de nombreux croquis, nous aurons un bol de toilette à 15 centimètres du mur auquel il fait face – tant pis pour ceux qui ont de longues cuisses – et à 1 mètre devant le réservoir de la chasse d'eau – visiblement, ils ne voient pas la relation entre les deux.

Comment a-t-on pu croire que l'installation d'une toilette puisse être une tâche simple pour des gens qui n'en ont jamais vue et qui ont toujours fait leurs besoins dans la position accroupie ; quand ils ont de l'eau, ils se lavent ; autrement, ils utilisent des pierres en guise de papier hygiénique.

À Lokichokio (au Kenya), où le CICR a construit un hôpital pour les blessés de guerre du Sud-Soudan, les toilettes étaient toujours bouchées par des cailloux. Pour eux, le papier est une chose beaucoup trop précieuse et noble pour en faire un tel usage. Ils n'ont pas tout à fait tort.

✦ ✦ ✦

J'ai l'impression de faire un travail complètement inutile. Je remplis des cartes de stock avec les deux employés que j'ai engagés à Khartoum, et je leur enseigne nos règles de gestion. Le système est compliqué pour qui n'a aucune notion de la bureaucratie que nous imposent les donateurs. Les informations inscrites sur chaque boîte de comprimés sont informatisées sous quatre codes différents, les identifiant jusqu'à la distribution : date de péremption, numéro de commande, numéro d'achat et numéro de lot donné par le fabricant. À l'aide de petits papiers de notes trouvés ici et là dans l'entrepôt, je dois retracer et enregistrer les distributions qui ont été faites dans l'urgence avant mon arrivée. C'est un véritable casse-tête que de reconstituer les «assortiments» qui ont été cannibalisés[2]. Il y aurait tellement d'autres tâches plus concrètes à accomplir pour soulager la souffrance qui m'entoure! Les gens vivent dans des camps, sous de simples bâches. Ils sont aux prises avec la chaleur, les vents de sable, la soif, la faim. Et comme si ça ne suffisait pas, ils sont régulièrement attaqués, volés, violés ou tués.

Malgré tout, mon travail est nécessaire pour que mes collègues puissent faire le leur; ils ont besoin d'une réserve de médicaments d'urgence bien classés et d'un système de gestion qu'un audit pourrait contrôler en tout temps. Le genre de travail que j'ai choisi depuis quelques années exige d'être patiente et flexible face aux changements: un jour, on me demande de prévoir un stock de trois mois pour cinq hôpitaux; puis, le lendemain, on réduit à trois hôpitaux. Une autre journée, c'est la planification d'un dépôt central à Nyala, qui se retrouve finalement à El Fashier.

C'est bientôt la fin de la mission. J'ai l'impression de n'avoir encore rien fait d'utile! Je me sens mal… ou pas à la hauteur, je ne sais trop.

15 JUIN

Je suis de retour à Khartoum juste à temps pour atterrir avant la tempête de sable. Elle me rattrape au sol où l'on ne voit ni ciel ni terre! Les trois minutes de marche entre la délégation et la résidence me remplissent la bouche et les oreilles de sable.

Quel plaisir de retourner à la résidence du CICR où j'ai toujours ma place. Je suis surtout heureuse de retrouver ceux qui y habitent et de partager avec eux des rires et une bonne bière fraîche! Il y a de ces petits plaisirs de la vie qui deviennent immenses quand on en a été privés.

Ma remplaçante est arrivée. J'avais une peur bleue qu'elle change d'avis. Je quitte cette mission avec des sentiments partagés. Je sens une sorte de vide intérieur, une impression de laisser un travail inachevé. Je quitte ce lieu avec une boule dans la gorge et, en même temps, je suis heureuse de retrouver bientôt ma vie confortable d'Occidentale. Je suis « *Entre le rire et les larmes* ».

---

2. Terme utilisé pour signifier que des articles ont été retirés des «assortiments», lesquels sont conçus pour être distribués tels quels.

ÉTHIOPIE 2004-2005

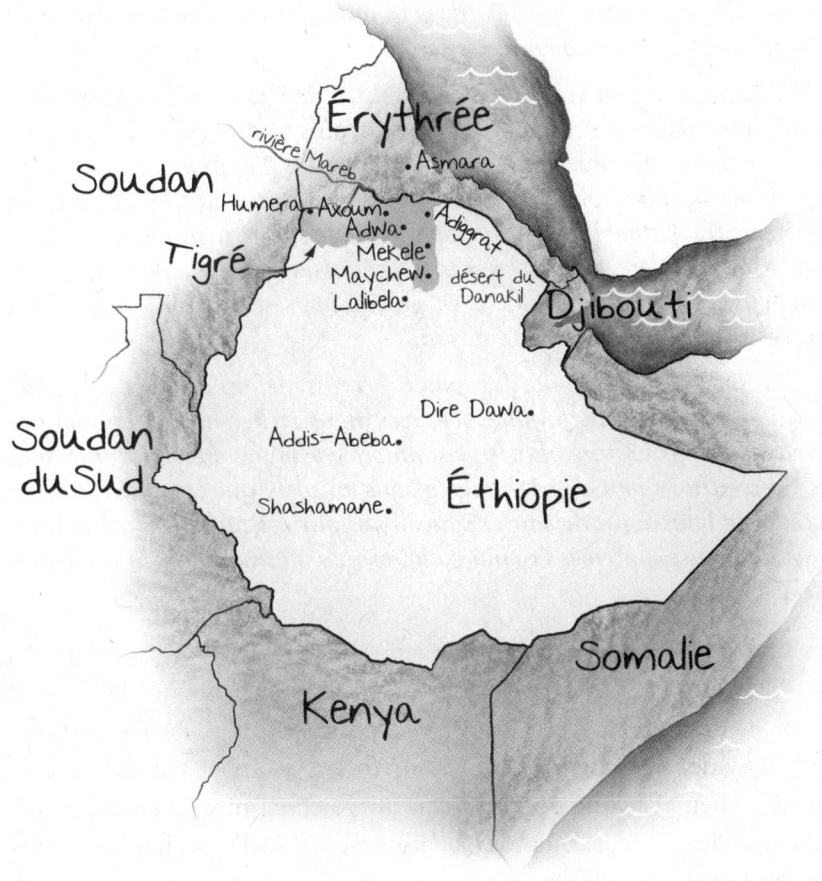

UN BREF RAPPEL HISTORIQUE

Depuis la grande famine des années 1980, l'Éthiopie est restée synonyme de famine, tout comme l'est encore le Biafra après 40 ans. Ce n'est cependant pas la raison qui m'amène à Mekele, capitale du Tigré, province située au nord du pays. Cette région borde la frontière de l'Érythrée, où se déroule une partie importante de ma mission.

L'Éthiopie est en conflit avec l'Érythrée depuis que cette dernière a acquis son indépendance, en 1993. Cinq ans plus tard, la guerre éclate entre les deux pays. Elle se termine en 2000 avec 100 000 morts, sans que les limites territoriales soient établies officiellement. Aujourd'hui, la tension est encore très palpable; on ne peut parler ni de guerre ni de paix. Des deux côtés de la frontière, les armées sont sur le qui-vive. Au moindre faux pas, tout peut exploser de nouveau. C'est grâce à la présence des Casques bleus que cette paix fragile continue de tenir.

Au Tigré, le CICR tente de réparer certains méfaits de la guerre: nous travaillons à réunir les familles séparées, nous recherchons les personnes disparues, nous protégeons des prisonniers politiques en conformité avec les Conventions de Genève, nous faisons en sorte que les détenus aient accès à de bons soins de santé. Pour accomplir ces tâches, nous sommes trois femmes expatriées et cinq collaborateurs éthiopiens, tous basés à Mekele.

1 – RETOUR EN ÉTHIOPIE

20 OCTOBRE

Après seulement 10 jours en Éthiopie, j'ai l'impression d'y être depuis un mois tellement j'ai rencontré de gens et parcouru de kilomètres ! Je couvre les 11 prisons de la province et les quatre prisons fédérales d'Addis-Abeba et des alentours. Parcourir la région est un plaisir. Je ne me lasse pas de contempler la beauté des montagnes, les rochers couleur d'ocre, la lumière changeante des vallées. Chaque kilomètre m'émerveille !

+ + +

De ma mission en Éthiopie, en 1991, je me souviens d'un très beau peuple, d'une grande gentillesse, fier, mais aussi un peu susceptible. Et les Tigréens en sont les champions ! Impossible de leur faire une remarque sans qu'ils se lancent dans d'interminables explications pour justifier leur comportement. On m'avait déjà prévenue à Genève. On m'a aussi recommandé d'être diplomate avec les autorités car, quoi que je fasse ou que je dise, le gouvernement à Addis en sera aussitôt informé. Ce sont les Tigréens qui détiennent le pouvoir ; de surcroît, le directeur du ministère de la Santé du Tigré, le docteur Lemma, est l'ex-chef de l'Assemblée nationale. Il s'avèrera mon interlocuteur le plus précieux.

Ma tâche, en tant que déléguée santé, comme dans tous les lieux de détention, est de veiller à la santé des détenus : hygiène, nutrition, accès aux soins… Au Tigré, il y a des cliniques dans les prisons, ce qui me facilite la tâche, même si le personnel soignant est peu qualifié. Ce sont, pour la plupart, des femmes secouristes ex-militaires formées sur le tas durant la guerre.

Mary, l'infirmière que je remplace, a travaillé très fort pour amener les autorités carcérales et le ministère de la Santé à communiquer entre eux, ce qu'ils ne faisaient jamais. J'ai bien l'intention de continuer à faciliter leurs contacts et, plus concrètement, à faire en sorte que le ministère de la Santé organise des séances de formation pour le personnel soignant des prisons. Je suis consciente qu'il me faudra de la patience et du tact pour les convaincre qu'ils sont responsables de la santé des prisonniers autant que de celle des citoyens ordinaires.

Des médicaments de notre entrepôt seront bientôt périmés. Mary me laisse entendre que les sœurs de l'orphelinat de Mekele prennent tout ce qu'on veut bien leur donner. Je prépare donc quelques cartons et me présente à l'orphelinat. Pour y entrer, il faut nous frayer un passage à travers une foule de mendiants qui attendent les restes de table des orphelins. Meseret, mon *field officer*, me dit que les mendiantes abandonnent parfois leur bébé ici. Une fois dans la cour intérieure, des dizaines d'enfants, sales et la morve au nez, s'agglutinent autour de moi. Ils se bousculent pour attraper mes mains, qu'ils refusent de lâcher. En visitant les différents pavillons, je découvre les autres pensionnaires : des paralytiques, des tuberculeux, des sidéens, des malades mentaux… Les enfants atteints de déficiences graves sont enchaînés au poteau d'une terrasse en ciment. Ils sont cinq ou six, âgés entre 5 et 15 ans. Ils restent là toute la journée à ne rien faire, jour après jour, semaine après semaine… J'ai peine à cacher mon indignation. La sœur, nullement gênée, m'explique : « Nous n'avons pas le choix de les attacher parce qu'ils mangent tous les objets qui leur tombent sous la main. Je n'ai malheureusement pas assez de personnel pour les surveiller. » Il y a quelques jours, dans une prison, j'ai fait toute une histoire pour qu'on améliore les conditions de vie d'un handicapé mental qui vivait comme un animal ; et aujourd'hui, je trouve des enfants enchaînés chez les sœurs Missionnaires de la Charité !

+ + +

Je m'occupe d'Haïlé, un Érythréen qui souffre d'une psychose paranoïde. Par inadvertance, il a traversé la frontière et s'est retrouvé en Éthiopie, où il a été arrêté. Les responsables de la sécurité frontalière qui le détiennent nous demandent de le rapatrier en Érythrée. Comment faire ? Il ne sait pas où il se trouve et ne sait pas d'où il vient. L'infirmier psychiatrique de la région, dont Haïlé est le patient, m'accompagne. Je les laisse seuls pendant la consultation. Après deux minutes, c'est terminé. Il m'affirme que notre patient est guéri. C'est un miracle ? Une blague ? ! Je rappelle Haïlé. Il est toujours en plein délire. À force de le questionner sur ses origines, il sort de sa poche un chiffon de papier d'identité datant de 1996. Cela aidera peut-être notre équipe d'Asmara à retrouver sa famille. La demande de recherche passera par Genève, car toute forme de communication entre les deux pays est bannie.

Je profite de mes tournées sur le terrain pour goûter à la nourriture locale. J'adore l'injera, qui est le plat national du pays. On le mange avec les doigts, en groupe, autour d'un grand plateau. J'apprécie moins la coutume qui veut que, par amitié, quelqu'un déchire un morceau de viande avec ses doigts et me le mette dans la bouche. L'injera est un genre de crêpe spongieuse à base de farine de teff: une céréale minuscule de couleur ivoire, rouge ou brune, originaire des hauts plateaux d'Éthiopie. La farine, mélangée à l'eau, fermente trois jours dans un tonneau. On en fait une crêpe que l'on cuit d'un seul côté; à cause de la fermentation, l'autre côté ressemble à une éponge qui absorbe bien la sauce. L'injera recouvre le plateau où l'on dépose différents mets. D'autres rouleaux de crêpes disposés autour du plateau sont utilisés comme cuillères: de la main droite, on en déchire un morceau pour saisir la viande crue, le ragoût, les légumes, les légumineuses, la salade... C'est vraiment délicieux si l'on aime les saveurs acidulées produites par la fermentation.

Après une semaine sur le terrain, je suis quand même contente de rentrer et de me cuisiner un plat québécois, comme un bon pâté chinois.

24 OCTOBRE

Je suis éreintée. Hier, on m'a initiée à la danse éthiopienne. Pour fêter le départ de Mary, un orchestre a joué de la musique traditionnelle toute la soirée. Les Éthiopiens ont une façon bien à eux de danser : ils bougent les épaules et le cou de façon saccadée et indépendamment l'un de l'autre. Je me suis donnée à fond. Les convives éthiopiens semblent avoir apprécié.

2 – DES RATS DANS LE PLAFOND

7 NOVEMBRE

Malgré qu'elle soit très petite, j'apprécie beaucoup ma maison. Le salon me sert aussi de chambre à coucher et je dois sortir pour aller aux toilettes et à la cuisine. Afin d'éviter le regard du gardien, je prends soin de stationner la Land Cruiser entre sa cabane et la maison ; il est inutile qu'il me voie en pyjama lorsque je sors pour aller aux toilettes la nuit.

Je partage mon espace avec quelques mille-pattes qui prennent une douche avec moi. J'ai aussi des colocataires à quatre pattes : des rats occupent les combles au-dessus de ma chambre. Je ne m'en préoccuperais pas s'ils ne faisaient pas autant de bruit la nuit ! L'« expert en rats » qui a identifié les crottes sur mon lit m'a vendu un poison tout à fait inefficace. Peut-être qu'un chat ferait l'affaire ? Mais je crains qu'il ne chasse les pigeons que j'aime entendre roucouler dans le jardin. De plus, notre chef d'équipe, Sylvie, qui partage la même cour, n'aime pas plus les chats que moi.

Les prières du ramadan me réveillent aussi la nuit. Mes bouchons ne parviennent pas à bloquer la voix du muezzin, du haut de son minaret, situé près de chez moi. J'aime bien entendre l'appel à la prière cinq fois par jour, même à 5 heures du matin, mais les sermons nocturnes me dérangent. Heureusement, ce sera la fin du ramadan dans une semaine.

De temps en temps, de la fenêtre de mon bureau, je vois passer quelques touristes. Il est rare que je sois en mission dans une ville assez sécuritaire pour accueillir des vacanciers. Pour le moment, le plus grand danger de cette mission est de frapper un piéton en conduisant. Je viens de lire dans un guide touristique que les piétons traversent devant les voitures en marche parce qu'ils croient que cela prolonge leur vie ! Les enfants font des concours : le gagnant est celui qui reste le plus longtemps devant un véhicule avant de se propulser sur le côté de la route. Et c'est sans compter ceux qui traversent sans regarder. Ce n'est qu'une fois devant le véhicule qu'ils jettent un œil sur le côté, et alors, au lieu d'accélérer le pas, ils rebroussent chemin. En conséquence, je ne dépasse jamais 30 km/h en ville et je me méfie des piétons. Les chèvres, elles, savent apprécier le temps nécessaire pour traverser en évitant les voitures, mais les ânes restent figés au milieu du chemin et les poules, même une fois entre les roues, réussissent à se faufiler. Par contre, comme me l'a dit un de nos chauffeurs éthiopiens pour me mettre en garde : « Les Éthiopiens sont comme les moutons, imprévisibles. » En plein centre-ville de Mekele, on voit parfois un vieux cheval décharné, stoïque, au milieu de la circulation. Il passe là des heures sans bouger ; les voitures le contournent comme si c'était la chose la plus normale qui soit.

On voit vraiment de tout sur la route ! Cette fois, je n'en crois pas mes yeux : un cheval qui tire une calèche porte des œillères où figure un symbole de la Croix-Rouge, autour duquel il est écrit : « Comité international de la Croix-Rouge ». Je reconnais la couleur jaune des contenants d'huile distribués au cours de nos opérations d'aide humanitaire. Le cocher a habilement découpé notre symbole pour lui donner une seconde vie. Lui parler d'abus de l'emblème serait certainement un excès de zèle de ma part. Je me contente d'une photo que j'enverrai à Genève pour la section des nouvelles insolites de notre revue mensuelle.

J'attends mon permis de conduire national. Puisque mon permis québécois est rédigé en français, il doit être traduit en anglais avant qu'on me donne un permis éthiopien. Qu'il soit certifié par l'ambassade du Canada ne suffit pas.

13 NOVEMBRE

J'ai reçu mon permis de conduire éthiopien ; le même jour, je me suis fait arrêter : en rentrant à la maison, j'ai tourné sur ma gauche au lieu de faire d'abord le tour du rond-point (la rue ne me semblait pas faire partie du rond-point). Le policier, fort sympathique, a rigolé et m'a laissé repartir sans contravention. Depuis, il me salue avec un grand sourire chaque fois que je tourne autour de son rond-point.

✦ ✦ ✦

Avec Mezeret, nous faisons du « hors-piste » dans un coin complètement perdu, au milieu de montagnes recouvertes de cactus. Nous cherchons un imam à qui nous devons remettre un *message Croix-Rouge* venant de son épouse érythréenne. Le message est venu de notre équipe d'Asmara. Même longtemps après un conflit, des milliers de personnes ne retrouvent plus la trace de leurs êtres chers. Pour recréer les liens familiaux, le CICR a conçu un petit formulaire de demande de recherches. La poste ne fonctionne pas entre l'Érythrée et l'Éthiopie et cette dame n'a qu'une idée approximative de l'endroit où pourrait être son époux. À nous de le trouver.

Le paysage est fabuleux ! Il n'y a plus de route ; nous marchons entourés d'acacias en forme de parasol. Leur feuillage offre une protection contre le soleil tout en étant inaccessible aux chèvres, qui pourraient le brouter. Nous croisons des jeunes bergers qui me regardent comme si je venais de la planète Mars. Aucun d'eux ne sait où se trouve notre imam ; ils nous envoient de plus en plus loin dans la brousse. Après deux heures de marche, notre homme demeure introuvable ! Pour ne pas avoir à dormir sur place, nous devons retourner à la voiture, car il faut être de retour à Mekele avant le coucher du soleil. Le danger de se faire arrêter par des coupeurs de route est réel. Je n'ai pas envie de renouveler mon expérience de 1991, alors que je rentrais d'une mission de rapatriement des soldats de l'armée de Mengistu, récemment démobilisés. Dommage pour l'imam et son épouse, nous étions peut-être tout près du but.

3 – AU NOM DE LA CULTURE

21 NOVEMBRE

Selon le calendrier éthiopien, nous sommes le 12 novembre 1997 et non pas le 21 novembre 2004. Contrairement à presque tout le reste de la planète, qui utilise le calendrier grégorien, les Éthiopiens suivent le calendrier julien. Calculé par l'astronome grec Sosigène sur ordre de Jules César, d'où son nom, ce calendrier débute sept ans et cent treize jours après le début de notre ère. Il comprend 12 mois de 30 jours et un treizième mois de cinq ou six jours. Un slogan touristique s'inspire de cette particularité : *Éthiopie, 13 Mois de Soleil*. De plus, l'heure de la journée est divisée en deux cycles de 12 heures. Chaque cycle débute à 7 heures (heure occidentale) et se termine 12 heures plus tard, soit à 19 heures. Et quand le cycle recommence, il est de nouveau 1 heure.

Quand un Éthiopien donne un rendez-vous, il est important de vérifier s'il s'agit de l'heure éthiopienne. Je l'ai découvert à mes dépens quand je me suis retrouvée seule, à 8 heures, un dimanche matin, pour l'inauguration de la nouvelle ambulance de la Croix-Rouge éthiopienne. Le rendez-vous était à 14 heures !

+ + +

La religion copte orthodoxe est dominante dans le pays. Nombre d'églises fort belles parsèment le paysage. Chaque fois qu'ils passent devant, les pratiquants font un signe de croix. Ils déposent aussi une offrande en argent dans de petites boîtes en bois aménagées à cet effet le long des routes. Quant aux monastères, ils sont perchés sur le sommet des montagnes afin d'être plus près de Dieu. Dommage pour ceux qui ne sont pas en forme pour l'escalade !

À Mekele, que ce soit le jour ou la nuit, les prêtres crient leurs sermons du haut des clochers de la ville. À 7 heures, un samedi matin, j'entends Sylvie, frustrée de s'être fait réveiller, se disputer avec notre gardien comme s'il était responsable des envolées vocales du gardien de la foi ! Oublions la grasse matinée. Le lendemain matin, c'est au tour du voisin de me réveiller. Il lance des galettes de bouses de vaches sur le mur de ma chambre. Nos maisons sont liées par un mur mitoyen qu'il utilise comme séchoir à excréments ; ils serviront de combustible pour la cuisine.

Au travail aussi, le silence me manque. En face de nos locaux, de l'autre côté de la rue, le propriétaire d'un magasin de cassettes piratées diffuse sa musique à tue-tête, du matin au soir. Exaspérée, je lance à ma collègue Andrea : « Je n'en peux plus de la musique éthiopienne ! » Aussitôt la musique s'arrête… le temps que l'homme remplace la cassette par celle de Céline Dion. Après une douzaine de chansons, la musique éthiopienne me manque déjà ! Trois heures plus tard, Céline chante toujours. C'est le moment de rentrer à la maison.

✦ ✦ ✦

Au menu ce midi, nous avons des feuilles de cactus[1] apprêtées sous différentes formes : jus, pain, bonbons, confiture, salade. Une ONG locale a ouvert un restaurant dont c'est la spécialité. Il est si peu fréquenté qu'il faut s'annoncer un jour à l'avance, le temps que les employés aillent cueillir des feuilles. Je n'ai pas réussi à persuader mes collègues éthiopiens de nous accompagner. « Ici, on donne du cactus aux vaches quand il n'y a plus de pâturages. Ce n'est pas dans notre culture de manger ces plantes. »

Contre l'argument de la culture, je baisse les bras ! Mes années d'expérience africaine m'ont appris qu'il est illusoire de vouloir changer certaines habitudes culturelles, même si elles sont nuisibles pour la santé. Au Sénégal, les femmes enceintes refusaient de suivre nos conseils et de manger des œufs, de peur que le bébé, tout comme l'œuf, n'ait jamais de cheveux. Les mères persistaient à couvrir les enfants fiévreux pour faire sortir les boutons de la rougeole ; ils mouraient alors de déshydratation. Au Cameroun, dans un camp de réfugiés tchadiens, nous demandions à nos interprètes de dire aux mamans qui se présentaient à notre clinique qu'il était dangereux de laisser l'imam couper la luette de leur nouveau-né : « Vous risquez que votre enfant attrape des infections ou même le tétanos. » Malgré cela, l'une des interprètes qui avait répété 100 fois le même conseil a laissé l'imam couper la luette de son bébé. Les gens croient qu'à cause de ce petit bout de peau, les nouveau-nés s'étouffent en vomissant.

---

1. *Opuntia chlorotica*, connu sous différents autres noms : figuier de Barbarie, figuier d'Inde, cactus raquette, cactus main de nègre…

Quand je me sens mal à l'aise de relater des comportements qui me paraissent aberrants, je me remémore ces paroles d'Ousmane Sembène, un grand écrivain et cinéaste sénégalais : « Aimer la culture africaine, c'est l'aimer suffisamment pour critiquer ses tares. »

Le cactus est une plante hypervitaminée. Comme elle pousse partout dans la région, j'aimerais l'introduire au menu des prisonniers. La responsable de l'ONG est même prête à mettre ses cuisinières à notre disposition pour qu'elles enseignent aux détenus à l'apprêter. Mon enthousiasme retombe rapidement devant la réaction de nos collègues éthiopiens presque insultés : « Les prisonniers vont nous accuser de leur donner de la nourriture à vaches. » Je laisse tomber : sans leur appui, l'idée est vouée à l'échec. Cela ne m'empêche pas de faire ma propre expérience culinaire. Les doigts pleins d'épines, je déguste mon omelette aux feuilles de cactus.

25 NOVEMBRE

La situation en Érythrée est presque invivable, particulièrement pour les Éthiopiens. Le pays est totalement fermé au reste du monde. Des Indiens qui font partie des troupes du maintien de la paix des Nations Unies montent la garde à la frontière entre les deux pays. Ils campent du côté érythréen de la rivière Mareb, qui sert de frontière. Ils nous reçoivent avec des boissons fraîches et des samosas en attendant l'arrivée de nos collègues d'Asmara. Ces derniers accompagnent les 200 Éthiopiens, dont les noms figurent sur notre liste, qui ont choisi de rentrer dans leur pays ; nous sommes la seule organisation à pouvoir les rapatrier.

Quatre heures après notre arrivée à la frontière, notre équipe d'Érythrée nous rejoint. Nos collègues ont accompagné les bus de passagers et des camions chargés de leurs bagages. Je suis responsable des personnes vulnérables : les patients à hospitaliser, les personnes âgées et handicapées à amener au camp de transit et quatre adolescents à escorter en avion jusqu'à Addis-Abeba. Mes collègues s'occupent d'accompagner les autres jusqu'au camp.

Ces adolescents, deux frères et deux sœurs, sont amusants. Les filles, issues d'une famille bien nantie, portent fièrement des vêtements à la mode. Les garçons, au visage marqué par des traces de gale, sont sales et habillés en guenilles. L'aîné est un vrai clown, ce qui aide sans doute les autres à oublier leur peine d'avoir laissé familles et amis en Érythrée.

Nous quittons Axoum pour Addis-Abeba en faisant escale à Mekele. Ce qui devait être une escale de cinq heures se prolonge jusqu'au lendemain matin. Le pilote d'un chasseur français a endommagé la piste en ratant son atterrissage. On nous annonce qu'il faudra trois jours pour réparer les dommages. *Ethiopian Airlines* nous offre l'hôtel et un tour de ville.

À 5 h 30, le lendemain matin, le téléphone sonne à ma chambre : « Soyez prêts à 7 heures pour le départ vers l'aéroport. » Pour une fois qu'en Afrique, quelque chose arrive en avance !

C'est le branle-bas de combat ! Je réveille Lina, ma collègue à Addis, afin qu'elle prenne contact avec les familles. Puis, j'appelle notre administrateur, ici, à Mekele, pour qu'il vienne nous conduire à l'aéroport : les filles ont trop de bagages pour le minibus d'*Ethiopian Airlines*. Les agents de sécurité de l'aéroport exigent de voir le contenu de tout ce qui se trouve sur nos chariots : trois grosses valises, de nombreux sacs noués avec des cordes et trois énormes tonneaux de plastique. Je souris en apercevant deux cadres vitrés d'un mètre de hauteur représentant le Sacré Cœur de Jésus et la Vierge Marie. Les garçons n'ont qu'un petit sac d'à peine un kilo.

Arrivée à la délégation d'Addis, je peine à retenir mes larmes en voyant la famille embrasser les filles avec tant de chaleur. En me remerciant d'avoir ramené ses enfants, la mère me glisse à l'oreille : « Je ne sais pas comment leur annoncer que leur père est mort, il y a deux semaines. » Quelle tristesse ! J'embrasse les filles et leur souhaite beaucoup de bonheur dans leur nouvelle vie.

Je reste avec Lina pour attendre la grand-mère des garçons. C'est elle qui doit se charger d'eux. Lina me raconte leur conversation téléphonique de ce matin : « Elle avait l'air très contrariée ! Elle m'a dit qu'elle avait prévu aller à l'église et qu'elle serait en retard. » En l'attendant, j'essaie d'encourager les garçons. J'en veux à cette femme qui ne semble avoir aucune idée du traumatisme que ses petits-enfants ont subi en quittant l'Érythrée où ils sont nés et où ils ne pourront sans doute jamais retourner. Trois heures plus tard, elle est enfin là. Lina lui fait signer les documents de prise en charge. Je serre les garçons dans mes bras et les laisse à leur grand-mère. Ils partent tous les trois sans exprimer ni joie ni peine.

J'ai rendez-vous à la piscine du Hilton avec Julie, ma collègue québécoise. Elle est basée à Adigrat, tout près de Mekele. Sa mission en tant qu'ingénieure hydraulique est d'aménager des forages pour apporter de l'eau aux populations vivant dans les régions sèches du Tigré. Je suis heureuse de la revoir et de profiter du confort que nous offre la ville.

29 NOVEMBRE

Le moment est venu de visiter la prison fédérale d'Addis Abeba où sont détenues 5 000 personnes, dont 450 sont des « clients » du CICR ; les autres sont des prisonniers de droit commun. Nous espérions obtenir six jours de visite, mais les autorités carcérales ne nous en accordent que trois. Comment, en seulement trois jours, pourrons-nous inspecter tous les recoins de la prison, enregistrer les nouveaux prisonniers, parler à ceux qui voudront se confier à nous et distribuer les *messages Croix-Rouge* aux détenus politiques ? Il faudra faire vite.

Nous sommes divisés en quatre équipes composées d'un délégué et d'un interprète. Je travaille avec Alexis, interprète d'origine italo-gréco-éthiopienne. Je dois vérifier l'état des cellules, des cuisines, des latrines, des douches, des égouts, du dépotoir, des aires de détente, de la pharmacie, de la clinique et visiter les patients hospitalisés.

✢ ✢ ✢

Dans toutes les prisons du pays, nos équipes médicales d'expatriés portent une attention spéciale aux prisonniers atteints de tuberculose, du sida ou de maladie mentale. Inutile de demander à ce que les malades mentaux soient hospitalisés, car le seul hôpital psychiatrique du pays est plein ; la solution alternative est de les emprisonner dès qu'ils troublent l'ordre public.

Le pourcentage de sidéens est très élevé dans les prisons. La direction encourage les détenus à faire leur test de dépistage ; s'il s'avère séropositif, ils reçoivent un montant mensuel équivalant à dix dollars. Cet argent, qui devrait servir à acheter un supplément de nourriture, est dépensé, le plus souvent, en cigarettes. Je demande à l'infirmier si certains sont déçus d'avoir un test négatif. Sa réponse ne m'étonne pas : « C'est le cas pour plusieurs d'entre eux. Fumer est leur seul plaisir. » À Mekele, certaines femmes enceintes se réjouissent de leur séropositivité. Cela leur permet de recevoir une prime mensuelle de 20 $. Comment est-il possible d'en arriver à une telle misère ?

Mon travail terminé, je prends plaisir à me promener au milieu des détenus, à causer avec eux sans mon carnet de notes et sans penser à mon rapport de visite. Un groupe de Nigérians, arrêtés pour trafic de drogue, m'invitent à partager leur repas. Au menu : des oreilles de vaches baignant dans une sauce graisseuse, accompagnées de macaronis qu'ils ont pilés avec un gobelet, jusqu'à ce que ça donne une pâte compacte. C'est leur façon d'avoir un plat qui ressemble à leur foufou traditionnel, fait de farine mélangée à de l'eau. « Nous détestons l'injera ! », me disent-ils. Je trouve les autorités carcérales très accommodantes avec leurs « invités » nigérians. Je décline poliment l'invitation. Je n'allais tout de même pas leur enlever les oreilles de la bouche !

Avec ces Nigérians, je me sens de nouveau au cœur de l'Afrique, celle que je connais. Je passerais volontiers la journée à causer et à plaisanter avec eux, comme les Africains savent si bien le faire. Les Éthiopiens, eux, sont plutôt réservés et discrets.

Comme passe-temps et pour se faire un peu de sous, les détenus tricotent des foulards, crochètent des bonnets rasta, brodent le tissu blanc traditionnel – à peine plus épais que du coton à fromage – ou encore travaillent sur des métiers à tisser. J'imagine les moqueries que provoqueraient ces activités dans nos prisons…

4 DÉCEMBRE

Mon portable sur les genoux, j'attends le vol pour Mekele. J'en profite pour commencer la rédaction de mon rapport de visite. Il me faut toujours beaucoup de temps pour écrire mes rapports. Il est important d'être précis et de documenter méticuleusement nos visites. Ceux qui viendront après moi doivent savoir ce qui a déjà été fait ou ce qui a été recommandé aux autorités afin d'en assurer le suivi. C'est essentiel si l'on veut améliorer les conditions de détention.

4 – UN BIEN MODESTE NOËL

6 DÉCEMBRE

Comme après chaque visite de prison, je rencontre le directeur de l'Hôpital de Maychew, le docteur Daniel, pour discuter des soins donnés, ou non, aux détenus. À la fin de notre entretien, je lui offre un calendrier du CICR avec, en page couverture, un enfant amputé des deux bras portant des prothèses à crochets fabriquées par nos prothésistes. La photo lui rappelle Bayoun, un jeune patient de 13 ans. Il voulait voir de plus près un étrange petit objet qui traînait par terre. La mine lui a pris ses deux bras. Le docteur Daniel a dû achever l'amputation. En voyant l'adolescent à la pédiatrie, je me demande comment un jeune aussi mutilé peut garder un tel sourire. « Est-ce que le CICR peut faire quelque chose pour lui ? me demande docteur Daniel qui semble inquiet pour cet orphelin qu'il a pris sous son aile.

— Ses moignons sont bien cicatrisés et l'amputation a été faite de telle façon qu'il sera sans doute facile de l'appareiller. En tout cas, j'ai bon espoir. J'en parlerai à l'équipe du centre orthopédique dès mon retour à Mekele. »

+ + +

Après la prison de Maychew, c'est au tour de celle de Mekele. Nous y passerons la semaine. Aussitôt entrés dans la cour intérieure de la prison, nous sommes encerclés par les détenus qui viennent demander une couverture, envoyer un *message Croix-Rouge* à la famille en Érythrée, signaler un malade isolé dans sa cellule ou simplement faire un brin de causette.

La très grande pauvreté qui sévit dans cette prison me saute aux yeux. La majorité des détenus n'ont aucun vêtement de rechange. Un malade a vendu son seul chandail pour s'acheter des antibiotiques. Ils dorment sur la terre battue, malgré les nuits très fraîches. En fouinant dans leur bibliothèque, je tombe sur le guide des *Bed & Breakfast* des États-Unis, tamponné par l'ambassade américaine. Le rêve américain dans les prisons éthiopiennes !

Pendant que Sylvie s'entretient avec les prisonniers politiques, Andrea enregistre les nouveaux détenus et distribue les *messages Croix-Rouge*; de mon côté, je visite les malades, je discute des cas problématiques avec l'équipe médicale, j'assiste aux consultations, etc.

23 DÉCEMBRE

À la suite de mes démarches, Bayoun est au centre orthopédique de Mekele depuis deux semaines. C'est le personnel éthiopien, formé et soutenu par le CICR, qui gère ce centre où l'on fabrique des prothèses pour les amputés. Un technicien a installé à mon protégé deux prothèses fixées à son thorax par un harnais. À l'aide de ses épaules et de ses avant-bras, il ouvre et ferme des crochets en forme de pinces, ce qui lui permet de saisir de petits objets. Il arrive même à lacer ses nouveaux souliers!

Bayoun ne portait que des guenilles à son arrivée au centre. Mezeret et moi lui avons acheté une petite valise remplie de vêtements usagés, mais tout de même très propres. Il repart à Maychew heureux et fier. Nous lui promettons d'aller lui rendre visite.

24 DÉCEMBRE

Julie et moi passons le réveillon de Noël en tête-à-tête. Sylvie et Andrea sont avec leur famille en Europe. Nous nous offrons le spécial de Noël au plus chic restaurant de Mekele. Au menu: tournedos à la Pompadour (qui n'a de pompeux que le nom) arrosé d'un Chianti bouchonné et, pour terminer, une crème caramel au goût de lait en poudre. Au moment de quitter le restaurant, je reçois un téléphone de mon ami Robert: «Je suis désolé, je n'ai pas pu avoir de vol pour Mekele. On pourrait se rencontrer la semaine prochaine à Addis, si c'est OK pour toi.» Nous sommes déçues. Nous nous étions fait une fête d'avoir Robert avec nous pour égayer notre Noël et apporter une note masculine à notre monde de femmes. J'ai rencontré Robert l'an passé, au cours de ma mission en Afghanistan, alors que j'étais en vacances à Samarcande, en Ouzbékistan. Je me réjouis de le revoir prochainement.

Nous poursuivons le réveillon chez moi en dégustant la Chicoutai[2] de Julie. Sur TV5, on présente le documentaire *Il parle avec les loups*: un Abitibien, vêtu de la traditionnelle chemise à carreaux rouges et noirs, soigne les ours et les loups en leur parlant avec un fort accent

---
2. Liqueur produite au Québec, faite de petits fruits jaunes, cueillis en région boréale.

québécois. Nous sommes soudainement téléportées en pleine forêt d'épinettes noires, au nord de notre Belle Province.

25 DÉCEMBRE

Nous visitons l'ancien palais de l'empereur Yohannes IV, un magnifique bâtiment du XIXe siècle transformé en musée. Devant certaines sculptures de bois, des panneaux explicatifs nous font sourire : « Hautement endommagé » ou encore « Mangé par les rats ».

À la sortie du musée, je reçois un appel du docteur Lemma. Il me parle de son projet de formation de 450 ex-soldates, démobilisées depuis la chute du régime de Mengistu Haïle Mariam, en mai 1991. Ces femmes deviendront des personnes-ressources pour les volontaires au test du sida. Je lui rappelle poliment qu'aujourd'hui nous fêtons notre Noël – le Noël orthodoxe est célébré le 7 janvier. Il se confond en excuses et promet de me rappeler, car il a besoin de notre soutien financier.

Pour le souper de Noël, nous nous régalons de ma carbonnade flamande, qui n'a rien à envier à la Pompadour d'hier soir. Au loin, nous entendons des cris de joie provenant du stade de foot : l'Éthiopie a battu le Rwanda.

1er JANVIER

Je sors de la boîte de nuit de Mekele, où nous avons fêté la nouvelle année. J'ai dansé toute la nuit avec un touriste danois. Il est 4 heures du matin. En sortant de la boîte, je crois rêver : une centaine de dromadaires chargés de blocs de sel marchent nonchalamment dans la rue principale. Je suis soudainement transportée au septième siècle ! Le pas feutré des chameaux brise à peine le silence qui accompagne le lever du jour. Cette image sera la plus belle que je garderai de l'Éthiopie.

La caravane, conduite par des Afars[3], arrive du désert du Danakil. Situé à une altitude de 100 mètres au-dessous du niveau de la mer, c'est l'un des endroits les plus chauds et inhospitaliers du globe. Depuis plus de 1 400 ans, les Afars y récoltent du sel qu'ils transportent sur le dos de leurs dromadaires afin d'en faire le commerce. Je me suis demandé si ces chameliers savaient que le reste du monde, ou presque, venait de passer à l'an 2005 ?

---

3. Ethnie de nomades vivant à l'est du pays et à Djibouti.

5 – FÊTES RELIGIEUSES BRUYANTES

7 JANVIER

Je suis à Lalibela, un haut lieu de pèlerinage pour les chrétiens orthodoxes. Surnommée la Jérusalem africaine, elle est située dans la province de Wollo, au nord du pays.

À elles seules, les 15 heures de route, au milieu d'un paysage féerique composé de pics et de montagnes, valent la peine de faire le déplacement ! La ville est construite à 2 600 mètres d'altitude sur un plateau splendide au milieu d'escarpements rocheux. Mon vieux rêve de visiter cette merveille du monde devient réalité en ce jour du Noël orthodoxe. Des milliers de pèlerins ont marché des jours entiers pour arriver dans leur ville sainte. On dirait presque que tous les mendiants du monde s'y sont donné rendez-vous.

Les moines, en tenues festives, portent de magnifiques croix ciselées dans l'argent ou le bronze. Heureusement que l'argent est bactéricide, car des milliers de fervents embrassent la même croix. Avec conviction, mon guide me dit : « Si l'on croit très fort, on n'attrape aucune maladie. »

Au XIIe siècle, Gebre Mesqel Lalibela est parti en exil à Jérusalem, où il a eu une vision qui lui a inspiré la construction d'une Nouvelle Jérusalem de roches. Peu après son retour au pays, il est couronné roi. Il décide alors de construire sa propre ville sainte. Il justifie son projet par le fait qu'il est devenu difficile pour les chrétiens éthiopiens de se rendre en pèlerinage à Jérusalem à cause de l'expansion de l'islam.

Lalibela et une quarantaine de milliers de personnes ont taillé onze églises monolithiques dans la roche, sous le niveau du sol. Elles sont reliées entre elles par des tunnels qui mènent aussi à des grottes où vivent des ermites. La vue de ces ascètes, vêtus de tuniques jaune moutarde et coiffés de tresses rastas jusqu'aux fesses, peut surprendre un touriste non averti. Non moins étonnant est le fait de marcher à côté des vaches qui broutent sur ce qui se trouve être le toit des églises.

On dit que Lalibela est à l'Éthiopie ce que les pyramides sont à l'Égypte ; mais, contrairement à ces dernières, les églises sont toujours vivantes : on y célèbre quotidiennement des cérémonies religieuses. Dommage que cette merveille soit si peu connue… et que ce pays soit réduit uniquement, dans l'imaginaire collectif, à la famine et à la sécheresse. Il est tellement plus !

20 JANVIER

Le prêcheur de l'église voisine de chez moi me rend folle ! Ça fait maintenant sept heures qu'il s'égosille dans les haut-parleurs de son clocher. Il est maintenant une heure du matin. À tout hasard, j'essaie les bouchons que Robert m'a rapportés de Londres. Ça marche ! Je m'endors avec une bonne pensée pour lui.

Hier, les musulmans célébraient le Eid el Kebir, fête du mouton qui commémore le sacrifice d'Abraham. Aujourd'hui, c'est au tour des coptes orthodoxes de célébrer. Ils fêtent le Temkat, soit le baptême de Jésus, qu'ils appellent aussi l'Épiphanie. Nous suivons la procession du Temkat avec la population orthodoxe de Mekele. Vêtus de leurs vêtements traditionnels faits d'un mince coton blanc, les fidèles marchent derrière les prêtres de l'église de leur quartier. Les femmes portent une robe, dont l'épaisseur du tissu est proportionnelle à leurs moyens financiers, ainsi qu'une écharpe joliment brodée de croix éthiopiennes. L'origine de ces croix remonte à une loi qu'un empereur aurait instaurée : tous les croyants devaient la porter afin de manifester leur fidélité à leur foi. Chaque région du pays a une forme de croix différente. Les prêtres, qui déambulent sous d'immenses parasols bariolés, portent des vêtements de culte aux couleurs étincelantes, brodés de fils d'or et d'argent.

La foule converge vers le terrain de foot, qui sert aussi de pâturage aux vaches. Je le constate à mes dépens en mettant le pied dans une bouse bien fraîche. Ceux qui arrivent à se frayer un chemin jusqu'au bassin, dont l'eau a été bénie par le grand prêtre, se jettent dedans ; les autres se bousculent jusqu'à en être assez près pour se faire arroser. Ils veulent tellement honorer le baptême de Jésus qu'ils sont prêts à affronter les matraques des policiers qui essaient de les disperser.

27 JANVIER

Un séminaire sur la détention, à Addis-Abeba, m'en apprend beaucoup sur le système judiciaire du pays et sur sa réforme. C'est le sujet sur lequel une avocate de l'Agence canadienne de développement international (ACDI) travaille depuis deux ans, en collaboration avec le ministère de la Justice. Elle est passionnante à écouter ! J'admire sa détermination et son optimisme : il n'est pas facile d'apporter des changements d'ordre juridique dans un pays où les droits de la personne sont si malmenés. Pourtant, à bien y penser, c'est ce que je tente de faire tous les jours dans les prisons, à une plus petite échelle. Et tout comme elle, j'y crois !

30 JANVIER

Dans la prison de Maychew, on me présente Mekonnem, un amputé à qui j'offre la possibilité de recevoir une prothèse. Avec la permission du directeur de la prison, je planifie une consultation, sur place, avec le prothésiste de Mekele. Il est bon de tâter du concret, j'en oublie mon chapelet de recommandations : « Nettoyez vos latrines », « Videz les fosses septiques », « Aérez les cellules », « Réduisez le nombre de prisonniers par cellule », « Augmentez les rations », « Sortez les prisonniers dans la cour au moins une heure par jour », « Soignez vos malades »…

J'ai appris à choisir mes recommandations par ordre de priorité. Je me pose d'abord la question : si je réclame ceci, est-ce que je risque de ne pas obtenir cela qui est plus important que ceci ? Puis, je me demande si je ne suis pas en train d'exiger de meilleures conditions de vie pour les prisonniers que celles de la population extérieure. Ainsi, ce détenu, à qui j'offre gratuitement une prothèse, me cause des problèmes de conscience parce qu'il n'est pas un blessé de guerre : il a reçu une balle dans la jambe lors d'une bataille. Le technicien devra faire la navette de Mekele à la prison à trois reprises pour les ajustements, ce qui représente six heures de route pour chaque visite. En liberté, cet homme n'aurait probablement pas les moyens de s'offrir cette prothèse.

Quand je pense à ces vies perdues parce que les malades ne peuvent pas payer l'essence pour parcourir les 20 kilomètres qui les séparent de l'hôpital ! Ce sont là les paradoxes de l'aide humanitaire : chacun défend son projet, son protégé, sa victime, son coup de cœur…

La fosse septique de la prison déborde dans le voisinage. Si rien n'est fait, ça deviendra vite un problème de santé publique. Avant de faire appel à François, notre ingénieur, je dois vérifier la capacité et surtout la volonté d'intervention de la municipalité et du ministère de la Santé. Voyant mes intentions, le directeur de la prison m'encourage dans ma décision : « J'ai déjà frappé à toutes les portes ! Maintenant c'est à vous de nous aider. » Il est vrai qu'une visite du délégué du CICR arrive souvent à faire « débloquer » des dossiers. Nous offrons volontiers l'expertise de notre équipe d'ingénieurs et même un petit budget si les autorités font d'abord leur bout de chemin.

En quittant la prison, je visite Bayoun à l'hôpital, où il vit toujours. Cet enfant a un incroyable sourire! On jurerait qu'il est heureux. Comment peut-il y arriver avec un tel handicap? En prenant un thé à la gargote de l'hôpital, je suis admirative devant sa dextérité: il réussit à prendre une cuillère, à sucrer son thé et à soulever sa tasse pour boire.

L'idéal serait de l'intégrer à un programme qui lui permettrait d'apprendre un métier. Comme il n'est pas dans une zone touchée par les mines, il faudra une dérogation au budget de la Croix-Rouge éthiopienne en charge de ce programme. Serait-il tombé sur la seule mine du coin? Je vais tout de même en faire la demande.

1er FÉVRIER

Je ne m'attendais pas à un tel bain d'exotisme quand j'ai décidé de faire à pied la route de la maison jusqu'au bureau. Je marche désormais au milieu des ânes et des calèches tirées par des chevaux couverts de plaies purulentes; les enfants viennent me saluer d'une main sale et collante en criant *maney* (argent) ou *farengy* (qui provient du terme anglais *foreigner* qui signifie *étranger*). Les adultes, intrigués de voir une Blanche marcher, me demandent constamment où je vais. Les odeurs sont tantôt douces, tantôt repoussantes: des effluves d'encens (extraits d'acacias) et de tej (vin fait de miel fermenté) se dégagent des maisons; le parfum des piments forts qui sèchent sur les terrasses des fabriques de berbéré (mélange d'épices à forte teneur en piments) me piquent violemment la gorge... Heureusement, il enterre l'odeur des fosses septiques juste à côté.

Je suis intriguée par un gobelet entouré de coton rouge, posé sur un tronc d'arbre devant une maison. « C'est un bar à domicile », me dit-on. La vache qui broute devant la maison semble postée là pour souhaiter la bienvenue aux clients qui auraient plus envie d'un verre de lait que d'un verre de tej.

Après cette marche, la poussière et les déchets qui traînent dans les rues ont changé la couleur de mes souliers. Avant d'entrer au bureau, je m'arrête chez le jeune cireur de chaussures que j'ai adopté. Celui-ci a vite appris à ne pas les laver à grande eau savonneuse avant de les cirer comme il l'avait fait la première fois, à mon grand désarroi.

6 – L'ÉTHIOPIE DE BOB MARLEY

10 FÉVRIER

Dimanche dernier, à la place Meskel, avait lieu ce qui promettait être l'un des plus grands concerts jamais présentés en Afrique. On célébrait les « 60 ans » de Bob Marley, sous le thème *l'Afrique réunie*. Sa mère Cedella, sa femme Rita et son fils Ziggy y étaient, ainsi que quelques grands noms de la musique : Peter Gabriel, Angélique Kidjo, Ismaël Lô…

On attendait 250 000 spectateurs, il n'y en a eu que 50 000. Et heureusement ! Les critiques du concert étaient unanimes : « Seul le soleil était fort. C'était un concert pour les VIP puisqu'il n'y avait qu'eux, bien assis devant la scène, qui pouvaient voir et entendre le spectacle. C'est contraire à la philosophie de Bob Marley, qui était si proche du peuple. »

Les journalistes de la presse internationale n'ont pas été autorisés à filmer. Et pourtant, le but de l'événement était de transmettre une bonne image du pays au reste du monde. J'ai regardé le concert à la télévision nationale. Les spectateurs se promenaient continuellement et dansaient uniquement quand on jouait de la musique éthiopienne. Pour meubler les longs silences entre chaque prestation, l'animateur jamaïcain hurlait au micro dans un anglais incompréhensible pour les Éthiopiens : « Fumer du ganja (marijuana) et porter un condom sont les meilleurs moyens pour combattre le sida ! »

Le mouvement rastafari occupe une grande place dans l'histoire de l'Éthiopie. En 1948, le dernier empereur éthiopien, Haïlé Sélassié, a donné à ses adeptes (les rastas), des terres dans la ville de Shashamane. Selon la légende, la dynastie de Sélassié remonte aux temps bibliques. L'empereur serait un descendant direct du roi Salomon et de la reine de Saba. Les rastas croient que Sélassié est leur Messie, celui qui les ramènera chez eux en Éthiopie, loin des lieux où ils sont opprimés. Le terme « rastafari » vient de Ras Tafari, nom porté par Haïlé Sélassié avant son couronnement. Savent-ils seulement que 200 000 paysans sont morts de faim durant les dernières années de son règne ? Sélassié n'a pas voulu que le monde connaisse l'existence de cette famine, trop soucieux qu'il était de l'image du pays.

Les rastas, très religieux, vénèrent un dieu du nom de Jah. Le ganja étant une feuille sacrée, la consommation du cannabis prend un caractère mystique et leur permet de s'élever vers Dieu. Les policiers opèrent souvent des descentes antidrogue à Shashamane, où migrent de plus en plus de rastas jamaïcains. Ils croient même que le tsunami de décembre dernier est la réalisation de la prophétie de Marley lorsqu'il a chanté : « *Brother, I'll tell you, Babylon is going to fall.* » Il a prédit que beaucoup de gens allaient souffrir et pleurer. Babylone est associé au monde capitaliste, oppresseur, qui génère pauvreté et inégalités. D'après les rastas, ce n'est pas un hasard si le Nouvel An éthiopien est le 11 septembre. Ils croient que le monde se terminera à la fin du millénaire, mais que l'Éthiopie sera épargnée. Comme nous sommes en 1997, selon le calendrier éthiopien, il reste encore trois ans avant la fin des temps. Il vaudrait peut-être mieux que je reste ici…

Rita Marley veut faire exhumer le corps de Bob et le faire enterrer en Éthiopie. Les Jamaïcains ne sont pas de cet avis, car ils vont perdre l'argent généré par les touristes qui viennent se recueillir sur sa tombe. Elle a profité de ce concert pour lancer son livre sur sa vie avec le chanteur.

13 FÉVRIER

Cette semaine, je visite une petite prison située à deux heures de route de Mekele. Bien que je n'aie pas le feu vert de Pierre, mon coordonnateur médical, j'emmène avec moi l'infirmier-chef des prisons du Tigré.

Pierre voudrait que le gouvernement attribue un budget de transport à son personnel pour qu'il puisse superviser ses cliniques. Si le CICR continue dans cette voie, le gouvernement tardera encore plus à prendre ses responsabilités.

De mon côté, je souhaite que les Éthiopiens s'approprient le système de gestion des stocks de médicaments mis en place par l'infirmière qui m'a précédée. Jusqu'à maintenant, pour le personnel médical des prisons, c'est une « affaire CICR ». Ainsi, après un an et demi, les « infirmières » sont toujours incapables de remplir les deux registres où doivent être consignés leurs diagnostics et les traitements prescrits. En principe, ces données serviront à établir un budget annuel pour l'achat de leurs médicaments. En principe… car si elles réussissent quand même à démontrer qu'elles ont besoin d'augmenter leur budget, est-ce que le gouvernement le leur accordera ? Est-ce que tous ces efforts en valent la peine ? Je continue à implanter le système sans trop de conviction.

Après tout, si les infirmières n'y arrivent pas, c'est peut-être qu'elles n'y croient pas ?

Le directeur de la prison nous invite à fêter chez lui le baptême de son nouveau-né, une fille. Presque tous les gardiens sont présents. Visiblement, personne n'a l'air de craindre une évasion de masse. Devant mon étonnement en voyant la taille du bébé, on m'explique que les filles sont baptisées 80 jours après la naissance tandis qu'on attend seulement 40 jours pour les garçons. Le repas de fête est succulent, mais je peine à terminer mon assiette d'injera, qui est recouverte de sauce trop grasse pour moi. Je ralentis le rythme avec mon verre de tej qu'un gardien remplit dès qu'il est à moitié vide, et ce, depuis le début du dîner.

Comme pour toutes les fêtes, de l'herbe fraîchement coupée recouvre le sol du salon et de la terrasse, question de faire joli. J'adore cette coutume et j'adore aussi le cérémonial du café : on le torréfie sur un brasero, puis on passe la casserole fumante sous le nez des invités. L'odeur de l'encens qui brûle sur des braises, juste à côté, se mélange agréablement à celle du café. Le cérémonial exige qu'on le boive en grignotant du pop corn !

Jusque dans les plus petits villages, on trouve des bistros équipés de cafetières à expresso dignes des bons bistros européens – sans doute un héritage des occupants italiens. On y sert un excellent café cultivé sur place.

✦ ✦ ✦

Les voisins tapent de nouveau sur le mur mitoyen de ma chambre. Il n'est que 7 heures et nous sommes samedi. Je frappe timidement à leur porte et leur demande s'il leur est possible de commencer le tapage après 8 heures durant les fins de semaine. Ils semblent étonnés, mais ils acquiescent. Comme ils viennent tout juste de traire leur vache, j'en profite pour leur acheter un litre de lait encore chaud, histoire de me faire pardonner… et de faire du yaourt. Je tairai mes plaintes à propos du chiot qui pleure jusqu'à ce que j'aie besoin d'un nouveau litre de lait.

27 FÉVRIER

Il nous faudra quatre jours sur le terrain pour rapatrier 166 Éthiopiens d'Érythrée. J'aurai à m'occuper d'un handicapé mental qui a passé les cinq dernières années de sa vie en prison. « À transporter seul, pour cause de violence », voilà tout ce que notre équipe d'Asmara nous a fait savoir sur sa condition.

L'infirmière psychiatrique de l'Hôpital de Mekele accepte de me prêter un psychotrope injectable au cas où... Il me reste à rencontrer l'oncle de mon patient : il doit s'engager à prendre son neveu en charge ; sinon, il devra rester dans sa prison. Connaissant la force des liens familiaux chez les Africains, je suis persuadée qu'il acceptera.

Tout de même, la perspective de rouler cinq heures avec un passager fou furieux m'inquiète un peu.

1er MARS

À la frontière, les Casques bleus jordaniens, croates et kenyans ont remplacé l'équipe des Indiens. Nous sommes leurs invités en attendant l'arrivée de nos collègues d'Asmara avec le convoi. Il fait 40 °C ! Nous apprécions notre chance d'avoir un peu d'ombre et des boissons fraîches.

L'un d'eux, un Croate, était à Osijek en même temps que moi, à l'époque où les bombardements étaient quotidiens. Nous nous remémorons de bien tristes souvenirs. Le passage des Éthiopiens sur le pont qui sépare l'Érythrée de l'Éthiopie nous rappelle les échanges de prisonniers, supervisés par le CICR, entre la Croatie et la Serbie. J'ai le souvenir de la profonde tristesse dans les yeux de ces Serbes, nés en Croatie, quand nous demandions à chacun s'il quittait ce pays de son plein gré. La différence, ici, c'est que les Éthiopiens quittent l'Érythrée avec l'espoir d'une vie meilleure.

« Une vie meilleure », c'est ce que je souhaite à cette famille de cinq enfants, avec un sixième en route, dont le père tuberculeux mourra sans doute bientôt. Il tousse sans arrêt et il est tellement maigre que je me demande comment il tient encore debout. Même si ce n'était pas prévu, je le prends dans ma voiture avec le malade psychiatrique « à transporter seul pour cause de violence ». Ce dernier a l'air tellement inoffensif avec sa chemise trop grande, sa braguette ouverte et son grand sourire ! Nous roulons fenêtres grandes ouvertes pour laisser sortir les BK – bacilles de Koch, du nom du découvreur du bacille de la tuberculose. Nous formons toute une équipe : le fou chante et le tuberculeux crache ! Une fois au camp de transit, l'oncle de mon patient, en pleurs, serre son neveu dans ses bras comme s'il venait de retrouver son propre fils. Je les regarde, la larme à l'œil, heureuse de l'avoir ramené.

Nous logeons à l'hôtel Axoum, dans la ville historique du même nom, près du camp de transit. Ma collègue Andrea et moi prenons un verre sur la terrasse quand deux hommes et une fillette d'environ sept ans s'installent à la table voisine. La fillette nous salue dans un anglais parfait. Elle s'approche de nous et nous fait voir son livre d'exercices scolaires et son bulletin de notes. Elle nous donne ensuite une photocopie des sites historiques de la ville en nous racontant l'histoire de l'Empire axoumite à une vitesse telle qu'on a de la peine à la suivre! De temps à autre, je jette un coup d'œil aux deux hommes, dont l'un est son père. Leur indifférence devant les prouesses de la gamine m'intrigue. Mon scepticisme s'accentue au moment où elle nous demande notre adresse avec une telle insistance que je commence à m'énerver. Elle s'obstine jusqu'à ce que le garçon de table, qui observe nerveusement la scène, lui ordonne de nous laisser tranquilles.

Après quelques minutes de répit, son père nous demande: «D'où venez-vous? Que pensez-vous de notre pays? Êtes-vous des touristes? Que faites-vous ici?...» Agacée par son questionnaire, je réponds de façon évasive. Voyant qu'il n'y a rien à obtenir de nous, la fillette nous serre la main avec dignité et ils s'en vont.

Le serveur nous raconte leur manège. Ils ont réussi à escroquer 3 000 $ à des touristes américains. Voilà pourquoi elle voulait notre adresse; nous aurions sans doute reçu une lettre du genre: «Aidez notre talentueuse petite Éthiopienne à poursuivre ses études afin d'aider son pays à sortir de la misère.» Ou encore: «Si on ne trouve pas l'argent pour l'intervention chirurgicale de sa mère, elle devra interrompre ses études pour prendre soin de ses frères et sœurs.»

Il semble qu'il n'y ait pas que la misère qui fasse ouvrir le porte-monnaie des touristes; les petits anges charmants, polis, propres et bien habillés font aussi beaucoup d'effet.

✦ ✦ ✦

Sept stèles funéraires font la notoriété d'Axoum. Elles ressemblent à des gratte-ciels avec leurs portes et leurs fenêtres taillées dans le granit. La plus grande des sept, travaillée dans une seule pierre d'une hauteur de 33 mètres, est, paraît-il, la plus grosse pierre sculptée que l'homme ait érigée. Elle s'est cassée en tombant parce que sa base n'était pas assez large pour soutenir ses 500 tonnes. La deuxième stèle la plus importante

(170 tonnes pour 24 mètres de hauteur) a été volée par Mussolini en 1937 lors de l'occupation du pays par les Italiens. En 1947, il y a eu une entente avec les Nations Unies pour la rapporter, mais ce n'est que maintenant que les Italiens passent à l'action. Le vol, attendu dans les jours prochains, leur coûtera 7,7 millions de dollars.

D'innombrables contraintes techniques ont poussé les Italiens à reporter maintes fois le rapatriement de la stèle. Pendant deux ans, ils ont analysé la pierre et étudié la meilleure façon de la transporter. La piste d'atterrissage, trop petite, a été agrandie, un radar a été installé à la dernière minute, et la route entre l'aéroport et le site a été élargie. L'obélisque a été coupé en trois morceaux pour être transporté par étapes dans un Antonov. L'avion sera chauffé pour éviter que la pierre ne gèle. On dit que ce sera l'objet le plus lourd qui aura été transporté par avion. Dire qu'il y a 1 700 ans, ce sont des éléphants qui l'ont déplacée, entière, sur plusieurs dizaines de kilomètres !

Un homme de 81 ans m'a raconté, avec beaucoup d'émotion : « J'ai vu les Italiens voler l'obélisque ! Depuis 67 ans, j'y pense tous les jours. Je n'aurais jamais pensé être un jour témoin de son retour. »

✢ ✢ ✢

Trois ans plus tard, lors de l'inauguration de la stèle, le 4 septembre 2008, je me suis demandé si ce monsieur était toujours vivant.

Les ingénieurs italiens et éthiopiens auront eu besoin de tout ce temps pour élaborer une structure capable de soutenir ces 160 tonnes de granit.

Soixante et onze ans… C'est le temps qu'il aura fallu pour que la stèle retrouve son site d'origine et redevienne le symbole de l'identité éthiopienne.

7 – UNE PÉRIODE DE JEÛNE

8 MARS

Les orthodoxes commencent aujourd'hui un jeûne de 55 jours qui va les mener jusqu'à Pâques. Non seulement ils n'absorbent aucune nourriture entre minuit et midi, mais ils observent une diète végétalienne (aucun produit animalier), comme ils le font d'ailleurs deux jours par semaine tout au long de l'année.

Pour faire honneur à notre chef de délégation et à mon coordonnateur médical en visite à Mekele, j'ai en tête de leur cuisiner un bœuf bourguignon. Je n'avais pas pensé que les boucheries allaient fermer pendant toute la durée du jeûne. Pas question de changer mon menu pour autant ! Je pourrais trouver du mouton, mais je ne vais quand même pas servir un mouton bourguignon à un Français ! Avec Guetachew, mon collègue éthiopien, nous nous mettons à la recherche d'un boucher musulman qui aurait tué une vache récemment. Comme il ne sait pas traduire « filet » en tigrinya, Guetachew dessine une vache sur la paume de sa main, en soulignant le filet. Finalement, nous trouvons un boucher à qui je réserve un filet de la vache qu'il égorgera demain.

Cette quête de bœuf m'a appris de nouveaux détails sur les règles alimentaires religieuses. Je savais que les orthodoxes ne mangent pas la viande tuée par les musulmans et vice-versa, mais j'ignorais que, comme les musulmans, ils récitent une prière en tuant l'animal. Guetachew me dit que, s'il n'avait d'autres choix que de consommer de la viande préparée par des musulmans, il commencerait par une prière de contrition.

On m'apprend que les sermons orthodoxes, qui nous cassent les oreilles la nuit comme le jour en cette période de jeûne, sont faits en ge'ez, une langue aussi morte que le latin. Depuis le XVIIe siècle, elle n'est plus parlée que par les prêtres. On raconte que de plus en plus de gens, qui en ont assez de ne rien comprendre lorsqu'ils vont à l'église, se tournent vers la religion protestante.

20 MARS

Ma première expérience dans une prison pour détenus politiques s'avère fort sympathique. Ce sont des Éthiopiens âgés entre 50 et 91 ans, qui sont ici depuis la chute de l'ancien régime, il y a 14 ans. La majorité d'entre eux nous reçoivent en complet-cravate et arborent leur plus beau sourire. Il semble qu'ils nous attendaient. Nous sommes plutôt rassurés quant à leurs conditions de détention : leur priorité concerne les bancs de toilettes. Ils en veulent parce qu'ils sont trop vieux pour s'accroupir au-dessus d'une toilette turque. Ceux qui ont un peu d'argent en ont fabriqué avec des tubes de métal en guise de supports et une large planche dans laquelle ils ont taillé un siège. Certains, moins exigeants, ou plus en forme, ne demandent que des poignées pour les aider à s'accroupir et à se relever.

J'ai beaucoup de plaisir à parler avec eux, à les regarder jouer avec des cartes dont les couleurs ont disparu tellement elles sont usées. Les autres, installés dans leur chaise longue, passent leur temps à lire et à jouer aux dames ou aux dominos.

+ + +

À la prison centrale d'Addis, on me confie une tâche nouvelle : enregistrer les détenus qui pourraient bénéficier d'une prothèse. En amharique (langue officielle du pays), les termes *amputé* et *handicapé* semblent avoir la même signification ; c'est du moins le résultat de la traduction du message qu'Alexis leur a fait passer : tous les handicapés se présentent au rendez-vous. L'un veut un œil de vitre pour remplir son orbite, un autre demande qu'on remplace les quelques doigts qu'il a perdus, un autre désire qu'on le débarrasse de sa hernie ombilicale grosse comme un œuf d'autruche. Un jeune homme au visage marqué par d'horribles cicatrices de brûlures nous supplie de lui donner un nouveau visage, un vieillard a les jambes tordues au point d'avoir les pieds à l'envers, les talons devant...

Alexis leur précise le but de notre visite. Nous nous concentrons ensuite sur les amputés et sur ceux qui pourraient bénéficier d'une orthèse. Je suis malheureuse de voir repartir tous ceux à qui nous avons donné de faux espoirs.

J'arrive facilement à évaluer la qualité du moignon des amputés à qui il sera possible d'ajuster une prothèse. Il en est tout autrement pour ceux qui ont une jambe déformée ou paralysée à cause d'un accident ou d'une infection. En espérant ne pas créer de fausses attentes, je les inscris sur une liste pour mon collègue spécialiste. J'ai tellement peur de passer à côté de celui qui aurait une chance d'améliorer sa qualité de vie, déjà bien compromise !

En circulant en ville, on me montre un édifice de verre dont la construction s'est arrêtée au 20ᵉ étage, il y a trois ans. La raison : on aurait pu voir dans la chambre du président, depuis l'immeuble d'en face. Ne pourrait-il pas s'installer des rideaux ? Le chantier n'a jamais été complété et les grues sont toujours là.

✦ ✦ ✦

Plus que jamais, je comprends qu'il est faux de parler d'UNE culture africaine. L'Éthiopie se démarque des autres pays du continent africain. La nourriture, la musique, la danse, la façon que les gens ont de s'embrasser, épaule droite contre épaule droite ou front contre front, sont uniques. La cérémonie du café leur est propre tout comme leur calendrier et l'heure de la journée. Avec les Égyptiens, ils sont les seuls à pratiquer la religion copte orthodoxe. Ils sont passionnants à découvrir.

24 MARS

Nous sommes invités à l'inauguration d'un centre de santé rénové et équipé par le CICR. Le centre, qui est situé près de la frontière de l'Érythrée, avait subi beaucoup de dommages durant la guerre. Comme il se doit, de nombreux discours sont au programme. La date des élections nationales approche et l'un des orateurs en profite pour présenter son parti politique. Le seul mot anglais de son discours est *tractor*. Je demande à mon voisin si ce monsieur est en train d'offrir son tracteur comme ambulance à la responsable du centre de santé. Elle aurait tellement voulu que le CICR lui en donne une. Il me répond en riant : « Le tracteur est l'emblème de son parti. Chacun a le sien pour s'identifier, à cause des illettrés. »

Le « rideaulogue » (spécialiste en rideau) a fini d'habiller les fenêtres de la clinique juste avant la coupure du ruban. Il porte des retailles de tissu en guise de châle et il tient fièrement une tringle à rideau en guise de canne. Ses retouches de dernière minute ne sont pas géniales : pour éviter que ses rideaux, trop longs, ne traînent dans l'évier, il a fait un nœud à la base. Pour un spécialiste…

8 – UNE PRISON À LA FRONTIÈRE DU SOUDAN

9 AVRIL

La mission que nous devons mener à Humera, vers la frontière du Soudan et de l'Érythrée, avec Andrea et Alexis, s'annonce éprouvante. Au départ de Mekele, nous avions un agréable 24 °C. Deux jours de pistes plus tard, le mercure est à 45 °C.

Nous traversons une multitude de paysages magnifiques : ici, une forêt d'acacias rougeâtres dont la sève, vendue comme encens, sert de gagne-pain aux populations isolées ; là, une forêt de baobabs me donne la douce impression d'être au Sénégal. Par contre, en arrivant à Humera, j'ai la désagréable sensation de me retrouver au Darfour : la chaleur, les vents de sable, la sècheresse et une végétation d'arbustes rabougris...

Après avoir pris une chambre dans un hôtel de passe minable – seul hôtel de la ville –, nous rendons visite à l'équipe de Médecins sans frontières en espérant une invitation à loger chez eux... On a même apporté un bon vin et un salami au cas où ils nous accueilleraient. Eh bien non ! Leur maison affiche complet jusqu'au toit – dans les pays où la chaleur est si intense, le toit est l'endroit idéal pour dormir. Dommage, ils n'auront pas droit à notre grand cru... Du reste, qui en aurait envie à 45 °C ?

À l'hôtel, je ne vois que des hommes à la recherche de compagnes et des prostituées en quête de clients. Le propriétaire nous donne le choix entre une chambre qui pue ou encore la terrasse où l'odeur est encore plus insoutenable. Dans le cadre de la lutte contre le sida, l'équipe de Médecins sans frontières a déposé un distributeur de préservatifs à la porte des latrines, qui se trouvent à côté de la douche communautaire et à proximité des chambres. Comme il n'y a pas d'eau, l'odeur est presque aussi répugnante que dans les latrines des prisons. La chambre me paraît le moins mauvais choix. Même si un pot de chambre est à ma disposition, je vais utiliser ma bouteille d'eau en plastique coupée en deux.

La route nous a épuisés. À 21 h 30, nous sommes couchés. Il fait tellement chaud ! J'ai placé un seau d'eau à côté de mon lit, je m'asperge toutes les 10 minutes. Il est 2 heures du matin quand la musique du bar de l'hôtel s'arrête en même temps que l'électricité. Même les bouchons que Robert m'a procurés n'arrivaient pas à assourdir le bruit de la musique, pas plus qu'ils ne réussissent maintenant à étouffer les ronflements d'Alexis et la toux permanente d'Andrea. Ils dorment sur la terrasse devant ma chambre. J'entends les clients uriner le long du mur sous ma chambre. En l'absence de lumière, ils ne prennent pas la peine de se rendre aux latrines. L'odeur est si forte !

La deuxième nuit est tout aussi bruyante. La musique joue à tue-tête et les sportifs encouragent leur club de football. Quand un match est présenté à la télé, l'hôtel met son téléviseur à la disposition de toute la ville. Trop fatiguée, je réussis malgré tout à dormir.

<u>11 AVRIL</u>

Nous préparons un rapatriement pour les Érythréens qui vivent en Éthiopie ; il aura lieu en juin. Je serai responsable d'un groupe de vieillards et de quelques malades. Sur la liste figure Almaz, une jeune femme souffrant de problèmes psychiatriques. Notre première rencontre à son domicile me porte à croire qu'elle pourra voyager sans problème. Pourtant, quelques jours plus tard, l'infirmière psychiatrique de l'Hôpital de Mekele me téléphone : « Almaz a tenté de se suicider parce que la bonne lui a servi sa soupe froide. » Je commence à m'inquiéter. Dix heures de route, ça peut être long avec une personne instable !

✛ ✛ ✛

Notre présence régulière à la frontière nous permet de suivre de près l'évolution de la situation. Depuis quelque temps, nous remarquons que l'atmosphère est de plus en plus tendue. Pour en discuter, je rencontre mes interlocuteurs au ministère de la Santé. Je voudrais connaître leur plan d'action au cas où la guerre reprendrait. C'est un sujet plutôt délicat : nous voulons êtres prêts à les aider, mais trop insister pourrait leur faire croire que nous détenons des informations qu'ils ignorent.

Ils avouent n'avoir aucun plan, mais jugent qu'il serait prudent de s'y mettre. Pour les encourager, je leur laisse entrevoir un soutien de notre part s'ils nous proposent un plan d'intervention. Nous pourrions sans doute les assister avec des tentes, du matériel chirurgical, des médicaments et, finalement, du personnel spécialisé en chirurgie de guerre, grande force du CICR. Ils me promettent d'y réfléchir.

21 AVRIL

Mon projet de trois jours de séminaire à la prison de Mekele, avec le personnel médical des prisons du Tigré, se concrétise. C'est la première fois que les 28 participantes se rencontrent toutes ensemble et qu'elles sont invitées à un séminaire.

La journée d'information sur la tuberculose et le sida en prison est animée par un médecin qui est prisonnier politique depuis la chute du régime de Mengistu, en 1991. L'infirmière psychiatrique de l'hôpital nous entretient de la problématique des malades psychiatriques en détention. Ma participation, avec le soutien de Mezeret, porte sur la gestion de leurs cliniques et de leurs pharmacies.

Deux jeunes mères suivent les cours avec leur bébé dans les bras. Dès que l'enfant émet un son, elles sortent le sein tout en prenant des notes. Nous n'entendons jamais les bébés ; ce sont plutôt les sermons provenant de l'église d'à côté qui nous dérangent... à tel point que nous avons parfois de la difficulté à entendre le cours.

Accompagnés de l'infirmière psychiatrique, nous rendons visite à Dawit, l'un des grands malades de la prison. Comme il devient parfois violent, il a sa propre cahute de tôle, éloignée des cellules, à une vingtaine de mètres des latrines à ciel ouvert. Notre visite coïncide avec l'horaire de la défécation du matin – les prisonniers ont droit à deux séances par jour. Les 42 trous, sans cloisons, sont tous occupés ; les prisonniers sont alignés en position accroupie, face à nous. On les sent amusés par notre présence – nous sommes une trentaine de femmes – assez pour perturber également Dawit. Habituellement, je m'approche de lui et lui serre la main. À ma dernière visite, il m'a fait la bise quatre fois ; mais aujourd'hui, il semble de mauvaise humeur. Il vaut mieux garder une certaine distance, car il est très costaud. Je garde en mémoire qu'il est accusé de viol et de meurtre.

À la fin du séminaire, je demande aux participantes leurs impressions... Une erreur ! Elles me remercient d'abord avec insistance, puis arrivent les demandes, toutes aussi extravagantes les unes que les autres : un ordinateur pour faire leurs rapports, un réfrigérateur pour les médicaments, alors qu'ils n'ont rien qui nécessite d'être gardé au froid, un autoclave pour stériliser un ciseau et une pince à pansement – requête qui m'est faite par une femme très élégante que j'ai vue se moucher avec les mains et secouer le tout par terre... Finalement, elles demandent au CICR de reconstruire leurs cliniques. Je leur réponds qu'elles ont de la chance d'avoir un dispensaire et des médicaments dans chaque prison, ce qui n'est pas le cas partout.

✦ ✦ ✦

Je me réjouis de rentrer à la maison et de boire une bière, enfin tranquille après cette semaine bien remplie. Mais le chiot du voisin pleure encore, comme tous les soirs ! Comment peuvent-ils le laisser souffrir ainsi ? Je n'ose pas retourner me plaindre chez eux, mais je ne peux tout de même pas passer mes soirées avec mes bouchons. Essayons de rester zen.

Parmi les pays que j'ai visités, l'Éthiopie et le Cambodge, où j'étais en mission en 1995, sont les deux pays où, il me semble, les gens ont la plus grande tolérance au bruit.

9 – UN FÊTE ET UN MARIAGE À MEKELE

24 AVRIL

Une copine pakistanaise vient de terminer son contrat de travail avec Médecins du Monde. Nous sommes une soixantaine à fêter son départ dans un restaurant éthiopien. Une fois terminés le repas traditionnel, les discours ennuyants et la distribution des cadeaux, nous faisons place à la danse.

La culture éthiopienne est chargée de codes auxquels peu de gens osent déroger. La danse n'y échappe pas : les danseurs tournent en rond, à la queue leu leu, en ne bougeant que les épaules de façon saccadée ; puis, l'homme se retourne pour faire face à la femme derrière lui ; à quelques centimètres l'un de l'autre, sans se toucher, les mains sur les hanches, les yeux dans les yeux, ils accélèrent le mouvement des épaules. Aucune autre partie de leur corps ne bouge et seul un regard intense les unit. À tour de rôle, chaque danseur s'exécute au milieu du cercle puis reprend sa place. La musique et le jeu des épaules s'accélèrent ; c'est là que je craque. Le rythme africain, qui n'a rien à voir avec les mouvements codifiés de la danse éthiopienne, m'habite entièrement. Je me laisse emporter. Je ne suis plus en Éthiopie, je suis au Sénégal, au Tchad, au Cameroun, en République démocratique du Congo, au Libéria… Les tam-tams m'enivrent. J'oublie tout ce qui m'entoure jusqu'à ce qu'un homme, d'au moins 70 ans, m'accompagne dans ma frénésie. Les autres danseurs, écroulés de rire, s'écartent pour nous laisser la piste et nous encouragent de leurs applaudissements. Puis, je poursuis avec un autre volontaire guère plus jeune !

À la fin de la soirée, les organisateurs me remercient d'avoir réchauffé l'ambiance. Cette soirée m'a fait un bien énorme.

5 MAI

J'ai la chance de passer le congé de Pâques à Addis-Abeba avec Beza, une Éthiopienne avec qui j'ai travaillé au Libéria, il y a deux ans. Nous marchons longuement dans les quartiers de la ville en observant les gens s'affairer à la préparation de la fête. Tous portent une couronne et une bague faites de feuilles séchées. Des moutons agités encombrent les rues. Des éleveurs plus riches déambulent fièrement avec leurs vaches au milieu de la circulation. Quasiment tout le monde transporte dans ses mains un ou plusieurs poulets vivants qu'ils mangeront pour rompre le jeûne, à 3 heures cette nuit. Demain, jour de Pâques, ils tueront un mouton ou un bœuf, selon leurs moyens. Après 55 jours de diète végétalienne, ils mangeront sans doute beaucoup de viande.

8 MAI

Un collègue de travail m'invite, avec quelques amis éthiopiens, au mariage de sa sœur à Mekele. Je suis la seule Blanche parmi les 250 invités. Je ne prévois pas rester longtemps, le thermomètre marque 40 °C sous la tente. Nous sommes accueillis avec une assiette bien garnie : injera arrosée de sauce épicée au berbéré, kifto (viande de bœuf hachée crue) et shiro (ragoût de farine de pois chiches). Le foin vert qui couvre le sol est pratique pour s'essuyer les mains après avoir mangé avec les doigts.

Un placier nous invite à nous asseoir sur un long banc de bois. Un bout de papier est épinglé à sa veste : que votre mariage soit comme celui d'Abraham et Sarah – c'est-à-dire aussi long. Un serveur qui porte aussi un bout de papier avec l'inscription tella – bière en tigrinya – nous offre son produit maison à base de farine de sorgho… une bière épaisse et chaude.

Quelques hommes s'affairent à terminer la décoration de la tribune où siègeront les mariés, invisibles pour le moment. Après 30 minutes, mes amis se plaignent de la chaleur et insistent pour partir. Je proteste : « Je veux au moins voir la mariée. De plus, ce serait impoli de nous en aller aussitôt après avoir mangé ! » Quelques instants plus tard, on nous annonce qu'il n'y a pas assez de chaises pour les convives qui continuent d'arriver. Nous comprenons le message et mes compagnons sont heureux de laisser leur place. Avant de quitter la fête, on m'amène dans la chambre des dames où la mariée se prépare. Je fais quelques photos en lui adressant les félicitations d'usage. Elle est vêtue d'une robe blanche à l'occidentale, mais ce n'est que pour la fête, car elle n'ira pas à l'église. J'aurais aimé assister au déballage des cadeaux, qui se déroulera sur la tribune où sera révélé le nom de chaque donateur… généreux ou pas.

10 – LA PRISON DE MAYCHEW

12 MAI

À Maychew, le prothésiste de Mekele m'accompagne à la prison. Il doit travailler avec notre détenu amputé d'une jambe. Nous nous arrêtons d'abord prendre des nouvelles de Bayoun qui, dorénavant, réside en permanence à l'hôpital. Grande déception! Bayoun ne porte presque plus ses prothèses. Quand je lui demande pourquoi, il baisse la tête, perd son sourire et ne dit rien. Daniel, le chirurgien devenu son tuteur, répond à sa place: « Tout le monde le regarde et ça le dérange beaucoup. » Je tente quelques arguments pour l'encourager: « Bayoun, si les gens te regardent, c'est peut-être qu'ils admirent ton courage. Et j'ajoute: on me regarde aussi tout le temps, parce que je suis différente, parce qu'ils n'ont pas souvent vu de Blanches, comme ils n'ont probablement jamais vu un jeune garçon qui a perdu ses bras. Tu verras, petit à petit, ils s'habitueront à toi et à ta différence. »

Chaque fois que je vois cet enfant, je passe les jours suivants à penser aux gestes quotidiens, ces mouvements automatiques impossibles à poser sans bras.

Bayoun a tellement grandi qu'il faut remplacer ses prothèses. Je me fais un devoir de lui proposer de nouveau des prothèses dites cosmétiques, c'est-à-dire des mains immobiles. Mais j'espère qu'il choisira de nouveau les crochets pinces, plus fonctionnels. Il hésite un moment puis, avec son grand sourire, il me répond: « Je choisis les crochets, même si c'est moins joli. » J'espère qu'il ne le fait pas seulement pour me faire plaisir et, surtout, qu'il les portera.

✢ ✢ ✢

Daniel me demande de photographier une patiente à qui il fera une double mastectomie dès qu'elle aura repris des forces. Je n'en crois pas mes yeux en voyant cette belle jeune femme de 20 ans avec des seins purulents si énormes qu'elle n'arrive pas à les soulever. Les tumeurs grossissent depuis quatre ans; elle n'a jamais consulté un médecin avant que son mari ne décide de la transporter ici. Elle est de l'ethnie des Afars et vient d'une région lointaine et isolée. Elle semble souffrir le martyre quand on l'assoit pour la photo. Malgré mon malaise, je suis contente de rendre ce service à Daniel, qui a besoin d'un cliché pour ses dossiers.

Pour soigner son anémie avant l'opération, on lui transfuse le sang de son mari resté à ses côtés. En Afrique, il y a très peu de banques de sang ; on a donc recours aux proches. J'espère qu'elle s'en sortira.

✢ ✢ ✢

La ville de Maychew est en effervescence. C'est la première fois que les élections s'annoncent libres et justes. C'est du moins ce que disent les médias. Ce sera aussi la première fois qu'elles se dérouleront en présence d'observateurs internationaux ! Nous croisons des manifestants qui crient des slogans sur la place publique, en attendant les discours du parti au pouvoir. Certains arrivent en bus dont les fenêtres sont obstruées complètement par des images du Sacré-Cœur ; d'autres, à pied, arborent l'abeille, emblème du parti. Plusieurs sont des adolescents trop jeunes pour voter mais ravis de parader !

14 MAI

Ce matin, à Mekele, des klaxons et des cris de manifestants me réveillent à 5 h 30. Vivement que les élections soient choses du passé !

L'ambassade du Canada prend grand soin de ses citoyens : je reçois un courriel dans lequel on conseille aux Canadiens de circuler le moins possible durant la période d'élections. On nous avise aussi d'éviter la frontière de l'Éthiopie et de l'Érythrée, car les deux pays sont sur un pied de guerre. C'est précisément dans cette zone que nous effectuons nos opérations de rapatriement.

✢ ✢ ✢

Sylvie fait l'expérience du soi-disant meilleur salon de coiffure de Mekele. Par prudence, notre secrétaire lui écrit une note en tigrinya, comme quoi elle veut uniquement se faire couper les cheveux de 5 cm. La coiffeuse, habituée aux cheveux crépus, lui met des rouleaux pour pouvoir ensuite les défriser ! Ma collègue a beau lui montrer, par signe, qu'elle a déjà les cheveux raides, rien n'y fait : c'est ainsi que l'on procède pour les Africaines. Elle passe donc au séchoir avec des bigoudis posés sur ses cheveux secs et pas encore lavés. Ensuite, la coiffeuse lui étire les cheveux jusqu'à ce qu'ils retrouvent leur aspect initial : raides. Puis, elle lui coupe les cheveux, toujours à sec.

Sylvie est l'attraction du salon. Il semble que les clientes n'ont jamais vu une Blanche se faire coiffer. Pour Sylvie, ce sont les clientes qui sont les vedettes : une jeune fille essaie sa robe de mariée pendant que les autres femmes s'affairent à attraper une poule qui est entrée dans le salon.

Une fois la coupe terminée, la shampouineuse lui demande, toujours par signes, si elle doit lui laver les cheveux. Tant qu'à faire, aussi bien poursuivre l'expérience jusqu'au bout ! Debout au-dessus du lavabo, elle doit choisir entre le savon à main ou le shampoing – la différence est certainement dans le prix. Une fois les cheveux propres, la coiffeuse s'apprête à lui faire une mise en plis avec un fer à friser. Sylvie proteste, mais cette dernière insiste tellement qu'elle finit par céder. Toute la clientèle éclate de rire en voyant son toupet se dresser à la verticale ! Le maître d'œuvre, qui comprend enfin que nos cheveux sont différents de ceux des Africaines, décide de s'arrêter là.

Sylvie rentre à la maison les cheveux mouillés, et, pour dix birrs, soit un dollar, elle sera riche d'une histoire à raconter aux copines.

✦ ✦ ✦

Mes voisins font un vacarme d'enfer en clouant leur toit de tôle. Avant d'éclater, je décide d'aller marcher dans la montagne, un peu à l'écart de la ville.

Dès que je mets les pieds sur le sentier, trois petites filles se précipitent sur moi et insistent pour que je leur donne de l'argent : « Money money farengi. » Elles comprennent rapidement que je ne suis pas d'humeur et s'éloignent. Après une heure de marche rapide, des adolescents me rejoignent en criant : « Money money farengi. » Ils me lancent des cailloux qui tombent tout autour de moi. J'accélère le pas et réussis à regagner la voiture sans être touchée. Décidément, ce n'est pas ma journée…

Avant de rentrer à la maison, je passe chercher du lait chez mon nouveau fournisseur, puisque c'est maintenant la guerre avec mes voisins qui ne comprennent pas que le bruit puisse me déranger. Il m'invite à entrer dans une minuscule cour intérieure où il garde ses trois vaches.

Je repars avec mes bouteilles de lait bien collantes, sans leurs bouchons qu'ils ont perdus. Par un tour de force, j'arrive jusqu'à la maison sans les renverser dans la voiture. Je me dis que finalement, la journée semble vouloir bien se terminer.

Eh non! Les marteaux de mon voisin se sont tus, mais leur chiot qui pleure a pris la relève. Je n'en peux plus! Mais je n'ose pas cogner à leur porte. J'allume donc la télé à plein volume. Ici, le bruit fait partie de la vie; ils n'imaginent pas que ça puisse me déranger.

Un peu plus tard, des chauffeurs stationnent leurs camions de livraison de bière devant notre porte. À grand bruit de bouteilles qui s'entrechoquent, ils déchargent leurs caisses chez le voisin, qui a sans doute un espace de stockage au milieu de ses vaches. Du haut des camions, les livreurs profitent de la vue qu'ils ont dans notre cour...

+ + +

En l'honneur de la fête de saint Gabriel, notre administrateur invite toute l'équipe à dîner chez lui. Gabriel est son saint : tous les fidèles ont un favori parmi les trois saints les plus vénérés de la religion copte orthodoxe.

Au moment où nous arrivons, plusieurs convives sont déjà en train de manger. La coutume veut que, dès qu'un invité franchit la porte, on lui donne une assiette en le dirigeant vers les marmites, où il est servi. Pas question d'apéritif ou d'amuse-gueule ni même de présentations aux autres convives. Aussitôt l'assiette vide, un enfant se présente avec un pichet d'eau, une bassine et un bout de savon bleu marine – très apprécié après avoir mangé l'injera avec les doigts.

Une fois que nous avons bu un verre de bière de sorgho – aussi chaude que le café –, nous nous retirons pour laisser la place aux invités qui continuent d'arriver.

C'était la Saint-Gabriel!

11 – 200 ÉRYTHRÉENS À RAPATRIER

18 JUIN

Daniella, la remplaçante d'Andrea, vient de Roumanie. À peine arrivée, elle se met aux chaudrons et nous prépare un souper avec des plats bien de chez elle : une entrée de boulettes de viande, une soupe d'abats de mouton – cou, cœur, poumon – et, en plat principal, une langue de bœuf. C'est vraiment délicieux et, surtout, très agréable de goûter à de nouvelles saveurs.

Je la questionne sur sa vie sous le régime autoritaire de Ceausescu. Ça me semble irréel qu'un tel régime ait pu exister encore si récemment en Europe. Je suis émue de l'entendre parler de son bonheur quand elle a pu acheter son premier blue-jean. Et plus encore, quand elle raconte l'achat de son premier Coca-Cola, qu'elle a donné à sa mère après avoir fait la queue pendant plus d'une heure.

Un soldat roumain, rencontré avec l'équipe des Nations Unies à la frontière, m'a avoué avoir été incapable de rester en poste à Asmara : « Ça me rappelait trop le régime communiste de mon pays. »

✦ ✦ ✦

Le prochain rapatriement de l'Éthiopie vers l'Érythrée sera une première pour moi. Je m'en réjouis, car j'aurai le temps d'échanger avec les Érythréens avant qu'ils ne traversent la frontière.

Partie en autobus d'Addis-Abeba il y a trois jours, Louise, la déléguée santé de la capitale, arrive à Mekele avec 200 Érythréens. À moi de prendre la relève pour la journée de route restante. La plupart des déplacés dormiront dans les bus, question d'économiser l'argent reçu pour l'hôtel.

Almaz, ma patiente psychiatrique, se joindra au groupe avec sa sœur qui, Dieu merci, s'en occupera jusqu'au camp de transit d'Adwa. Le reste de mon équipe m'y rejoindra avec les 140 personnes qu'elle ramènera du nord du Tigré, près de la frontière soudanaise. Parmi elles se trouve un groupe de personnes vulnérables dont je devrai m'occuper : 13 enfants non accompagnés, 12 vieillards, dont quatre aveugles, et un paralytique. Quelques-uns des enfants inscrits resteront en Éthiopie : à la dernière minute, leurs parents ont jugé qu'ils n'auront aucun avenir en Érythrée ; ils ont eu le courage de renoncer à les revoir.

Au cours du voyage vers le camp d'Adwa, j'ai l'occasion de discuter avec des jeunes garçons du groupe venu d'Addis. Je veux savoir ce qui les motive à rentrer en Érythrée. Je comprends rapidement qu'ils sont pleins d'illusions ; ils n'ont aucune idée du régime qui les attend dans leur pays : le service militaire d'une durée indéterminée y est obligatoire autant pour les hommes que pour les femmes ; aucun visa de sortie n'est donné aux moins de 50 ans, puisqu'ils sont encore mobilisables. On fait cependant exception si une personne est soutenue par une autre qui aurait un titre supérieur ou égal à la personne qui autorise le visa. Les futurs soldates ou soldats sont recrutés de façon fort expéditive : des camionnettes font la tournée des villages et embarquent tous les jeunes valides, sauf les femmes enceintes et les mères de jeunes enfants.

La paranoïa des dirigeants les a poussés à fermer tous les cafés Internet pour protéger la morale des jeunes. On emprisonne les automobilistes qui ont des cassettes de chansons chantées en amharique (langue principale des Éthiopiens). Les entreprises commerciales privées sont interdites. Les Éthiopiens ont un couvre-feu à 18 heures. Les religieux qui n'ont pas l'autorisation d'exercer sont arrêtés (seuls les orthodoxes et les musulmans n'ont pas besoin de permis).

L'université a fermé il y a deux ans. Le gouvernement prétend que, depuis 12 ans, elle n'a eu aucun impact sur le développement du pays et qu'elle n'a produit que des incompétents et des étudiants imbus d'eux-mêmes. Pas étonnant que certains appellent l'Érythrée la Corée du Nord de l'Afrique, et leur président, le Staline d'Asmara.

Je me retiens de crier à ces garçons : « Retournez à Addis, il n'est pas trop tard », mais je dois rester neutre. Je culpabilise d'avoir organisé ce rapatriement qui fera sans doute le malheur de ces jeunes. Pour les vieillards, c'est différent : ils ont choisi de mourir chez eux ; ils ne risquent pas de se faire arrêter, emprisonner ou enrôler.

✛ ✛ ✛

À Adwa, je reçois le groupe de personnes vulnérables dont j'ai la charge. Elles arrivent du nord du Tigré. J'ai un choc en ouvrant les portes des deux Land Cruiser dans lesquelles ont voyagé 12 personnes âgées : la plus jeune a 80 ans ! Le chauffeur, Getatchew, me dit qu'elles n'ont pas bougé de leur siège durant tout le voyage qui a duré huit heures. Incroyable!

Des dizaines de passants regardent le spectacle pathétique de ces aînés qui peinent à marcher jusqu'au hall de l'hôtel. Bien qu'on leur offre des chaises à la réception, ils s'assoient tous par terre. Je craque! Impossible de retenir mes larmes. Il m'est de plus en plus difficile de voir des personnes âgées victimes de la guerre. C'est pour moi le summum de l'injustice. En Croatie, j'ai vu des vieillards qui abandonnaient la maison de leurs ancêtres pour fuir les bombes et aller vers un monde inconnu. Les enfants ont l'avenir pour refaire leur vie, mais eux... Après 20 ans de mission en pays de conflit, ne devrais-je pas être plus solide? Peut-être que la fatigue du voyage, ajoutée au fait que je n'ai pas dormi la nuit passée, me rend plus sensible...

Le lendemain matin, ils sont tous frais et dispos, prêts pour une deuxième longue journée. Nous rejoignons le groupe au camp où ils ont passé la nuit. Ils ont couché dans une immense tente, à même le sol. Les 13 enfants non accompagnés ont dormi avec nous à l'hôtel.

Deux heures d'attente au soleil pour recevoir le feu vert du service de l'immigration, c'est vraiment exagéré! Les vieillards, installés depuis tout ce temps dans les Land Cruiser, refusent de sortir se dégourdir. Je garde un œil sur eux. Je ne voudrais pas qu'ils se déshydratent ou qu'ils aient un malaise. Malgré tout, ils sont tout sourire. La plus vieille, assise sur la banquette avant, paraît avoir 115 ans. Elle est superbe! Elle a toujours vécu dans son village en Éthiopie. Maintenant, elle rejoint ses enfants avec un baluchon pour unique bagage. Elle me remercie de la ramener vers eux et me souhaite longue vie...

J'ai beaucoup de plaisir à me promener dans ce camp, à causer avec les gens, à les photographier. Peu avant le départ, Mezeret et moi faisons une tournée des passagers en leur offrant des sacs de plastique et des comprimés contre le mal des transports. Une femme nous fait signe. Nous lui donnons un comprimé et, aussitôt que nous avons le dos tourné, elle le fait avaler à son enfant de trois ans. Je m'en rends compte quelques minutes plus tard, quand elle nous demande un autre comprimé. Inquiète, j'hésite à faire vomir l'enfant. Mezeret se moque de moi: «Ce n'est pas grave, les Éthiopiens supportent tout, ce n'est qu'un petit comprimé!» Comme il l'a prédit, le petit se portera bien jusqu'à la frontière.

La sœur d'Almaz doit maintenant repartir à Mekele et nous la laisser, car personne n'a accès à la frontière sans autorisation. Almaz est obèse et fatiguée ; la faire monter dans la Land Cruiser s'avère un tour de force. Nous l'installons à l'avant, entre Mezeret et moi, et trois des enfants prennent place derrière. Plus le voyage avance, plus elle se laisse porter. On dirait qu'elle n'a plus aucun muscle ; elle est devenue une masse inerte. Elle m'écrase contre la portière. J'ai beau la repousser, elle retombe aussitôt contre moi ! J'ai de courts répits quand les courbes de la route la font peser contre Mezeret qui reste, malgré tout, concentré sur son volant. Maintenant, elle veut manger ! Je lui propose des biscuits : pas question, elle veut VRAIMENT manger ! Étant donné sa tentative de suicide parce qu'on lui a servi une soupe froide, je prends sa requête au sérieux. Nous nous arrêtons au premier point de contrôle et je lui donne un des sandwichs prévus pour les volontaires de la Croix-Rouge qui nous accompagnent. Je pense qu'elle voit le premier sandwich de sa vie ! Elle mange toute la garniture avec ses doigts et termine par le pain en laissant tomber des miettes partout. Il me reste à lui nettoyer les mains comme à un bébé.

Les trois garçons, adorables, assis sagement sur la banquette arrière, la regardent manger en silence. Pendant que je m'absente quelques minutes, un secouriste achète des bananes qu'il distribue aux enfants et aux vieillards. À mon retour, je retrouve Almaz avec des bananes plein les doigts. Et rebelote le lavage de mains ! Je prie pour qu'elle n'ait pas soudainement envie de pipi !!!

✢ ✢ ✢

Arrivés à la frontière, les Jordaniens des Forces des Nations Unies nous attendent avec un bon repas et de l'eau bien froide. Nous sommes dans la zone de sécurité, zone à laquelle les Éthiopiens qui travaillent avec nous n'ont pas accès. Heureusement, car ces Jordaniens ne tarissent pas de commentaires racistes à leur égard.

L'équipe d'Asmara est là ; nous commençons aussitôt le transfert au milieu du pont qui tient lieu de frontière. Il faut d'abord faire descendre Almaz de la Land Cruiser. Elle semble avoir oublié comment marcher. Getatchew, un homme très costaud, tente de la soulever ; elle ne bouge pas d'un centimètre. Mezeret vient en renfort. À deux, ils la soutiennent jusqu'à l'ambulance de l'équipe d'Asmara. Getatchew tente de la coucher sur la civière et le voilà qui tombe par-dessus elle ! Comme la télé érythréenne filme la scène, chacun de nous retient son fou rire. Puis, c'est au tour des vieillards et des enfants de passer la frontière. Ils sont tellement heureux ! Ils semblent croire que ce pont est un passage vers le paradis. Ils nous embrassent, nous remercient, remercient le CICR, ils pleurent… et moi aussi. Je pleure parce que je sais qu'ils ne vont pas au paradis.

À leur tour, nos collègues d'Érythrée me confient une mère ainsi que son fils de 30 ans qui a des problèmes psychiatriques. Ce dernier, de plus en plus agité, a besoin de son médicament. À l'abri des regards, il s'appuie docilement contre la Land Cruiser et je lui fais une injection.

J'accueille ensuite une famille de trois enfants avec leur mère ainsi que le jeune Russom, infecté par le sida et la tuberculose. Il a raté le dernier rapatriement en février parce que, quelques jours avant le départ, sa femme est morte du sida.

Dans ses bagages, Russom apporte un immense cadre vitré représentant l'ange saint Michel qui écrase le démon sous ses pieds. Notre très religieux Mezeret est béat d'admiration devant le courage de Russom qui trimballe l'image de son saint protecteur ! Étant donné qu'il est si admiratif, je lui confie la tâche de coincer le tableau en sécurité, entre Russom et les enfants. Je laisse ensuite Russom aux bons soins de saint Michel. J'ai d'autres préoccupations : entre autres, réussir à charger tous les bagages dans les trois Land Cruiser !

Au moment de partir pour le camp de transit, je surprends Russom à partager son plat avec les enfants, qu'il nourrit à la main. Je lui rappelle qu'il est contagieux et que ce n'est peut-être pas une bonne idée d'être aussi généreux…

Tel que prévu, le cousin de la femme qui a trois enfants les attend au camp de transit. Nous avons cru que la journée finirait en beauté par une belle réunion familiale ; eh bien non ! Le cousin refuse de signer le certificat de prise en charge sous prétexte que le représentant de l'Immigration n'est pas sur place avec les 1 000 birrs auxquels les nouveaux arrivants ont droit. On a beau lui expliquer que cela n'a rien à voir avec notre document, il ne veut rien entendre. Il est 17 h 50 : trop tard pour prendre contact avec l'agent de l'Immigration. Nous allons à la police. Un agent nous écoute en silence, avec un sourire figé, tout en caressant avec insistance le bras de Mezeret. À 18 heures, un policier frappe sur le mât du drapeau éthiopien. Je suis la dernière à me rendre compte qu'il faut garder le silence pendant la descente du drapeau. Puis, la discussion reprend sur un ton de plus en plus tendu. La femme pleure, le cousin râle et les enfants s'amusent innocemment. Je fais de gros efforts pour rester calme. Finalement, je tranche : « Vous avez le choix entre passer la nuit dans le camp ou signer le document et aller dormir à l'hôtel à nos frais.

— Nous allons au camp. »

Nous sommes sidérés par son entêtement ! Je pense qu'il changera d'avis en voyant le peu de confort qu'offrent les tentes.

J'avais raison. Il hésite en voyant qu'ils dormiront par terre. La discussion reprend, mais cette fois, avec les gardiens. Ils le convainquent finalement qu'ils seront plus confortables à l'hôtel.

Russom, épuisé, dort dans la voiture sous le regard protecteur de son ange. Les enfants sont admirables ! Malgré la fatigue du voyage, ils s'amusent avec des cailloux. Nous remettons les bagages dans la voiture et nous partons pour l'hôtel. Encore une fois, nous sommes l'objet de la curiosité des passants : une étrange famille débarque d'une Land Cruiser de la Croix-Rouge, suivie d'une deuxième qui transporte trois fûts de 200 litres de bagages. Le jeune gérant m'embrasse tellement il est heureux que je lui ramène de nouveau des clients ! Il n'a pas idée que je suis 100 fois plus heureuse que lui. Nous rentrons ensuite à notre hôtel d'Axoum, où la famille de Russom ne nous attend plus. Nous le laissons dormir avec son ange et prenons une bière bien méritée en attendant le retour de la famille. Je m'attendais à de grandes démonstrations de joie, mais le contraire se produit : Russom est au bord des larmes parce que sa mère n'est pas venue. Il la croit morte. Sa tante lui promet qu'elle sera là le lendemain. Soulagé, il s'endort. Nous le laissons à ses rêves, les nôtres nous attendent. Il se fait tard.

✤ ✤ ✤

Comme nous avons une visite de prison à Axoum ce lundi, nous y passons notre dimanche à explorer les alentours. Nous allons voir la stèle – en trois morceaux – récemment ramenée de Rome et nous terminons la journée à la piscine de l'hôtel.

✤ ✤ ✤

Mon retour à la maison me donne aussitôt l'envie de repartir. Avant mon départ de Mekele, le « ratologue » avait remis du poison à rat dans les combles de ma maison. Mes voisins, fort mécontents, me disent : « Les rats viendront mourir chez nous et nos chiens risquent de les manger (ce qui règlerait mon problème avec le chiot !) Nos vaches vont brouter l'herbe touchée par les rats. » Patience, encore trois semaines et je suis au Québec.

✜ ✜ ✜

Comme tous les mois, c'est de nouveau la fête de saint Michel. Nous sommes repartis pour 24 heures de prières. Patience Élisabeth, il te reste trois semaines !

12 – RAPATRIEMENT CHAOTIQUE POUR 300 ÉTHIOPIENS

2 JUILLET

En l'absence de Sylvie, je suis chargée du dernier rapatriement avant mon départ, dans une semaine. Elle a bien choisi son moment pour prendre ses vacances ! Toute l'opération va de travers.

Il est 13 heures ; nous sommes sept expatriés du CICR à la frontière avec nos chauffeurs, fins prêts à recevoir 300 Éthiopiens qui rentrent chez eux. Nous avons aussi 17 volontaires de la Croix-Rouge nationale, pleins d'enthousiasme pour aider les rapatriés à prendre place à bord des 12 autobus de location. Le chef de la « sécurité », surnommé América – certainement parce qu'il porte un chapeau de cow-boy –, nous suit pas à pas.

Les Jordaniens nous offrent du poulet (d'Arabie saoudite) à la sauce au yaourt et safran. Un délice… qui nous oblige à écouter poliment leurs propos à tendance raciste.

L'équipe d'Asmara est en retard. Il est 16 heures lorsqu'on reçoit un message radio nous annonçant qu'elle n'arrivera pas avant 18 heures ; ses membres ont eu un problème en route. À 18 h 30, nouveau message : ils seront ici dans 10 minutes. Il fait presque nuit et América commence à être nerveux. Il voudrait que l'on repousse le rapatriement à demain : « J'ai peur que des Érythréens profitent de la tombée de la nuit et du relâchement de la surveillance des Casques bleus pour s'infiltrer en Éthiopie. Je m'inquiète aussi pour notre propre sécurité ! N'oubliez pas que les Érythréens sont nos ennemis. »

Je prends contact avec mon chef à Addis et lui fais part de la situation. Comme je m'y attendais, la décision est dans notre camp. J'insiste auprès d'América pour qu'il nous laisse encore du temps : « Il faut tout faire pour éviter que les gens dorment à la frontière, où rien n'est aménagé pour eux. » À contrecœur, il accepte un court délai. Pendant ce temps, les Jordaniens improvisent un système d'éclairage sur le pont. Ils donnent même des bouteilles d'eau, des biscuits, des oranges et des pommes aux secouristes qui n'ont sans doute jamais mangé de pommes. J'envoie Mezeret vérifier si tous les véhicules ont des phares. À ma grande surprise, un seul camion n'en a pas. Alexis, l'air très inquiet, m'informe que les chauffeurs veulent parler à la *cheffe*. J'écoute leurs doléances : « Nous demandons de l'argent pour le temps supplémentaire. Même si nous commencions maintenant, nous ne finirions pas avant minuit.

— Vous avez été engagés pour toute la journée, messieurs, et vous êtes bien payés. Par contre, vous aurez peut-être la chance d'avoir deux jours de travail si nous devions reporter l'opération à demain. Il s'agit là d'une situation hors de notre contrôle. Et si c'était votre famille qui arrivait ? »

Leur fibre humanitaire est touchée : ils acceptent nos conditions. Ils ignorent cependant que nous n'avons pas assez d'argent liquide pour les payer une deuxième journée. On verra ça demain ! C'est une chance que les Tigréniens ne soient pas des négociateurs acharnés.

19 heures : toujours pas de convoi en vue.

19 h 15 : un contact radio nous apprend qu'ils négocient leur passage au dernier point de contrôle, à 3 kilomètres de la frontière.

19 h 30 : passage refusé. Rendez-vous demain matin à 6 heures.

Nous sentons beaucoup de colère dans la voix de notre collègue à la radio. Notre problème de logistique n'est rien à côté du leur : ils ont 300 personnes à loger au milieu de nulle part. C'est la première fois que ça arrive depuis trois ans que le CICR effectue ces rapatriements. Tant pis, il faut nous réorganiser ! Les 10 camions prévus pour les bagages et les 12 bus passeront la nuit dans le prochain village, à cinq kilomètres d'ici ; le reste de l'équipe poursuit jusqu'à Axoum. Les secouristes sont ravis de manger au restaurant avec nous. Nous les déposons par la suite à la Croix-Rouge locale où ils dormiront.

En arrivant à notre hôtel, j'annule les sept chambres réservées pour les personnes vulnérables attendues avec le convoi : cinq mineurs, dont une fillette de 7 ans, deux femmes âgées de plus de 80 ans, dont l'une est paralysée et l'autre souffre d'hypertension. Demain, je dois tous les accompagner à Addis, avec le vol de 13 h 30.

La réceptionniste de l'hôtel nous confirme notre petit-déjeuner à 4 heures du matin et nous garantit des sandwichs pour le voyage. Je suis sceptique ; nous sommes tout de même en Afrique... À ma grande surprise, nous nous retrouvons, les sept expatriés, autour de la table à 4 h 15 devant un bon petit-déjeuner. À 4 h 40, nous prenons la route avec nos 17 secouristes bien reposés et des sandwichs pour tout le monde.

Pour ma part, depuis 2 h 30, je repasse les détails dans ma tête, de peur d'oublier quelque chose. Entre autres, je m'inquiète de ma dame hypertendue : j'ai peur que les aventures d'hier aient fait monter sa tension et qu'elle ne puisse pas prendre l'avion. Les règles sont strictes chez *Ethiopian Airlines*.

✛ ✛ ✛

Nos collègues arrivent au pont à 7 heures. Ils ont l'air plutôt frais pour des gens qui ont dormi dans des 4x4. On leur avait offert les locaux d'une école, mais c'était si sale qu'ils ont tous préféré dormir dans leurs véhicules.

La raison de leur retard est d'une tristesse ! Après leur départ d'Asmara, le beau-frère d'une veuve qui faisait le voyage avec ses trois enfants a porté plainte à la police : il refusait de la laisser partir avec les enfants qu'il a élevés. La police a rattrapé le convoi et sorti la petite famille du bus. Les policiers ont vidé un camion pour y retirer leurs bagages. La femme et ses enfants criaient, pleuraient, se frappant la tête avec des roches tellement ils étaient au désespoir de ne pas rentrer en Éthiopie. De plus, comme tous les autres, ils avaient vendu tout leur ménage avant de partir.

Ce matin, le contretemps vient de notre côté : le commandant des troupes jordaniennes dort encore et ses hommes refusent de le réveiller avant 8 heures. Il savait pourtant que nous serions ici à 6 heures. Impossible de commencer l'opération sans lui, c'est la règle ! Je menace ses hommes d'aller le réveiller moi-même. Ça fonctionne ! À 7 h 30, il émerge en pyjama, les yeux bouffis. Je déchante quand il nous demande d'attendre jusqu'à 8 heures. Je dois être à l'aéroport à 11 h 30 avec mes « protégés » et leurs tonnes de bagages. Je fais un gros effort pour rester diplomate ; après tout, ils nous ont rendu un fier service la veille, sans parler du poulet. Finalement, nous nous mettons d'accord pour 7 h 45.

En attendant, j'entends sur la radio VHF que Frédéric, un grand copain que je n'ai pas revu depuis le Rwanda en 1997, est avec l'équipe d'Asmara. Il est venu de Nairobi pour une visite de prison et il a décidé de faire ce rapatriement par simple curiosité. Il n'avait pas prévu passer la nuit dans un 4x4 avec quatre autres personnes. Je l'appelle à la radio ; il reconnaît mon accent et court aussitôt jusqu'au milieu du pont où nous nous sautons dans les bras. Nous avons un petit quart d'heure pour nous raconter nos vies, nos missions, nos amours, nos divorces. Entre chaque transfert, nous poursuivons notre conversation pendant quelques minutes.

Je reçois d'abord un malade psychiatrique de 36 ans accompagné de ses parents. On me conseille de les transporter au camp dans une Land Cruiser, sans autres passagers. Les parents me font voir la chaîne avec laquelle ils l'attachent quand ils le laissent seul. La nuit dernière, il a dormi enchaîné dans la Land Rover de notre équipe d'Asmara. Nous installons ensuite les deux femmes dont je suis responsable : l'hémiplégique sur le siège avant de la Land Cruiser et l'hypertendue derrière avec moi. Elle va prier à haute voix jusqu'à Addis.

Les jeunes sont ensemble à bord d'un minibus ; leurs bagages suivront dans un petit camion. Je quitte la frontière avec tout ce beau monde en laissant mon équipe poursuivre le transfert des quelque 300 autres personnes. Il manquera finalement 1 000 $ pour payer les salaires et la location des véhicules pour cette journée supplémentaire. Ce sera le gérant de l'hôtel d'Axoum qui avancera l'argent.

Nous nous reposons une heure à l'hôtel avant de nous rendre à l'aéroport. Trois des adolescentes en profitent pour se faire belles en vue de leur arrivée dans la capitale. Je jette un œil inquiet dans le camion à bagages : je crains que ça ne dépasse les 300 kilos que l'équipe d'Asmara nous avait annoncés. Il faudra certainement des heures pour l'enregistrement à l'aéroport.

Juste avant notre départ, les familles des deux vieilles dames arrivent. Elles doivent se contenter de leur parler à la fenêtre de la Land Cruiser, d'où les vieilles dames refusent de sortir ; elles craignent peut-être qu'on les oublie. Les familles ne les ont pas vues depuis 14 ans. Leurs cris et leurs pleurs attirent les regards curieux des clients de l'hôtel.

Notre arrivée à l'aéroport n'est guère plus discrète. L'agent au comptoir des départs semble découragé de nous voir ; il reste malgré tout remarquablement aimable et patient. Inquiet, il me demande gentiment combien de kilos il doit enregistrer. Je n'ose pas lui avouer qu'il doit y en avoir au moins 400. Même si les bagages sont passés au rayon X, l'agent entreprend une fouille manuelle. Il ouvre les valises, qui tiennent à peine en un morceau, ainsi que les énormes fûts de plastique les uns après les autres. Ils contiennent des objets des plus hétéroclites : marmites, vaisselle, ustensiles de cuisine, horloges, livres, cahiers, bibelots... tout ce que l'on peut trouver dans une maison, à part les meubles. Après la fouille, il est évidemment impossible de refermer les valises : les objets sont moins bien rangés, et, surtout, la broche qui attachait les couvercles des tonneaux a lâché. C'est ici que la débrouillardise des Africains donne toute sa mesure : les porteurs ingénieux arrivent à tout refermer avec les fils de broche aboutés les uns aux autres. Quatre des six fûts prendront le vol du lendemain. On me remet 24 coupons de bagages et neuf cartes d'embarquement. Je me sens comme une guide touristique avec ses clients. Heureusement qu'Abdel, venu d'Addis pour me donner un coup de main, est là.

Le vol se déroule bien. Mon hypertendue n'arrête pas de prier, les jeunes ont les yeux rivés sur les hublots. Juste avant de descendre, deux des adolescentes se voilent sans laisser paraître un seul cheveu. Je n'arrive pas à comprendre le principe du voile quand il est porté avec un maquillage des plus généreux et des vêtements hypersexys. La réponse ne viendra certainement pas de ces adolescentes qui jouent la carte de la prudence : elles ne connaissent pas encore le degré de piété de leur famille.

En arrivant à l'aéroport d'Addis, tout a failli mal tourner par ma faute. La dame en fauteuil roulant est prise en charge par le personnel d'*Ethiopian Airlines*. De mon côté, je prends l'escalier roulant avec le reste de l'équipe. Ce qui devait arriver arriva : je n'ai pas le temps d'arrêter la grand-mère avant qu'elle ne mette un pied sur la première marche de l'escalier en laissant l'autre sur la partie immobile. Elle fait le grand écart, et moi, derrière elle, trop occupée à essayer de la soutenir, je fais de même. Nous nous retrouvons toutes les deux par terre. Avec sa jambe tordue sous les fesses, il m'est impossible de la bouger. Et cet escalier qui n'en finit pas de monter. Je me sens tellement ridicule ! Comme si je prenais un escalier roulant pour la première fois ! Et les ados qui rient comme des fous au lieu de nous aider ! Abdel ne peut rien faire : il a déjà la petite dans les bras et elle ne veut rien savoir de poser les pieds sur cet étrange escalier.

Étant les derniers à avoir quitté l'avion, nous sommes seuls dans cette section de l'aéroport ; c'est du moins ce que je croyais. Tout à coup, l'escalier s'arrête et des petits bonshommes roses – couleur des uniformes des employés d'entretien – sortent de je ne sais où et s'empressent de relever la grand-mère. J'ai une peur bleue qu'elle ne se soit fracturé la jambe, ou pire encore, la hanche. Ouf, elle n'a rien ! Certainement grâce aux prières qu'elle a récitées tout au long du voyage… Nos jeunes ne rient plus, ils voient que je suis inquiète et peu fière de moi. Puis, ils m'encouragent : « Grand-maman va bien. »

J'oublie vite cette mésaventure lorsque nous arrivons à la délégation du CICR où attendent les familles. Elles nous accueillent avec tellement d'émotion ! Avant même de saluer sa mère, un homme vient tout droit me remercier de l'avoir ramenée – ils ne se sont pas vus depuis 1991. Je suis émue de les voir tous pleurer, s'embrasser, se serrer et me dire merci d'avoir réuni leur famille.

✚ ✚ ✚

Je rentre épuisée à l'hôtel. J'ai mal au dos d'avoir forcé à relever la grand-mère. Je suis congelée. J'ai juste envie d'un bain chaud. La poisse ! On me donne une chambre sordide, jaune moutarde, sans eau chaude et qui sent le moisi tellement elle est humide. J'appelle la réception pour avoir de l'eau chaude, ce qui n'arrive que très tard dans la soirée, après un repas infect : une pâte compacte qui prétendait être un risotto.

✚ ✚ ✚

De retour à Mekele, j'apprends que la jeune dame, dont les seins ne sont que d'abominables tumeurs, a été ramenée chez elle par sa famille. Daniel, de passage à mon bureau, me raconte qu'elle a fait une jaunisse et qu'il était impossible de l'opérer avant sa guérison. La famille n'a pas voulu attendre ; elle va mourir dans son village. Il m'apprend aussi que Bayoun utilise ses nouvelles prothèses.

Je quitte ce beau pays en me disant qu'au moins, j'aurai permis à cet enfant d'améliorer un peu son quotidien, même si je n'ai pas réussi à le faire inscrire à un programme de formation pour amputés.

En y pensant bien, j'espère que grâce à nous, des détenus ont maintenant de meilleures conditions de vie et que, malgré les apparences, certains de nos rapatriés trouveront le bonheur dans leur pays d'origine.

Notre culture occidentale fausse parfois notre jugement en ce qui concerne le sort des « victimes » dont nous avons eu la charge.

MYANMAR 2005

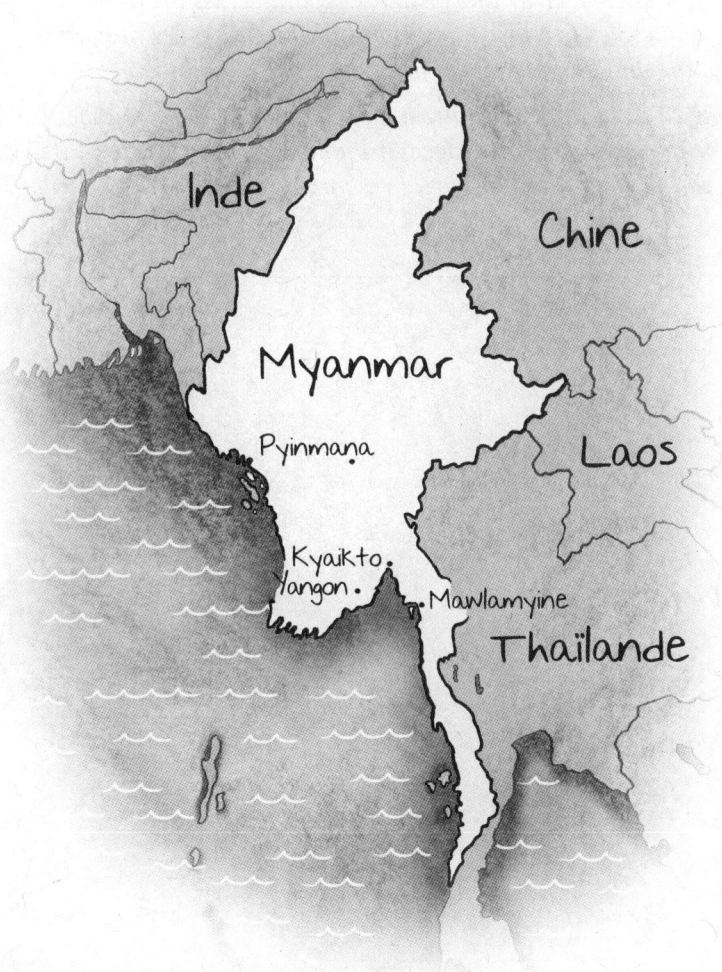

UN BREF RAPPEL HISTORIQUE

À la suite d'un coup d'État survenu en 1962, le pays est dirigé par une dictature militaire marxiste. En 1988, une junte militaire prend le pouvoir. Le travail forcé devient une pratique répandue, les droits de la personne sont bafoués, les partis d'opposition sont interdits. Les minorités comme les Karens sont poussés vers la frontière de la Thaïlande.

En 2011, la junte militaire a laissé la place à un gouvernement civil, mais le pays est toujours dirigé par l'un des membres de la junte. Malgré une relative libération du pays, l'embargo imposé en 1990 par les États-Unis et l'Union européenne a été levé[1].

---

1. D'après le site http://fr.wikipedia.org/wiki/Birmanie#.C3.89tats (consulté le 15 décembre 2013).

1 – UNE MISSION CONVOITÉE

15 OCTOBRE

Même si la Birmanie a changé de nom depuis 1989, peu de gens savent de quel pays je parle lorsque je leur annonce mon départ pour une année au Myanmar. On a changé son nom parce que les Bamars ne sont qu'une partie des 67 groupes ethniques du pays. Il fallait un nom qui les englobe tous. On a choisi Myanmar, qui signifie en birman « fort et rapide ». Il fait référence aux qualités des anciens habitants mythiques du pays et non plus seulement à un seul groupe ethnique.

❖ ❖ ❖

Quel pays étrange, étonnant, rempli de règles et de contrastes ! Par exemple, on peut roter en public, mais il est impoli de se moucher en faisant du bruit ; il est plus correct de renifler. Les Birmans sont d'une politesse extrême, mais ils peuvent vous claquer la porte sur le nez alors que vous êtes juste derrière eux. À Yangon[2], sans doute l'une des capitales les plus disciplinées au monde, il est interdit de klaxonner et de rouler à bicyclette ou à moto. Partout au pays, on n'allume ses phares qu'à la nuit tombée ; le jour, seuls les officiels sont autorisés à le faire.

Depuis quelques jours, je suis à mon lieu de travail à Mawlamyine plus simplement appelée Moulmein. La ville est située à 300 kilomètres à l'est de Yangon dans l'État du Mon. Avec ses 300 000 habitants, elle est la troisième ville en importance au pays. Les vieilles maisons coloniales anglaises, en teck, sont remarquables. De l'époque coloniale, il reste encore de vieux bus en bois très bien entretenus qui servent au transport scolaire. Les pagodes, les églises, les mosquées et les temples chinois cohabitent en harmonie. Surprenant pour un pays au régime si autoritaire.

Même dégoulinante de sueur sous la chaleur écrasante, j'ai beaucoup de plaisir à marcher dans les ruelles. Bien que les touristes et les étrangers soient complètement absents de la région, personne ne fait attention à moi, ce que j'apprécie beaucoup.

---

2. Nom birman pour Rangoon.

Nous fêtons le départ d'Olivier, chef de la sous-délégation, et de sa copine Caroline, deux bons amis que j'ai connus à Kaboul. Les Birmans adorent le karaoké. Je m'ennuie à mourir à les regarder se prendre pour des chanteurs, micro en main devant une vidéo. L'ambiance africaine me manque. Je me dis : « Ce n'est pas vrai, je ne vais pas passer une année à les regarder jouer les artistes sans pouvoir danser ! » Mon regard croise celui de Caroline, qui semble deviner ma pensée. D'un bond, on se lève et on ouvre la danse ! Tous les Birmans nous rejoignent sur la piste. Mes collègues, qui sont là depuis un an, me disent que c'est la première fois qu'ils les voient danser.

En rentrant à la maison, mon colocataire me prévient que c'est la fête de la lumière, comme lors de chaque pleine lune : « Tu ne pourras pas dormir, les gens vont prier et fêter toute la nuit, juste à côté de notre résidence.

— Ne me dis pas que j'aurai le même problème qu'en Éthiopie avec les églises ! »

✤ ✤ ✤

La ville est située tout près de la mer, mais une île nous en bloque la vue. De toute façon, l'eau chaude et le fait que tout le monde se baigne habillé ne m'attirent guère. Les Birmans sont très prudes : le longyi, (sarong ou paréo) utilisé par les femmes pour se couvrir en se douchant, ne doit pas sécher dehors à la vue de tous parce qu'il est considéré comme un sous-vêtement ; donc, il ne s'expose pas. Toujours par pudeur, il leur faut trois longyis pour se doucher : le premier (souillé) que l'on a sur soi, le deuxième avec lequel on va se doucher en l'enfilant par-dessus le premier avant de le retirer, et, enfin, le troisième, propre, que l'on va mettre par-dessus le mouillé pour pouvoir le retirer. Le but de cette gymnastique est de ne jamais découvrir son corps, même seul sous une douche fermée.

Pour ce qui est des convenances vestimentaires, les femmes portent des chemises transparentes, mais elles doivent cacher les bretelles de leur soutien-gorge. On ne voit jamais les couples se tenir par la taille ; les plus braves se prennent la main. Lorsqu'ils s'assoient sur des bancs publics, cachés sous une ombrelle, ils osent presque l'indécence… s'embrasser. J'adore les observer.

La façon de se saluer est aussi particulière. Par exemple, si on se croise après le dîner, on dit : « Tu as fini de manger ? » L'équivalent du « bonjour » n'existe pas vraiment, chaque moment de la journée a sa salutation d'usage.

+ + +

En visitant le marché, je décide de cuisiner un poulet au curry pour le souper avant que la folie de la grippe aviaire ne les condamne tous à mort. Quoique… nous sommes tellement isolés ici, le virus ne risque pas de passer la frontière ! J'achète quelques-uns des légumes étranges qui abondent au marché : j'ose une longue courge vert pâle avec des excroissances qui ressemblent à des verrues. Beurk, quelle amertume ! J'aurais dû me renseigner sur la façon de la cuisiner.

+ + +

Préparer nos visites des prisons, des camps de travaux forcés et des hôpitaux s'avère compliqué. Nous devons soumettre notre horaire un mois à l'avance au ministère de la Justice, à celui de la Santé et finalement au ministère de la Défense. Notre demande inclut les noms, les nationalités et les numéros de passeport de chacun des membres de l'équipe. Si jamais une personne devait être remplacée, toute la démarche serait à recommencer.

+ + +

Nous sommes la seule organisation encore autorisée à travailler sans escorte. Le gouvernement oblige les ONG à se déplacer avec deux ou trois de ses *espions* en tout temps. Presque toutes ont dû quitter le pays, car elles n'ont pas les moyens de payer une indemnité quotidienne à leur escorte. De plus, cette pratique va à l'encontre de leurs principes.

Dans un même élan de contrôle des étrangers, les dirigeants du pays exigent aussi que, lorsque nous recevons des visiteurs, nous donnions leurs noms et leurs numéros de passeport à l'Immigration. Ils connaissent nos allées et venues ; ils savent que je me déplace à moto au lieu de circuler en Land Cruiser comme tous mes collègues.

On m'a mise en garde : Internet est filtré et difficile d'accès, et Hotmail est banni. Deux Anglais aident le gouvernement à bloquer l'accès au Web et à espionner ceux qui parviennent à s'y connecter. Donc, patience et discrétion sont de mise…

28 OCTOBRE

J'ai un début de mission difficile. En fait, je n'ai aucune idée si je pourrai rester, car le poste que j'occupe ne correspond nullement à la description qu'on m'en a faite. Je devais principalement m'occuper des prisonniers et compléter ma tâche sur le terrain : diriger les amputés vers notre centre orthopédique, assister les blessés de guerre qui auraient besoin de notre aide financière… Voilà qu'on me demande de consacrer 50 % de mon temps à superviser un programme de vaccinations au plus profond de la jungle, le long de la frontière thaïlandaise, chez les Karens, en zone conflictuelle. Chaque mois, je devrai y passer deux à trois semaines. Il faudra dormir par terre chez l'habitant ou dans les monastères, voyager d'un village à l'autre en pirogue et en charrette à buffle d'eau. Il faudra vivre à la manière de paysans birmans. Il y a 20 ans, j'aurais adoré. Mais maintenant, mon dos n'en peut plus de se faire secouer. J'ai de plus en plus envie de laisser ce genre de travail de terrain aux jeunes.

✢ ✢ ✢

Malheureusement, mes chefs à Yangon ne comprennent pas vraiment ma situation : « Tu n'es pas flexible, tu aurais dû prévoir que ça pouvait arriver. » Ça sert à quoi les descriptions de poste ? Je sens qu'on me catégorise comme une vieille qui fait des caprices…

Catherine, jeune infirmière basée dans la capitale, adorerait me remplacer et j'adorerais être à Yangon. Je saurai dans trois jours si elle accepte, ce qui impliquerait qu'elle doive prolonger sa mission jusqu'en novembre l'an prochain et reporter son retour aux études. Je me croise les doigts, je n'ai pas envie de rentrer au Québec maintenant.

Maurice, mon chef à Moulmein, malgré qu'il veuille me garder, se porte à ma défense dans une réunion à Yangon. Il me rapporte ses paroles : « Si on additionne le total de vos années de travail sur le terrain, à vous cinq, vous n'en aurez jamais autant qu'Élisabeth en 25 ans au CICR.

— Merci Maurice, mais je crois que tu exagères un peu. »

30 OCTOBRE

Nous faisons une visite de prisonniers dans un camp de travail, à trois heures de route au nord de Moulmein. Nous sommes neuf expatriés, dont trois interprètes de nationalité française qui ont étudié le birman à l'Université de Paris. Pendant les neuf jours que dure la visite, nous parlons « prison » du matin au soir. Épuisés, à la fin d'une journée de visite, nous nous réunissons pendant au moins deux heures pour partager les informations que l'on a recueillies chacun de notre côté. Puis, nous préparons la journée du lendemain.

✦ ✦ ✦

Après deux jours, j'ai déjà mal au dos à force de rester assise par terre pendant des heures, à écouter les détenus nous raconter leurs conditions de vie.

À la clinique de la prison, les patients peuvent recevoir, par intraveineuse, une ampoule de vitamines pour 50 cents. L'infirmier tente de me convaincre du bienfait de sa médecine: « C'est très efficace pour reprendre des forces. Vous devriez essayer si votre dos est fatigué. » Je passe mon tour.

Nous sommes logés dans un hôtel très confortable, mais le personnel n'a pas l'habitude des étrangers. J'ai bien peur de devoir m'habituer à manger du riz pour déjeuner. Ce qu'ils appellent un déjeuner occidental n'en est qu'une piètre imitation. Le premier matin, c'est la catastrophe: le café n'existe que sous la forme de *coffee mix*, – une poudre de café instantané mélangée à de la poudre de lait et beaucoup de sucre. Je me rabats sur le thé, car nous n'arrivons pas à faire comprendre au personnel que l'on veut le café, le sucre et le lait séparément. Les œufs au plat figurent au menu sous l'appellation *sunny side up*. Ils sont servis avec du pain blanc industriel grillé. Ils mettent un temps fou à comprendre ce qu'on veut manger et, finalement, rien ne correspond à ce qu'on a espéré. Pourtant, nous nous limitons aux deux seuls choix offerts sur le menu occidental! Ils sont mal à l'aise devant notre déception, que nous avons du mal à cacher. Pour un Asiatique, perdre la face est très grave. Ils nous promettent que ce sera mieux le lendemain matin. Le soir même, ils font la tournée de nos chambres, deux fois plutôt qu'une, pour bien noter notre commande et l'heure à laquelle nous désirons être servis. Ils sont deux; l'un écrit et l'autre lui dicte ce que je lui indique sur le menu. Heureusement qu'il n'y a que deux choix: des tranches de pain grillé sans *sunny side up* ou avec *sunny side up*. Personne n'ose demander un œuf tourné... Le lendemain, tout est impeccable. Le surlendemain, ça se gâte de nouveau. Les rôties et les œufs sont froids, car ils les ont préparés la veille et gardés au réfrigérateur pour la nuit! Je sais que je devrais m'adapter aux plats nationaux, mais je ne me fais pas à l'idée de manger du riz si tôt le matin. Les gens sont si gentils et veulent tellement nous plaire que l'on n'ose rien leur reprocher. Pendant que l'on mange, ils sont toujours deux autour de la table pour satisfaire nos moindres désirs: remplir notre verre d'eau, déplacer un plat ou chasser une mouche.

✦ ✦ ✦

Nous nous permettons de consacrer un dimanche à faire un peu de tourisme. Nous allons voir le Rocher d'Or près de Kyaikto, l'un des sites bouddhistes les plus sacrés du pays. Il s'agit d'une immense pierre recouverte de feuilles d'or et coiffée d'un stupa doré (monument funéraire en forme de dôme); elle tient en équilibre au sommet d'une montagne. Au moindre tremblement de terre, tout s'écroulerait dans le précipice! On croit que cet équilibre est assuré par un cheveu de Bouddha, caché à l'intérieur du stupa.

✦ ✦ ✦

En une seule journée, le prix du pétrole, rationné à deux gallons par jour, est passé de 14 cents à 1,30 $. Quelques malins siphonnent leur quota d'essence, établi par le gouvernement, pour le vendre au marché noir. Le coût de la vie va donc augmenter et, en conséquence, le banditisme et le nombre de détenus dans les prisons.

2 – UN RÊVE ÉCOURTÉ

5 NOVEMBRE

Mon rêve de passer une année au Myanmar s'est réduit à un mois d'angoisse à me demander si j'allais rester ou non. La décision est tombée ce mardi : Catherine ne peut pas prolonger sa mission au-delà du mois de juin, ce qui veut dire que je dois rentrer à Genève. Je suis au désespoir ; quelle situation embarrassante !

Je réussis à rejoindre Stéphanie, ma planificatrice à Genève. Elle me rassure : « Je comprends très bien que ce travail ne soit pas pour toi et je regrette le manque de communication entre la délégation de Yangon et Genève. » Elle se demande pourquoi personne ne lui a communiqué la nouvelle description du poste. Mes supérieurs affirment que le gouvernement vient tout juste de nous donner accès à cette partie conflictuelle du pays, où les Karens luttent pour leur indépendance depuis 1948.

Stéphanie me propose un poste au Pakistan, où un terrible tremblement de terre a fait plus de 75 000 morts. Comme le long de la frontière pakistano-indienne est une zone de guerre, c'est le CICR qui intervient, plutôt que la Fédération internationale des Sociétés de la Croix-Rouge (FISCR),[3] dont le mandat est d'intervenir lors de catastrophes naturelles. Deux cents volontaires sont déjà sur place.

Bien sûr que j'accepte ! Mais j'espère que je n'aurai pas à faire du camping d'hiver… D'après les informations que j'obtiens, nous serions 100 personnes à vivre dans une très grande maison. Je verrai bien. Pour le moment, je ne crois pas être en position de refuser ; elle n'a rien d'autre à m'offrir.

---

3. « La FISCR fut fondée à Paris, le 5 mai 1919, au lendemain de la Première Guerre mondiale, afin de promouvoir la coopération entre les différentes organisations humanitaires. Avec ses 185 sociétés membres dans le monde, c'est la plus importante organisation humanitaire. Elle s'occupe de la promotion des valeurs humanitaires, de l'organisation des secours en cas de catastrophes, de la préparation aux catastrophes, de l'aide médicale communautaire et du développement des capacités locales. La Fédération internationale doit être distinguée du Comité international de la Croix-Rouge (CICR) qui, lui, intervient généralement dans des zones de conflit armé. » Source : http://fr.wikipedia.org/wiki/Fédération_internationale_des_Sociétés_de_la_Croix-Rouge_et_du_Croissant-Rouge

En attendant mon départ, je profite des derniers jours pour explorer les environs à moto. Les gens me regardent curieusement : ils n'ont pas l'habitude de voir une femme blanche au guidon d'une moto. Ce matin, à 20 kilomètres au sud de Moulmein, je visite ce que l'on pourrait appeler une version du mythe de Sisyphe : depuis 1991, un moine mégalomane fait construire, au milieu de nulle part, un monumental Bouddha couché mesurant environ 140 mètres de longueur et 35 mètres de hauteur. Il voulait créer le plus grand Bouddha couché au monde, ça semble réussi. Ma tête n'arrive même pas à la hauteur de son petit orteil ! Ce moine avait prédit le tsunami de décembre 2004 et que le Myanmar en serait épargné, ce qui fut presque le cas.

La construction est faite de briques de si mauvaise qualité et de ciment si mince que tout se défait ! Je visite une centaine des 180 petites pièces qui sont réparties sur les huit étages à l'intérieur du Bouddha. Les chambres sont décorées de statues en ciment relatant l'histoire du bouddhisme. On a commencé à peindre les personnages, mais je ne vois pas le jour où le travail sera terminé, car tout tombe en ruine au fur et à mesure ! La broche sort des doigts des statues dont le ciment s'effrite. Jusqu'en 2001, on a dépensé 1 800 000 $, uniquement en matériel ; les travailleurs sont bénévoles. Sur les côtés du chemin menant au Bouddha, 200 moines sculptés, grandeur nature, se suivent à la queue leu leu. Ils ont l'air plus vrais que nature avec chacun sa propre physionomie.

En explorant un peu les environs du site religieux, je note de nombreux terrains de golf sur la route. Le golf est non seulement très populaire au sein de la junte militaire, mais ce sport, que les militaires pratiquent d'ailleurs en uniforme, fait partie de leur travail de relations publiques. C'est pourquoi notre chef s'y est mis, en espérant nous obtenir plus de liberté dans notre travail et davantage d'accès aux prisons.

✢ ✢ ✢

Les innombrables règles de politesse des Birmans me fascinent. L'autre soir, nous étions entre nous, assis sur des matelas par terre. En me levant, j'ai enjambé mon voisin en passant au-dessus de ses jambes. Selon les règles birmanes, j'ai commis une grave impolitesse. Il aurait fallu que je lui fasse signe de replier ses jambes pour ne pas que j'aie à passer au-dessus. C'est ce que m'apprend Anne, qui a fait cette erreur en public. Elle a eu droit à des regards outrés devant tant de grossièreté.

Je savais aussi qu'en Asie du Sud-Est, la tête est la partie la plus sacrée du corps ; il ne faut jamais toucher celle de quelqu'un d'autre, ni pointer son pied vers elle. En passant devant une personne, il est de mise de se baisser, de façon à ce que sa tête soit plus basse que celle de l'autre.

✦ ✦ ✦

Depuis mon arrivée, on est en train de repeindre en jaune toutes les clôtures et les murs, devant les maisons de tous les villages et des villes de l'État du Mon. Le commandant de l'État a établi cette règle depuis qu'il est allé consulter son astrologue pour le choix de la couleur. Et le jaune doit être identique à celui désigné par l'astrologue. Même les jolis piquets de bambou, le long des routes de campagne et en bordure des forêts, sont peints. La peinture jaune déborde tout autour sur les plantes et les arbres.

Quelques jours après mon arrivée, j'avais quitté la maison le matin, le portail était bleu ; au retour, il était de couleur jaune. Heureusement que je n'étais pas seule, car je n'aurais jamais retrouvé la maison. Je me demande s'il existe un autre pays au monde qui est géré par des astrologues. Ici, le gouvernement ne prend aucune décision sans se tourner d'abord vers l'astrologie.

3 – LA CAPITALE DÉMÉNAGE DANS LA JUNGLE

9 NOVEMBRE

La junte militaire vient de surprendre tout le monde en déménageant la capitale à Pyinmana, petite ville au cœur de la jungle, entourée de montagnes, à 320 kilomètres au nord. La raison officielle du déménagement : la capitale doit être établie dans un lieu plus sécuritaire et plus central, de façon à desservir tout le pays. Officieusement, pour l'homme fort du régime : le gouvernement sera ainsi en mesure de parer à une éventuelle attaque des Américains contre son pays. La vulnérabilité de Yangon vient de sa proximité de la mer.

Vendredi, en fin d'après-midi, le président a rassemblé ses ministres et les fonctionnaires de tous les ministères pour leur donner rendez-vous, le samedi soir, au siège du gouvernement. Il leur a ordonné d'être prêts à quitter Yangon le lendemain matin, à 6 heures. Ils sont priés d'emmener leur famille, sauf les enfants de moins de cinq ans, qu'ils doivent laisser derrière, leurs effets personnels et le contenu de leur bureau. « Tout refus de partir est puni de prison[4]. »

Le lendemain, comme prévu, les fonctionnaires et leurs familles sont montés dans des camions militaires en direction de Pyinmana. Ils ont eu toute une surprise en arrivant dans ce trou perdu, qui n'offre aucun service. Ils sont logés dans des maisons dont la construction n'est pas terminée. Et défense de quitter ce goulag avant trois mois !

Quant à ceux qui étaient absents à la rencontre avec le président, le vendredi, ils ont trouvé des locaux vides le lundi matin et ils ont perdu leur emploi.

Aucune ambassade n'a été avertie. Comment fera le CICR pour renouveler nos visas ou discuter avec un membre du gouvernement ?

12 NOVEMBRE

Je n'allais pas quitter le Myanmar sans visiter le célèbre Shwedagon de Yangon. Le Vatican fait figure de parent pauvre à côté de ce majestueux

---

4. Ruchira Janyavuthisip, « Myanmar. La dictature impose un changement capital », *Courrier international*, 30 décembre 2005.

site religieux. À lui seul, le principal stupa (monument commémoratif) est recouvert de plaques d'or et couronné d'une ombrelle ornée de 1 065 cloches d'or et 420 cloches d'argent. Il supporte une girouette incrustée de plus d'un millier de diamants et de pierres précieuses ainsi qu'un globe d'or pur, incrusté de 4 351 diamants, dont un solitaire de 76 carats. Des centaines d'autres stupas, de bouddhas et de pagodes d'une beauté incroyable sont regroupés sur le même site. Tant de richesse à côté de tant de pauvreté !

+ + +

Je semble douée pour me retrouver dans des pays où la condition féminine est peu enviable. Selon certaines croyances bouddhistes, au Myanmar, être femme est le prix à payer pour une existence antérieure médiocre. Sur ce point, la prochaine mission ne changera pas. Je pars vers le Pakistan… !

CACHEMIRE PAKISTANAIS 2005-2006

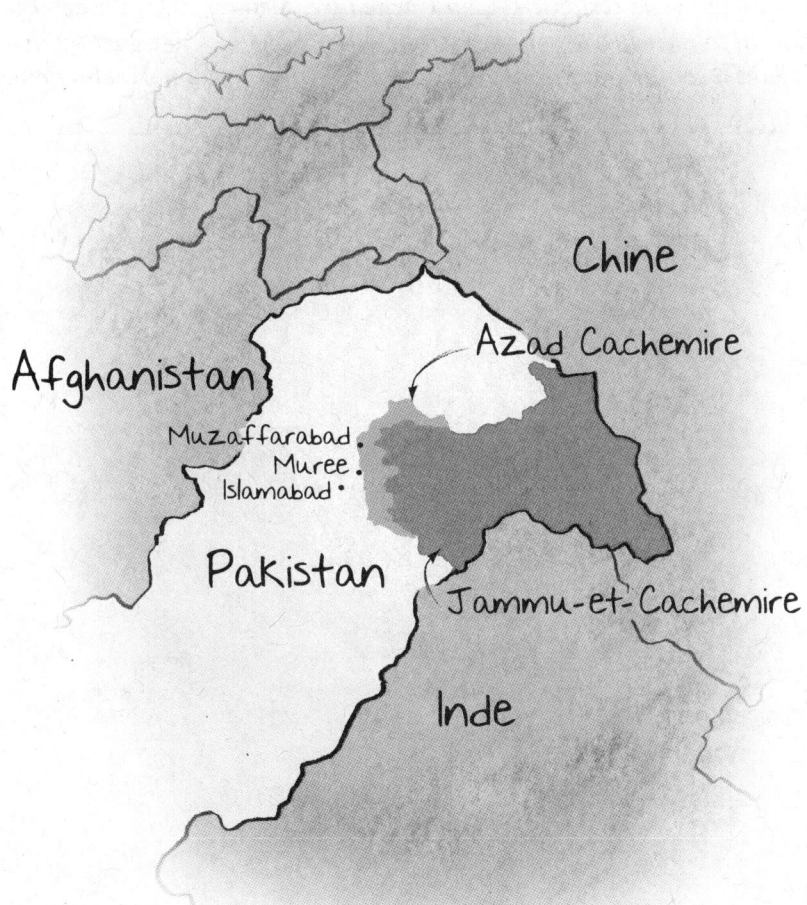

UN BREF RAPPEL HISTORIQUE

On parle souvent du conflit concernant la partie indienne du Cachemire, le Jammu-et-Cachemire, revendiqué par les Pakistanais. Mais peu de gens savent que l'Inde réclame l'Azad Cachemire. Depuis 1947, l'Inde et le Pakistan sont en guerre pour le contrôle de cette région. Cette guerre s'inscrit dans le conflit qui existe depuis des siècles entre musulmans et hindous.

1 – CAMPING D'HIVER SUR UN TERRAIN DE CRICKET

14 NOVEMBRE

Mes séances d'informations terminées, j'ai encore quelques jours à passer à Genève en attendant un visa pour le Pakistan. J'en profite pour m'acheter des vêtements chauds adaptés à l'hiver du Cachemire pakistanais.

Finalement, je suis contente de ce qui m'arrive après ma mission écourtée au Myanmar. Je serai à Muzaffarabad, capitale de l'Azad Cachemire (Cachemire libre), administré par le Pakistan.

Le tremblement de terre du 8 octobre 2005 a fait plus de 75 000 morts et des centaines de milliers de blessés au Cachemire pakistanais. Plusieurs villages ont été rayés de la carte. Dans les vallées isolées, où les routes sont coupées, la population a un urgent besoin d'abris, d'eau, de nourriture et de soins médicaux. Partout, les services de santé et le système d'aqueduc ont été détruits. La température rend la catastrophe encore plus tragique : le mercure s'approche du zéro et la pluie se transformera en neige très bientôt.

À Muzaffarabad, le CICR a déployé une équipe de 180 expatriés, dont une soixantaine travaillent à l'hôpital de campagne fourni par les Norvégiens. Ma mission sera de gérer cet hôpital installé dans un stade de cricket.

17 NOVEMBRE

Après 16 heures de vol et quatre changements d'avion, j'arrive à Islamabad, capitale du pays, accompagnée de Peter, un collègue allemand rencontré à l'aéroport de Francfort. Avec une équipe d'ingénieurs, il travaillera à réhabiliter le système d'approvisionnement en eau potable dans les villages de montagne. Le chauffeur qui nous conduit de l'aéroport à la délégation lui demande s'il connaît Hitler et s'informe dans un même temps s'il est toujours recherché… Peter, le plus sérieusement du monde, entreprend de lui décrire le personnage. Assise sur la banquette arrière, la fatigue aidant, je laisse aller mon fou rire.

Il est 20 heures lorsque nous arrivons enfin à la délégation. Je n'ai qu'une envie, dormir. Encore un effort ! Il faut remplir les formulaires indispensables à l'administration du CICR : groupe sanguin, fiche médicale, photocopie du passeport et du permis de conduire international, liste des personnes à joindre en cas d'urgence... Une dernière consigne de la responsable du « Welcome » : « Soyez prêts à 5 heures demain matin ; vous embarquez à bord du premier vol d'hélicoptère. » Ouf!!

✢ ✢ ✢

Ce voyage matinal nous offre, du haut des airs, un spectacle de désolation qui fait oublier la beauté du paysage : les villages à flanc de montagne sont complètement anéantis, les routes sont bloquées par des amas de cailloux et de roches. Lorsque nous survolons Muzaffarabad, la vue sur notre campement est impressionnante : une soixantaine de tentes blanches, alignées dans un ordre presque suisse, sont ceinturées par les estrades d'un terrain de cricket. Une infirmière, qui revient de congé, m'explique que les petites tentes sont nos résidences et nos bureaux, et que le reste est la partie hôpital et entreposage de matériel.

En route vers le camp, nous traversons une rivière sur un pont suspendu qui semble bien peu solide : par prudence, on attend que la voiture devant nous soit déjà de l'autre côté avant de s'y aventurer. Arrivée à l'hôpital, je suis accueillie par une équipe médicale tout en excuses parce qu'elle n'a pas une seule minute à me consacrer. Cela me permet de souffler un peu et d'observer le va-et-vient de chacun.

Quelques infirmières scandinaves bouclent leurs valises pour rentrer chez elles après trois semaines de travail intense. Elles sont épuisées et heureuses de laisser leur place à d'autres. En apprenant que je suis ici pour six mois, elles me regardent étonnées, l'air de dire : « Ma pauvre, bon courage ! » D'après elles, je suis la première personne qui arrive avec un contrat de plus de deux mois. Ai-je raison d'être si heureuse de ma nouvelle mission ?! On verra bien.

✢ ✢ ✢

Le lendemain, je travaille avec Turid, l'infirmière norvégienne que je remplace. Dans quelques jours, je prendrai la charge de l'administration de l'hôpital – tout ce qui ne touche pas directement les soins médicaux. J'aurai la responsabilité de 170 employés pakistanais. J'ai quelques craintes, moi qui ai si peu d'expérience en milieu hospitalier. L'hôpital a tout de même une centaine de lits... Je partagerai aussi quelques tâches avec Joseph concernant les besoins des expatriés qui vivent dans le camp.

Arrivée dans les jours qui ont suivi la catastrophe, Turid est allée au plus urgent. Maintenant, c'est à moi de réorganiser la buanderie, la cuisine, les ressources humaines et tout le reste... en plus de gérer le quotidien. Évidemment, je ne suis pas seule! Nous sommes six au comité de gestion, qui se réunit tous les midis, sept jours sur sept. Font partie du comité : Jack, l'Australien responsable du projet, Akiko, son assistante japonaise, Margaret, infirmière-chef aussi australienne, Joseph, un Arménien responsable du camp du côté des expatriés et notre doyen, Yorma, un chirurgien finlandais.

Côté hébergement, j'ai le privilège d'avoir une tente pour moi seule, étant donné que j'ai un long contrat. Je dors par terre sur un matelas en mousse et dans deux sacs de couchage d'hiver. Pour le chauffage, tant que le mercure reste sous zéro la nuit, nous avons droit à une chaufferette au kérosène. Mais il est impératif de l'éteindre avant de s'endormir à cause du danger d'incendie. J'ai si froid qu'il me faudrait deux chaufferettes! Le soir, je lis et j'écris avec des gants de laine, camouflée dans mon sac de couchage. Le froid nocturne m'enlève tout courage de sortir et de marcher 300 mètres pour aller aux toilettes. Je me débrouille avec la bouteille-pot-de-chambre que je me suis confectionnée. Le matin, avant de me lever, je réchauffe mes vêtements dans mon sac de couchage encore chaud. Le maquillage des yeux n'est pas facile : mon petit miroir devient embué dès que je le sors et je n'y vois plus rien. Eh oui! même en camping, je garde un minimum de coquetterie ; il n'est pas question que je sorte de ma tente sans maquillage ou sans bijoux assortis à mon foulard!

J'ai retrouvé ici un radiologue japonais que j'ai connu en mission au Timor oriental, il y a six ans. Il a oublié mon nom, mais se souvient de ma collection de boucles d'oreilles! Mes bijoux ne sont pas faits d'or ou de pierres précieuses, mais d'argent et de pierres rustiques trouvées dans les marchés à travers le monde. Je les appelle mes bijoux ethniques. Chacun d'eux est précieux parce qu'il me rappelle un pays, une culture que j'ai eu la chance de connaître à travers mes missions!

3 DÉCEMBRE

Le CICR a donné l'opportunité à trois de ses employés afghans, très expérimentés, de participer à une opération du CICR à l'extérieur de leur pays. La culture pakistanaise est similaire à la leur, mais la vie à l'occidentale, en vase clos avec nous, est totalement nouvelle pour eux. Les conséquences sont parfois embarrassantes. Aujourd'hui, c'est l'usage des toilettes qui est la cause de divergences culturelles. Leur première prière de la journée est à 5 heures du matin. Ils font leurs ablutions au-dessus des toilettes, ce qui mouille la lunette de la cuvette ; en même temps, ils réveillent ceux qui dorment juste à côté. C'est à nous, les membres du comité de gestion, que revient la tâche de leur signaler le problème.

Une semaine plus tard, le problème des Afghans aux toilettes alimente encore notre agenda de réunions. Il y a des traces de chaussures sur les sièges des toilettes. Comme ils sont les seules personnes originaires de pays où la tradition est d'utiliser des toilettes turques – ce qui nécessite de s'accroupir – nous pensons que ce sont eux qui laissent ces traces. Je suis soulagée de ne pas être désignée pour régler ce délicat problème.

✦ ✦ ✦

La pluie qui tombe depuis ce matin s'infiltre dans les tentes et les campeurs courent dans tous les sens pour chercher des pelles et creuser des rigoles. La terre argileuse sur laquelle repose le camp empêche l'écoulement de l'eau.

Il fait de plus en plus froid ! L'eau glacée des robinets sera certainement gelée un de ces matins. L'envie de me plaindre passe très vite lorsque je regarde de l'autre côté du mur. Des familles y vivent dans des abris de fortune, entassées les unes sur les autres, sans chauffage et à moitié vêtues. Les jours de pluie, tous marchent pieds nus dans la boue autour de leurs tentes inondées, jusqu'à ce que le soleil revienne assécher la terre.

✦ ✦ ✦

Les deux seuls espaces de terrain plat de la vallée de Muzaffarabad sont occupés par notre hôpital et un héliport aménagé à la suite du cataclysme. Une trentaine d'hélicoptères ont été affectés au transport du matériel de secours vers les villages isolés jusqu'à 3 000 mètres d'altitude. Chaque fois que les appareils survolent la ville, la force des vibrations de leurs pales risque de faire tomber les maisons fragilisées par le tremblement de terre. Les neuf appareils loués par le CICR, incluant un Super Puma et un Mi-26 de Russie – le plus gros hélicoptère au monde –, côtoient la flotte des Nations Unies et celle de l'armée pakistanaise.

Nous travaillons ensemble, dans une course contre la montre, pour les 225 000 victimes qui ont décidé de rester dans leur village plutôt que de descendre dans la vallée. Elles ont besoin de tentes, de couvertures, de bâches, de vêtements chauds, de nourriture et d'accessoires de cuisine. Il faut parvenir jusqu'à eux avant la tombée de la première neige, car la région deviendra bientôt inaccessible. Déjà, en altitude, le mauvais temps rend souvent la visibilité nulle. Tout le monde craint que les villageois meurent de froid.

Ces populations sont inatteignables par les routes encore bloquées ou détruites par les avalanches. L'armée pakistanaise, extrêmement efficace, les répare tant bien que mal, mais certaines régions resteront inaccessibles pendant encore plus d'une année.

Les militaires ont tellement bien organisé les secours que, pour la première fois au CICR, nous travaillons en étroite collaboration avec une armée. C'est par souci de neutralité que nous travaillons habituellement seuls. Pour l'armée pakistanaise, aider la population est une bonne occasion de gagner sa confiance, car cette dernière se considère plutôt cachemirie que pakistanaise.

✦ ✦ ✦

Les routes sont dangereuses au point que, à certains passages critiques, les soldats affectés à la circulation procèdent comme suit : ils font sortir les passagers des bus, scrutent attentivement la falaise et, s'ils la jugent sécuritaire, ils font signe aux passagers de courir le plus vite possible jusqu'au-delà de la zone à risque. Les cailloux dégringolent ici et là. Partout, de gros rochers accrochés aux falaises menacent de tomber. Même les routes récemment réparées ne sont pas sécuritaires, car la terre, qui a déjà tremblé, demeure fragile. Récemment, des autocars et même un bouteur sont tombés dans un ravin. Cela m'enlève toute envie de faire du tourisme.

Je consacre tout mon temps à régler des problèmes de logistique, de ressources humaines, de conflits interpersonnels, de sécurité, de loisir pour les expatriés, de diète pour les patients… Parfois, j'arrive à trouver quelques minutes pour échanger avec les patients ; ils me racontent leur histoire. Elles sont toutes plus terribles les unes que les autres. Par exemple, celle de ce père qui a marché durant trois jours pour descendre de son village, à 3 000 mètres d'altitude, avec son fils de neuf ans sur son dos, la jambe cassée. Un autre est ici avec son petit-fils de trois ans, beau comme un cœur, gravement blessé à la tête ; il n'a plus que lui au monde, le reste de sa famille est décédé.

Je me sens très privilégiée d'être ici et de pouvoir agir. Regarder défiler des images de catastrophe à la télévision apporte toujours sa dose de frustration : on voudrait connaître plus de détails, savoir comment aider, mais le petit écran passe vite à autre chose de plus léger, rendant éphémère notre compassion pour les victimes des catastrophes naturelles et de la guerre.

✦ ✦ ✦

Nous sommes maintenant 70 expatriés provenant majoritairement des pays nordiques. Les trois techniciens norvégiens et finlandais sont ceux avec qui je travaille le plus étroitement. Ils sont tantôt occupés à réparer un générateur, un circuit électrique, une pompe à eau, une laveuse ; tantôt affairés à monter une tente, étendre du concassé là où la pluie stagne ou encore colmater des fuites d'eau…

Malgré tout ce beau monde autour de moi, je n'arrive pas à socialiser, ni à être moi-même. Je souris trop peu ! Je n'aime pas l'état dans lequel je suis : tendue, asociale, impatiente. Ça ne me ressemble pas du tout.

J'envie un peu les infirmières qui peuvent relaxer après leur travail, autour d'un café, au soleil. Ce n'est qu'aujourd'hui, dimanche, après trois semaines de travail que je me permets un après-midi tranquille. Je me repose dans la « tente salle à manger » avec ma radio VHF pour être joignable… ce qui ne tarde pas. Un aide-cuisinier me cherche pour acheter de la nourriture pour les patients. Son chef a mal calculé ses besoins pour la journée. Peu après, un commandant de l'armée pakistanaise veut savoir si on a des problèmes de sécurité dans le camp. Je me demande pourquoi il se sent concerné. Nous avons signé un contrat de surveillance avec l'entreprise de sécurité Wackenhut, qui a mis 30 agents de sécurité à notre service. Je le rassure et le remercie poliment.

La « tente salle à manger » sert aussi de salon, de salle de cinéma, de salle de réunion et de télévision. On y mange vraiment bien, mais sans bière ni vin. Théoriquement, le Pakistan est un pays sans alcool. Quelques grands hôtels font exception ainsi que le Club des Nations Unies, à Islamabad, et Murree, une petite ville chrétienne où l'on fabrique de la bière.

6 DÉCEMBRE

La plus grande difficulté de mon travail est de gérer le personnel. Ce midi, on m'appelle pour régler un conflit entre deux brancardiers et un gardien du camp qui leur a retiré leur bâton de cricket. Il les a surpris à jouer entre les tentes des patients qui, eux, semblent avoir apprécié le spectacle. Pour ma part, je suis heureuse de voir que les jeunes reprennent le goût de vivre après tous ces décès. Je demande au gardien de les laisser jouer puisqu'ils ont terminé leur quart de travail et que, après tout, nous sommes dans un stade de cricket…

+ + +

Le nombre de patients diminue, il faut donc réduire le personnel, ce qui ne se fait pas sans frictions. Devant ma porte, une vingtaine d'employés manifestent leur mécontentement à la suite du congédiement d'un des leurs. Ce n'est qu'un début ; demain, cinq autres perdront leur travail.

7 DÉCEMBRE

C'est la fête ! Depuis ce midi, on a de l'eau chaude au lavabo, même qu'on s'y brûle les doigts. Personne ne s'en plaint ! Merci à Joseph, qui améliore nos conditions de vie tous les jours. Il ne manque plus que des serviettes.

Pour ajouter aux réjouissances, deux infirmières françaises sont arrivées aujourd'hui. Je suis vraiment heureuse de pouvoir enfin parler français.

2 – MOUSSA, MON BRAS DROIT, À L'HÔPITAL

10 DÉCEMBRE

Nous sommes samedi, jour de notre soirée cinéma. Aussitôt le film commencé, Moussa, mon assistant, m'appelle sur ma radio VHF : « Madame Élisabeth, venez tout de suite à l'entrée de l'hôpital ! Hassan, le nettoyeur des latrines, se bat avec la police. » Hassan est très impulsif. J'ai peur pour lui.

Jack propose de m'accompagner. Pour une raison inconnue, le policier aurait, semble-t-il, un peu molesté Hassan. Selon les témoins, ce dernier aurait alors pris l'agent par le collet pour le jeter par terre. Jack réussit à les calmer et les convainc de reprendre la discussion le lendemain matin, à tête reposée.

Depuis notre arrivée, les fonctionnaires de la municipalité nous imposent la présence d'un policier en tout temps. Ils prétendent que c'est pour notre propre sécurité. Jusqu'où va le rôle du policier ? Cela n'a jamais été très clair. Ne font-ils pas confiance à nos gardiens ? Veulent-ils nous surveiller ?

+ + +

Mon dimanche de congé est entrecoupé d'appels de toutes sortes : ouvrir ma caisse pour donner une avance de salaire à un expatrié, trouver une voiture et un chauffeur pour un autre qui veut aller en ville, donner mon accord pour qu'Hassan sorte de prison… La veille au soir, quand Jack et moi avons quitté les lieux, lui et le policier ont recommencé à se pourchasser entre les tentes et à s'agresser mutuellement. Résultat : à minuit, quand Hassan a terminé son quart de travail, une voiture de police l'attendait pour l'embarquer.

Entre deux appels radio, je réussis tout de même à ranger et nettoyer ma tente, faire une lessive, regarder un épisode de *Beautés désespérées* et aller aux noces.

La mère de la mariée, qui est l'une de nos interprètes, m'offre un très joli châle. Je me demande si c'est le fait que ce soit moi qui leur donne leur salaire qui rend les Cachemiris si généreux à mon égard.

Bien que nous ne soyons pas autorisés à accepter des cadeaux, je ne vois pas comment je pourrais refuser sans l'offenser.

12 DÉCEMBRE

Catastrophe ! On a trouvé des poux dans les draps chez les femmes. Je dois vite acheter des shampoings pour éliminer les parasites et m'assurer que l'on fasse bouillir tous les draps. C'est le branle-bas de combat !

Quelques jours plus tard, on me dit qu'il était inutile de me lancer dans une telle opération, car des poux, ils en ont presque tous et personne ne s'en plaint ! Depuis, je n'en ai plus entendu parler.

+ + +

La question de l'asepsie provoque souvent des discussions animées lors de nos réunions. Le port de l'uniforme pour nos infirmières pakistanaises est le sujet de l'heure. Margaret, l'infirmière-chef, a conçu un modèle que nos tailleurs ont confectionné : un simple tablier sans manches et à large encolure. Margaret se bat continuellement pour que les aides-infirmières, toutes voilées, le portent de façon efficace. Pour des raisons d'asepsie, il est important que le voile soit à l'intérieur du tablier afin qu'il ne soit pas en contact avec le patient et surtout pas avec ses plaies infectées. Mais il semble qu'en éliminant un problème d'asepsie, nous avons créé un problème de pudeur : on distingue maintenant leur silhouette, ce qui va à l'encontre de leurs principes religieux.

Dès que Margaret n'est pas dans les parages, les aides-infirmières portent leur voile par-dessus le tablier, ce qui le rend totalement inutile... Comment trouver un arbitrage entre le respect de leur culture et les règles élémentaires d'hygiène ?

Il est 2 h 50 du matin. Je suis réveillée par le cliquetis d'un cadenas sur l'une des boîtes de métal qui me sert de rangement. La terre tremble ! Comme nous sommes sous tentes je me dis que ce ne serait pas dramatique que le toit me tombe sur la tête. Par contre, je m'inquiète pour les gens qui vivent dans les maisons craquelées, sur le point de s'écrouler sur eux.

Au rapport du matin, l'infirmière du service de nuit nous raconte que des patients affolés se sont mis à crier et à se précipiter à l'extérieur des tentes. Heureusement, l'épicentre était dans une région inhabitée, sur la frontière entre l'Afghanistan et le Pakistan.

18 DÉCEMBRE

Je suis à Islamabad pour profiter de deux jours de repos chez des amis avec qui j'ai travaillé en Éthiopie : Olivier, chef des opérations pour le Pakistan, et Sandra, responsable de la protection (visites des prisons). Ma première sortie est d'aller boire un jus de fruit avec eux à l'hôtel Marriott. Je me disais que, dans un hôtel d'une telle envergure, il devait bien y avoir un bar quelque part dans un petit coin discret. Nous le trouvons finalement, mais il est impossible d'amadouer le portier. L'entrée est réservée aux membres. Nous tentons d'argumenter : nous venons de la zone sinistrée du Cachemire, nous sommes de la Croix-Rouge, nous sommes chrétiennes… Rien à faire, pas même une petite bière. Il serait probablement passible de prison s'il laissait entrer des non-membres.

La loi est stricte : aucun musulman ne peut avoir accès à une goutte d'alcool. Le temps d'attente pour une carte de membre est de quatre jours : le délai nécessaire pour vérifier que le demandeur ne soit pas un musulman pakistanais.

✦ ✦ ✦

Je n'aurais jamais cru que j'apprécierais autant de dormir dans un vrai lit et de m'asseoir sur une vraie toilette dans une pièce bien chauffée. Je me réveille tout de même à 7 heures en pensant au travail. Comme s'il voulait s'assurer que je ne l'oublie pas, mon cher Moussa me téléphone à 7 h 30 : il veut savoir ce qu'il doit faire aujourd'hui. Je lui rappelle que je suis en congé et qu'il est très capable de se débrouiller avec Jack en cas d'urgences.

Moussa est un jeune garçon attachant au caractère très particulier. Son père, décédé, était un juge très connu et respecté dans toute la région. Il se trouvait au stade au moment de l'arrivée du CICR. Et comme il parle anglais, il a été le premier à être recruté. Turid l'a tout de suite pris sous son aile et il s'est très attaché à elle. À quelques reprises, elle a visité sa famille où, chaque fois, sa mère lui a offert un cadeau. Peu après mon arrivée, l'envie de voir comment les gens sont installés dans leurs tentes m'a poussée à accompagner Turid chez Moussa. Sa mère et sa sœur avaient organisé une petite fête de départ pour elle. Madame Moussa lui a offert un magnifique *shalwar kamise*. Puis, avant que je ne puisse dire quoi que ce soit, elle a mesuré ma taille et mes épaules. Elle tenait également à m'en offrir un. La petite sœur s'est ensuite emparée de ma main droite pour la tapisser de tatouages de fleurs au henné. J'ai essayé de l'en dissuader. Tout comme les tresses africaines, je trouve que ces dessins au henné, bien que magnifiques, ne sont pas très jolis sur les femmes blanches. Mais il n'y avait rien à faire.

L'invitation pour un thé s'est avérée être un repas. Les plats étaient très appétissants, mais je ne sais pour quelle raison, j'avais l'estomac à l'envers. J'étais incapable d'avaler quoi que ce soit. J'étais très mal à l'aise face à l'hôtesse. En partant, madame Moussa m'a offert un magnifique châle en me faisant promettre de les visiter régulièrement. Depuis ce jour, Moussa ne cesse de me rappeler que sa mère m'attend et, cette semaine, j'apprends que mon *shalwar kamise* est prêt. Il faut vraiment que j'y aille bientôt. Entre-temps, je reçois une lettre de sa mère, qui me dit que son fils n'est plus le sien, mais bien le fils de Turid et maintenant le mien. Elle ajoute qu'il est très jeune et naïf et que je dois prendre soin de lui. J'aime beaucoup Moussa, mais de là à lui servir de seconde mère…

✦ ✦ ✦

Je ne peux en vouloir à mes prédécesseurs d'avoir engagé des adolescents, car la situation d'urgence qui prévalait à leur arrivée ne leur laissait guère le choix. Maintenant que l'urgence est passée, la règle au CICR m'oblige à congédier nos cinq employés qui ont moins de 17 ans et, faute de travail, je dois en remercier 28 autres. C'est inhumain de devoir priver de son gagne-pain un père de famille qui a tout perdu et qui reste seul avec 10 enfants à nourrir !

✦ ✦ ✦

À Islamabad, Olivier doit faire face à un tout autre type de problème. L'équipe médicale finlandaise insiste pour aller voter dans la capitale, le 8 janvier prochain, en hélicoptère. Les membres de l'équipe estiment que c'est leur devoir de citoyen que de voter lors de l'élection pour le choix du premier ministre de leur pays, peu importent les circonstances. Cela signifie que l'hôpital devra quasiment fermer ce jour-là… La terre a tremblé, 75 000 personnes sont mortes, 100 000 autres sont menacées de mourir de froid et des milliers d'autres sont déplacées. En dépit de tout cela, Olivier doit s'organiser pour que les Finlandais puissent aller voter !

3 – BONNE ANNÉE 2006

24 DÉCEMBRE

Le réveillon de Noël est d'un ennui total. Chacun a préparé un cadeau à échanger, question d'animer le réveillon dont l'atmosphère est assombrie – avant même de commencer – par un conflit entre les Finlandais et les Allemands – les deux groupes majoritaires du camp. Les Allemands en charge de la polyclinique voisine de l'hôpital ont reçu, en guise d'arbre de Noël, un joli sapin de Norfolk qu'un de leurs infirmiers a déraciné dans son propre jardin. Les Finlandais ont décoré le sapin avec des dizaines de petits drapeaux de leur pays, ce qui a provoqué la colère des Allemands.

L'ambiance est plutôt moche. La plupart des participants se retirent tôt, laissant derrière eux une montagne de cadeaux intacts sous l'arbre de Noël. Ils vont sans doute fêter en petits groupes dans leur tente. Je reste à boire des cocas avec quelques fêtards. Après quelques verres, nous décidons de nous choisir un cadeau. Tant pis pour les absents! Pas de chance, je tombe sur un livre écrit en finlandais... sans image!

✚ ✚ ✚

L'accueil et la générosité des Cachemiris ne cessent de m'étonner: ils m'ont offert des cadeaux de Noël et ils ont préparé un repas pour nous tous sous la tente de la pédiatrie. Lorsque je réalise que chaque service prépare une fête, je m'assure de l'appui de mes collègues et leur demande d'annuler toute nouvelle fête. Nous sommes mal à l'aise de les voir dépenser leur argent pour nous.

1er JANVIER

Il existe une brasserie à Murree, une petite ville chrétienne à quelques centaines de kilomètres d'ici. Nous avons réussi à obtenir la permission d'y acheter des cannettes de bière pour célébrer le Nouvel An. Nous sommes limités à une cannette par personne, à la condition qu'aucun Pakistanais n'en soit témoin. Pour remplir cette promesse, le plan est d'offrir à boire seulement à la fin du repas, une fois que le personnel de la cuisine sera rentré à la maison. Quelqu'un, qui n'était sans doute pas informé de cette restriction, a fait la distribution de la bière avant le repas, ce qui a mis Joseph en colère. Il quitte la «tente salle à manger» en claquant la porte. Dommage pour lui, qui a mis toute la journée à nous mijoter ce repas de fête.

Tout comme à Noël, presque tous disparaissent aussitôt le repas terminé. La bière n'a certes pas amélioré l'ambiance. Nous sommes cinq à faire de gros efforts pour rester éveillés jusqu'à minuit. Après un échange rapide de vœux de bonne année, nous faisons disparaître les cannettes vides dans une caisse fermée à clef et nous allons dormir.

Après cette folle nuit, je réussis à faire la grasse matinée jusqu'à 7 h 30. Bénis soient mes bouchons, que j'avais gardés au chaud sous mon oreiller pour les empêcher de geler !

✛ ✛ ✛

Depuis une semaine, mon cher Moussa me rappelle tous les jours que sa mère a terminé mon *shalwar kamise*. Je ne peux plus remettre ma visite. En chemin vers sa maison, j'imagine un ensemble aussi magnifique que celui qu'elle avait offert à Turid.

À peine arrivée, madame Moussa et sa fille me poussent joyeusement dans une chambre et s'empressent de me déshabiller. J'ai presque un haut-le-cœur en apercevant l'ensemble rose fluorescent, décoré de paillettes scintillantes et brodé de fils d'argent, suspendu au mur. Je me dis : «Non, ce n'est pas possible que je porte ça !» Malheureusement, la taille est parfaite. Je cherche désespérément une autre excuse pour ne pas retourner au camp vêtue ainsi. Je pense avoir trouvé ! Mes gros souliers de marche jurent avec ce chic ensemble. C'était sous-estimer madame Moussa, qui a acheté des chaussures blanches, tout aussi kitsch et à ma pointure. Elle a vraiment l'œil, cette dame ! Je suis au désespoir lorsqu'elle m'enfile, par-dessus la tunique, un débardeur blanc du genre de ce que portait mon arrière-grand-mère ! «Je l'ai crocheté pour toi !», me dit-elle avec fierté.

Je sors de la chambre sous les applaudissements de la famille et des voisins qui s'étaient rassemblés. Ils sont émerveillés du résultat. Leurs commentaires ne me convainquent pas vraiment : «Le rose va très bien avec la couleur de tes yeux et de tes cheveux !» «Tu as l'air d'une vraie cachemirie.» «On dirait que c'est fait sur mesure.» Je les en remercie poliment. Madame Moussa emballe mes vêtements et mes souliers. Je n'ai pas d'autre choix que de retourner au camp dans cet accoutrement !

Je voudrais être six pieds sous terre ! Je la remercie pour sa gentillesse et je m'apprête à partir, au moment où elle s'approche de moi avec un peigne. Ma politesse a atteint sa limite : il est absolument hors de question que je la laisse me coiffer ! Elle n'insiste pas et me laisse partir.

Sur le sentier du retour, les gens du quartier me regardent d'un air admiratif. Je me sens comme un bâton de crème fluo dans un décor de fin du monde. En entrant au camp, comme mon bureau est tout près, je décide de m'y rendre directement pour me changer, en espérant qu'il n'y ait personne. C'est raté ! L'homme de ménage est là. Je me précipite vers ma tente. Comme c'est l'heure du lunch, le chemin est désert. Ouf ! Quand je rejoins les autres à la cafétéria, on me demande en riant pourquoi je me suis changée si vite… Zut !

4 JANVIER

Mon travail est devenu plus agréable, car j'ai du temps pour réfléchir. Je me demande comment rendre la buanderie plus fonctionnelle, la cuisine moins rudimentaire, les règles d'hygiène plus strictes, les horaires et les conditions de travail plus accommodantes pour le personnel. J'ai même le temps de profiter de mes soirées.

Ma première préoccupation est de sélectionner un minimum d'employés (puisque le travail diminue), de leur préparer un contrat de travail et de planifier les horaires pour les mois qui viennent. Nous sommes avisés d'appliquer la loi du travail du pays. L'âge minimum d'emploi est de 18 ans. Il y a environ un mois, lorsque nous avons donné à tout notre personnel une carte d'employé, plusieurs ont déclaré avoir 16 ans. À présent qu'ils connaissent la règle, ils ont tous 18 ans et jurent qu'ils peuvent le prouver ! En fait, ils avaient raconté n'importe quoi parce que, pour eux, l'âge n'a aucune importance.

Un grand nombre de citoyens ont perdu leur carte d'identité lors du tremblement de terre. Pour la renouveler, ils doivent attendre en file devant l'hôtel de ville, dès 5 heures du matin. Quelques employés essaient de tricher en me présentant de faux papiers. J'aimerais faire un passe-droit pour certains, qui sont indispensables à la bonne marche de l'hôpital, mais je ne peux pas. C'est le cas d'Ali, notre meilleur aide-infirmier et interprète. On lui donnerait 14 ans, mais il jure qu'il en a 18. Pour le moment, j'excuse ses retards au travail pour qu'il puisse faire les démarches nécessaires. Toute l'équipe médicale me soutient. Il faut le garder !

Mon Moussa, comme les autres, avait prétendu avoir 16 ans ; maintenant, il affirme qu'il en a 18. Il prétend avoir engagé des gens pour fouiller dans les décombres de sa maison afin de retrouver sa carte d'identité nationale. J'espère seulement qu'il arrivera à me présenter un papier authentique, car je ne peux pas me priver de ses services de conseiller, d'interprète, de diplomate et d'homme à tout faire.

5 JANVIER

Ma journée se passe à négocier avec 25 manœuvres chargés de l'entretien du camp. Nous n'avons besoin que de la moitié d'entre eux. Au lieu de les congédier, je leur propose de diviser le groupe en deux, à raison d'une semaine de travail sur deux. Quelques têtes fortes les ont persuadés de démissionner si on ne gardait pas tout le monde à plein temps. Finalement, après beaucoup de palabres, l'entente est d'accepter la rotation, mais de la reporter d'une semaine.

6 JANVIER

Pour finir, il a plu toute la nuit et nous avons besoin de tous les travailleurs ce matin.

Il semble que la neige tarde à venir dans les villages. On dit que les journalistes sont très déçus de n'avoir rien à se mettre sous le crayon, eux qui espéraient raconter le destin des pauvres aux pieds nus dans des tentes englouties sous la neige. C'est toujours comme ça : le degré d'intérêt des journalistes est directement proportionnel à l'intensité des images traduisant la misère humaine.

Les Finlandais embêtent tout le monde avec leur obligation d'accomplir leur devoir de citoyen. Si nous ne leur donnons pas le feu vert pour aller voter, ils menacent d'accuser le CICR de les priver de leur droit fondamental d'exercer leur devoir de citoyen. Ce n'est pas le moment de provoquer un incident diplomatique avec ces généreux donateurs ! Au comité de gestion, nous décidons de diviser l'équipe en deux pour qu'ils aillent voter à tour de rôle. Il reste à espérer qu'il n'y ait pas d'urgence chirurgicale comme celle que nous avons eue récemment.

Une bonbonne de gaz a explosé chez deux de nos employés, qui habitent tout près de l'hôpital. Cinq minutes plus tard, des gens paniqués arrivaient à l'urgence avec des brancards. Une femme était déjà morte et sa belle-fille gravement blessée. Le fils et le mari de ces dernières était ivre de douleur : il se roulait par terre en jurant qu'il tuerait le vendeur qui avait rempli cette bonbonne. Le lendemain, quand je suis allée présenter mes condoléances à la famille, on m'a fait visiter ce qui restait de la maison. Dire qu'une si petite bonbonne de gaz a pu faire autant de dégâts !

7 JANVIER

Il a neigé toute la nuit ! Ce matin, tout le monde s'émerveille de voir les montagnes entièrement blanches. En me brossant les dents au lavabo, qui se remplit de neige petit à petit, j'ai une pensée pour les journalistes qui auront finalement leur quota de misère à diffuser. On espère que leurs articles amèneront les donateurs à fournir l'argent qui manque aux Nations Unies pour poursuivre leurs opérations de secours. Je pense aussi très fort à ceux qui gèlent, là-haut, dans ces montagnes que je trouve si belles.

✛ ✛ ✛

J'aimerais bien me retrouver ailleurs, particulièrement maintenant ! Les pieds gelés dans mes bottes de caoutchouc, j'essaie de trouver une tente pour mes gars qui travaillent dehors et qui méritent bien un abri chauffé pour l'heure de la pause. J'appelle au secours nos techniciens finlandais pour colmater la tente cuisine. La pluie tombe sur la table du boulanger, qui pétrit les chappattis et les nans. J'ai aussi un besoin urgent d'un ouvrier pour drainer un canal qui déborde dans une tente. De plus, je dois convaincre les aides-malades de ne pas changer les lits des patients alors qu'il pleut depuis deux jours. Rien ne sèche, nous allons manquer de draps.

Mes petites misères ne sont rien à côté de ce que doivent supporter nos voisins, qui campent dans la boue, et ceux qui tentent de survivre dans ces montagnes de glaces. Cette pluie causera certainement d'autres glissements de terrain. Les routes deviendront encore plus dangereuses. Du travail supplémentaire pour l'armée pakistanaise déjà débordée ! Jusqu'à aujourd'hui, très peu de routes ont été dégagées.

4 – ENCORE DES CADEAUX !

8 JANVIER

Le métier de chauffeur comporte ici des risques que je n'aurais jamais soupçonnés. Depuis le tremblement de terre, dès qu'ils prennent la route, leur vie est en danger. S'ils ont un accident et qu'il y a des morts, c'est la prison, qu'ils soient responsables ou non.

La semaine passée, un bus a été emporté par un glissement de terrain. Une vingtaine de passagers sont morts. Le chauffeur blessé est hospitalisé chez nous. Dès qu'il sera sur pied, il ira en prison. Glissement de terrain ou pas, il est responsable ! Le lendemain de son hospitalisation, un policier s'installe à la porte de la tente où il est soigné. Cela est contraire à nos principes de neutralité : la présence d'armes dans l'enceinte d'un hôpital du CICR est inadmissible. Il sera donc transféré dans un autre hôpital aussitôt que sa condition le permettra.

Ma semaine de gestionnaire aux ressources humaines a été riche en événements. J'ai dû licencier un nettoyeur que j'aime beaucoup parce qu'il s'est absenté trois jours sans prévenir. Un autre a perdu son emploi parce que les gardiens l'ont surpris en train de voler deux litres de kérosène.

J'appréhende les semaines qui viennent, car nos besoins en personnel diminueront jusqu'à la fermeture. À certains travailleurs, je donne des mises à pied ; à d'autres, je propose des contrats temporaires. J'ai besoin de l'autorité de Jack pour leur faire comprendre les règles d'emploi au CICR. Il est difficile pour eux d'accepter notre politique salariale fondée sur la tâche à accomplir et non sur leur nombre d'années d'études.

Dans les pays qui se relèvent d'un cataclysme ou d'une guerre, le travail rémunéré est si rare que chacun est prêt à accepter n'importe quelle tâche. Comme c'est le cas ici, nous avons quelques universitaires qui travaillent au ménage et qui reçoivent un salaire correspondant à cette tâche.

La durée des contrats est aussi une cause de jalousie. Nous aurons besoin des préposés à l'entretien pour démonter le camp alors que le personnel infirmier sera déjà en congé.

Depuis quelques jours, tout le monde dort très mal à cause des vents violents qui font claquer la toile des tentes. Regarder un film est compliqué parce que le vent fait onduler le drap qui sert d'écran. Nous avons cependant trouvé un truc génial pour le stabiliser : on épingle des barres chocolatées à la partie inférieure du drap pour en faire un contrepoids. Mais, hier soir, nous avons dû supporter les vagues parce que la veille, après le film, quelqu'un a mangé tout le chocolat!

✢ ✢ ✢

Comme d'habitude, mon dimanche est interrompu par les appels de Moussa. Il me demande de vérifier son travail. En vue de la fête du Eid, je lui ai donné un texte de souhaits en anglais à traduire en ourdou pour nos interlocuteurs : officiers de l'armée, forces policières et hauts fonctionnaires. Le pauvre a écrit toutes les cartes en anglais. Il doit recommencer.

La plus importante fête musulmane, le Grand Eid, commémore le sacrifice d'Abraham, prêt à immoler son fils pour Dieu. Pour l'occasion, on immole un mouton dans toutes les familles qui en ont les moyens. Chaque pays musulman a sa façon de nommer la fête. Ici on l'appelle le Bakra Eid.

✢ ✢ ✢

Les réclamations se poursuivent! Un Finlandais, tout excité, arrive dans ma tente pour savoir pourquoi on lui a prélevé 20 $ sur son salaire. Puis, c'est un infirmier kenyan, qui a urgemment besoin d'une carte de téléphone pour joindre sa banque à Nairobi. Il semble que son salaire, habituellement déposé dans une banque de Genève, n'arrive pas à destination. « Nous sommes dimanche. Est-ce que les banques ne sont pas fermées le dimanche au Kenya? » Il semble mal à l'aise. Je lui remets tout de même une carte.

Moussa m'appelle encore : « Madame Élisabeth, Yunis me dit qu'il n'y a plus de gaz à la cuisine. » Yunis est celui dont la responsabilité première est de transporter les bonbonnes de gaz vides dans l'enclos construit à cet effet pour éviter de se retrouver à sec. Aujourd'hui, à 17 heures, en plein dimanche, les cinq bonbonnes sont vides et nous avons 120 personnes à nourrir ce soir et demain matin! Je téléphone au fournisseur, qui me promet de venir dans une heure. J'espère!

Déjà, hier soir, les cuisiniers avaient oublié de prévoir les œufs et le lait pour le déjeuner de ce matin. Heureusement, la cuisine des expatriés est là pour me dépanner. Bien entendu, si Joseph est d'humeur…

Je regagne ma tente et j'écoute mon chanteur préféré, Leonard Cohen. Sa musique ne m'apaise pas beaucoup : le bruit de fond de ma radio VHF crée de l'interférence. Comme nous sommes tous sur la même fréquence radio, j'entends les appels des infirmières qui communiquent entre elles et avec les médecins sur des questions concernant leurs patients.

Dix-neuf heures ! Le fournisseur de gaz n'est toujours pas là et il ne répond plus au téléphone. À tout hasard, je passe à la buanderie où j'espère le miracle de la journée. Et le miracle a lieu ! Il y a une bonbonne toute neuve que je peux emprunter !

Dès demain, je change de fournisseur !

✢ ✢ ✢

Espérant bien terminer ce dimanche, je me joins à l'équipe pour une soirée cinéma. Pendant le film, ma voisine Lisa m'offre discrètement un verre de bière. Une grande douceur après cette dure journée ! Personne ne nous a vues… Après le film, il faut trouver un moyen de faire disparaître la bouteille. Au fond des latrines peut-être ? Je laisse ma généreuse donatrice s'en charger.

9 JANVIER

Yasmina, l'une des buandières, me prend la main pour m'emmener à l'écart des regards indiscrets. Elle me fait asseoir à côté d'une pile de draps sales et sort de sa poche une montre jaune or et une bague assortie. C'en est trop ! Je ne peux pas accepter ces bijoux, qui lui ont coûté une partie de son maigre salaire. Je lui dis, le plus délicatement possible, que j'ai déjà une montre et qu'elle devrait peut-être l'offrir à sa fille. Elle ne laisse rien paraître, mais j'ai peur de l'avoir blessée.

Quelques instants plus tard, en passant devant la pédiatrie, je tombe sur Khaled, préposé au ménage, en train d'agripper Habib, qui distribue les déjeuners. Ce dernier a marché sur le plancher de toile frais lavé avec ses souliers couverts de boue. Je les sépare en leur priant de s'excuser, ce qu'ils font en se serrant la main. Parfois, j'ai l'impression de travailler dans un jardin d'enfants.

« J'ai trouvé une bouteille de bière vide dans la poubelle de la "tente salle à manger". » C'est avec cette phrase-choc que Joseph ouvre la réunion du comité de gestion. J'ai peur que ce soit celle que j'ai partagée hier soir. J'imagine le scandale : « L'administratrice a désobéi au règlement ! » Dès la fin de la réunion, je cours demander à Lisa où se trouve notre bouteille. Ouf ! Elle est toujours dans sa tente. Je lui conseille de la garder en souvenir.

✦ ✦ ✦

Ma journée se termine à essayer de régler le conflit entre le chef cuisinier de jour et celui de soir. Le premier reproche à l'autre de manger la nourriture des patients. Le chef de jour est tellement en colère qu'il me remet sa carte d'employé en m'annonçant sa démission. Je discute un bon moment avec eux, jusqu'à ce que le malentendu semble dissipé. Mais, ce n'était qu'une apparence ! Les revoici en fin de journée dans mon bureau, toujours brouillés !

Mon précieux Moussa prend la relève et me promet qu'il va régler l'affaire. Je ne m'en mêle plus. Dix minutes plus tard, je retrouve les deux cuisiniers souriants, l'air d'être les plus grands amis du monde. Je me demande ce que Moussa leur a dit. Le chef de jour a tout de même plus de 50 ans et Moussa n'est qu'un adolescent ! Il a peut-être hérité des talents de juge de son père.

10 JANVIER

Eid Mubarak (Joyeux Eid) ! Le soleil est magnifique et l'ambiance dans l'hôpital est à la fête. Tout le monde se fait l'accolade en se souhaitant *Eid Mubarak.*

Je n'en reviens pas ! C'est leur fête à eux, pourquoi m'offrent-ils encore des cadeaux ? Il faut que ça s'arrête ! Je refuse, avec toute la délicatesse dont je suis capable, en espérant qu'ils comprendront et qu'ils se passeront le message.

Pour souligner le Eid, et surtout récompenser le personnel de son travail, on a organisé une réception dans une immense tente servant d'entrepôt. En réalité, je n'ai que proposé l'idée et une équipe de volontaires a tout pris en main. Je n'ai qu'à superviser et à payer les factures.

Nous sommes plus de 200 personnes assises autour de deux longues tables faites de planches déposées sur des caisses vides. Les nappes sont des toiles de plancher de tente. Un chanteur et ses musiciens animent la fête sur une scène construite avec des palettes de bois empilées.

Pour l'occasion, je porte le *shalwar kamise* bleu que m'ont donné les couturiers de l'hôpital. Je sens Moussa déçu de ne pas me voir porter l'ensemble rose de sa mère. Mais ça semble plaire aux autres employés pakistanais qui n'arrêtent pas de me photographier avec leur téléphone !

J'inaugure la fête avec un discours dans lequel je leur fais part de mon affection à leur égard et de ma reconnaissance pour la richesse de cette expérience de travail avec eux : « [...] votre façon de surmonter ce terrible malheur que fut le tremblement de terre est pour moi une grande leçon de courage que je ne pourrai jamais oublier. » J'ai de la peine à terminer...

Puis, j'ouvre le bal. Pour les femmes occidentales, rien de plus normal que de danser en public avec des hommes ! Ce n'est pas le cas pour les femmes pakistanaises. Elles me font pitié avec leur regard d'envie, assises entre elles, loin des hommes. Je suis étonnée qu'elles aient tout de même du plaisir à nous regarder danser. Quelques infirmières et moi essayons d'entraîner celles que l'on croit trop âgées pour être « mal perçues » ou celles qui nous semblent plus « modernes ». Rien n'y fait ! Elles ne danseront pas aujourd'hui... D'ailleurs, aucun des hommes ne les invitera.

Par contre, ils semblent ravis de danser avec nous, les étrangères. C'est certainement une première dans leur vie ! J'ai tout autant de plaisir qu'eux à danser. J'ai à peine le temps de m'asseoir pour reprendre mon souffle, qu'ils me poussent à me relever. À 17 heures, la fête est finie. Ils repartent heureux en me remerciant chaudement pour cette belle journée.

C'était beau de les voir s'amuser ! Ils n'ont pas souvent l'occasion de profiter de la vie... et de leur jeunesse. J'aurais bien aimé voir les femmes en faire autant !

Le lendemain, ils me félicitent pour mes « talents » de danseuse et, en même temps, ils rient de me voir marcher comme une vieille dame parce que j'ai abusé de mon dos.

J'oublie vite mes douleurs pour organiser l'aménagement, non pas d'un salon, mais d'une tente à thé. L'amour du thé est un héritage des Anglais – ou est-ce l'inverse ? –, car les Pakistanais, tout comme les Indiens, en consomment beaucoup. J'ai engagé un « expert » qui fait du thé depuis 14 ans. Ce matin, au premier essai, le gaz lui explose à la figure. Le tout est heureusement sans conséquence. Le premier service sera un peu en retard, car je n'ai qu'un petit poêle électrique à deux ronds à lui proposer pour servir 120 personnes !

5 – UNE ATTAQUE DE NOSTALGIE

15 JANVIER
C'est dimanche. Il pleut. J'ai le cafard et je suis en colère. La courageuse, la tolérante, la patiente et la femme forte en moi commencent à fléchir. Durant toute la semaine, à la suite de la signature des contrats, j'ai eu des gens au bureau pour se plaindre, non pas de leur salaire trop bas, mais bien du fait que le salaire des autres soit plus élevé que le leur. Ils ne comprennent pas le principe de l'échelle salariale. Ils comparent le salaire du plombier à celui du chef des préposés au nettoyage des toilettes, ou celui de l'aide-infirmier à celui du brancardier, ou encore celui du chef cuisinier à celui de l'éplucheur de patates. Tout me semblait si clair… Or, il faut reprendre les explications à zéro.

✦ ✦ ✦

Samedi après-midi, je clôture ma semaine avec le congédiement d'Abdoul, le frère de Moussa, responsable de l'entretien. Le comité de gestion me demandait de le faire depuis un moment. C'est l'administratrice de la sous-délégation, qui se charge de lui annoncer, car je crains de perdre la confiance de Moussa, étant donné leur lien de parenté.

Afin d'éviter tout recours en justice de la part d'Abdoul, qui n'approuve pas son congédiement pour incompétence, elle lui propose de quitter son poste avec son plein salaire jusqu'à la fin du mois. Ça nous semble une façon élégante de partir. Après deux heures de négociations, il accepte, mais demande à n'être payé que pour les jours travaillés ! Y aurait-il anguille sous roche ?

✦ ✦ ✦

La collaboration avec Joseph est de plus en plus difficile. Je reconnais toutefois qu'il se dévoue beaucoup pour l'hôpital. Ainsi quand il achète la viande, les fruits et les légumes et le gaz pour les expatriés, il le fait aussi pour les patients, avec mon budget. C'est là-dessus que nous nous sommes querellés.

Nous sommes tous les deux très fatigués. Il n'a fallu qu'une étincelle pour le faire exploser et pour me faire pleurer. Plus que tout, je regrette que Moussa ait été témoin de notre dispute. Nous sommes dimanche ; il aurait dû être à la maison.

Je me réfugie dans ma tente à broyer du noir, tout en cherchant une solution. Je lis distraitement, en m'empiffrant de chocolat, en écoutant Jacques Brel et la pluie qui tape sur la toile de la tente. Je n'ai personne à qui raconter mes frustrations puisque Emmanuel, mon meilleur copain de cette mission, vient tout juste de partir. Heureusement, j'ai mes amis à qui écrire.

Si je pouvais, j'irais me promener dans la nature ou j'irais flâner en ville. Mais je ne peux pas bouger d'ici. Pour éviter les problèmes, nous limitons nos sorties au strict nécessaire. Les étrangers sont tolérés uniquement pour les secours qu'ils apportent.

Comme c'est moi qui gère le porte-monnaie de l'hôpital, je dois présenter les factures de mes dépenses au comptable de la sous-délégation tous les 10 jours. Chaque fois, j'ai besoin d'environ 20 000 $ pour payer les salaires des employés, la nourriture des patients et les produits d'entretien de l'hôpital.

Il est 16 heures lorsque Moussa vient me chercher pour payer le livreur de gaz. En chemin, nous discutons de la possibilité de faire nous-mêmes nos achats pour ne plus dépendre de Joseph. Moussa propose de chercher un marchand qui accepterait de nous livrer la viande, les fruits et les légumes tous les trois jours. Pour les produits non périssables, nous pourrions faire les achats une fois par mois. La scène, dont il a été témoin, le motive tout autant que moi à ce que nous devenions autonomes. Il me garantit qu'on va y arriver. Ce garçon est vraiment mon ange gardien !

Quelques heures plus tard, il m'appelle à la radio. Je lui avais pourtant dit « à demain ». Je n'ai vraiment pas le goût de sortir de ma tente, avec cette pluie qui n'en finit pas. Je suis complètement gelée, mais je fais un effort et le retrouve sous la pluie, où il m'attend en compagnie d'un inconnu. Je souris à la pensée que c'est probablement la personne qu'il nous faut. Il me le présente en tant que notre futur fournisseur de fruits et légumes. En peu de temps, nous nous entendons sur les prix et la livraison de nos denrées. J'aurais embrassé Moussa !

Quelques heures plus tard, nous concluons une entente avec le nouveau *gaz man*. Il nous reste à trouver un « boucher mobile » et nous ferons la paix, Joseph et moi.

21 JANVIER

J'ai gagné mon pari ! Notre système de livraison fonctionne très bien. Même que nous le payons moins cher que Joseph, qui se déplace au marché encore tous les jours pour acheter ce qui lui manque pour préparer les repas des expatriés. Comment justifiera-t-il cette différence de coûts par rapport à nous ? Le comptable de la sous-délégation est très méticuleux et économe.

✦ ✦ ✦

À l'hôpital, en participant à la distribution d'un repas, je découvre que les patientes n'ont qu'un seul morceau de viande dans leur assiette, tandis que les hommes en reçoivent trois ! Les cuisiniers me disent pourtant que c'est faux… Un autre problème de culture à arbitrer.

6 – ON REMBALLE L'HÔPITAL

4 FÉVRIER

Triste journée! Le travail a tellement diminué que nous allons fermer l'hôpital un mois plus tôt que prévu. À l'annonce de la fermeture, prévue le 28 février, les employés sont inconsolables. Non seulement cet hôpital est leur gagne-pain, mais ils sont très attachés à nous. Depuis le tremblement de terre, nous sommes un peu leur famille; c'est avec nous qu'ils ont repris le goût de vivre. Certains m'ont d'ailleurs confié que c'est la plus belle expérience de leur vie.

✛ ✛ ✛

Pour ma part, je me sens presque en vacances. J'ai le temps de discuter avec les patients, le temps de boire le thé avec les employés dans la « tea tent » – d'abord avec les hommes, puis avec les femmes, jamais les deux ensemble. L'ambiance générale est bon enfant.

Depuis l'annonce de notre départ prochain, nous recevons tous les jours des invitations à partager un repas au domicile d'un employé ou d'un autre. Chaque fois, il faut trouver mille et une raisons de refuser. Le régime en place voit d'un mauvais œil les citoyens qui ont des contacts avec les étrangers en dehors de leur travail.

La chose est courante dans de nombreux pays où le CICR travaille. La première fois que je suis allée à Kaboul en 1989, je me rappelle avoir été suivie par un agent du KHAD[1] alors que j'étais au bazar avec Hayat, mon collègue afghan. Le KHAD était connu pour ses arrestations arbitraires, l'utilisation de la torture et les exécutions sans procès[2]; il valait mieux ne pas attirer son attention.

✛ ✛ ✛

Comme disent les Tchadiens, on me « cadeaute » encore beaucoup. Je viens de recevoir deux bracelets de plastique, et une photo de moi encadrée prise pendant que je faisais mon discours lors de la fête du

---

1. Version afghane du KGB sous la responsabilité du Dr Najibullah, placé au pouvoir par les Soviétiques après leur invasion de l'Afghanistan. Récit raconté dans un livre précédent, *Entre le rire et les larmes, Une citoyenne du monde raconte*, Éditions de l'Homme, 1996, p. 325.
2. D'après le site http://en.wikipedia.org/wiki/KHAD (consulté le 25 décembre 2012).

Eid. Ce qui me donne une idée de cadeau pour Moussa : j'ai une photo de nous deux où je porte mon ensemble rose fluo – je ne l'ai porté que pour la photo. Je la fais développer et encadrer pour la lui offrir. Quelle fierté dans ses yeux ! Il me jure que ce sera la première décoration qu'il mettra au mur du salon de sa maison, dès qu'elle redeviendra habitable.

✢ ✢ ✢

En me connectant à Internet tôt ce matin, les doigts gelés, je découvre une annonce de vacances : *camping d'hiver, plaisirs glacés garantis*. Ça me fait sourire. Sous ma tente, j'attends toujours le plaisir… !

Mes collègues qui dirigent des centres de santé dans les montagnes, vivent dans des conditions beaucoup plus difficiles qu'ici. Quand il neige, un journalier doit dégager le toit des tentes deux fois toutes les heures ; sinon, elles s'effondreraient sous le poids de la neige. La semaine dernière, ils ont déménagé leur campement en raison des glissements de terrain, lesquels provoquent encore à tout moment la fermeture des routes.

✢ ✢ ✢

L'un de nos hélicoptères a disparu quelque part vers la frontière pakistano-afghane, avec sept membres d'équipage à bord. Quelle injustice ! Ils étaient ici pour sauver des vies et ils perdent la leur en rentrant chez eux, au Turkménistan. Ils ont décollé de Muzaffarabad plus de 300 fois pour apporter des secours aux victimes dispersées dans les montagnes. Après deux semaines de recherches intensives au-dessus des sommets enneigés, on ne les a toujours pas retrouvés. Je pense à leurs familles qui attendent leur retour…

✢ ✢ ✢

Pour célébrer leur fête nationale, notre équipe d'Australiens organisent une partie de cricket opposant les expatriés et les employés locaux. Comme il fallait s'y attendre, les Pakistanais ont gagné le trophée. C'est notre charpentier qui l'a fabriqué et décoré de fleurs de papier rose et jaune. Les gagnants nous ont surpris en nous remettant le trophée, à nous, les visiteurs…

Tout le monde a passé un bon moment. Nous avons beaucoup ri, y compris les patients qui ont pu y assister.

6 FÉVRIER

L'équipe d'entretien poursuit le démantèlement des tentes et le terrain de camping se vide tout doucement. Ce matin, c'est au tour de la *female ward tent*. Les femmes déménageront à la pédiatrie.

✣ ✣ ✣

Moussa, toujours aussi habile à détecter des problèmes, m'apporte une lettre du policier qui garde notre camp. Ce dernier a surpris le superviseur des agents de sécurité à balancer des médicaments par-dessus le mur du stade. Il prend soin de préciser que le voleur a été bien battu pour ce qu'il avait fait. Croit-il vraiment que nous en sommes heureux ? Il en rajoute en nous révélant que le coupable le suppliait de ne pas le dénoncer parce qu'il est père de trois enfants. Il se trouve que ces médicaments, donnés par les Russes, devaient être incinérés à cause de leur qualité douteuse. Le pauvre ! Il perd son emploi pour un vol de déchets…

✣ ✣ ✣

Les employés préparent une fête à l'occasion de la fermeture de l'hôpital. Je m'obstine à essayer de les convaincre de nous laisser l'organiser, car on ne veut pas qu'ils dépensent encore de l'argent pour nous ! Après une semaine d'argumentation, nous n'avons pas le choix de les laisser faire : la coutume veut que lorsqu'on aime quelqu'un, on lui offre un repas. Nous cédons, à la condition de payer le groupe de musiciens de leur choix.

En prévision de la fête, ils veulent tout savoir : ce que nous aimons manger, la musique que nous préférons, l'heure et la date idéales… Ils veulent une fête parfaite.

7 FÉVRIER

Aujourd'hui, c'est l'Ashura, un grand jour pour les chiites. Les fidèles font une procession en s'autoflagellant pour commémorer le martyr de l'imam Hussein, petit-fils du prophète Mahomet. Je revois dans ma tête les images de Karbala, en Irak, où une foule d'hommes, le dos ensanglanté, marchaient au rythme de leurs fouets. L'équipe médicale recevra certainement des religieux avec d'horribles plaies au dos.

Un employé chiite m'a demandé la permission de distribuer des jus au personnel pour commémorer le fait que leur martyr, Hussein, a eu soif...

Nous sommes confinés au camp toute la journée parce que nous craignons des manifestations anti-occidentales durant leur procession rituelle. Toujours ces fameuses caricatures danoises illustrant Mahomet avec une bombe sur la tête!

7 – UNE « TENTE MOSQUÉE » CONTRE UN TAPIS DE PRIÈRE

12 FÉVRIER

La sous-délégation de Muzaffarabad offre du travail à une dizaine de nos employés pour les postes d'interprètes, de femmes de ménage, de logisticien et d'aide-infirmier au nouveau centre de santé. J'ai le difficile mandat de sélectionner les meilleurs et, si possible, parmi les plus démunis. Ils défilent dans mon bureau pour me démontrer, les uns, leur misère, les autres, leurs diplômes ou encore simplement leur intérêt.

Nous avons 140 employés et si peu de postes à offrir ! Ils sont tous sinistrés et ils n'ont pratiquement rien pour assurer leur survie. Lesquels d'entre eux choisir ? Comment donner la chance aux plus compétents sans que ce soit au détriment des plus misérables ?

Je reçois des lettres pathétiques de personnes me suppliant de leur donner du travail : une veuve mère de six enfants, un grand-père seul au monde et sans métier, des orphelins dont personne ne veut, des étudiants sans école… Les écoles sont devenues le cercueil de leurs professeurs et de leurs amis.

La majorité d'entre eux ont payé pour faire rédiger leur CV, souvent de façon fantaisiste. Les menuisiers ont attaché les feuilles de leur curriculum avec un clou. Un de nos interprètes a enveloppé son CV avec un magnifique tissu de couleur saumon. Ça sent le pot-de-vin, mais je m'en ferai tout de même un *shalwar kamise* pour la fête de fermeture de l'hôpital. De toute façon, il y a du travail pour tous nos interprètes.

13 FÉVRIER

Je reçois la visite du nouveau capitaine de l'entreprise de sécurité Wackenhut. On devine, à sa façon de parler, qu'il a déjà été militaire : « Je suis décidé à faire marcher droit tous nos agents indisciplinés et à remettre de l'ordre dans la compagnie. » Il insiste pour que je lui révèle tout ce qui ne va pas avec ses hommes. Alors, je vide mon sac : « Ils ne sont pas à leur poste, ils sont impolis avec les visiteurs, ils pissent derrière les tentes, ils nous volent et ils dorment la nuit. »

En fait, ils dorment tellement qu'au lieu de les appeler les Wackenhut, on les appelle les *Sleeping Nuts*! Il garantit que les choses vont changer.

Pour me donner un exemple de son autorité, il appelle l'un d'eux, qui se présente au garde-à-vous. D'une voix autoritaire, il lui dit : « Tu as l'air d'un clown avec tes baskets et ton uniforme ! Je te donne 10 minutes pour revenir chaussé comme un homme digne de Wackenhut. » Vu son maigre salaire, je doute fort qu'il ait une paire de chaussures dignes d'un agent de sécurité.

+ + +

Dimanche, 5 h 30, nous sommes réveillés par des hurlements. Ça ne peut être que notre nouveau capitaine qui réveille ses troupes endormies au travail. Je le retrouve à 8 heures avec un groupe de gardiens. Il me dit, fier comme un paon, que grâce à lui, tout est sous contrôle : il a patrouillé toute la nuit et il a placé des hommes à différents postes stratégiques. À l'entendre, on se croirait sur un champ de bataille.

Curieuse, je lui demande : « Y a-t-il eu un problème la nuit dernière ?

— Non, pourquoi ?

— Alors, il n'est peut-être pas nécessaire de donner vos ordres en criant si fort. Nous ne sommes pas dans un camp militaire, mais bien dans une zone d'hôpital. »

Il reste bouche bée. Lorsqu'il reprend ses esprits, il se confond en excuses. Avec mon plus beau sourire, je lui conseille d'aller dormir...

+ + +

Il est midi. Je suis à la cafétéria quand on m'appelle. En voyant le capitaine à la réception, vêtu d'un habit noir qui lui donne un air de *mafioso*, je lui signale qu'il devrait être en train de dormir. Il me répond, en frappant son bâton par terre : « Mon devoir est ici ! Je dois m'assurer que mes ordres sont respectés. » Puis il enchaîne en me demandant si je me sens en sécurité. Je le rassure en insistant fortement sur le fait que, si j'avais un problème, je ne manquerais pas de l'en aviser. Et j'ajoute, en souriant, qu'il n'est peut-être pas nécessaire de me déranger en plein dimanche midi pour s'informer de mon bien-être.

14 FÉVRIER

Lorsqu'on a installé l'hôpital, les caisses vides ont servi à faire des étagères et des armoires. À présent, nous avons besoin de bois pour construire les caisses qui serviront à entreposer les tentes. Le bois est rare et très cher sur le marché local.

Akhmal, l'un de nos chefs d'équipe, nous offre les planches qu'il a achetées, il y a deux ans, pour agrandir sa maison : son projet de rénovation est tombé à l'eau parce que le tremblement de terre l'a trop endommagée. Il nous offre tout son bois pour 35 000 roupies (10 000 roupies = 160 $ US). Avant de connaître le prix qu'en voulait Akhmal, mon collègue ingénieur finlandais avait donné à *Yellow Shoes* – l'homme qui porte toujours des souliers jaunes –, 75 000 roupies pour l'achat de ce bois. Ce dernier, fin filou, avait donné 45 000 roupies à Akhmal et gardé la différence pour lui.

Akhmal, l'air très embarrassé, me dit qu'il ne voulait que 35 000 roupies, mais qu'il en a reçu 45 000 de *Yellow Shoes*. Il ajoute qu'il ne veut surtout pas que ce dernier apprenne qu'il nous a révélé sa magouille.

Je fais donc venir *Yellow Shoes* dans mon bureau et lui demande combien il a payé le bois. Il répond sans hésitation, devant Akhmal, qu'il lui en a donné 75 000 roupies. Je demande une preuve d'achat à Akhmal, qui me remet un reçu de 45 000 roupies. Puis, *Yellow Shoes* sort de sa poche les 30 000 roupies manquantes, qu'il me remet sans la moindre gêne.

Mon problème n'est pas réglé pour autant parce que je sais que le bois vaut plus que 75 000 roupies sur le marché. J'ai des scrupules face à Akhmal, qui pourrait en bénéficier davantage. Et, je me demande encore quoi faire avec *Yellow Shoes* pour avoir voulu profiter de lui.

Avant de fermer les comptes de la journée, Moussa revient à mon bureau avec Akhmal pour tenter de reprendre la discussion. Comme j'ai la mauvaise habitude de le faire lorsque je suis énervée, je ne leur laisse pas le temps de s'expliquer : je leur dis que le sujet est clos. Et il est clos. Ils repartent sans un mot.

Le lendemain matin, voyant que je suis fraîche et dispose, Moussa m'explique comment il a mis Akhmal sous pression pour qu'il me remette 25 000 roupies. « Akhmal a payé son bois 20 000 roupies. Je ne trouve pas normal qu'il fasse du profit avec la Croix-Rouge. Lorsque nous sommes venus hier dans votre bureau, c'était pour vous remettre les 25 000 roupies (des 45 000 déjà payés).

Je tombe des nues ! Je n'en reviens pas de l'influence de Moussa sur eux. Bien entendu, il est hors de question que je reprenne cet argent. Ces planches vont devenir gratuites si ça continue !

L'histoire n'est pas terminée ! C'est au tour de mon collègue finlandais de me demander de verser 100 000 roupies à Akhmal, soit la valeur actuelle du bois sur le marché. Cela représente environ 1 600 $. Si je faisais une chose pareille, il se demanderait si je suis tombée sur la tête ! On s'en tiendra là, quoiqu'en dise mon collègue. Ce dernier veut aussi que je congédie *Yellow Shoes* pour tentative de vol. Si je le fais, Akhmal, par solidarité, m'affirme que je devrai le congédier aussi. Il se trouve que nous avons vraiment besoin de lui et de *Yellow Shoes*. Tous les deux sont d'excellents chefs d'équipe. Pour éviter une réaction de démission en chaîne juste au moment où on plie bagage, je garde *Yellow Shoes* et lui retire la responsabilité des achats, non sans lui passer un bon savon.

Je m'amuse ensuite à comparer des chiffres : la valeur marchande du bois équivaut à 18 % des 9 000 $ que coûte une heure de location d'un seul de nos neuf hélicoptères, qui vole huit heures par jour, depuis quatre mois. J'ai ma leçon : désormais, j'éviterai les tractations privées.

✦ ✦ ✦

En utilisant le sens de la solidarité, si fort chez les Cachemiris, il devient plus facile de régler leurs conflits interpersonnels. J'en ai eu la preuve aujourd'hui avec Abdel et Salif, deux brancardiers, qui veulent obtenir un congé aux mêmes dates. Il semblerait que le superviseur favorise Abdel, qui est son ami. En questionnant le superviseur, celui-ci m'affirme que Salif, le plaignant, a déjà utilisé tous ses congés. Après avoir consulté leurs dossiers, il est clair qu'aucun d'eux n'est encore parti en vacances. J'invite les deux demandeurs à discuter entre eux afin de se mettre d'accord sur lequel des deux a le plus grand besoin de vacances. Quelques instants plus tard, ils reviennent le sourire aux lèvres ! Salif, qui a demandé son congé le premier, me dit, très fier de lui, qu'il cède sa place à Abdel. Tout est réglé. Si ça pouvait être toujours aussi simple !

<u>15 FÉVRIER</u>

Aujourd'hui, nous transférons la réserve de nourriture des patients dans la « tente buanderie » pour démonter celle de « l'entrepôt cuisine ».

Il en est de même pour la tente des couturiers : aussitôt que le tailleur a terminé la dernière couture de mon *shalwar kamise* saumon, elle se retrouve pliée au sol.

22 FÉVRIER

Pendant que je m'occupe de problèmes de gestion, les employés terminent la préparation de la fête de l'hôpital. Ils ont aménagé et décoré la tente qui servait de pédiatrie et ils nous y accueillent royalement : au moment où nous entrons, ils laissent tomber des pétales de fleurs et de la neige artificielle au-dessus de nos têtes. Puis, chaque expatriée reçoit un bracelet de roses naturelles. Après un court discours de notre part, nous dégustons le magnifique repas qu'ils nous ont préparé : une grande variété de currys bien relevés, des grillades de mouton et de poulets toutes plus savoureuses les unes que les autres. Puis l'orchestre, venu d'Islamabad, nous fait danser tout l'après-midi.

+ + +

Je me demande souvent comment les gens des alentours vont se distraire après notre départ ? Ils passent leur journée à nous observer : nos allers-retours aux toilettes, ainsi que nos séances de brossage de dents et de lavage des mains. Le plus agaçant, ce sont ces « allô ! allô ! » insistants qu'ils répètent jusqu'à ce qu'on leur réponde !

+ + +

Après une longue absence pour cause de maladie, notre zélé capitaine a dû être remplacé pendant son congé de maladie. Même une fois parti, il me donne du fil à retordre. Peut-être ai-je été trop brusque avec lui ? Peut-être qu'il n'a pas supporté d'avoir une femme comme patronne ? Toujours est-il qu'en quittant l'endroit, il a accusé mon Moussa d'avoir volé, en pleine nuit, trois grosses marmites. Je refuse de le croire… ou bien ses « *Sleeping Nuts* » dormaient pendant que des voleurs s'infiltraient dans le camp, ou bien ce sont eux qui ont pris les marmites.

Nous réservons à son remplaçant une réunion d'accueil qu'il lui sera impossible d'ignorer. Nous sommes quatre femmes à l'attendre avec une longue liste de remarques sur l'incompétence de ses hommes. Je le sens dans ses petits souliers : une Allemande en charge de la Polyclinique voisine de l'hôpital – physiquement très imposante : deux mètres pour 120 kilos –, l'administratrice de la sous-délégation (où l'entreprise assure aussi la sécurité) et son assistante – deux Suissesses allemandes à fort caractère –, et moi. Quatre femmes qui défoulent leur frustration sur le manque de professionnalisme de l'entreprise. Il nous écoute religieusement. Je le sens sincère lorsqu'il nous promet que les choses vont rentrer dans l'ordre.

Mon pressentiment était bon. Dès le lendemain, la situation s'est grandement améliorée. Nous avons suffisamment de personnel autour du camp, 24 heures sur 24, et surtout, on n'entend plus les hommes parler la nuit!

La tolérance au bruit pendant le sommeil est certainement culturelle. Les infirmières qui travaillent de nuit me font remarquer que les patients tiennent des conversations comme en plein jour sans que cela dérange le sommeil des autres.

+ + +

L'aspect intéressant de notre métier n'est pas uniquement de découvrir la culture du pays hôte, mais aussi celle de nos collègues expatriés. Ainsi, au déjeuner, on peut noter des différences marquantes. Les plus étranges, selon moi, sont celles des Finlandais: ils mangent leur gruau couvert d'un jet de pâte de poisson ou de poulet en tube et ils ajoutent parfois de la confiture par-dessus. Ils vont jusqu'à remplacer le lait de leurs céréales par du jus de pommes. Les Australiens et les Néo-Zélandais tartinent leur pain de Vegemite ou Marmite, une pâte presque noire, très salée, à base de levure de bière. En l'absence de riz collant, les Japonais se contentent de pain blanc et de fromage. Et moi, la Canadienne, je surprends mon entourage en mélangeant fromage et confiture ou encore confiture et beurre d'arachide.

+ + +

Le sens des priorités est aussi différent d'une culture à l'autre. Celui des Cachemiris m'étonne un peu. Alors que la ville est encore à moitié détruite, qu'il reste des milliers de cadavres sous les ruines, les employés municipaux refont la peinture des clôtures en bordure des rues! Serait-ce une façon de remonter le moral des gens? Cela me rappelle qu'à Kaboul, dans les pires moments de la guerre, les balayeurs de rues faisaient leur travail, quelle que soit l'intensité des bombardements autour d'eux…

Il y a aussi les manifestations contre les caricatures danoises. Comment les Cachemiris peuvent-ils se préoccuper de cela après le terrible traumatisme qu'ils ont vécu ? C'est peut-être une manière de s'attirer les faveurs de Dieu. Hier, nos employés ont suivi le mot d'ordre national et ils sont venus au travail en portant un brassard noir en signe de protestation contre les caricatures offensantes envers leur prophète. J'espère que la population s'en tiendra à ce type de manifestation pacifique.

12 MARS

Nous ne sommes plus qu'une douzaine d'expatriés dans le camp. Mon bureau est démonté, mais j'ai encore une tente pour dormir. Il ne reste qu'une soixantaine de travailleurs, en général plutôt difficiles à motiver : ils se cachent derrière les caisses de bois pour se reposer, ils arrivent en retard et prennent des pauses interminables.

J'évite de leur annoncer mon départ ce vendredi, car ils vont encore tous vouloir m'inviter chez eux et me «cadeauter». Malgré les difficultés que j'ai vécues pendant ces quatre mois, je les adore. J'ai eu beaucoup de plaisir à les taquiner et à les faire rire ! J'imagine que c'est comme ça quand on a des enfants : parfois on a envie de les taper et parfois, de les chouchouter.

Je suis persuadée que chacun d'eux repensera à nous pendant longtemps. Ils n'oublieront jamais l'expérience de travail dans cet hôpital de campagne, alors que, pour les doyennes comme moi, c'est une belle mission de plus que je range dans un tiroir de ma mémoire.

✦ ✦ ✦

En payant les derniers salaires, je constate que notre fête de fermeture leur a coûté cher ! Dès que les employés sortent de la tente, les organisateurs leur retirent une partie de leur salaire pour payer les frais. Ça me tue !

✦ ✦ ✦

Que faire avec tous ces cadeaux que j'ai reçus ? J'en choisis quelques-uns que je pourrai porter et j'envoie le reste dans l'une de nos sous-délégations pour que les collègues puissent en faire don aux pauvres.

✦ ✦ ✦

Je viens de recevoir la visite de la dame veuve, mère de six enfants, à qui j'ai réussi à trouver un emploi. Ça me fait plaisir de la voir si heureuse et reconnaissante ! Elle me laisse un gros sac de fruits que je partagerai avec les employés demain. J'ai eu moins de chance avec la buandière que j'ai envoyée travailler dans une résidence de la sous-délégation. Après quelques jours, elle a été congédiée parce qu'elle avait peur de s'électrocuter en appuyant sur le bouton de la machine à laver.

Le jour est venu de démonter la « tente mosquée ». Le superviseur de jour des Wackenhut m'en veut : « Mes hommes et moi n'avons plus de lieu de prière.

— Vous pourriez très bien prier dans votre tente ou dehors.

J'ai de la peine à garder mon calme, mais je poursuis.

— On a démonté la tente qui me servait de bureau et, voyez, je travaille quand même ! »

Je sais que je m'y prends mal, mais je n'ai plus la patience… Voyant que j'ai dit mon dernier mot, il tourne les talons, fâché. Presque aussitôt, je regrette de lui avoir fait perdre la face. Je retourne vers lui et lui propose d'aller voir le grand chef, Jack. Après tout, c'est lui qui a la responsabilité de planifier le démantèlement du camp. Ce dernier s'en sort mieux en leur donnant un vieux tapis pour prier dans leur tente. La face est sauvée !

8 – DES ADIEUX TOUCHANTS

17 MARS

Je pars demain. Il est grand temps que j'annonce la nouvelle aux employés. C'était encore trop tôt ! Ils réussissent à organiser une petite fête le lendemain matin alors que j'avais moi-même prévu des gâteaux pour la pause thé. Ce sont des amours ! J'ai droit à des témoignages de reconnaissance qui me touchent vraiment beaucoup et, bien entendu, je reçois encore des cadeaux !!

✢ ✢ ✢

Moussa n'est pas venu à la fête. J'ai l'impression qu'il boude et ça m'inquiète. Serait-il fâché parce que je ne lui ai pas offert de l'aider à immigrer au Canada pour qu'il puisse terminer ses études de médecine ? À plusieurs reprises, les Cachemiris m'ont fait remarquer que le Canada ouvrait ses portes aux victimes du tremblement de terre. Il suffit d'être parrainé par un membre de la famille vivant au Canada ou par un Canadien. Or, Moussa veut à tout prix devenir médecin. Il a commencé son cours à Muzaffarabad, deux semaines avant le tremblement de terre, qui a complètement détruit son école. Au Cachemire, il est possible de faire des études seulement dans sa province d'origine. Comme il n'y a plus que trois étudiants en médecine qui ont survécu au cataclysme, les cours ne reprendront pas et il refuse de changer d'option.

J'ai deux bonnes raisons pour ne pas le parrainer. Par souci de neutralité, nous ne pouvons favoriser une partie en conflit en aidant ses ressortissants à immigrer. Et depuis que je fais ce métier, je passe trop peu de temps au Canada pour aider quiconque à immigrer. De plus, dans presque tous les pays où je travaille, quelqu'un me demande de le parrainer.

Toujours est-il que Moussa est le seul à ne pas être au départ du minibus qui me conduit à Islamabad. Il a quitté le camp juste avant, tout seul avec sa peine… ou sa colère, je ne sais pas. Les autres s'agglutinent autour de moi, me demandent mon adresse Internet, ma date de naissance ou simplement un autographe. Ils me prennent en photo jusqu'à ce que je sois assise dans le minibus, portes et fenêtres fermées. J'ai le cœur gros comme une montagne.

De toutes mes missions, je crois que c'est ici qu'on m'a manifesté le plus de reconnaissance et d'attachement. Notre départ signifie la fin de leur gagne-pain et aussi la fin d'une expérience riche de rencontres. Tout le monde est triste. Je vais beaucoup les regretter.

+ + +

La route jusqu'à Islamabad est très dangereuse, non seulement à cause des chauffards, mais aussi à cause des glissements de terrain qui surviennent chaque fois qu'il pleut. Et aujourd'hui, il pleut. J'évite de regarder dehors. Je reste le nez collé dans mon livre. De temps en temps, je lève les yeux sur les sommets enneigés de l'Himalaya. C'est féerique !

À l'approche d'Islamabad, j'ouvre mes cadeaux. J'apprécie la générosité de ceux que je laisse derrière. À mon tour, je les offrirai au premier mendiant qui se présentera à un feu rouge.

+ + +

Le lendemain, de l'aéroport, je téléphone à Moussa, qui m'inquiète beaucoup. À la bonne heure, il va mieux ! Il n'est pas fâché, seulement malheureux que je parte. Je suis soulagée.

19 MARS

À Genève, au CICR, je fais comprendre à mes chefs que je ne désire plus de mission en tant qu'administratrice d'hôpital, malgré l'expérience que j'ai acquise.

D'ici ma prochaine mission, je prendrai soin de mes vieux parents et je soignerai mes tendinites aux deux épaules. Nos conditions de camping d'hiver humide n'ont pas été sans conséquences !

LIBAN 2006

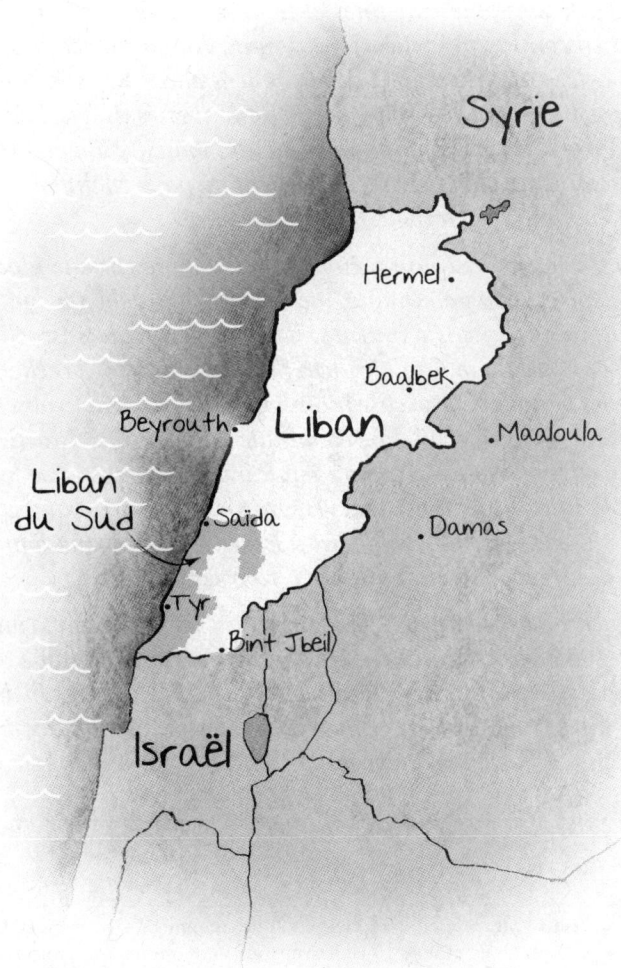

UN BREF RAPPEL HISTORIQUE

Le Liban a eu plus que sa part de malheur. Entre 1975 et 1990, ce fut la guerre civile qui a fait plus de 140 000 morts. Les Forces libanaises s'opposèrent aux milices palestiniennes et libanaises ; des factions chrétiennes entrèrent en conflit entre elles, tout comme l'on fait les chiites. Les interventions extérieures de la part des Israéliens et des Syriens ont contribué à la guerre. En 1996, à la suite de tirs de roquettes du Hezbollah (HZB) contre le nord d'Israël, le conflit reprend au Liban du Sud et dure jusqu'en 2000, au moment où ces derniers se retirent du pays. Maintenant, le conflit oppose de nouveau le Hezbollah[1] aux Israéliens.

Tout a débuté le 12 juillet 2006, à la frontière entre le Liban du Sud et Israël. Le Hezbollah a attaqué une patrouille israélienne qui effectuait, soi-disant, une tournée de routine ; il a tué trois soldats israéliens et fait deux prisonniers. En tentant de libérer leurs soldats, les Israéliens ont subi de nouvelles pertes. Israël accuse maintenant les chiites d'avoir empiété sur son territoire et le Hezbollah prétend que les militaires israéliens se sont infiltrés en terre libanaise. La communauté internationale accuse le Hezbollah d'avoir planifié et provoqué les événements de manière que la situation ressemble à une agression de la part d'Israël… Elle évoque comme preuve le fait que le Hezbollah était fin prêt à riposter.

La guerre déclenchée par cet incident a duré 34 jours et coûté la vie à près de 1 100 civils libanais[2]. Le bombardement systématique des ponts a rendu les grands axes routiers inutilisables depuis la banlieue sud de Beyrouth jusqu'au Liban du Sud. Une grande partie des infrastructures de la région a été détruite. Mais, Hassan Nasrallah, chef du Hezbollah, crie victoire !

---

1. Terme arabe qui se traduit par Parti de Dieu. Il est reconnu officiellement au Liban comme un parti politique chiite et il est considéré comme un mouvement terroriste par quelques pays occidentaux, dont le Canada. Le Hezbollah possède sa propre armée.
2. Source : http://fr.wikipedia.org/wiki/Conflit_israélo-libanais_de_2006#Bilan_humain

1 – LE CONFLIT ISRAÉLO-LIBANAIS

25 JUILLET

Comme toujours, j'ai envie d'être là où l'histoire se déroule. Aujourd'hui, un pays que j'aime est en guerre.

J'étais à Beyrouth en 1986, au cœur de la guerre civile[3]. J'avais la chance d'avoir un travail qui m'amenait partout dans le pays, ce qui était impossible pour les Libanais. J'ai adoré ma mission! Je venais de prendre la décision d'y rester au moins un an quand est survenu le raid américain en Libye. La population manifestait contre les Américains. Sur mon passage, j'entendais les manifestants m'interpeller avec agressivité: «Américaine! Américaine!» Comme c'était une époque où avaient lieu des prises d'otages, le CICR a préféré évacuer les non-Suisses du Liban. Nous étions trois. J'étais vraiment malheureuse de partir.

✦ ✦ ✦

Je viens d'acheter sur plan une nouvelle maison à Lévis. Je suis occupée par les détails de son aménagement lorsque je reçois un appel du CICR: «Nous te proposons une mission à Tyr, au Liban du Sud. Avant d'accepter, tu dois savoir que c'est la région où les combats sont les plus intenses. Sens-toi à l'aise de refuser; nous comprendrions.»

Je n'ai plus la tête à choisir de la céramique. Je suis déjà au Liban. Tant pis pour la maison! Je confierai à mon frère André le soin de superviser les travaux, qui débuteront en octobre prochain.

Je dois remplacer l'infirmière qui travaille actuellement à Tyr. Je suis déçue de ne partir qu'à la fin du mois d'août. J'aimerais tellement me trouver déjà au cœur de l'action.

La seule fois où je suis allée à Tyr, lors de ma mission en 1986, c'était pour fêter le départ du chef de la sous-délégation. À la sortie de Beyrouth, nous nous étions fait voler notre voiture par des hommes armés de kalachnikovs sous les yeux d'une foule de passants. Les traqueurs avaient tout de même fait preuve de galanterie en nous laissant prendre nos

---

3. Récit raconté dans *Entre le rire et les larmes, Une citoyenne du monde raconte*, Éditions de l'Homme, 1996, p. 233 à 253.

bagages et nos bouteilles de mousseux dans le coffre arrière. Nous étions retournées à Beyrouth en auto-stop pour prendre une autre voiture, direction Tyr, où nous avions finalement passé du bon temps.

✦ ✦ ✦

En attendant mon départ, j'écoute religieusement les reportages quotidiens de Manon Globensky à la radio de Radio-Canada. Pauvre Liban! Les gens de mon entourage ne comprennent pas mon désir de partir dans un pays qui vit sous les bombes. Ils croient me faire plaisir en me souhaitant que la guerre s'arrête avant mon départ…

Pourquoi ai-je toujours envie d'être là où le risque de mourir est relativement élevé? Par besoin d'adrénaline? Pour être aux premières loges de l'actualité? Pour me sentir utile? Pour me donner de l'importance? J'imagine que les correspondants de guerre ont des motivations similaires aux miennes; il est certain que le privilège de vivre l'histoire en direct est une gratification importante. J'aime également croire que l'on fait une différence: les journalistes, en montrant au monde entier ce que vivent les populations des pays en guerre et nous, travailleurs humanitaires, en allégeant les souffrances des victimes.

2 – LA GUERRE EST FINIE

2 SEPTEMBRE

Je viens d'arriver au Liban. Un cessez-le-feu a mis fin à la guerre, il y a deux semaines. Ce que je vois sur la route entre Beyrouth et Tyr en dit long sur la violence des combats : tous les ponts sont détruits et des villages entiers sont rasés ! Je revois des scènes de films sur la Seconde Guerre mondiale, celle qui nous avait fait dire « plus jamais ça ! ».

À Tyr, je rejoins une équipe d'une douzaine de délégués qui ont vécu les 34 jours de la guerre. Ils sont à la limite de l'épuisement ; quelques-uns sont sous le choc des horreurs dont ils ont été témoins. Aujourd'hui, dimanche, ils profitent de leur premier jour de congé après presque deux mois de travail intense. À peine descendue de la Land Cruiser, je suis prise en charge par Véréna, l'infirmière que je remplace. Elle me propose aussitôt un bain de mer en face de l'hôtel, dont nous sommes les seuls clients. L'hôtel, tout comme nos bureaux, donne sur une rue bordée de dattiers ; puis, c'est la mer. De ma chambre, au cinquième étage, j'ai une vue magnifique sur la Méditerranée ; la nuit, je n'entends que le bruit des vagues. Je me laisse bercer.

Maintenant que l'urgence est passée, notre priorité va à la collecte des allégations de violations des lois de la guerre, et ce, dans le cadre du Droit international humanitaire (DIH), dont l'application est le mandat principal du CICR. Mon rôle, en tant que déléguée santé, est de relever les témoignages des victimes des bombes à sous-munitions[4] israéliennes. Ces armes sont diaboliques ! Environ 30 % des « bombelettes » n'explosent pas au moment de leur chute. Elles attendent que la main innocente d'un enfant les manipule ou qu'un coup de vent les fasse tomber d'un arbre au moment où passe un promeneur.

Bombelette… je déteste cette appellation trop douce, trop enfantine, trop amusante. Mais les experts qui l'ont baptisée ainsi n'ont que faire de mes réticences… Tout comme les mines antipersonnel, elles peuvent exploser des mois, voire des années plus tard. Malheureusement, les Libanais qui ont fui la guerre doivent rentrer chez eux dès maintenant.

---

4. Une bombe peut larguer jusqu'à 600 minibombes (bombelettes) qui, lorsqu'elles explosent, libèrent des milliers d'éclats.

La plupart n'ont pas les moyens financiers d'attendre les démineurs des Nations Unies ou de l'armée libanaise. Les olives seront bientôt mûres et il faudra les cueillir, peu importent les risques. Et c'est aussi maintenant qu'il faut labourer et semer pour la prochaine récolte.

Je travaille avec Antoine, un jeune Libanais que j'ai recruté pour son intelligence et sa facilité à communiquer – une qualité essentielle pour un traducteur. Ensemble, nous recueillons les allégations des victimes des bombelettes sur leur lit d'hôpital.

Les histoires relatées sont toutes plus horribles les unes que les autres. Des enfants sont tombés sur une minibombe en jouant au ballon dans leur jardin; la guerre leur a explosé au visage. Deux vieillards, rencontrés aux soins intensifs, ont reçu une bombelette sur la tête, l'un en cueillant des oranges, l'autre en taillant son figuier. Ils ont peu de chance de survivre. Nassim, un jeune de 17 ans, est aux soins intensifs pour avoir roulé sur une bombelette avec sa moto. Au moment de notre visite, nous demandons à sa sœur, présente à son chevet, de nous raconter l'accident. Elle s'exécute, visiblement fatiguée de répéter la même histoire, déjà maintes fois racontée aux journalistes qui défilent au chevet de son frère. Eux aussi mènent leurs enquêtes.

Il y a de ces chiffres qui font frissonner: on estime jusqu'à un million le nombre de ces bombes qui n'auraient pas encore explosé. Tous les jours, elles détruisent trois ou quatre vies – 35 % sont celles d'enfants – et c'est sans parler du désespoir des proches des victimes!

« Un officier de l'armée israélienne déclare que le Liban a été bombardé avec 1 800 bombes à sous-munitions contenant plus d'un million de sous-munitions [5] » Quel gâchis! Trente-quatre jours de bombardement auront laissé un héritage qu'il faudra des années pour neutraliser.

Il faut tout faire pour arrêter l'utilisation de telles armes[6]!

Je n'arrive pas à décrire toutes les horreurs vécues par mes collègues; des horreurs que même la télé n'a pas su rendre: des corps étendus

---

5. Source: http://fr.wikipedia.org/wiki/conflit_israélo_libanais_de_2006#Bilan_humain (consulté le 25 décembre 2012).

6. À Dublin, le 29 mai 2008, un texte de traité interdisant les armes à sous-munitions est adopté par les représentants de 107 pays, au sein desquels manquaient notamment les États-Unis, la Russie, la Chine, la Corée du Nord, l'Inde, l'Iran, Israël et le Pakistan. Source: http://fr.wikipedia.org/wiki/Arme_à_sous-munitions

partout devant les hôpitaux, des odeurs insoutenables, des cris hystériques... J'écoute leurs histoires et je persiste à me dire que j'aurais dû y être, que j'aurais pu faire une petite différence, même si notre action était très limitée par la violence des combats.

L'image de la vieille femme que j'ai vue ce matin me reste dans la tête. Elle retirait, tout doucement, une robe rose des ruines de sa maison disparue sous le rouleau compresseur. Sa robe rose ! Le seul objet de couleur dans cet amas poussiéreux de pierres et de ciment gris. Plus loin, un couple de vieillards cherchaient quelques objets à récupérer dans ce qui reste de leur demeure. Savaient-ils qu'ils risquaient de faire exploser une minibombe qui n'aurait pas encore fait son horrible travail ?

La ville de Tyr a été relativement épargnée par rapport à ses voisines. On se demande pourquoi tous ces petits villages ont été rasés ! Les Israéliens prétendent que le Hezbollah y cachait des armes ; les villageois jurent que non.

Les routes sont encombrées de camions chargés des ruines des bâtiments bombardés. Les tiges de fer qui servent au béton armé sont entassées dans le coffre des voitures pour être vendues au kilo. Des montagnes de débris empilés bordent la mer, entre Beyrouth et Sidon (Saïda).

La propagande du Hezbollah est partout, même au milieu des décombres ! On peut lire sur des banderoles ou sur d'immenses affiches : *Victoire divine* ou encore *Bush, c'est ça ta démocratie ?*

✦ ✦ ✦

Le Liban est un pays de contrastes et de tolérance ! De ma chambre, j'observe des femmes qui nagent en tchador à côté de celles qui préfèrent le bikini. Elles ignorent les motomarines qui virevoltent autour d'elles. Au bureau, nous travaillons avec des femmes voilées et d'autres qui laissent voir leur nombril.

17 SEPTEMBRE

Je travaille à inventorier ce qui reste du matériel médical entreposé chez nous. J'ai la chance d'avoir hérité de plusieurs tonnes de matériel médical commandé par mes collègues, pour un conflit qui semblait vouloir durer. Les routes bloquées ont rendu difficile l'acheminement des secours durant la guerre. Les besoins sont encore très présents dans cette période postconflictuelle : tous les services médicaux ont épuisé leurs ressources pour soigner les victimes de la guerre et n'ont plus de réserves. Ils ont d'énormes difficultés à se réapprovisionner à cause des conséquences de l'embargo international.

Antoine et moi roulons beaucoup : tantôt sur la côte, où la mer nous offre un paysage de carte postale, tantôt au milieu des destructions, qui me rappellent pourquoi je suis ici. Notre passage le long de la ligne bleue – nom donné à l'espace miné qui tient lieu de frontière entre le Liban et Israël – me fait froid dans le dos. La clôture est faite de barbelés et de grillage électrifié. Et comme si ça ne suffisait pas, 400 000 mines sont dispersées le long de la frontière.

✤ ✤ ✤

Cette semaine, flatteries et récompenses nous arrivent de tous côtés. Un mollah, haut gradé du Hezbollah, nous apporte des roses en reconnaissance de notre travail, durant et après la guerre. L'ambassadeur des États-Unis nous rend visite avec des dollars et des félicitations. Le représentant de l'Agence canadienne de développement international (ACDI) déclare que nous sommes les meilleurs. La municipalité nous organise une visite guidée des deux grands sites archéologiques de Tyr.

Malgré les guerres et les intempéries, ces constructions qui datent des époques romaine, byzantine et médiévale sont magnifiquement conservées. Tout au long de la visite, guidée par le maire lui-même, les policiers qui lui servent de gardes du corps nous offrent des bouteilles d'eau fraîche. Avec le soleil qui plombe, cette délicatesse est très appréciée. Après les trois heures qu'aura duré la visite, nous sommes accueillis dans un restaurant pour un festin – comme les Libanais savent si bien en faire. Avant que nous nous séparions, le maire offre à chacun de nous un livre de photos du Liban du Sud.

✤ ✤ ✤

Je suis la seule Canadienne dans une équipe d'une vingtaine d'expatriés provenant d'un peu partout dans le monde : Italie, Serbie, Irak, Kenya, Suisse, Nouvelle-Zélande, Norvège, France et Belgique. Nous sortons souvent manger et danser avec nos collègues libanais. J'aime la musique arabe. Au détriment de mon dos, j'essaie d'imiter la sensualité des libanaises, qui dansent magnifiquement bien.

Plusieurs Libanais ont passé une partie de leur vie en Afrique de l'Ouest[7]. Il y en a quelques-uns dans notre équipe. C'est le cas de Nabil, un de nos chauffeurs, avec qui je voyage souvent. Ces anciens immigrés, contrairement aux autres Libanais, ne semblent pas concernés par les différences religieuses qui divisent le pays entre sunnites, chiites, druzes, orthodoxes, maronites, syriaques, melkites et protestants. Ayant passé presque toute leur vie en Afrique, ils ne sont ni tout à fait Africains ni tout à fait Libanais. J'ai beaucoup de plaisir à discuter avec eux. Je me sens un peu en Afrique.

---

7. Ce sont généralement des commerçants qui jouent un rôle important dans l'économie des pays d'Afrique de l'Ouest. Ils sont environ 250 000.

3 – LE PARTI DE DIEU

24 SEPTEMBRE

Les Forces des Gardiens de la Paix de l'ONU débarquent à Tyr. Nous sommes aux premières loges pour observer leurs bateaux de surveillance ancrés au large. Des hélicoptères font des allers-retours pour transporter le matériel.

Nous croisons souvent des troupes de soldats de diverses origines. Certains nous racontent leurs difficultés à installer leur campement là où le gouvernement leur a attribué un terrain. Les propriétaires s'opposent sous prétexte que, malgré la promesse du gouvernement, ils ne seront jamais payés en retour. Nous leur souhaitons bonne chance.

✤ ✤ ✤

Dans un discours télédiffusé, Hassan Nasrallah, chef du Hezbollah, célèbre *la victoire divine…* Il parle de sa victoire sur les Israéliens. Je ne peux m'empêcher de faire le lien avec la phrase de Jean-Christophe Ruffin que je viens de lire dans *Rouge Brésil* : « La violence tout à coup devient sainte. »

La veille de l'allocution de Nasrallah, j'avais croisé des militants qui se rendaient à pied de Tyr à Beyrouth (84 kilomètres). Ils étaient, paraît-il, plus de 500 000 à soutenir leur leader. Du jamais vu ici ! Ceux que j'ai croisés étaient vêtus du T-shirt jaune du parti et ils portaient fièrement un drapeau du HZB (Hezbollah)[8].

J'essaie de comprendre les raisons de cette popularité après tant de destructions et de pertes de vie. Le parti du HZB, il faut le dire, est très bien organisé et généreux. Il semble d'ailleurs plus efficace que le parti au pouvoir, du moins au sud du pays, qui est son fief. Ainsi, il suffit que les propriétaires aient perdu leur maison pour recevoir des compensations de la part du HZB : les maisons en ruine sont déjà identifiées à la peinture

---

8. Le drapeau du Hezbollah est jaune avec un logo vert, couleur de l'Islam. Sur le prolongement d'une lettre de la calligraphie du mot Hezbollah se dessine un bras tenant un AK 47. En ligne avec le fusil d'assaut, un extrait d'un verset du Coran figure en lettres rouges : « […] *car ceux qui suivent le Parti de Dieu seront victorieux* ». Tout en bas, aussi en rouge, on peut lire : « résistance islamique au Liban ».

fluo. Les pharmaciens, à qui le parti avait « emprunté » des médicaments durant les combats, sont remboursés. Pendant la guerre, on forçait les portes des pharmacies dont les propriétaires avaient quitté la ville mais on laissait, bien à la vue, la liste des médicaments empruntés.

Les routes sont bordées de dessins reproduisant le visage des soldats « martyrs » tombés sous les Israéliens. Je suis impressionnée par une effigie de l'ayatollah Khomeiny : de grandeur nature, elle est taillée dans un contreplaqué et posée debout sur un char blindé.

Il n'y a pas que les maçons et les dessinateurs qui sont en demande en cette période de reconstruction. Il y a aussi les carrossiers ! Des centaines de voitures sont endommagées. Des portions de carrosseries avant et arrière de toutes les marques de voitures sont exposées devant les garages. Le client achète la tôle qui correspond à la marque de sa voiture et l'emporte à son carrossier pour la faire souder. Quand j'ai demandé à Nabil à quoi servaient ces pièces de carrosseries en vente partout, il m'a raconté cette histoire à la fois loufoque et tragique : « Un riche ministre, qui voulait faire des économies, s'est fait souder une carrosserie avant sur sa Mercedes accidentée. Alors qu'il roulait sur l'autoroute, avec sa femme et son fils assis sur la banquette arrière, la partie récemment soudée s'est soudainement détachée du reste de la voiture. Toute la famille a perdu la vie. »

Dans la majorité des interventions humanitaires se glissent des dons inappropriés ou parfois avariés. Le Liban ne fait pas exception. Au début de la guerre, le CICR a acheté, d'un pays voisin, des boulettes de viande en conserve pour un montant de 1 500 000 $. Au plus fort des bombardements, les boîtes se sont mises à exploser dans nos entrepôts. Le CICR a craint pour le botulisme, une maladie mortelle qui proviendrait, dans ce cas-ci, d'une mauvaise préparation de la mise en boîte. On m'a raconté le casse-tête pour arriver à garder les conserves en quarantaine, en pleine guerre ! Il a fallu prendre un maximum de précautions : analyses de labo, usage de salopettes et de masques de protection pour le personnel, déclaration au ministère de la Santé et incinération. On a même commandé des doses d'anti-toxines à 5 000 $ l'unité, en cas de besoin. Pour ce qui est de se faire rembourser la viande par le fournisseur... l'affaire est entre les mains des avocats.

Pour des raisons religieuses, nous devons interrompre nos distributions de colis familiaux, car ils contiennent des petits pots de nourriture pour bébé importés de Hollande. Comme les musulmans ne mangent que de la viande halal, nous devons nous assurer que ces produits le sont. Nous attendons la confirmation, certificats à l'appui.

✦ ✦ ✦

Le balcon de mon bureau est vis-à-vis de celui du perroquet de mon voisin d'en face. Il siffle les filles... Il me fait rire chaque fois que je sors rêvasser en regardant la mer.

L'immeuble neuf et hyperluxueux, dont nous occupons trois des quatre étages, appartient à un jeune Libanais qui s'est enrichi dans l'univers des mines en Afrique de l'Ouest. Il nous loue les locaux pour une bouchée de pain, car il craint que la guerre ne recommence : il se sent protégé par nos immenses drapeaux de la Croix-Rouge posés sur le toit et sur la façade.

Chacun de nos bureaux a une salle de bains en céramique. Pour ma part, j'ai aussi un évier et une douche en verre. Certains collègues ont même un bain tourbillon. Quel contraste avec les toilettes chimiques et ma tente de travail au Cachemire !

✦ ✦ ✦

À cause du ramadan, les plages et les terrasses sont presque désertes. Pour n'offenser personne, je profite de la plage privée du petit hôtel des Nations Unies. On y trouve seulement les Libanais qui ne jeûnent pas et les expatriés des organisations humanitaires.

Il y a 20 ans, cet hôtel servait de résidence et de bureau au personnel du CICR. Devant ce même bâtiment, je faisais de la planche à voile non loin des bateaux israéliens ancrés là pour surveiller leurs côtes. Les membres du Hezbollah qui venaient rencontrer nos délégués avaient demandé à notre chef que les femmes cessent de se baigner en maillot de bain...

✦ ✦ ✦

Dernièrement, j'ai refait la gaffe de saluer un interlocuteur du Hezbollah en lui présentant la main – il faut dire qu'il n'est pas toujours évident de les reconnaître. Ils préfèrent ne pas toucher aux femmes, surtout pas pendant le ramadan et particulièrement quand elles ont leurs règles... signe d'impureté ! Désormais, j'attends que les hommes me tendent la main. Sinon, je porte la main sur mon cœur.

La consommation de dattes est très populaire pour rompre le jeûne du ramadan, à cause de leur teneur élevée en sucre. On raconte qu'au Caire, on leur donne, selon leur qualité, un nom de politicien. Les mieux cotées sont les *Hassan Nasrallah* et les moins chères sont les *Ehoud Olmert*, premier ministre israélien. La victoire de Nasrallah sur les Israéliens a fait de lui un héros dans presque tous les pays du Moyen-Orient.

4 – POLLUTION DES PLAGES ET DE LA MER

3 OCTOBRE

Entre deux rapports, je sors sur le balcon de mon bureau pour observer les flâneurs et la mer déchaînée. Les vagues transportent ce qui m'apparaît être des flaques de mazout, conséquence de déversements survenus à Beyrouth à la suite du bombardement des réservoirs. Nos plages vont-elles devenir noires comme celles du nord de Beyrouth ? Je pose la question à Nasser, mon collègue de la logistique, que je croise souvent sur le balcon en train de griller sa cigarette – il est d'ailleurs le seul Libanais qui a la décence de fumer dehors. Il me répond par un long exposé sur le manque de civisme et d'esprit communautaire de ses concitoyens. Je sens en lui toute la honte quand il me dit : « J'ai entendu un soldat français se plaindre de ne pas trouver de volontaires pour nettoyer les bords de mer, à la suite des déversements. Tu te rends compte, ce sont les étrangers qui nettoient nos plages ! »

Ce que je croyais être du mazout est en fait des sacs de plastique noirs apportés par les courants marins. Les Libanais jettent leurs déchets à la mer et sur les plages. Quand on nage, les sacs de plastique nous passent entre les jambes, brrr...

Déjà, en 1986, j'avais de la peine de voir les belles plages servir de dépotoir. J'aurais pensé qu'avec le développement du tourisme depuis la fin de la guerre civile, les habitudes auraient changé.

Un dimanche, en marchant au bord de l'eau, je m'amusais à inventorier la pourriture. Un vrai marché : pommes, oranges, citrons, tomates, carottes, choux, navets, persil... Même les emballages de carton et de plastique y étaient.

Les égouts de la ville finissent aussi dans la Méditerranée. On se demande comment elle peut rester turquoise.

À Sidon, le dépotoir municipal, situé en bordure de mer, forme une haute montagne de déchets. Nasser me dit que lors des grandes marées, ces ordures sont transportées jusque sur les plages de Chypre.

Il ne tarit pas de critiques : « Le développement d'un pays ne se mesure pas au nombre de Mercedes. Et Dieu sait s'il y en a dans ce pays !

Le Liban est une vraie république de bananes ! Un pays où tous les échelons de la société sont corrompus. » Je ne sais quoi lui répondre...

Cette corruption, on la retrouve également dans le monde médical. Certains hôpitaux gonflent leurs listes de blessés civils hospitalisés. Leur intention est simple : recevoir davantage d'argent du ministère de la Santé, qui rembourse les traitements donnés durant la guerre. Les directeurs d'hôpitaux qui se plaignent de recevoir trop peu de médicaments du ministère ont trouvé ce moyen pour tirer la couverture...

Nasser me met en garde contre certains directeurs : « Ils vendent les médicaments que tu leur donnes – ce ne serait pas la première fois ni la dernière que ça m'arrive. Et un dernier conseil, Élisabeth : la corruption est si généralisée que tu ne peux qu'essayer de la contourner. À toi de trouver la façon... »

Sur ces paroles, Nasser écrase son troisième mégot sur la rampe du balcon avant de le lancer dans le stationnement... Et il retourne à son bureau.

✦ ✦ ✦

Il est bien connu que les Libanais ont un grand sens des affaires. Une partie de la population est très riche. On voit partout d'immenses villas de luxe. Beaucoup ont fait fortune en Afrique, mais plusieurs ont aussi tout perdu au cours des guerres, là-bas tout comme ici. Alors que les riches vont se faire soigner en Europe ou au Canada, les pauvres fréquentent les hôpitaux libanais, où pratiquement rien n'est gratuit, sauf pour les indigents. Depuis le 12 juillet, l'économie s'est arrêtée et une grande partie des patients ne peuvent plus payer.

✦ ✦ ✦

La psychiatrie est souvent le parent pauvre du système de santé des pays dans lesquels je travaille. En période de crise, les psychiatrisés sont encore plus délaissés.

En visitant l'un des hôpitaux psychiatriques, je m'attendais à un choc, mais ce que je découvre est au-delà de ce que j'avais imaginé. Une partie du personnel qualifié a fui la guerre, laissant derrière lui quelques courageux pour s'occuper des 250 malades délaissés par leurs familles. J'apporte des médicaments, de la nourriture, des lits, des matelas, des draps et des marmites, mais il faudrait tellement plus… Deux cent cinquante hommes et femmes sont enfermés 24 heures sur 24 dans des salles sombres où ils ne font que tourner en rond. Plusieurs dorment à même le sol car on manque de lits. Je suis incapable de terminer la visite…

Il nous reste à faire pression auprès du ministère de la Santé, mais rien n'est gagné !

✦ ✦ ✦

Je fais la connaissance de Soleha, une femme d'affaires propriétaire de trois boutiques de vêtements qu'elle importe d'Italie. Depuis la guerre, elle est responsable des services de santé de la Croix-Rouge libanaise pour la région de Tyr. L'objet de notre rencontre est d'organiser une distribution de médicaments pour malades chroniques, dans toutes les cliniques de la Croix-Rouge nationale du Liban du Sud. Notre conversation est interrompue par la voix d'Hassan Nasrallah, qui s'égosille. Il s'agit de la sonnerie de son téléphone, qu'elle sort de son sac Yves Saint Laurent. Devant mon étonnement, elle me dit : « C'est le discours qui a rassemblé plus de 500 000 personnes à Beyrouth, il y a deux semaines. » Bonjour la neutralité de la Croix-Rouge… Elle a certainement deviné ma pensée puisque le lendemain, elle avait changé sa sonnerie.

Soleha essaie de faire mon éducation : « Élisabeth, tu n'es pas au Québec ici. Tu dois apprendre la façon libanaise de faire des affaires. Il faut éviter les longues procédures administratives et la hiérarchie. Tu me donnes tes médicaments et je m'occupe de tout… » Je la sais entièrement dévouée à la cause. Elle essaie de récupérer un maximum de dons pour sa Croix-Rouge. Pour ma part, j'ai derrière moi une administration et une démarche logistique à respecter. Nous avons des comptes à rendre à nos généreux donateurs.

Je suis heureuse d'aider la Croix-Rouge libanaise, car de toutes les Sociétés nationales que j'ai côtoyées en mission, elle est probablement la plus expérimentée et la plus efficace. Les secouristes sont mes héros de guerre. Ils ont fait un travail surhumain pour transporter les blessés au risque de leur vie. Quatre des leurs ont été tués et quelques-unes de leurs ambulances ont été détruites.

Même le ramadan est une occasion pour les Libanais de faire de bonnes affaires. Un bar, tout près de chez nous, affiche une publicité, avec photos, d'un spectacle de danse du ventre pour le *iftar* (rupture du jeûne, au coucher du soleil). En voyant les photos, mon collègue irakien me dit : « Je n'ai jamais vu de publicité de danseuses à moitié nues pendant le ramadan. Les Libanais sont bizarres : ils ne servent plus d'alcool sur les terrasses des bistros pour ne pas tenter les gens et ils nous en jettent plein la vue avec ces photos indécentes ! Tu ne verrais jamais une telle chose en Irak. »

Pour mémoire, le ramadan sert, entre autres choses, à réprimer les passions et les désirs...

Durant les deux heures que dure le *iftar*, je profite du calme de la ville. Comme c'est reposant de ne plus entendre les accélérations des fous du volant. Ce soir, j'ai choisi ce moment pour nager en maillot de bain devant l'hôtel. C'est la fin d'une journée de vent chaud venu du Sahara. Le croissant de la lune miroite sur la mer. Devant moi, la silhouette de la mosquée. Et, derrière, dans la pénombre, des colonnes de marbre du deuxième siècle. Un moment magique... qui cesse brutalement avec les premiers pétards allumés par des jeunes.

5 – LA RECONNAISSANCE DES LIBANAIS

9 OCTOBRE

C'est mon anniversaire ! Antoine se présente au bureau avec un magnifique bouquet de fleurs et un joli sac tissé par des réfugiés palestiniens. Pour l'histoire, ces derniers vivent, depuis 1948, dans des camps à Beyrouth, à Sidon et à Tyr. Soutenus par l'UNRWA (*United Nations Relief and Works Agency*)[9], ils sont quelques centaines de milliers, entassés dans des quartiers qui leur sont réservés. D'immenses portraits d'Arafat ornent l'entrée des camps.

✢ ✢ ✢

Le nombre d'organisations humanitaires qui s'agglutinent dans les pays touchés par des conflits ou des catastrophes naturelles est parfois si imposant que l'aide humanitaire devient carrément le cirque humanitaire. On croirait que plusieurs de ces organisations se sont donné le mot pour visiter le CICR en même temps. D'abord, un représentant de la Fondation islamique canadienne frappe à ma porte dans l'espoir que nous soutenions ses activités. Je lui conseille l'ambassade du Canada ; elle a parfois des fonds pour des projets philanthropiques. Notre réceptionniste me remet ensuite une pile de factures de médicaments et d'examens de laboratoire qu'une Allemande lui a laissée pour moi. Madame représente sans doute le volet humanitaire de son ambassade. Les factures proviennent d'une clinique dont les patients ne peuvent payer leurs frais médicaux. Comment sont-elles arrivées à l'ambassade d'Allemagne ?

Tous les jours, j'apprécie mon rôle de mère Noël. Hier, j'ai remis à la Société médicale islamique du Hezbollah le matériel de base pour équiper ses 30 ambulances. J'ai également fait le bonheur du docteur Tony, qui, en dehors de sa tâche de chirurgien, soigne bénévolement des malades, dans sa petite clinique. Malgré les bombardements dans son

---

9. Sous la définition opérationnelle de l'*UNRWA*, les réfugiés palestiniens sont ceux dont la résidence était la Palestine entre juin 1946 et mai 1948 et qui ont perdu leur maison et leur gagne-pain au cours du conflit israélo-arabe en 1948. En 1950, lorsque l'*UNRWA* a commencé à travailler, ils étaient 750 000 réfugiés palestiniens (tous pays confondus). Ils sont maintenant 5 millions. Source : http://www.unrwa.org/etemplate.php?id=86 (consulté le 23 octobre 2012).

quartier, il est resté à son poste durant les 34 jours qu'a duré la guerre. J'ai pu lui fournir, non seulement des médicaments, mais aussi un générateur et un réservoir d'une capacité de 1 000 litres d'eau. En me serrant la main avec beaucoup de chaleur, il m'a dit : « Grâce à vous, j'ai maintenant une clinique digne de ce nom, comme avant la guerre. Merci, merci ! Vous êtes mon talisman. »

Une partie importante de notre action est d'aider le gouvernement à réhabiliter le système d'aqueduc et d'électricité. Depuis la guerre, la majorité des villages du sud en sont privés. En attendant, nous arrivons à aider certains services de santé avec des solutions temporaires.

+ + +

Nabil, notre chauffeur ni-libanais-ni-africain, et moi faisons un arrêt chez lui en allant visiter une clinique. À notre arrivée, ses parents sont entourés d'imposants tas d'olives fraîchement cueillies ; ils retirent les feuilles et les queues pour ensuite les apporter au pressoir afin d'en extraire l'huile. Connaissent-ils la chance qu'ils ont d'avoir des oliviers, des figuiers, des pamplemoussiers et des orangers dans leur propre cour ? Nabil me fait plaisir en cueillant pour moi un gros sac de fruits.

D'autres ont moins de chance ; leurs vergers se trouvent dans des champs semés de bombes à sous-munitions, prêtes à terminer leur travail de destruction.

19 OCTOBRE

Le couvent des sœurs de la Charité est situé dans un endroit absolument magnifique. Il semble que ces congrégations aient, partout dans le monde, le don de s'installer dans des coins paradisiaques, perchés sur des sommets offrant des vues sensationnelles. Au moment de notre visite, les sœurs sont en train d'aménager une polyclinique. Elles nous accueillent avec joie, car elles comptent beaucoup sur notre aide. Avant d'accepter de leur donner quoi que ce soit, je me suis assurée qu'elles traitent aussi bien les musulmans que les chrétiens. J'ai appelé le médecin-chef de l'Hôpital Bint Jbeil, du Hezbollah, à une dizaine de kilomètres du couvent, que nous soutenons depuis le début de la guerre. Il m'a confirmé qu'il sera soulagé lorsque les sœurs ouvriront leur clinique : en effet, son hôpital déborde de patients.

Le CICR n'a pas eu à aider de façon significative les zones habitées par les chrétiens : celles-ci ont été très peu touchées par les bombardements. Il est donc facile pour moi de présenter au responsable de notre service *wathab* (eau et habitation) une liste du matériel dont les sœurs ont besoin : un générateur de 50 KVA et quatre réservoirs de 1 000 litres d'eau. Je me charge de l'équipement médical.

Antoine, Nabil et moi acceptons avec plaisir leur invitation à dîner. On mange toujours bien chez les sœurs. La vie est belle, j'ai fait des heureuses !

La générosité des Libanais m'impressionne ! Docteur Suleyman, un orthopédiste propriétaire d'une clinique à Tyr, me donne rendez-vous dans son village, à une centaine de kilomètres de la ville. Il tient à me faire voir le travail bénévole que lui et cinq de ses collègues accomplissent auprès de leurs concitoyens. Chacun y passe un jour par semaine à faire des consultations. Ils sont installés dans un coin de la mosquée où des travaux d'aménagement sont en cours.

Convaincue du bien-fondé de leur travail, je leur fais parvenir quelques cartons de matériel et des médicaments. Quelques semaines plus tard, je vais consulter le docteur Suleyman pour des tendinites aux épaules – séquelles du camping d'hiver pendant ma mission au Cachemire pakistanais. Il me fait une infiltration de cortisone et refuse catégoriquement que je le paie. Je cours donc lui acheter une boîte de pâtisseries pour le Eid – fête de la fin du ramadan. Le lendemain, je trouve sur mon bureau un présentoir de velours bleu sur lequel est posée une plaque or où il est écrit : « La population du village de Siddiquine remercie le CICR et spécialement madame Élisabeth Carrier pour l'aide apportée à sa population. » De chaque côté de la plaque : un drapeau du Liban et celui du CICR. Je reconnais bien là le docteur Suleyman.

6 – LA FÊTE DU EID EN SYRIE

28 OCTOBRE

Mon projet de voyager en Syrie pour le congé du Eid se concrétise. Je prévois une journée de travail à Beyrouth, de façon à pouvoir prendre la route tôt le lendemain pour Damas.

À Beyrouth, je retrouve mon bon ami Claude, qui était aussi le coordonnateur médical pour le Liban, au plus fort de la guerre, en 1986. Nous passons la soirée dans les quartiers qui n'étaient que ruines dans nos souvenirs. Nous visitons d'abord celui de *La guerre des Hôtels*, sur la corniche, là où les hôtels luxueux étaient souvent la cible des bombes. Puis, nous parcourons la Place des Martyrs, reconstruite de façon extraordinairement belle. Ce qui était un *no man's land*, et que l'on appelait la ligne verte ou la ligne de démarcation, est devenu un quartier chic. À l'époque, nous étions parmi les rares privilégiés à pouvoir le traverser.

Nous mangeons à Ashrafiyé, un vieux quartier populaire qui me paraissait tellement plus loin du centre de Beyrouth durant la guerre que maintenant. Il fallait faire de nombreux détours pour éviter les tireurs d'élite, les rues étaient devenues étroites à cause des fûts remplis de ciment qui servaient à éloigner les voitures piégées des boutiques. J'imagine aussi que les distances paraissent plus longues dans les moments où la tension est forte.

Comme de vieux vétérans, nous passons la soirée à nous rappeler, non seulement nos souvenirs de guerre, mais aussi les liens qui soudaient notre équipe. Lui, comme moi, ne retrouvons plus l'ambiance de l'époque au sein de la délégation. Était-ce le danger permanent qui nous unissait ? Le besoin que nous avions les uns des autres ? Michel Jean, un journaliste québécois, a écrit dans son livre, *Envoyé spécial*, une phrase que je trouve tellement vraie : « Peut-être que dans l'Aventure et le danger, l'adrénaline qui coule dans les veines agit tel un catalyseur grâce auquel les liens entre les individus se tissent plus rapidement. » Ce n'est qu'à Kaboul, dans les moments les plus intenses de la guerre, que j'ai retrouvé autant de chaleur entre expatriés.

Très tôt ce matin, Laïla, ma collègue pakistanaise, et moi montons dans un taxi pour Damas. Pour huit dollars, nous partageons, avec trois autres passagers, une vieille Impala à moitié pourrie.

En bonne Pakistanaise, Laïla doit rapporter des cadeaux pour toute sa famille – y compris les cousins, les cousines et les grands-parents. Nous passons deux jours à parcourir le souk de la vieille ville. Après celui de Jérusalem, on dit qu'il est le plus gros marché du Moyen-Orient. Je n'ai pas assez d'yeux pour tout voir. Je suis fascinée ! Pendant que Laïla choisit ses cadeaux et négocie les prix avec les vendeurs, j'observe les gens autour de nous. Comme au Liban, des femmes en tchador côtoient des femmes vêtues à l'occidentale.

Le souk est entouré d'un mur qui protégeait la ville à l'époque des Croisades. À son extrémité se trouve la Grande Mosquée des Omeyyades ; la plus célèbre des mosquées, dit-on. On dit aussi que Damas est la plus vieille ville continuellement habitée au monde.

La mosquée fut construite en l'an 705, sur un site religieux vieux de quelques milliers d'années : au quatrième siècle, le temple de Jupiter, qui s'y trouvait, a fait place à l'église Saint-Jean-Baptiste, transformée plus tard en mosquée. Pour y entrer, je dois me couvrir d'un grand manteau à capuchon, sans doute jamais lavé, et porté par des centaines de femmes avant moi. La visite vaut bien ce léger désagrément.

Le moment est venu de nous offrir une crème glacée chez le plus ancien et le plus célèbre marchand du Moyen-Orient. Il se trouve au cœur du souk. Je n'ai jamais vu tant de mangeurs de glaces sous un même toit ; il est même difficile de circuler entre les tables. Ils sont au moins 300 clients répartis sur deux étages, les femmes séparées des hommes. D'immenses blocs de crème glacée sont transformés en crème molle par des hommes forts, équipés d'imposants pilons de bois. Chaque portion est enrobée de pistaches fraîches et servie dans un cornet ou dans un bol. Heureusement que je suis venue pour le folklore, car le goût de la glace est finalement très ordinaire.

Le troisième jour, nous sortons de la ville pour aller à Maaloula, un village spectaculaire sculpté à même les falaises. C'est le seul endroit au monde, avec Djubaddin, où on parle encore le néo-araméen-occidental[10].

---

10. « À Maalula et à Djubaddin […] les habitants sont restés chrétiens et continuent à s'exprimer en " néo-araméen-occidental ", une forme tardive de la langue araméenne que parlait Jésus

À l'église de Saint-Serge-de-Bacchus, vieille de 1 500 ans, on nous offre le vin du vignoble. À mon avis, saint Serge ne fait pas franchement honneur à Bacchus…

Tout comme à Damas, les drapeaux du Hezbollah et les photos d'Hassan Nasrallah sont partout dans le village. Moi qui pensais prendre une pause de son portrait…

Côtoyer Laïla me permet, encore une fois, d'apprécier ma condition de femme occidentale. À 32 ans, elle n'est toujours pas mariée (ce qui, au Pakistan, est une tare) et elle ne peut toujours rien faire sans l'autorisation de son père. Elle me dit : « Si mon père meurt avant que je me marie, je devrai en référer à mon frère, même s'il est mon cadet. Tu ne te rends peut-être pas compte, mais j'ai beaucoup de chance d'avoir un père aussi ouvert ! Chez nous, il est rare que des parents laissent leur fille partir seule à l'extérieur du pays. » Elle ajoute que cela ne s'est pas fait sans conditions : « Au moment de partir, j'ai dû lui promettre de me marier à mon retour, même si je n'ai encore personne en vue. » Sur un ton résilient, elle ajoute : « Je voulais devenir infirmière, mais papa a refusé. Il a dit que ce serait comme si je devenais hôtesse de l'air… »

Il y a des coins du monde où il semble que les femmes ne s'en sortiront jamais. Avec la montée de l'intégrisme, leur condition devient de plus en plus difficile. Ainsi, au Liban, de plus en plus de femmes sont voilées. On raconte que certaines sont même payées par le Hezbollah pour se couvrir.

2 NOVEMBRE

De retour à Tyr, je dois rencontrer le représentant du Amal, un parti politique chiite, proche du Hezbollah. Il dirige une association de service d'ambulances à travers le pays. Pour une raison obscure, le CICR n'a eu aucun contact avec le parti durant la guerre. J'espère que notre rencontre me permettra de rattraper un peu ce qui aurait dû être fait il y a trois

---

il y a deux mille ans.[…] Les collaborateurs des deux abbayes […] ainsi que les libraires-marchands de journaux viennent d'y être contraints de faire disparaître des regards tous les livres, cartes postales, objets de dévotion et de décoration rédigés ou simplement comportant une indication en écriture araméenne.

L'explication officielle de cette mesure indiquait que l'écriture araméenne usitée à Maalula serait très similaire à l'écriture hébraïque utilisée en Israël, pays avec lequel la Syrie reste toujours officiellement en guerre. L'origine de cette interdiction remonterait au service secret [sic] de Damas. », 4 mars 2010. Source : http://www.resiliencetv.fr/?p=6340

mois. Mon interlocuteur, un homme plein de rancœur, me dresse un interminable bilan d'après-guerre. Tout en parlant, il ouvre son ordinateur et fait défiler un diaporama de morts et de blessés, et, pour finir, il montre les images des 17 ambulances du parti touchées par les bombes. Comme les secouristes de la Croix-Rouge nationale, ils ont affronté des pluies de roquettes pour secourir les blessés. Ils ont aussi perdu quatre secouristes.

Au bout d'une heure, je n'en peux plus! J'essaie, sans succès, d'arrêter son monologue. À la toute fin de notre rencontre, il me dit: « Si vous ne pouvez pas nous acheter de nouvelles ambulances, du matériel à pansement fera l'affaire. »

C'est ce qu'il a reçu, avec une cinquantaine de brancards.

✦ ✦ ✦

Ce soir, le chef de la délégation, Jean-Nicolas, et moi sommes invités par la direction de l'hôpital principal de Tyr, le ministre de la Santé et le maire de la ville. Ils tiennent à remercier tous ceux qui ont travaillé durant la guerre. Je représente Véréna, l'infirmière que j'ai remplacée. Dans son discours, notre hôte la remercie à quelques reprises. Une centaine d'invités, dont le tiers sont des secouristes de la Croix-Rouge libanaise, sont présents. Ils ont fière allure avec leur symbole de la Croix-Rouge cousue sur leur salopette orange.

Pendant les longs discours en arabe, nous nous régalons – ce qui est culturellement acceptable – comme toujours quand les Libanais nous invitent. Les repas commencent par le traditionnel mezzé: un assortiment d'une trentaine de mets que l'on mange directement dans les plats de service avec le pain pita qui sert de cuillère. C'est tellement bon que j'ai de la peine à me rendre au plat principal: du riz à l'agneau.

7 – « INDISCIPLINABLES » LIBANAIS

5 NOVEMBRE

Régulièrement, j'envoie des chroniques à mes amis à partir d'un café Internet. Je m'y rends avec plaisir ! C'est comme si j'avais rendez-vous avec eux. Pour ne rien oublier, j'ai toujours sur moi un carnet de notes où j'inscris mes observations, mes états d'âme ou encore des anecdotes que j'ai envie de leur faire partager. Cela me rapproche des miens, en quelque sorte[11].

Cette fois, j'ai de la peine à me concentrer sur mes courriels. Je suis distraite par un jeune couple d'adolescents. Ils sont assis devant un ordinateur, cachés des voisins par une demi-cloison. J'observe leurs regards langoureux, leurs sourires timides et j'essaie d'imaginer ce qu'ils se chuchotent. Il y a maintenant 45 minutes que je suis là et pas une seule fois ils n'ont tapé sur le clavier ni jeté un œil à l'écran de l'ordinateur ; pas une seule fois, ils ne se sont touchés ou pris la main. Les voilà qui se lèvent, le garçon paie 1 200 LBP (livre libanaise) ou 75 cents, le prix horaire pour l'utilisation de l'ordinateur, et ils sortent se perdre dans l'anonymat de la rue.

Je pense à nos ados qui s'embrassent à pleine bouche dans les corridors des écoles. Ici, un père qui surprend sa fille mineure en compagnie d'un garçon a vite fait de la rappeler à l'ordre.

Cela me rappelle ma conversation avec un de mes collègues qui fréquente Farida, une Libanaise de 28 ans. Ma curiosité d'ordre « socio-ethnologique » m'a poussé à lui demander s'il avait des moments d'intimité avec elle. « Nous n'avons pas vraiment de contacts physiques, m'a-t-il dit. Pour elle, il est hors de question de faire l'amour avant le mariage. » Jusque-là, rien d'étonnant, sauf que sa copine, tout comme un grand nombre de Libanaises à Tyr, se maquille beaucoup et s'habille de manière assez sexy : nombril à l'air et pantalons serrés. « J'ai vu des photos de sa mère, un verre de whisky à la main, vêtue d'un ensemble léopard. Maintenant, elle porte le voile et elle dit que sa fille devra en

---

11. C'est en grande partie grâce à ces courriels que j'ai pu écrire ce livre. Avant 2003, ce sont les lettres que mes amis et ma famille ont conservées, qui m'ont servi d'aide-mémoire.

faire autant quand elle aura 40 ans. » J'ai de la peine à imaginer Farida voilée.

✦ ✦ ✦

La générosité et la reconnaissance des Libanais me rendent souvent mal à l'aise. J'ai fait une crevaison devant un garage : des passants se sont arrêtés spontanément pour changer mon pneu et le garagiste a réparé ma chambre à air sans que je puisse le payer. J'ai voulu acheter des tomates au coin de la rue de notre hôtel : le vendeur, qui m'a vue à la clinique de son village, a refusé mon argent. J'ai aussi voulu acheter des pommes : l'un de nos chauffeurs est venu me saluer et a payé les pommes. Quand je me suis présentée à la caisse de la pâtisserie où j'avais choisi un bel assortiment de baklavas, le caissier m'a dit : « Vous êtes ici pour aider les Libanais, laissez-moi vous les offrir. » Ils savent pourtant que je suis payée pour le faire. Mais ça n'a aucune importance, ils sont reconnaissants.

En me baladant dans le souk de la vieille ville, sous les voûtes de l'époque médiévale, je croise Alicia, l'une des femmes de chambre de notre l'hôtel. Elle ne parle ni français ni anglais, à l'exception de *I love you*, qu'elle répète trop souvent. Elle m'invite à boire un café chez elle. Après deux refus, j'accepte, comme la politesse l'exige.

Le café n'est pas ici une simple boisson ; c'est une façon de se dire bonjour ou au revoir. On vous offre un café avant même de vous inviter à vous asseoir. Tout comme le café turc, le café arabe laisse un important dépôt au fond de la tasse. Au moment où je bois ma dernière gorgée, un voisin se présente pour me servir de traducteur. Alicia se lance dans la lecture de la fine poudre de café restée au fond de ma tasse : « Je vois un grand et bel homme autour de vous. » Puisse-t-il se manifester. « Je vois aussi que vous allez bientôt dépenser beaucoup d'argent. »

Certainement : l'achat de ma maison. J'en prendrai possession à mon retour au Québec, le 21 décembre.

✦ ✦ ✦

Je serai chez moi pour Noël, ce qui ne m'est pas arrivé depuis plusieurs années. D'ici là, j'ai tout le contenu de l'entrepôt médical à distribuer, mais pas avant d'avoir sélectionné les hôpitaux et les cliniques qui pourront le mieux en faire profiter la population. Je dois aussi gérer les distributions de carburant pour les générateurs des hôpitaux, lesquels, depuis la guerre, n'ont pas d'électricité. Le ministère de la Santé nous demande un générateur de 250 KVA pour l'hôpital principal de Tyr ; c'est par mon intermédiaire que doivent s'effectuer les négociations – une dépense de 60 000 $. Je dois également faire une étude de marché pour la confection d'un millier de draps pour l'Hôpital Bint Jbeil, du Hezbollah.

Au Liban, les hôpitaux sont attachés à un parti ou à une communauté, même si les directeurs refusent souvent de reconnaître leur affiliation. Le pays est dirigé par un amalgame de groupes qui forment un gouvernement confessionnel : sunnites, maronites, druzes, chiites et communistes. Un volet humanitaire gère les structures médicales des différents groupes. Il est primordial que notre assistance soit équitable ; sinon, nous serions accusés de parti pris.

+ + +

C'est maintenant au CICR de rendre hommage aux 125 volontaires de la Croix-Rouge libanaise et de souligner notre collaboration mutuelle durant la guerre. Comme toujours, nous nous régalons. Une fois le festin terminé, nous procédons à la remise des plaques honorifiques pour chaque représentant de la région du sud. Puis, nous passons le reste de la soirée à danser sur de la musique arabe.

J'ai un danseur hors pair qui m'entraîne jusqu'à ce que mon dos me force à lui dire « assez ». Tout au long de la soirée, des photos de guerre, dans toute son horreur, défilent sur un grand écran. À tout moment, mon danseur, qui est ambulancier, attire mon attention vers le diaporama : « Regarde, c'est moi avec un blessé ! » J'ai aussi droit à ses horribles photos et vidéos de scènes de guerre prises avec son téléphone. Comment a-t-il pu faire ça en pleine action ? Et pourquoi les garder sur son téléphone ? Serait-ce pour lui une sorte de trophée ?

+ + +

Le comportement anarchique des Libanais, sur la route, me surprend tous les jours. Quand j'observe la circulation du haut de mon balcon, il me suffit de quelques minutes pour compter des douzaines de chauffeurs qui, chez nous, auraient perdu leur permis.

Devant l'hôtel il y a un téléphone public : à tout moment, un chauffeur stationne sa voiture en double et bloque la circulation, pendant la durée de son appel. Et cela, même s'il y a des places de stationnement quelques mètres plus loin.

Combien de fois ai-je vu un chauffeur doubler une voiture en forçant celui qui vient en direction opposée à se pousser sur le côté de la route ? Sur l'autoroute, quand il y a trop de véhicules dans la même direction, il se forme une troisième voie, qui réduit la circulation inverse à une seule voie. Il est étonnant que le nombre d'accidents ne soit que trois fois supérieur à celui des pays européens.

Les chauffeurs de Vespa – sans casques – font des concours : c'est à celui qui roulera le plus longtemps possible sur la roue arrière de son scooter, avec un passager assis derrière. Pire encore : sur l'autoroute, alors que nous roulions à 110 km/h, une moto, d'au moins 1 000 cc, nous a doublés en roulant sur la roue arrière, le chauffeur debout, avec lui aussi un passager à l'arrière.

Les chauffeurs d'autobus scolaires se stationnent en travers de la route pour empêcher les voitures de les doubler pendant que les élèves descendent.

Les policiers semblent incapables de faire appliquer les règles de la circulation. C'est la loi du plus fort, celui qui fonce le plus rapidement a la priorité.

J'ai beau admirer leur habileté à calculer les risques qu'ils prennent sur la route, ils me rendent folle.

11 NOVEMBRE

Je suis avec mon ami Claude, le coordonnateur médical. Nous passons des heures à nous promener et à bavarder avec les marchands du souk de la vieille ville. Un homme m'interpelle : « Merci madame pour les médicaments que vous avez apportés à la clinique de mon village. S'il vous plaît, venez boire un jus dans ma boutique. » Impossible de refuser tellement ça semble lui faire plaisir.

Puis, nous allons nous perdre dans les ruelles, où les habitants nous invitent à boire le café. De retour à l'hôtel, nous marchons au bord de la mer. L'eau est si claire que de la plage, nous pouvons distinguer dans la mer les colonnes grecques, les vases et les poteries, vestiges de l'époque des Croisades.

✦ ✦ ✦

Quelques collègues et moi sommes invités à souper au centre d'urgence de la Croix-Rouge libanaise. Six volontaires en devoir ont cuisiné pour nous. Je me demande ce qui les motive à donner 12 heures par semaine au service d'ambulances. S'ils étaient retraités, je comprendrais, mais ce sont des jeunes dans la vingtaine... Ils ont pourtant fait leur part durant la guerre ! Peut-être est-ce l'appartenance à leur groupe qui les motive ? Ou l'adrénaline ? Ou simplement le besoin de se sentir utiles ?

18 NOVEMBRE

Bien que la Plaine de la Beqaa ait été peu touchée par la guerre, quelques hôpitaux réclament notre assistance dans cette région. Mes collègues envient la chance que j'ai de visiter ce magnifique endroit. On la surnomme l'Alsace orientale. Tout au long de la route, j'observe les paysans cueillir leurs olives, leurs mandarines et ramasser des escargots dans les champs.

Je me rends d'abord à Hermel, tout au nord du pays, là où est passé Nabuchodonosor II lors de ses campagnes militaires, 600 ans av. J.-C. Son passage est marqué par des inscriptions babyloniennes, sur deux rochers retirés de part et d'autre de la route.

Sur le chemin du retour, je me permets une petite heure touristique pour revoir les ruines de Baalbek, la ville la plus touristique du pays. La construction des temples y aurait commencé vers le début du XIIe siècle av. J.-C, par des gîtes d'étape pour les caravaniers transportant des marchandises entre les ports phéniciens et la Mésopotamie. Avec l'arrivée des Romains en Phénicie, en 64 av. J.-C., va commencer la construction du temple de Jupiter, puis ceux de Bacchus et de Vénus, tous deux inaugurés au troisième siècle.

Comme il n'est que neuf heures du matin et que les touristes ne sont pas revenus depuis les derniers combats, j'ai la chance d'être seule sur le site. Même si j'étais là durant la guerre, en 1986, je suis toujours impressionnée par ces énormes colonnes taillées dans des blocs de pierres gigantesques, ciselées de sculptures d'une finesse incroyable.

8 – LE MARATHON DE BEYROUTH

22 NOVEMBRE

Dix fois, vingt fois par jour, je m'émerveille de voir la mer si belle et si près de moi. Que je travaille, que je mange où que je rêvasse, elle est devant moi. Elle est chaque fois différente, parfois calme ou en furie, parfois turquoise ou marine, parfois limpide ou remplie de sacs de plastique. Avec l'arrivée de la saison des pluies, les nuages prennent les couleurs de l'arc-en-ciel au moment où le soleil descend sur l'eau. Après le travail, nous nous attardons sur les terrasses des bistros face à la mer.

❖ ❖ ❖

Le pays est encore au bord de l'éclatement. Ça m'inquiète beaucoup ! Depuis hier, à la suite de l'assassinat du ministre de l'Industrie, tout le monde est sur les dents. On craint le pire. Les fêtes prévues pour célébrer l'indépendance du pays sont annulées et le marathon, auquel je devais participer ce dimanche à Beyrouth, est reporté. Je me suis inscrite à une marche de 10 kilomètres au profit des enfants victimes des bombes à fragmentation.

❖ ❖ ❖

De temps en temps, je vais marcher à l'hippodrome de Tyr. J'adore me promener au milieu des colonnes en marbre vieilles de presque 2 000 ans. Construit à l'époque des Romains, l'hippodrome de Tyr est le plus vaste et le mieux conservé de tous les sites de la ville. Trente mille spectateurs pouvaient y prendre place. Plus tard, à l'époque byzantine, une chapelle a été construite dans l'hippodrome abandonné. C'est devenu un lieu de pèlerinage jusqu'à l'époque des Croisés, qui ont couvert les murs de graffitis.

❖ ❖ ❖

Les Libanais ont l'habitude d'apporter leurs chaises et de pique-niquer sur le trottoir devant la mer. Certains s'y font livrer des repas. Du balcon de ma chambre, j'observe le livreur d'un restaurant sur son Vespa. Il tient le guidon d'une main ; de l'autre, un plateau d'assiettes de porcelaine. Les plats de nourriture sont fixés sur le support arrière. Trente minutes plus tard, il repasse avec les assiettes contenant les restes du repas, toujours en équilibre sur son plateau. Un autre motocycliste tient un brasero contenant des braises bien rouges qui serviront à allumer le narguilé d'un groupe de pique-niqueurs. Décidément, la témérité des Libanais sur la route est étonnante !

12 DÉCEMBRE

J'ai reçu une médaille pour avoir participé au marathon de Beyrouth : 10 kilomètres de marche en deux heures et six minutes. Je suis loin derrière les meilleurs temps, mais j'ai participé. Nous sommes partis de la Place des Martyrs occupée depuis neuf jours par des milliers de manifestants. Ils réclament la démission du cabinet ou davantage de sièges pour le Hezbollah. En novembre, les ministres chiites voulant une réforme de la loi électorale qui jouerait en leur faveur ont quitté en bloc le cabinet du premier ministre Siniora, un sunnite. Les partis au pouvoir (maronites et sunnites) craignent le Hezbollah, qui est lourdement armé.

Après le marathon, des collègues et moi décidons de retourner vers la Place des Martyrs. Normalement, nous devons éviter les manifestations, mais la tentation est trop forte… on doit y jeter un œil. Nous marchons au milieu des campeurs en fête. L'ambiance est bon enfant en ce samedi soir : ils font de la musique, ils dansent, ils fument le narguilé et rigolent beaucoup.

Il s'agit là d'un phénomène nouveau au Liban : des chrétiens et des musulmans qui manifestent ensemble, donnant ainsi la priorité à la politique sur la religion. On dit que c'est bon signe ! Par ailleurs, l'occupation de la Place des Martyrs semble partie pour durer encore longtemps. Personne ne veut céder[12].

Le casse-tête libanais est vraiment compliqué. Dix-sept groupes religieux ont des droits politiques constitutionnels. Un vrai *patchwork* politico-confessionnel ! comme le dit si bien mon bon ami Bertrand. L'équilibre entre les minorités est conditionnel à la paix. Le pouvoir est toujours réparti de la même façon, selon l'appartenance religieuse : le

---

12. Le *sit-in* a monopolisé le cœur de Beyrouth jusqu'en mai 2008.

président est et doit être chrétien maronite, le premier ministre, un musulman sunnite, le président du Parlement, un chiite[13]. Les musulmans forment entre 60 et 70 % de la population, tandis que les chrétiens sont entre 30 et 40 %. Les alliés du gouvernement sont les États-Unis, l'Arabie saoudite, l'Égypte et la Jordanie, tandis que l'Iran et la Syrie soutiennent l'opposition chiite. C'est du moins la situation actuelle.

✢ ✢ ✢

Je reçois la belle visite de Manon Globensky, qui couvre le Moyen-Orient en tant que journaliste pour Radio-Canada. Nous nous sommes rencontrées à Kaboul à deux reprises. Elle est en reportage à Beyrouth à la suite de l'assassinat du ministre de l'Industrie. Elle profite de son passage au Liban pour revoir Tyr, où elle a couvert la guerre en juillet dernier. Je me fais une joie de la recevoir d'autant plus qu'elle est une concitoyenne. J'adore discuter avec elle ! Elle connaît bien la situation compliquée de cette partie du monde. Nous nous rendons au cœur de la vieille ville pour visiter la dame chez qui elle habitait durant la guerre. Il s'agit d'une infirmière d'origine palestinienne. J'aurais voulu qu'elle me raconte sa vie de réfugiée, mais nous sommes pressées par le temps.

✢ ✢ ✢

Je suis invitée à manger chez Suleyman, l'orthopédiste qui m'a fait une infiltration à l'épaule. Il vient me chercher au bureau à 18 heures. Ce que je croyais être une invitation à souper tourne en orgie… de sucreries. Une fois installés au salon, sa charmante épouse me sert des pistaches salées avec un sirop de menthe comme boisson. Puis, elle dépose devant moi un gros plat de fruits baignant dans une crème rose épaisse. Je continue à manger des pistaches en regardant le plat d'un œil inquiet… Pendant que madame s'affaire à garnir la table du salon, Suleyman m'entretient de la politique du Liban en essayant de connaître mon opinion. Je ne sais trop quoi lui dire ; la politique de son pays est si complexe ! J'essaie de m'en sortir en lui parlant de notre *devoir de réserve* : « Vous savez, Suleyman, le CICR est une organisation neutre ; nous ne pouvons exprimer d'opinions sur la politique des pays où nous

---

13. En mars 2011, lors des manifestations du « Printemps arabe », un mouvement laïc libanais minoritaire s'est fait entendre pour réclamer la fin du système confessionnel. Le combat s'annonce long puisque ce système persiste depuis l'indépendance en 1943.

travaillons. » Je l'encourage tout de même à clarifier la situation pour moi.

L'hôtesse me présente encore un plateau avec trois énormes pâtisseries ! Je suis découragée. J'opte pour un des petits biscuits qui décorent le plat. Du coup, elle m'apporte une grande assiette de biscuits. Oups… je ne m'en sortirai pas… Et qu'est-ce que l'on boit avec ça ? Un café instantané au lait concentré sucré. Croyant que j'ai un petit appétit, Suleyman me dit en riant : « Vous, les Occidentaux, ne mangez pas beaucoup. »

À 20 heures, il me ramène à l'hôtel où mon collègue irakien a cuisiné un bon souper que je mange avec plaisir, mais, bien que j'adore les desserts, je passe mon tour pour ce soir.

✤ ✤ ✤

J'ai encore quelques distributions à faire avant de procéder à la réception du stock d'urgence qui restera entreposé ici, au cas où la guerre reprendrait. Puis, j'aurai terminé.

Comme d'habitude, je suis triste de partir, mais heureuse de rentrer pour la période des Fêtes. Je vais pouvoir goûter le bien-être de vivre dans un pays en paix.

TCHAD 2007

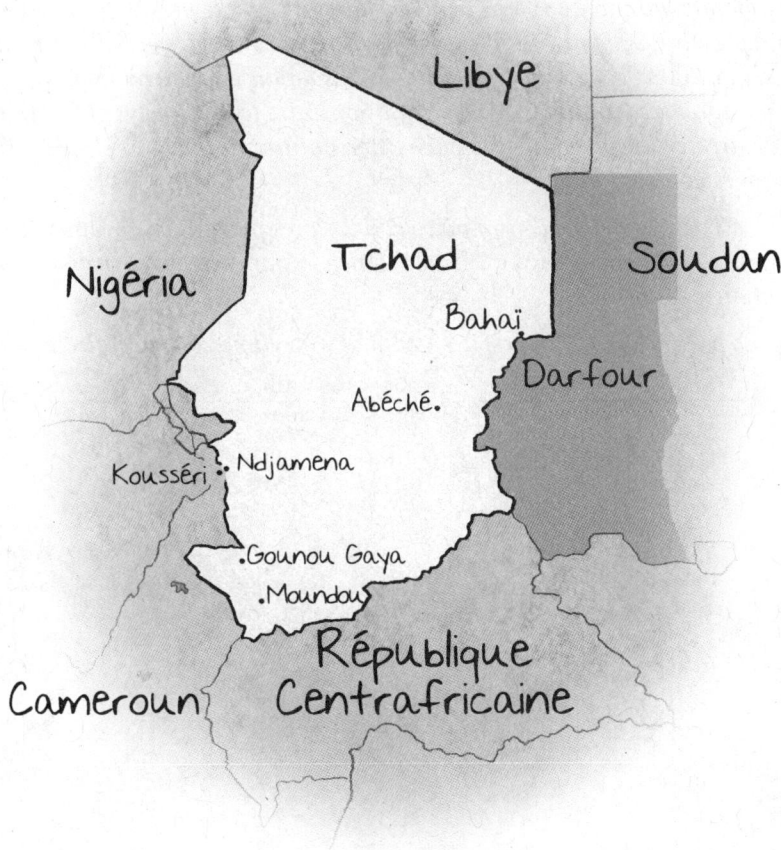

UN BREF RAPPEL HISTORIQUE

Depuis 2003, le pouvoir tchadien est confronté aux tentatives de coup d'État et aux attaques de mouvements rebelles venant de l'est du pays. La précarité de la situation est accentuée par la crise au Darfour: les communautés impliquées dans ce conflit habitent des deux côtés de la frontière soudano-tchadienne, notamment les Zaghawas dont est issu le président tchadien. En septembre 2004, le Haut-Commissariat aux Réfugiés (HCR) estimait à près de 200 000 le nombre de réfugiés soudanais en sol tchadien. Malgré les nombreuses tentatives de réconciliation entre les deux pays et les efforts pour arrêter la spirale de violence intercommunautaire, ce chiffre reste toujours valable.

Le Tchad est riche de son pétrole, mais presque tous les revenus de cet or noir, qui devaient servir à lutter contre la pauvreté, sont utilisés pour combattre les rebelles.

La présence du CICR au pays, depuis des décennies, est encore nécessaire.

1 – PROGRAMME « DÉTENTION », PROGRAMME « CHIRURGICAL »

17 FÉVRIER

Quel bonheur de revenir à Ndjamena après plus de 15 ans ! Je ne retrouverai probablement pas l'ambiance qui régnait dans la capitale pendant mes précédentes missions, mais j'espère tout de même revoir mes amis tchadiens, nager dans le fleuve Logone, manger dans les gargotes et retourner danser dans les boîtes des quartiers populaires.

Je compte tout faire pour retrouver Firmin qui fut mon assistant, chauffeur et ami[1]. En 1980, 100 000 Tchadiens qui fuyaient la guerre du Tchad avaient traversé le fleuve Logone pour se réfugier dans la ville frontière de Kousséri, au Cameroun. Nous y avions une clinique sous tente où nous soignions mères et enfants malades et mal nourris. J'avais ensuite retrouvé Firmin après la guerre, en 1982, à Ndjamena, où nous avions de nouveau travaillé ensemble.

✢ ✢ ✢

Sur le vol Paris – Ndjamena, je suis assise à côté d'un beau grand Sénégalais à l'élégance de diplomate. En discutant avec lui en français, tout en utilisant les quelques mots de wolof dont je me rappelle, j'apprends qu'il exerce sa profession de marabout à New York. Aujourd'hui, ses services sont requis à Ndjamena.

Au Sénégal, les marabouts font partie de la vie quotidienne des citoyens ; même les politiciens les consultent. Un marabout est un mélange de chef religieux, de sage, de fétichiste, de sorcier, de guérisseur et de jeteur de sort.

Au moment de remplir nos cartes de débarquement, il me demande poliment : « S'il vous plaît, madame, pourriez-vous remplir ma carte pour moi ? » Certaine qu'il s'agit là d'une blague, je lui dis en wolof : « *yow sayesaye ngua rek* » (vous n'êtes qu'un bandit, mais doit être pris dans le sens de farceur). Très vite, je réalise mon erreur. Il ne sait qu'écrire son nom en lettres carrées. Je suis mal à l'aise, mais il ne semble aucunement gêné. Le lendemain, je le croise dans le jardin de l'hôtel Méridien

---

1. Récit raconté dans *Entre le rire et les larmes, Une citoyenne du monde raconte*, Éditions de l'Homme, 1996, p. 123 à 134 et 146 à 203.

où il est descendu. C'est un endroit magnifique pour admirer le coucher de soleil sur le fleuve Logone. Son *grand boubou* jaune moutarde lui donne la prestance d'un *grand marabout*. Il me demande : « S'il vous plaît, madame, où se trouve le centre-ville ? J'ai passé la journée dans ma chambre. » Étrange bonhomme...

+ + +

Ndjamena a grossi, mais peu progressé. Elle ressemble encore à un gros village. Avec les revenus du pétrole exploité au sud du pays, on aurait pu au moins goudronner les rues de la ville ; elles ne sont faites que de sable fin qui s'infiltre partout et qui opacifie le ciel. Le bleu du ciel libanais me manque. Vivement la saison des pluies !

Au Liban, j'avais une vue splendide sur la Méditerranée depuis ma chambre ; ici, j'ai une vue plongeante sur la misère des déplacés de la guerre, qui survivent dans des tentes dégingandées à côté de notre maison.

La guerre interethnique qui persiste à l'est du pays, le long de la frontière avec le Darfour, déplace des populations jusque dans la capitale. Ce sont majoritairement des femmes et des enfants. Encore et toujours. Ils sont les principales victimes des assoiffés de pouvoir soutenus par les nations qui en tirent profit.

Les chiffres font frémir ! Quatre années de luttes de pouvoir sur ce territoire de sable et de caillasse ont provoqué des catastrophes dans trois pays frontaliers : 230 000 Soudanais du Darfour sont réfugiés au Tchad ; 20 000 Tchadiens sont réfugiés au Darfour ; 110 000 Tchadiens sont déplacés dans l'est du Tchad ; 280 000 Centrafricains sont réfugiés dans d'autres pays, dont 200 000 au Cameroun et 50 000 au Tchad[2].

+ + +

Mon premier mandat est de suivre l'état de santé des 400 prisonniers de guerre détenus à la Gendarmerie nationale ; comme il s'agit d'une guerre civile, et non d'un conflit international, il faudrait parler de détenus de sécurité et non de prisonniers de guerre, comme les appellent

---

2. Les « déplacés » sont des personnes forcées de fuir leur lieu d'origine mais qui demeurent dans leur propre pays. Les « réfugiés » ont traversé une frontière internationale.

les Tchadiens. Au dire de notre « équipe détention », leur état nutritionnel est inquiétant. Mais j'arrive trop tard ! Ils viennent d'être libérés. Ils faisaient partie de la rébellion qui a attaqué Ndjamena en avril dernier. Leur chef s'est rallié au gouvernement et la majorité des rebelles a rejoint l'armée gouvernementale. Tous ces morts pour rien !

Mon volume de travail a beaucoup diminué ; seulement une soixantaine de combattants ont choisi de ne pas se rallier au gouvernement.

✢ ✢ ✢

Je suis logée de façon temporaire dans une immense maison qui semble appartenir à des bourgeois cossus ; visiblement, ils ne l'ont pas bien entretenue.

Chaque jour apporte un nouveau problème. Le hall d'entrée, suffisamment spacieux pour loger une famille africaine, est inondé. De l'eau sort des murs, alors que rien ne coule des robinets depuis cinq jours. Le mercure descend à peine sous les 35 °C pendant la nuit. Le climatiseur de ma chambre ne fonctionne pas. Et comme si ça ne suffisait pas, aujourd'hui, le générateur refuse de démarrer... Pas d'électricité. Je prends mon mal en patience... il est prévu que je déménage dans quelques semaines.

Quand je pense à ce que vivent les Ndjamenois, je ne me sens pas le droit de me plaindre : la plupart n'ont pas d'électricité et les autres n'en ont guère plus que quelques heures par jour. Naturellement, la zone du palais présidentiel est alimentée au maximum ainsi que le quartier où réside la première dame.

3 MARS

Dès ma première visite aux prisonniers (incluant les détenus de droit commun), je me rends compte de l'ampleur des besoins. Comme le maigre budget des prisons ne couvre pas les soins médicaux, les malades ne reçoivent que très peu d'attention. Notre mandat n'est pas de nous substituer aux infirmiers en donnant les soins à leur place, mais de les inciter à le faire.

Je m'intéresse d'abord à ceux dont l'état de santé est préoccupant et je demande qu'ils soient dirigés vers l'hôpital. Souvent, cela exige une intervention à plusieurs niveaux de la hiérarchie : du sous-lieutenant au colonel en passant par les fonctionnaires du ministère de la Santé et de la Justice. Il est difficile pour le citoyen ordinaire de se faire soigner, je dois donc rester modeste quant à mes requêtes pour des soi-disant rebelles ou criminels. Les autorités pénitentiaires ont vite fait de me le rappeler.

Au programme « détention » du CICR, s'ajoute le programme chirurgical. L'hôpital de la Liberté a été construit par les Chinois, qui l'ont abandonné en signe de représailles quand le Tchad a établi des relations diplomatiques avec Taiwan. Pendant ce temps, l'hôpital a fonctionné tant bien que mal, sans eau ni électricité. Récemment, nos techniciens, aidés par des employés locaux, l'ont rénové le mieux possible et notre équipe médicale a pris la charge du service de chirurgie. Avec leurs homologues tchadiens, ils soignent principalement les blessés de guerre venant de l'est du pays.

Un infirmier se souvient de la Canadienne qui avait remis en fonction la cuisine de l'Hôpital général de Ndjamena, en 1982. C'était moi. Je suis émue de l'entendre me rappeler ces belles années.

✢ ✢ ✢

Annie, une amie québécoise rencontrée en mission au Myanmar, fait partie de l'équipe chirurgicale. Elle m'envoie une copie de ses courriels où elle raconte ses journées avec les blessés et un personnel peu motivé :

> Bonjour à tous,
>
> Voici quelques nouvelles après une dizaine de jours bien remplis à soigner mes premiers blessés de guerre !
>
> Eh oui, finalement, après deux semaines de préparation pour peaufiner un plan d'intervention pour être prêts à recevoir un afflux massif de patients, un premier groupe de blessés arrive.
>
> À la suite des combats dans l'est du pays, une centaine de soldats blessés ont été transférés à Ndjamena, sur un vol de l'armée française. Vingt-deux d'entre eux ont été admis chez nous. C'était un vendredi soir.
>
> La majorité sont blessés par balles. Un vilain carnage ! Après le triage – où les blessés sont classés selon la gravité des blessures –, le travail à la chaîne commence : installer les perfusions, injecter

les antibiotiques, vacciner contre le tétanos et faire les pansements. À deux heures du matin, les patients sont stabilisés, nous rentrons dormir.

Après une petite nuit de sommeil, le samedi se passe à opérer 14 des 22 blessés. Je cours entre le bloc opératoire et le service de chirurgie. À la fin de la journée, je réalise que je n'ai pas encore été aux toilettes !

Laissez-moi vous dire que le personnel tchadien n'a pas vraiment le même sens des priorités ni la même motivation que nous ! Au pic du stress de vendredi soir, je trouve l'infirmière-chef en train de prier. Peu après, je vois un infirmier le visage mouillé. Quand je lui dis : « Wow ! tu as beaucoup travaillé, tu transpires comme un fou ! », il me répond : « Je viens de faire mes ablutions. » Les musulmans se lavent le visage, les mains et les pieds avant chacune des cinq prières de la journée.

Le samedi, je passe ma journée à veiller à ce que les patients reçoivent leurs traitements. Le dimanche, je suis tellement fatiguée de répéter ce qu'il y a à faire que je le fais moi-même.

Le lundi, fière de moi, je leur prépare un formulaire de suivi des patients. Rien de compliqué : ils n'ont qu'à enregistrer la température du patient, la prise des antibiotiques et la pose des perfusions. Eh bien, ma fierté ne dure pas longtemps. Apparemment, mon formulaire est trop compliqué !

La surveillance postopératoire est très aléatoire, car personne n'a de tâche définie. En fait, tous sont responsables de tout et de rien.

Le calme est revenu. J'en profite pour préparer une leçon sur la prise en charge des blessés de guerre. Ainsi, la prochaine fois, je pourrai « peut-être » compter sur eux, du moins un peu.

Les rebelles sont soignés à Abéché où ailleurs à l'est. Nous n'avons donc que des patients de l'armée tchadienne. Ils sont vraiment difficiles à gérer. De vraies mauviettes ! Ils restent couchés toute la journée, ne font rien pour s'aider et se plaignent tout le temps qu'on ne s'occupe pas d'eux. Chaque patient est accompagné par cinq à dix membres de sa famille ! Eh oui, ici, il est normal que ce soit la famille qui s'occupe de donner les soins d'hygiène et de nourrir son malade.

Ils font la cuisine et mangent dans les chambres. Ils dorment sur de grandes nattes posées sur le sol, ils fument et crachent par terre... Ils refusent même de sortir de la chambre pour nous laisser donner les soins médicaux. Malgré ma petite taille, je les menace de ne pas soigner leurs malades s'ils ne sortent pas au moment des soins ou s'ils refusent de fumer dehors.

Quand il n'y a pas de blessés de guerre, notre chirurgien aide ses collègues tchadiens à opérer les cas d'urgence. Si le patient ne peut pas payer, nous fournissons le matériel et les médicaments, alors que pour les blessés de guerre, tout est donné par le CICR. Partout au pays, on prescrit aux patients tout le matériel nécessaire avant de les opérer: ça va de la lame à bistouri au sac de perfusion en passant par les gants stériles et les antibiotiques.

Les Tchadiens ont une résistance incroyable à la douleur et aux infections. Combien de fois nous croyons-nous devant une mort certaine pour finalement réaliser que nous nous sommes trompés ?

Quand j'ai besoin de me remonter le moral, je rends visite à mon petit copain Assan, âgé de neuf ans. Il a reçu une balle dans l'abdomen lors d'un échange de tirs dans un quartier de la ville. Il n'a jamais pleuré depuis son arrivée. On lui a fait une colostomie. Il aura un sac pour la vie.

2 – UN LANGAGE COLORÉ

8 MARS
Comment ça va bien ?

C'est ainsi que les Tchadiens prennent de vos nouvelles. Quand ils vont aux toilettes, ils vont *voir le pape*. Les seins pendants d'une mère qui a eu plusieurs enfants sont des *chaussettes*. Les criquets s'appellent les *crevettes du désert* ou *du Sahel* selon l'endroit où on les déguste. Forniquer se dit *couiller* ou *coïter*. En bordure des routes, on peut lire sur d'immenses panneaux publicitaires : *N'approche pas la fornication*. Devant le camp de l'armée tchadienne, un poster représente un commandant donnant des conseils à ses soldats : *Pour bien accomplir votre devoir, il faut que vous soyez en bonne santé. Alors toujours PAF : Préservatif, Abstinence, Fidélité.*

Que j'aime ce pays !

+ + +

La Journée internationale de la femme est un jour férié. Je participe à la marche des femmes avec mes collègues tchadiennes. Nous paradons avec une banderole sur laquelle est écrit le thème de la journée : *Femmes tchadiennes pour une paix durable*. Le thème est aussi imprimé sur le pagne traditionnel que nous portons. Le mien est rose fuchsia… ce qui se marie avec mon visage rougi par le soleil. En marchant, nous chantons ce que mes collègues ont composé sur *nos sœurs qui souffrent de la guerre*.

Nous sommes au soleil depuis 8 h 30 ; il est 12 h 30 et nous n'avons marché qu'un kilomètre et demi. Le soleil aura bientôt raison de moi.

Je ne vois aucune autre femme blanche, mis à part deux femmes de Médecins sans frontières. Je me demande pourquoi mes collègues ne sont pas venues. Elles avaient pourtant promis. Elles ont raté une belle occasion d'appuyer les tchadiennes dans leur lutte pour la paix.

À 13 heures, n'en pouvant plus du soleil, je les laisse continuer sans moi…

+ + +

Le chef des rebelles, que je n'ai pas pu visiter en prison parce qu'il s'était rallié aux Forces gouvernementales, est devenu ministre de la Défense. On parle de lui dans la presse locale : « Mahamat Nour Abdelkerim, qui, un 13 avril, a fait trembler la capitale et a failli faire basculer le régime de Deby, est récompensé nonobstant la violence et le carnage qu'a occasionnés cette incursion à la périphérie de Ndjamena. »

Une décision qui surprend beaucoup de monde...

21 MARS

J'ai la cote avec le directeur du Centre de détention à haute sécurité de Ndjamena. Mon collègue Claudio m'en avait dressé une image peu flatteuse : un homme difficile, rustre, toujours réfractaire à nous ouvrir les portes de sa prison, soi-disant pour notre propre sécurité. Il l'a maintes fois rappelé à Claudio : « J'héberge de dangereux criminels, j'ai peur pour vous. » Je me dis que je saurai bien l'amadouer.

À peine arrivée, je saisis ma chance. En apprenant mes origines, il me raconte, les yeux pétillants de bonheur, sa visite aux chutes Niagara, il y a 30 ans. Je lui demande s'il était en voyage de noces, ce qui l'a beaucoup fait rire. L'atmosphère reste détendue, et même agréable, jusqu'à notre *entretien final*[3].

Quelques jours plus tard, Claudio lui téléphone pour avoir de nouveau un rendez-vous. Il veut revoir un détenu étranger. Le naturel de notre interlocuteur refait surface : « Je viens juste de vous recevoir, laissez-moi tranquille.

— C'est la Canadienne qui veut vous voir !

Merci Claudio !

— Bon, si c'est elle, venez tout de suite. »

Ce que nous n'avons pas tardé à faire. Pendant que Claudio discute avec son Soudanais, je vérifie auprès des autres détenus si les malades dont j'avais soumis la liste au directeur ont été vus par un infirmier ou dirigés vers l'Hôpital. À ma grande surprise, les deux malades gravement atteints sont hospitalisés. Pour les autres, le directeur attend toujours que le ministère de la Santé lui affecte un infirmier une fois par semaine.

---

3. Chaque visite de prison commence par un *entretien initial* avec le directeur, où il est question de l'évolution de la situation depuis notre visite précédente. Elle se termine par un compte rendu de la visite lors de l'*entretien final*.

À nous de faire aussi pression auprès des ministres de la Santé et de la Justice.

Je commence une mission de huit jours qui m'amène au milieu du désert, dans le nord-est du pays. Après trois heures de vol à bord du *Twin Otter* du CICR, nous sommes à Abéché où notre équipe d'une trentaine d'expatriés travaille auprès des populations affectées par le conflit. D'Abéché, l'avion nous transporte vers le nord jusqu'au village de Bahaï, où seul un wadi (lit de rivière à sec) nous sépare du Darfour, toujours en guerre. Michael, le délégué responsable de la région, nous y attend avec un chauffeur. Tous les deux sont à bord d'un gros camion dans lequel nous voyagerons encore plus loin au nord. Les Land Cruiser sont très convoitées par les rebelles et les coupeurs de route ; c'est pourquoi il a été décidé que nous voyagerions en camion.

En voyant Michael, je me rappelle les soirées dans le bunker qu'il avait aménagé en disco-bar à Kaboul. C'était en 2001, l'année où l'espoir revenait en Afghanistan.

Nous nous éloignons de la piste d'atterrissage pour attendre à l'abri des regards indiscrets. En peu de temps, un groupe de rebelles soudanais, sorti de nulle part, nous rejoint. Armés jusqu'aux dents, ils se prétendent nos protecteurs... Ils seront nos guides vers le camp où sont prisonniers une centaine de soldats soudanais qu'ils ont capturés au Darfour. Il est difficile de leur faire comprendre qu'en tant qu'organisation neutre, nous devons garder une distance de plusieurs centaines de mètres entre eux et nous. Ils sont vraiment préoccupés par notre sécurité ! Si nous les écoutions, ils encercleraient notre camion. Mais il est hors de question que nous soyons mêlés à un convoi de rebelles soudanais, armés de lance-roquettes, sur des camionnettes portant des motifs de camouflage, en plein territoire tchadien. À contrecœur, ils promettent de garder leurs distances.

Après quelques palabres sur la direction à prendre, nous nous enfonçons dans le désert, toujours plus loin vers le nord. En l'absence de route, nous suivons les traces que leurs 4x4 ont laissées sur le sable du désert. Grâce au savoir-faire de notre chauffeur, nous évitons à plusieurs reprises de nous enliser dans le sable épais. Le voyage est pénible ! Rouler à bord d'un 10 tonnes sur un terrain cahoteux n'est guère confortable ; de plus, il faut supporter le grincement de la radio HF (hautes fréquences), car nous sommes en communication permanente avec notre base d'Abéché. Notre mission *top secrète* est considérée à haut risque...

Juste avant d'arriver au campement dans lequel se trouvent les prisonniers soudanais, nous croisons le hameau où est né Idris Deby, actuel président du Tchad. Il me paraît incroyable que, dans ce trou perdu, au milieu du désert, des parents aient pu élever un futur chef d'État. Quelques kilomètres plus loin, nous nous arrêtons au milieu d'un magnifique wadi où nous attendent une centaine de prisonniers, le sourire aux lèvres. Ils savent que nous venons préparer leur retour au Soudan.

Après un accueil chaleureux et le traditionnel verre de thé, nous étendons nos nattes sur le sable du wadi pour nous asseoir et discuter avec les détenus. Pendant trois jours, exposés au grand vent et au sable fin, nous évoquons leurs conditions de détention et nous procédons à l'enregistrement de chacun dans le but de les rapatrier chez eux.

Ici, le désert remplace les barreaux. Entourés de milliers de kilomètres de sable, ils ne peuvent aller nulle part sans risquer de mourir de soif. Leurs gardiens, les rebelles soudanais, les laissent circuler comme bon leur semble. Gardes et prisonniers sont comme des frères. Si ce n'était des lambeaux de ce qui fut un jour des uniformes de l'armée soudanaise, on ne saurait les distinguer les uns des autres.

Nous dormons sous des milliards d'étoiles, mangeons des rations de survie et partageons avec notre chauffeur les grillades d'un bouc qu'il a égorgé. Nos rations de l'armée suisse ne l'inspirent guère.

Notre équipe est composée du jeune délégué suisse allemand (Michael), d'une déléguée grecque, Elpida, en charge de notre service de protection, et d'une interprète égyptienne, Hawa, qui nous permet de communiquer en arabe avec les prisonniers.

Michael prend les notes qui serviront à la rédaction du rapport. Nous, les vieilles d'une autre génération, sommes très surprises de le voir écrire sur ce qui m'apparaît être un genre de téléphone intelligent; nous le trouvons même un peu ridicule. Nous changeons d'avis, le soir venu, quand il en sort de la musique.

Que pensent de nous ces hommes du désert qui sourient?

Je dresse une liste des détenus qui présentent des séquelles d'anciennes blessures de guerre. Notre équipe chirurgicale en poste au

Darfour pourra peut-être améliorer leur condition. Ils me racontent des histoires incroyables : des fractures ouvertes désinfectées simplement avec de l'eau bouillie salée, des os soudés dans des positions vicieuses, des jambes amputées sans anesthésie... Les résultats sont à l'image du manque de soins : des membres déformés, des douleurs permanentes, des handicapés à vie... alors qu'ils n'ont qu'une vingtaine d'années.

Nous remettons à chacun des prisonniers des dépliants sur le CICR et les formulaires sur lesquels ils écriront des *messages Croix-Rouge* à leur famille.

Leurs lettres sont touchantes : « Si Dieu me libère, je serai avec vous bientôt. »

« Je vous adresse ces quelques mots pour vous dire que je vais bien, grâce à Dieu, et que si sa grâce reste avec moi, je vous retrouverai dans notre cher pays. Ne m'oubliez pas. »

« Ibrahim Moussa Abdhallah donne 1 000 à ma première femme, Ibrahim Moussa Abdhallah donne 1 000 à ma deuxième femme. »

J'ignore combien ça donne en dollars, mais l'important c'est l'équité entre les deux femmes.

J'imagine le soulagement des mères et des épouses de les savoir vivants, elles qui sont sans nouvelles depuis des mois, voire des années. En même temps, combien elles doivent être déçues d'avoir si peu de détails sur leurs conditions : ils ne donnent aucune nouvelle d'eux-mêmes, sinon qu'ils vont bien ; ils ne font que saluer une longue liste de parents et d'amis. Il faut dire que tous les messages sont censurés.

Avant de les quitter, nous leur promettons de revenir les chercher dès que l'entente sur leur libération sera signée entre les gouvernements tchadien et soudanais. Cette signature ne saurait tarder. N'est-ce pas ce que les deux pays désirent ? Toutefois, il faut tenir compte de la lenteur administrative africaine.

Nous repartons en camion vers Bahaï où nous resterons quelques jours. Nous sommes vendredi soir et l'avion ne viendra que lundi... si la visibilité le permet. Les tempêtes de sable sont si fréquentes dans ce coin du monde.

Nous logeons à la maison de passage du Haut-Commissariat des Nations Unies pour les Réfugiés (HCR). L'endroit est sale et en décrépitude avancée, mais ça fait du bien de s'asseoir sur une chaise, de manger un repas sans sable et de boire une bière fraîche. Si Angelina Jolie[4] a dormi ici, il y a deux semaines, pourquoi pas nous ?

Notre rapport de mission et la visite de l'hôpital où des prisonniers, blessés de guerre, sont soignés par notre équipe chirurgicale mobile occupent ces deux jours. Encore et encore des jeunes hommes amputés d'un membre à cause de cette maudite guerre !

Bahaï n'était qu'une oasis enclavée au cœur du Sahara lorsque j'y suis venue, il y a 20 ans. Aujourd'hui, c'est un village garnison occupé par près de 2 000 militaires, une centaine d'habitants, de nombreux déplacés tchadiens et des réfugiés du Darfour. À cette époque, on ne voyait pas ces milliers de sacs de plastique accrochés aux acacias et aux clôtures. Maintenant, ils sont partout, dans toutes les villes et villages du pays. Horrible déchet de nos civilisations ! Un autre phénomène attire mon attention : les combattants se baladent avec leur Thuraya (téléphone satellite), puisqu'il n'y a pas d'antennes dans la région pour les téléphones cellulaires.

30 MARS

De retour à Ndjamena, le mercure indique 48 °C. La nuit, il descend à peine sous les 40 °C. Et nous ne sommes qu'au début de la saison chaude ! Il fera très bientôt 50 °C. Mais rien ne m'empêche de poursuivre mes leçons de danses tchadiennes.

✢ ✢ ✢

Lokua Kanza, un Congolais, donne un concert au Centre culturel français. Les Tchadiens forment un public particulier. Ils parlent à haute voix presque sans arrêt, ils applaudissent avant la fin des chansons et ils s'arrêtent aussitôt qu'elles sont terminées. À deux reprises, Kanza demande le silence. Sans succès. Le public proteste à l'annonce de la dernière chanson, mais il quitte la salle aussitôt qu'elle est terminée.

✢ ✢ ✢

Annie a de nouveau écrit à ses amis du Québec.

---

4. En tant qu'ambassadrice de bonne volonté pour le HCR, elle défend des causes humanitaires à travers le monde, principalement en faveur des réfugiés. Elle a passé deux jours au Tchad pour évaluer la sécurité des camps de réfugiés du Darfour.

Chers amis,

Le temps passe. Petit à petit, les soldats que nous avons soignés retournent au front, sauf quelques-uns dont la convalescence se prolonge. Le retour à la normale s'est installé dans le service de chirurgie. J'en profite pour donner des cours sur la prise en charge des blessés et des brûlés et sur les soins postopératoires. Je me heurte rapidement à la réalité : ça n'intéresse personne.

Il faut les comprendre ! Avec un salaire de misère, des conditions de travail merdiques et aucune reconnaissance, c'est déjà un miracle qu'ils soient au travail. Après quelques années de pratique, les infirmières ne sont plus motivées et ce n'est certainement pas une Blanche, de passage pour trois mois, qui va les changer. Heureusement, les étudiants en soins infirmiers et les stagiaires sont pleins d'enthousiasme ! Ils comblent les chaises de la salle de cours !

Nous soignons beaucoup d'accidentés de la route, souvent des cas très graves. Les Tchadiens conduisent comme des fous ! Personne ne semble connaître le code de la route. Les piétons se font frapper par les vélos, les motos et les voitures. Les vélos se font frapper par les motos et les voitures. Les motos se font frapper par les voitures qui, elles, se font frapper par d'autres voitures !

Un infirmier tchadien m'a raconté qu'il avait reçu six blessés aux urgences. Je lui ai demandé si c'était un accident de voiture. Il m'a répondu : « Non, deux vélos se sont rentrés dedans ! » Pas étonnant ! Ils roulent à trois ou quatre sur le même vélo. Les motocyclistes sont tout aussi inconscients : ils se croient invincibles avec leurs grigris et n'hésitent pas à rouler en sens inverse de la circulation.

Nous recevons aussi de nombreux cas de brûlures. Comme peu de gens ont l'électricité, les accidents causés par les bougies et les lampes à pétrole sont chose courante. Imaginez le calvaire des victimes qui voyagent parfois deux jours avant d'arriver dans des hôpitaux minables pour y recevoir des soins dans des conditions d'hygiène médiocres et sans analgésique. Quand finalement ils aboutissent à notre hôpital, il est difficile de rattraper le temps perdu et de réparer le travail mal fait… ou pas fait du tout.

À Ndjamena, on est rapide sur la « gâchette ». Une bataille qui éclate pour tout ou pour un rien se règle à coups de couteau ou par une balle dans la tête. C'est chez nous qu'ils arrivent ensuite, parfois trop tard.

3 – LA CHALEUR NOUS RATTRAPE

5 AVRIL

Ouf! La chaleur nous a rattrapés. Le mercure indique 50 °C. Quand donc va-t-il arrêter de monter?

Nous n'avons plus d'eau à la maison. Le «piscinier» a vidé notre réservoir pour ajouter de l'eau dans la piscine. Il n'a pas remarqué que depuis trois jours, rien ne coule du château d'eau de la ville, situé juste à côté de notre maison, comme pour nous narguer. Heureusement, nos collègues voisins ont eu la prudence de faire des réserves qu'ils partagent volontiers avec nous.

✦ ✦ ✦

Après un spectacle impressionnant de fantasia de chevaux et de chameaux à l'hippodrome, Annie, Amilcar (notre chirurgien salvadorien) et moi passons notre dimanche après-midi à danser à la Plantation, une boîte typiquement africaine. Nous sommes coincés au milieu d'une foule de jeunes et de vieux de tous les styles : traditionnel, punk, western, costard cravate ou en haillons.

Le soleil est couché depuis un moment; il est temps de rentrer, car les esprits s'échauffent et certains messieurs ont la main baladeuse. Je suis en nage; il faut être masochiste pour danser avec une chaleur pareille.

✦ ✦ ✦

Nadji, un de nos professeurs de danse tchadienne, accepte de donner, à trois de mes collègues et à moi, des cours de djembé à domicile. Je n'ai aucun talent, mais j'adore ça. Après la leçon, je m'exerce une partie de la soirée sur ma valise Samsonite. Ce matin, j'ai mal aux doigts, mais je continue de taper sur le comptoir de la cuisine et plus tard sur mon bureau.

✦ ✦ ✦

Ma liste d'expressions d'Afrique de l'Ouest s'enrichit de jour en jour : ils utilisent *il est bagagé* pour désigner une personne scolarisée ou encore qui porte plusieurs colis; *torche-moi* pour éclaire-moi avec la lampe torche; *faire l'avion par terre* pour courir; *cadeauter* pour donner un cadeau; quant aux *Adidas*, ce sont certains Sudistes tchadiens qui portent, sur chaque joue, trois scarifications initiatiques.

+ + +

Le banditisme est de plus en plus répandu dans la ville. Au dire des sœurs de la Charité de Québec, présentes à Ndjamena depuis des décennies: « C'est la faute à la pauvreté… »

Je suis invitée à dîner chez elles. C'est l'occasion de manger des plats de chez nous et de profiter de leur connaissance du pays.

Récemment affectées par la mort tragique de leur meilleur catéchiste, elles me racontent jusqu'où la pauvreté peut pousser l'être humain. Benjamin, un homme dans la trentaine, dit à son épouse qu'il a mal à la poitrine. Il se rend à vélo à l'Hôpital général de Ndjamena, sous un soleil de plomb, où il arrive après 30 minutes de route. Il est 16 heures et les quelques infirmiers qui restent sont sur le point de partir – presque tout le personnel quitte à 13 heures pour travailler dans une clinique privée, seule façon de gagner suffisamment d'argent pour vivre. On lui demande donc de revenir le lendemain. Benjamin, contraint de retourner chez lui, meurt en chemin. En le voyant tomber de son vélo, des voleurs s'emparent du vélo. Ils prennent aussi son téléphone et son argent, mais lui laissent sa carte d'identité. Une dame qui a tout vu arrête un taxi et demande au chauffeur de ramener le corps à l'adresse indiquée sur les papiers de Benjamin.

« C'était un jeune père de famille et notre meilleur catéchiste », me dit la directrice du couvent, au bord des larmes.

Je lui demande ce qu'il s'est passé dans ce pays pour que la situation se détériore à ce point.

« C'est la faute à la pauvreté », me répond-elle.

Et la pauvreté, c'est la faute à la guerre? Et la guerre, c'est la faute à qui? Aux assoiffés de pouvoir? Au manque d'éducation? Peu importe, c'est aussi la faute à la pauvreté.

7 AVRIL

Il semble que ma pratique de « tam-tam Samsonite » a débloqué chez moi un brin de capacité à jouer : au deuxième cours, j'arrive à suivre le groupe. Il faut dire que j'ai tellement répété ma leçon que j'en ai les doigts gonflés et rouges.

Le mercure est monté à 53 °C. Selon Radio France Internationale (RFI), Ndjamena est la capitale la plus chaude d'Afrique !

15 AVRIL

Je suis en route pour une tournée des prisons du sud du pays, accompagnée de Dominique, le chauffeur, et de Paul, le délégué protection. Quelques heures après notre départ, nous nous arrêtons pour casser la croûte dans une gargote de poulet, au bord de la route. Les poulets sont si chétifs que nous en commandons chacun un. Quatre gamins, leur gamelle en main, nous regardent manger, tout en gardant une certaine distance – certainement exigée par le restaurateur. Lorsque nous avons terminé, il ne reste strictement que les os. Au moment où nous repoussons nos assiettes, les enfants se précipitent à la vitesse de l'éclair. Tels des vautours, ils attrapent les os qu'ils croquent avec la même énergie que les enfants de chez nous qui croquent des bonbons. Personne ne réagit, comme si c'était la chose la plus naturelle qui soit.

Après tout ce que j'ai vu de misère dans ma vie, je m'étonne d'être encore choquée. Les enfants qui attendent les restes de nourriture aux portes des restaurants sont partout, mais la vitesse à laquelle ces garçons ont mangé nos os de poulets... me fait regretter de ne pas leur avoir laissé le poulet entier.

+ + +

Après trois heures de route goudronnée et tout autant de piste de sable, nous arrivons dans la petite ville de Gounou Gaya. Comme les hôtels sont sans électricité, nous campons à la belle étoile. Pas de chance ! La première pluie de la saison nous tombe dessus. À l'intérieur de l'hôtel, il fait si chaud qu'il est impossible de dormir.

Après une courte nuit de sommeil, nous nous présentons à la prison. L'infirmier me fait voir son cahier de consultations, où il a noté 35 diagnostics de « totalites ». Devant mon regard interrogatif, il me dit le plus sérieusement du monde : « Ça, c'est quand on a mal partout. »

Nous vérifions aussi la qualité et la quantité de nourriture distribuée aux détenus ; j'apprends alors une nouvelle unité de mesure : le *lapin grandi*. Il s'agit de la taille du sac de farine qui sert à cuisiner la boule.

La boule est le plat national du pays. Elle est composée de farine bouillie avec de l'eau et, comme son nom l'indique, on lui donne une forme de boule d'environ 500 grammes (par portion) que l'on arrose de sauce faite d'un mélange de gombos, de tomates et de haricots rouges. Une fois par semaine, les haricots sont remplacés par 50 grammes de viande. J'adore manger la boule avec les doigts, comme le font les Tchadiens. Le gombo, appelé aussi okra ou « doigts de dames », donne à la sauce une texture visqueuse que la plupart des Blancs détestent.

Après une tournée de tous les coins et recoins de la prison, je fais parler un groupe de détenus sur leurs conditions de détention. Assise par terre, à l'ombre d'un arbre, je les questionne amicalement, à l'abri des oreilles des gardiens. Petit à petit, les détenus s'éloignent de moi. Je me demande si je les ennuie à ce point quand j'entends crier du fond de la cour : « Hé ! les gars, mettez la mama à l'ombre ! » Je n'avais pas remarqué que j'étais en plein soleil alors qu'il fait autour de 45 °C. La mama a vite fait de se déplacer à l'ombre.

✦ ✦ ✦

Annie nous quitte ce lundi et Amilcar dans une semaine. Ça me rend triste, car nous formons une joyeuse équipe tous les trois. Dans ce métier, nous sommes constamment en mode de séparations et de rencontres. Quitter les gens qu'on aime est le prix à payer pour faire de nouvelles et belles rencontres.

4 – LIBÉRATIONS ET RAPATRIEMENTS

22 AVRIL

Le gouvernement tchadien et son voisin se sont enfin mis d'accord pour laisser le CICR rapatrier les détenus soudanais chez eux. Après un mois d'attente, je suis ravie de retourner dans le désert ! D'autant plus que, pour la première fois, je participe non seulement à la fermeture d'un lieu de détention, mais aussi au rapatriement de prisonniers dans leur pays.

✤ ✤ ✤

Du haut des airs, à bord du *Twin Otter* du CICR, je suis fascinée par l'immensité du désert, qui me rappelle le Grand Nord canadien. Nous sommes en route vers le wadi où nous attendent les soldats soudanais que nous allons rapatrier.

Il me semble que nous tournons en rond ! Les pilotes chercheraient-ils la « piste » ? Je m'inquiète, je sais qu'ils ne sont jamais venus par ici. Je ne vois que du sable. Où est donc le « wadi prison » ?

Nous perdons de l'altitude ! J'aperçois enfin une immense Croix-Rouge sur fond blanc étendue sur le sable doré. Michaël nous y attend avec notre camion. Il est là depuis quelques jours à préparer le rapatriement. Le drapeau, aussi imposant que celui du toit de l'Hôpital d'Osijek, en Croatie, mesure 30 mètres sur 30. Merci aux détenus qui ont aligné plus d'un millier de pierres – récupérées dans le wadi – de chaque côté de ce qui allait devenir notre piste d'atterrissage. Sinon, il nous aurait fallu refaire des heures de camion.

Les prisonniers viennent me saluer les uns après les autres. « Merci d'être revenue, madame Élisabeth ! », « Grâce à Dieu, vous êtes là, madame Élisabeth, on avait peur que vous ne reveniez pas. » Je suis émue de les entendre.

Malheureusement, cinq d'entre eux n'y croyaient plus : ils se sont évadés, il y a deux jours. J'espère qu'ils ne sont pas morts de soif.

Comme le CICR le fait lors de chaque opération de rapatriement, chaque prisonnier signe un formulaire de consentement : ils confirment qu'ils rentrent chez eux sans y être forcés de quelque manière que ce soit.

Ils sont 94 ; il faudra donc 12 voyages dans le *Twin Otter* pour les amener à Abéché, où les attend l'Hercules que le CICR a nolisé pour les ramener au Soudan.

Nous dormons dans leur campement, sur le sable, au milieu des acacias, des crottes de chèvres et d'ânes. Quelle splendeur ! L'immensité, le silence... Comment peut-on faire la guerre dans un tel décor ? Les touristes paieraient des fortunes pour être ici.

Au milieu de la nuit, je suis réveillée par un âne que j'entends marcher à côté de moi, puis par une chèvre qui grignote ma moustiquaire. C'est seulement pour éviter les scorpions et les araignées que nous dormons sous des tentes moustiquaires ; les moustiques sont rares, car il n'a pas plu depuis deux ans.

Je m'habille avant le lever du soleil pour être à l'abri du regard des hommes. Puis, en attendant que le camp se réveille, je lis, appuyée contre un acacia. D'un œil, j'observe les gens du hameau d'à côté qui, déjà à cette heure matinale, se préparent à récupérer ce qui sera laissé sur place : couvertures, nattes, seaux, gamelles et je ne sais quoi d'autre. Ils ont raison de profiter de cette manne, puisque les prisonniers ne peuvent rien prendre avec eux.

Il faut réduire au maximum le poids de l'avion. De toute façon, les soldats recevront des habits et de l'argent à Abéché, avant de s'envoler vers le Soudan. Ils ont choisi de garder deux articles : les dépliants sur les activités du CICR – reçus lors de notre précédente visite – et les chapelets, chrétiens ou musulmans, qu'ils ont fabriqués avec les graines des acacias du wadi.

L'armée nationale soudanaise est composée de chrétiens du sud et de musulmans du nord. Ils se sont fait la guerre pendant près de 22 ans[5] ! Ils se battent maintenant ensemble contre les musulmans du Darfour.

---

5. La guerre civile entre le sud et le nord du Soudan, qui s'est déroulée entre 1983 et 2005, a fait plus de deux millions de morts. En juillet 2011, malgré la création du Sud-Soudan, la paix n'est pas vraiment rétablie.

L'émotion est très forte au moment de leur dire un dernier au revoir à l'aéroport d'Abéché. Ils jurent de ne jamais nous oublier et de prier pour nous : « Que Dieu vous protège ! » « Qu'Allah protège votre famille, madame Élisabeth ! » Je souhaite que Dieu s'occupe plutôt d'eux, ils en ont tellement besoin.

27 AVRIL

Quand j'ai envie de me plaindre contre le « je-m'en-foutisme » des Tchadiens, je me dis que si je n'avais que leur maigre salaire pour mon labeur, je ne viendrais sans doute même pas travailler. Presque chaque semaine, je revisite les rebelles détenus à la gendarmerie de Ndjamena. Hier, l'équipe médicale de la prison m'avait promis que les cellules seraient balayées et les nattes exposées au soleil avant mon arrivée ce matin. J'aurais voulu commencer la désinfection et la désinsectisation des lieux sans perdre de temps. C'était rêver.

L'équipe médicale m'attend à la porte de la prison. Les cellules sont sales et les détenus sont avachis sur leurs nattes tout aussi sales. Je fais un effort pour ne pas repartir avec mes produits d'extermination ! Tous ensemble, prisonniers, infirmiers et moi, nous commençons le grand nettoyage. Dès qu'une cellule est propre et que la poudre de perméthrine – produit contre les acariens femelles, parasites de la gale – est appliquée, nous tentons de badigeonner les locataires avec du benzoate de benzyle. Nous nous heurtons à un problème auquel j'aurais dû penser : il est impossible de leur faire baisser leur pantalon, même devant les infirmiers. Ils sont condamnés à se gratter... Certains le font depuis si longtemps qu'ils ont des plaies profondément infectées.

+ + +

Notre jardin est pour moi un baume après mes journées passées dans la saleté des prisons malodorantes. Nos arbres en fleurs attirent une grande variété d'oiseaux de toutes les couleurs. Je les entends chanter lorsqu'ils sont perchés à la fenêtre de la salle de bain. En nageant, je prends plaisir à observer les guêpiers bleu-turquoise-vert-brun-jaune-noir qui, avec leurs longs becs, chassent les insectes au vol comme le font les hirondelles. Les grenouilles semblent, comme moi, apprécier la piscine ; l'une d'elles se sert de mes genoux comme tremplin pendant que je nage sur le dos. Au coucher du soleil, les chauves-souris passent en rase-mottes au-dessus de nos têtes pour s'abreuver. Notre chatte est une experte de la chasse aux lézards, elle semble les préférer aux oiseaux.

1er MAI

Mes recherches pour retrouver Firmin avancent lentement. Tout porte à croire qu'il n'est plus à Ndjamena. J'ai rencontré un infirmier qui travaillait avec nous à l'époque. Il m'a promis qu'il le retrouverait.

5 – TENTATIVE DE VIOL SUR UNE DÉLÉGUÉE

9 MAI

Nadine, qui travaille sur le dossier tchadien depuis Genève, est entrée au bureau ce matin avec un œil au beurre noir. Elle vient d'arriver pour une mission d'une dizaine de jours.

Je lui demande à la blague si son mec lui a fait une crise de jalousie. Puis, j'apprends ce qui s'est passé. J'aurais voulu disparaître.

Dès 9 heures, toute l'équipe est convoquée d'urgence à la salle de réunion. Nadine nous raconte, avec le plus grand calme, ce qui lui est arrivé la nuit précédente. Le gardien de sécurité de la maison est entré dans sa chambre dans l'intention de la violer. Alors qu'il était sur le point de l'étrangler, elle a réussi à lui faire lâcher prise en lui enfonçant un pouce dans l'œil. Puis, pour sauver sa peau, elle a décidé de ne plus résister. Elle lui a demandé d'aller chercher un préservatif dans la salle de bains. Pendant qu'il cherchait, elle a barricadé sa porte avec le lit et a appelé au secours plusieurs collègues avec son téléphone. Quand ils sont arrivés, le gardien était en train de remettre son uniforme.

Nous sommes tous bouche bée devant sa force de caractère et la maîtrise avec laquelle elle nous raconte ce drame. Et plus encore quand elle dit vouloir poursuivre sa mission telle que prévue. Pour le moment, elle s'en sort avec une grosse ecchymose à l'œil et des marques de strangulation[6].

Après la réunion, je lui présente mes plus plates excuses pour ma tentative de blague maladroite. « Ne t'en fais pas, dit-elle, tu ne pouvais pas savoir. »

Aussitôt la réunion terminée, je prends la route pour Moundou, tout au sud du pays. Eva m'accompagne. Au CICR, elle est la nutritionniste responsable pour l'Afrique de l'Est. Nous allons évaluer l'état nutritionnel des prisonniers de la deuxième plus grande maison d'arrêt du pays. Eva leur a rendu visite à la même période l'année précédente. Elle me décrit leur état : « Ils étaient si maigres que le CICR a dû les nourrir pendant quatre mois. Il faut vraiment suivre la situation de près. »

---

6. Une fois retournée à Genève, Nadine a reçu le soutien nécessaire pour l'aider à soigner son stress post-traumatique.

✢ ✢ ✢

La famille de Gaston, notre chauffeur, vit à Moundou. Hier, il a passé la soirée avec ses proches. Je lui demande comment se sont passées les retrouvailles : « Ah, le papa est là ! Les enfants demandent du pain, du savon, des vêtements, des chaussures… » Simplement tout ce à quoi un enfant a droit…

✢ ✢ ✢

Bien que nous soyons dans la capitale économique du pays, l'accès à Internet est extrêmement limité. Pendant que je fais des photocopies des résultats de la pesée des prisonniers, le propriétaire du commerce me dit : « Il faut beaucoup de temps et d'argent pour utiliser Internet ici. Nous n'avons qu'une seule ligne que nous partageons avec Ndjamena. À quoi sert donc l'argent du pétrole ? »

Tous les jours, je constate à quel point le Tchad est en retard sur le reste de l'Afrique ! Des prisonniers nigérians me racontent ce qu'ils pensent de leurs co-détenus tchadiens : « *We don't mix with them, not only because they don't speak English but because they are very primitive*[7]. »

Il faut dire que les Tchadiens n'ont pas de chance. Leur pays, enclavé, est en proie à des guerres interethniques depuis des décennies. En 16 ans de pouvoir, leur président – qui a succédé à un dictateur, actuellement au Sénégal, en attente de son procès pour crime contre l'humanité – en est à son 400e ministre et à son 11e premier ministre. Malgré l'engagement du gouvernement, auprès de la Banque mondiale, de dépenser 80 % des redevances dans la lutte contre la pauvreté, l'argent du pétrole reste au service de la guerre. Et comme si cela ne suffisait pas, en 2005, le pays a été classé parmi les plus corrompus. Il existe cependant un ministère de la Moralité, à qui doivent s'adresser ceux qui désirent porter plainte contre la corruption…

✢ ✢ ✢

De retour de Moundou, je trouve Alexis, mon gardien préféré, complètement déprimé. À force d'insister, j'arrive à lui faire dire ce qui

---

7. Traduction : « Nous ne nous mélangeons pas avec eux, non seulement parce qu'ils ne parlent pas anglais, mais parce qu'ils sont très archaïques. »

ne va pas : « Je suis bouleversé par ce qu'a fait notre collègue à madame Nadine. Il faut que vous sachiez que nous avons tous très honte. » Tant bien que mal, je tente de le convaincre que ces choses arrivent partout dans le monde, que l'estime et la confiance que nous avons pour eux n'ont pas changé.

Nous fermerons quand même nos portes à clef.

✢ ✢ ✢

Une grève des fonctionnaires dure depuis trois semaines. Ils réclament 300 % d'augmentation de salaires. Le gouvernement n'en propose que 10 % et il persiste, malgré tout, à leur verser la totalité de leur salaire. Nous nous inquiétons pour les employés de l'hôpital qui continuent à travailler avec nous : nous ne voudrions pas que l'on nous accuse d'être collectivement des briseurs de grève.

✢ ✢ ✢

Le problème des enfants soldats est largement répandu dans les pays africains en conflit. Avec nos collègues de l'UNICEF, nous travaillons à les réintégrer à leur vie d'enfant. Il est difficile de les convaincre de troquer une kalachnikov contre des crayons et des livres d'école ! Lorsque j'étais au Libéria, notre équipe médicale, responsable du service de chirurgie, recevait de nombreux enfants soldats blessés de guerre. Pour les occuper durant leur convalescence, des infirmières tentaient de les intéresser à l'apprentissage de l'écriture en espérant qu'ils abandonnent l'armée pour aller à l'école, mais sans grand succès. Les enfants acceptent difficilement d'abandonner leur statut de soldat qui, non seulement leur permet de manger, mais leur donne aussi un pouvoir dans la société.

✢ ✢ ✢

Avant même de dire bonjour, les Tchadiens demandent aux expatriés – qui supportent le climat moins bien qu'eux – : « Et comment la chaleur ? » Même si nous sommes passés de 53 °C à 49 °C, Ndjamena continue de battre le record de chaleur de toutes les capitales africaines.

Je me demande comment les Ndjamenois arrivent à vivre comme ils le font : leurs petites maisons de terre, serrées les unes contre les autres, sont entourées de murs épais qui empêchent la brise de pénétrer. Ils dorment dans la cour intérieure au milieu de leurs voisins avec qui ils partagent la même parcelle de terrain.

Pour qui n'a jamais vécu sans électricité, il est difficile d'imaginer la vie au quotidien dans de telles conditions. Les Tchadiens ont développé un système d'entraide et de débrouillardise à la manière africaine. Nos employés arrivent le matin avec des dizaines de téléphones portables qu'ils rechargent pour leurs familles et leurs voisins. D'autres, poussés par le sens des affaires, mettent à profit leurs congélateurs en entreposant les denrées périssables de ceux qui ont les moyens de les payer.

Les hôpitaux sont aussi affectés par les pannes de courant. Les Tchadiens qui ont de l'argent vont se faire soigner au Cameroun : ils n'ont aucune confiance en la qualité du maintien de la chaîne de froid et au bon fonctionnement des salles d'opération.

26 MAI

« Élisabeth cherche Firmin… » Radio Tchad a accepté de diffuser ma demande de recherche. Aujourd'hui, en faisant mes emplettes dans le quartier des sudistes chrétiens – zone chaude de la ville où habitait Firmin –, on me demande à deux reprises si je suis la « Élisabeth qui cherche Firmin ». Ils le connaissent bien, mais il y a longtemps qu'ils ne l'ont vu. Ils me promettent de faire leur enquête. Décidément, beaucoup de gens à Ndjamena savent que je cherche Firmin… sauf Firmin. Il finira certainement par l'apprendre. Ndjamena n'est tout de même qu'une petite ville.

+ + +

Je remplace la coordonnatrice médicale durant son absence. C'est à moi que revient la tâche d'obtenir des devis pour la réparation du caniveau qui entoure l'enceinte de l'hôpital. On parle de quelques kilomètres de canal qui sert de poubelle et qu'il faut nettoyer. La saison des pluies approche. Il est plus que probable que le terrain entourant l'hôpital sera inondé.

Je travaille aussi à la préparation du séminaire de chirurgie de guerre qui aura lieu à la fin de juin. L'accueil des chirurgiens tchadiens de tout le pays exige une logistique complexe. Je suis heureuse de m'occuper à des activités autres que mon travail auprès des prisonniers qui me frustre de plus en plus.

30 MAI

J'ai retrouvé Firmin ! Toutefois, je ne l'ai pas encore revu. Un de ses amis, qui a entendu mon message, lui a demandé s'il connaissait Élisabeth la Canadienne. Il m'a aussitôt téléphoné : « J'ai un décès, je ne peux pas te voir avant quelques jours. » À son deuxième coup de fil, je lui demande qui est décédé : « C'est ma femme. » Je suis habituée à la résilience des Africains face à la mort, je ne suis donc pas choquée par le ton léger de sa voix : « C'est la vie ! […] Ma famille se réjouit de te revoir, surtout ma fille à qui tu avais donné tes bottes jaunes. » J'avais complètement oublié ces bottes.

+ + +

C'est maintenant partout la grève sèche, ce qui veut dire que les services essentiels ne sont pas assurés. Ce matin, au milieu du corridor de l'urgence de l'hôpital, notre équipe a trouvé un jeune homme inconscient, couché sur une civière, avec une balle dans la cuisse. Depuis quand était-il là ? Personne ne le sait. Le chirurgien l'a opéré en urgence. Son artère fémorale était sectionnée et il avait perdu beaucoup de sang. Il ne s'est jamais réveillé. « Ce n'est pas grave, c'était un voleur… » Voilà ce qu'ont dit les deux infirmières qui ont bien voulu travailler malgré la grève.

Combien de gens vont mourir à cause de cette grève ? Nul ne le sait, mais une chose est certaine : elle n'est pas près de finir. Désormais, en représailles contre le gouvernement, qui refuse maintenant de payer leurs salaires, les grévistes n'offrent plus les services essentiels.

+ + +

J'adore l'ambiance des gargotes des quartiers populaires de Ndjamena, où la musique africaine remplit l'atmosphère. J'y vais souvent, le dimanche après-midi, manger des carpes grillées avec Nadji et ses amis. Les serveurs ont une façon draconienne de nous débarrasser des milliers de mouches qui s'agglutinent sur les tables : ils y vaporisent du pétrole. Je suppose que cette odeur détestable est le prix à payer pour éviter d'avaler une mouche.

+ + +

En rentrant de l'hôpital, Anne Catherine, notre physiothérapeute belge, a eu un accrochage avec une moto. Sa Land Cruiser n'a rien, mais l'un des miroirs de la moto est cassé et le pneu avant est crevé. Elle me téléphone, complètement paniquée : « Le policier me demande 25 000 CFA (50 $) pour me laisser partir. Les gens se rassemblent autour de nous, ça commence à chauffer. Qu'est-ce que je fais ?

— Je t'envoie Mathieu (notre logisticien tchadien) ; ne fais rien avant qu'il n'arrive. »

Le temps qu'il soit sur les lieux, la foule s'est agglutinée et la colère a monté. Les gens frappent sur la voiture en criant des commentaires du genre : « C'est une femme au volant, elle ne sait certainement pas conduire. » C'est plutôt cocasse, quand on sait que la plupart des chauffeurs achètent leur permis sans passer d'examen : acheter un permis à un fonctionnaire corrompu revient moins cher que de payer des leçons de conduite et de passer l'examen. De toute façon, on a beau être un excellent chauffeur, il est pratiquement impossible d'avoir le permis sans devoir « cadeauter » l'examinateur.

Comme la foule devient de plus en plus menaçante, Mathieu décide de régler l'affaire au commissariat. Une fois sur place, l'agent découvre une erreur sur le permis de conduire d'Anne Catherine : la date de délivrance du permis et la date limite de validité sont inversées – une histoire belge. Il flaire alors la bonne affaire. Anne Catherine s'en sort en blâmant les fonctionnaires de son pays ; l'agent range son carnet de contraventions et lui serre la main en rigolant.

Mathieu remarque que le prix du constat est de 12 000 CFA alors que, pour les Tchadiens, il n'est habituellement que de 6 000 CFA. Comme il ne veut pas faire perdre la face au fonctionnaire, il lui laisse du temps pour revenir sur sa décision : « Réfléchissez cette nuit, je repasserai demain matin », dit-il en quittant le bureau.

Le chauffeur de la moto a maintenant mal partout. Sur les lieux de l'accident, il ne semblait avoir aucun malaise. Mon infirmier de la Maison d'arrêt de Moundou dirait qu'il souffre de « totalite ». Par prudence, Mathieu l'emmène dans une clinique. Il veut être certain qu'il n'a rien et veut ensuite lui faire signer une décharge qui évitera tout recours ultérieur. Ses radiographies ne montrent aucune fracture, mais ses analyses sanguines révèlent une forte malaria et une typhoïde. C'est fou tout ce qu'on peut attraper en ayant un accident avec un Blanc !

Mathieu conclut l'affaire en lui donnant 50 000 CFA pour couvrir les frais de médicaments. Il quitte le commissariat en disant à Anne Catherine : « Le laborantin a probablement eu sa commission pour avoir trafiqué les résultats, mais au moins, on en a fini avec lui. »

Le lendemain, la « victime » se présente au bureau de Mathieu pour se plaindre qu'il a encore mal partout. Mathieu lui rappelle la décharge qu'il a signée. Il avait oublié. L'agent a finalement accepté que nous payions le même montant que les Tchadiens pour le constat de l'accident, soit 6 000 CFA. Il lui remet un reçu rédigé sur un bout de carton. Encore de l'argent qui ne se rendra pas dans la caisse de l'État.

✦ ✦ ✦

Je dois réduire mes heures de pratique de tam-tam, car j'ai les jointures gonflées et douloureuses. Jusqu'à maintenant, j'apprenais à taper ; maintenant, je sens que je commence à jouer… un peu.

6 – LES RETROUVAILLES AVEC FIRMIN

11 JUIN

Mes retrouvailles avec Firmin se déroulent comme dans un film. Un contretemps à l'hôpital m'empêche d'être à mon bureau pour notre rendez-vous, prévu à midi. La saison des pluies est commencée et les caniveaux, qui n'ont pas encore été vidés, débordent. La situation s'aggrave de jour en jour et nous, nous jouons au ping-pong avec des fonctionnaires de mauvaise foi : ils voudraient que le CICR finance les travaux qui, selon nous, devraient être à la charge de la municipalité.

Je téléphone à Firmin pour le prévenir de mon retard. Comme par hasard, il se trouve tout près de l'hôpital. La police vient de saisir sa moto parce qu'il n'a pas ses papiers d'enregistrement – comme 50 % des motocyclistes. Et tout comme eux, il s'en tirera avec un pot-de-vin lorsqu'il ira récupérer sa moto. Je lui fixe un rendez-vous au coin de la rue de l'hôpital.

C'est lui ! Mon Dieu, je ne l'aurais jamais reconnu ! Il a le visage rond comme la pleine lune. Je me précipite hors de la voiture et nous nous sautons dans les bras. Il me soulève de terre, me fait tourbillonner et m'embrasse très très fort. Je remarque à peine les passants qui s'amusent à nous observer. Je l'invite à monter avec moi pour aller dîner à la maison.

Nous mangeons en nous rappelant mille et un souvenirs. Mes colocataires nous écoutent avec intérêt en essayant de s'imaginer le Tchad du début des années 1980. Il me fait plaisir en m'appelant Élisa comme il l'a toujours fait. Il me donne quelques nouvelles des autres membres de notre équipe qu'il promet de m'aider à retrouver.

13 JUIN

Firmin m'invite à rencontrer sa femme et trois de ses six enfants. Je découvre que sa défunte femme était du « deuxième bureau ». C'est ainsi qu'en Afrique de l'Ouest, les hommes parlent de leur maîtresse. Et elle est reconnue comme telle. Elle est reconnue au point qu'une foule de parents, amis et voisins défile chez lui depuis son décès. Chacun lui présente ses condoléances, en présence de sa femme légitime. Plusieurs sont venus du sud du pays, ce qui représente plus de six heures de route.

Les sudistes, comme Firmin et les siens, sont en majorité animistes et chrétiens, tandis que les nordistes sont musulmans et polygames. Chez nous, on cache sa maîtresse ; ici, il semble tout naturel d'en avoir une.

✢ ✢ ✢

La grève des fonctionnaires dure toujours. Le gouvernement leur propose maintenant 15 % d'augmentation, ce qui est encore très loin des 300 % demandés. Nous sommes à la période d'examen pour le baccalauréat. Les professeurs en grève refusent de travailler, mais le gouvernement a décidé de passer outre ; c'est donc l'armée, la gendarmerie et la police qui les remplacent… Les automobilistes et les motocyclistes qui, comme Firmin, n'ont pas leurs papiers sont heureux : les policiers qui sont tous dans les lycées à surveiller les examens ne contrôlent plus la circulation dans les rues de la ville.

Les apprenants (c'est ainsi qu'on appelle les élèves) disent se sentir comme sous la loi des mesures de guerre : des soldats armés vérifient leur identité à l'entrée des salles de classe et procèdent à des fouilles corporelles à la limite de la décence. Les étudiants téméraires qui tentent de s'introduire avec des armes blanches se voient rabroués violemment.

Certains élèves font la queue depuis quatre heures du matin, tellement ils sont impatients de voir leurs noms inscrits au tableau – condition essentielle pour se présenter aux examens. Ne pas être sur la liste est plutôt une affaire de malchance que de mérite.

Pendant ce temps, les professeurs manifestent avec violence contre la tenue des examens. Les rues principales de la ville sont bloquées par des véhicules militaires. Pour prouver aux enseignants qu'il est le plus fort, le gouvernement fait tout pour que les étudiants passent leur bac malgré la grève.

Les élèves qui réussissent à passer le contrôle militaire font leurs examens assis par terre, sur des divans ou installés autour d'une table ronde. Les soldats armés de kalachnikovs les surveillent !

Malgré la haute surveillance, la tricherie va bon train : les filles usent de leurs charmes envers les gardiens qui semblent les plus scolarisés… et ça marche ! D'autres offrent 500 CFA (1 $) à un surveillant pour qu'il les laisse téléphoner à un ami, qui leur dictera les réponses.

Le gouvernement a promis les résultats dans deux semaines. On se demande qui corrigera ces examens. Et comment.

Une publicité fort ambitieuse figure sur l'enseigne de la *Clinique spirituelle du Prophète*: « Ici, Jésus guérit le sida et toutes maladies. Christ-Surmedecine, par le Prophète Abraham Bégoto Henri. » Voici ce que l'on en dit dans le journal le plus lu de la capitale : « Incontestables preuves : au total, neuf personnes, parmi plusieurs séropositifs et sidéens guéris cliniquement, passées de la séropositivité à la séronégativité, ont témoigné elles-mêmes de leur miraculeuse guérison dans les journaux, adresses et photos à l'appui. Un agent de santé, un commissaire de police, un juriste, etc. Donc, heureux ceux qui croient aux miracles de l'inchangeable Jésus-Christ. Cette divine guérison est profitable à toute personne, sans distinction de race et de religion. La même purification guérit le sida et toutes les maladies, et est la solution à tous les problèmes de l'homme.

N.B. : Le Prophète Abraham n'est qu'un instrument de Dieu utile par le biais de Jésus-Christ pour cette délivrance. À Dieu seul la Gloire ! »

Comment peut-on laisser ces gens abuser ainsi de la naïveté des innocents et des désespérés ?

✛ ✛ ✛

En rentrant à la maison, ce soir, je suis choquée de voir que nos voisins ont coupé l'immense bougainvillier en fleurs qui servait de haie à notre jardin. Venant d'un pays où la saison des fleurs est trop courte et les fleurs si précieuses, je suis étonnée d'entendre ma colocataire s'exclamer : « C'est bien pour nous, ça fait moins de fleurs qui tombent dans la piscine. » Un bougainvillier ! Je me souviens du jour où j'ai réussi à en faire fleurir un petit plan dans mon pays froid. J'en étais tellement fière !

16 JUIN

Annie me raconte une histoire d'horreur qui vient de survenir à l'hôpital. Un patient, qui s'est accidentellement brûlé la main, a cru que la douleur s'arrêterait en coupant ses doigts brûlés. Comme il avait toujours mal, il a entrepris de se couper la main au niveau du poignet. Incapable de terminer son amputation, il s'est présenté à l'hôpital avec un poignet à demi entaillé. Malgré les efforts de l'équipe médicale pour sauver sa main et soigner ses brûlures, il a profité d'un moment d'inattention pour quitter l'hôpital. Que peut-il lui avoir passé par la tête pour agir ainsi ?

✦ ✦ ✦

Donald, notre collègue d'Abéché, est impliqué dans un accident de la route dont on le rend responsable. Stationné au bord de la rue, il remarque une moto qui passe à toute vitesse, puis perd le contrôle dans le sable mou, 200 mètres plus loin. La foule se rassemble autour du chauffard ; puis, quelqu'un pointe Donald du doigt en criant : « C'est lui ! C'est le Blanc là-bas. » Des femmes, occupées à vendre des légumes, interviennent : « Nous avons tout vu ! Le Blanc n'a rien fait, le chauffeur est tombé de sa moto parce qu'il roulait trop vite. »

La situation s'envenime. Il est préférable de régler le litige au commissariat de police. Le commissaire comprend rapidement que Donald n'est pas responsable mais, au moment où il est sur le point de le laisser partir, son chef entre, complètement ivre. Il tranche aussitôt : « Le Blanc n'est pas coupable, mais il doit payer quand même. » J'ignore si le CICR a payé…

7 – LAISSER DES AMIS DERRIÈRE SOI

22 JUIN
À quelques heures de préavis, nous sommes convoqués à une réunion de travail au ministère de la Santé. Il s'agit d'établir un système de coordination des ONG qui travaillent auprès des réfugiés et des déplacés de l'est du pays. Je suis désignée pour représenter le CICR.

Malgré toutes mes années d'expérience africaine, je fais encore l'erreur d'être ponctuelle. La réunion commence avec une heure de retard et seulement quatre participants : deux représentants du ministère de la Santé, un médecin de l'Organisation mondiale de la Santé (OMS) et moi-même, du CICR. Où sont les représentants de la vingtaine d'organisations humanitaires invitées à la rencontre ?

Au moment où nous commençons enfin à discuter, une jeune mendiante entre dans la pièce et nous raconte sa triste condition d'orpheline. Elle repart avec quelques francs donnés par le médecin de l'OMS.

La réunion est constamment interrompue par les sonneries de téléphones cellulaires et par le va-et-vient de gens, venant de je ne sais où, pour recharger la pile de leur téléphone. Un colonel de l'armée tchadienne fait irruption dans la salle et demande de l'argent pour la fête du baptême de son bébé ; c'est au tour du directeur de la Santé publique de mettre la main à la poche.

Deux heures plus tard, la réunion se termine sans qu'une ébauche de système de coordination des ONG soit établie. Il faudrait d'abord les réunir...

+ + +

Un hibou presque tout blanc est chez nous tous les soirs. Il est perché tantôt sur un arbre, tantôt sur le garde-fou du balcon. Je me demande s'il se régale des milliers d'éphémères (fourmis ailées) que la pluie a fait sortir. La surface de l'eau de la piscine en est couverte.

Le journal rapporte de nouveau les paroles du prophète Abraham : « Le Tchad, désormais terre bénie de Dieu, est un pays sur lequel le Tout-Puissant a un regard miséricordieux et particulièrement intime. Si Dieu suscite un prophète au Tchad, si le sida, qui est mondialement inguérissable, se guérit au Tchad sous l'effet de sa Divine Puissance, cela prouve qu'il aime le Tchad de tout son cœur. Ce divin amour se justifie par le fait que c'est sur le territoire de l'actuel Tchad que les premiers hommes Adam et Ève furent créés. J'ai prié Dieu au nom de tous les Tchadiens, lui demandant la Paix et le Développement. Puisque j'ai prié avec conviction, la paix au Tchad est déjà un acquis, car Dieu est toujours attentif à mes prières. Les démons de guerre et de pauvreté n'ont désormais aucun pouvoir sur notre pays puisque j'ai prié. On ne parlera plus de sécheresse, de famine, d'épidémie, de sida, de calamités naturelles, de guerre. Santé, fécondité et longévité, huile et farine, viande, poisson et fruits, lait et miel, or et argent, belles maisons abonderont dans ce pays. Dieu fera accroître de façon miraculeuse nos ressources naturelles en nombre et en volume. C'est alors que devenus très fiers de Dieu à cause de sa Grâce, nos gouvernants décideront de dégager la dixième partie de la fortune du pays pour financer l'avancement de sa parole ici-bas. Ce jour-là, Dieu se lèvera en toute vigueur, prendra son épée par sa droite triomphante et combattra ceux qui combattent le Tchad. Toutes les nations de la terre nous appelleront les bienheureux. »

Ce monsieur qui semble en plein délire mystique n'est pas le seul à profiter de la naïveté des gens : certains marabouts le font aussi. Notre équipe a hospitalisé un patient pour une simple fracture de la jambe. Pour soulager ses raideurs à la nuque, sa famille a profité du dimanche, jour de congé de notre équipe médicale, pour faire appel à un marabout. Le patient n'a plus jamais eu mal à la nuque. Et pour cause : par ses manipulations, son guérisseur lui a fracturé une vertèbre cervicale.

Il en est d'autres qui font preuve d'ingéniosité. Dans un village isolé, un homme souffrait d'une grave blessure au crâne. Le guérisseur a nettoyé la plaie avec de l'huile chaude et il a remplacé une partie de l'os du crâne manquant par un morceau de calebasse (courge séchée qui sert de récipient) ; puis, il a recousu la peau. On me dit que le patient vit avec sa calebasse depuis 20 ans.

✥ ✥ ✥

La grève des fonctionnaires se poursuit depuis bientôt deux mois et aucun signe de règlement n'est en vue. Par contre, le personnel hospitalier reçoit de nouveau son salaire.

30 JUIN

C'est ma dernière nuit au Tchad! La prochaine sera dans l'avion d'Air France. J'ai un gros pincement au cœur : je suis toujours très attachée à ce pays qui, pourtant, n'est que misère, corruption, sous-développement, anarchie, saleté, poussière et chaleur torride. Un pays où rien ne fonctionne : ni eau courante, ni électricité, ni téléphone… Qui peut imaginer une capitale où, au plus fort de la saison des pluies, il est impossible de circuler à moins d'avoir un véhicule tout-terrain? Quelques heures de fortes pluies transforment Ndjamena en un immense champ de boue – à l'exception des quatre seules rues goudronnées de la ville.

Pourquoi j'aime tant ce pays? Ce sont les Tchadiens que j'aime : leur extrême gentillesse, leur simplicité, leur chaleur, leur accueil, leur joie de vivre… Ils rigolent tout le temps malgré leurs pénibles conditions de vie. Nadji, mes collègues, mes chefs, tout le monde me demande de rester. Mais l'appel de l'été au Québec est plus fort. J'ai très hâte de revoir mon monde, mon chez-moi et mes Îles-de-la-Madeleine, où je retourne chaque été. De plus, j'arriverai le jour de l'ouverture du Festival d'été de Québec.

+ + +

Grâce à Anne Catherine, j'ai des nouvelles du Tchad, puisqu'elle y est retournée en mai 2008.

Lors de sa première mission, au moment où j'y étais, Anne Catherine n'aimait pas le Tchad. Je lui ai fait connaître les quartiers populaires, je lui ai présenté mes amis, je l'ai encouragée à suivre des cours de tam-tam… Dans un courriel, elle me dit que j'ai réussi à lui faire aimer ce pays. Quel plaisir elle me fait!

Par contre, la situation qu'elle me décrit n'est guère encourageante!

Nous ne pouvons plus sortir en Land Cruiser après 19 heures : en quelques mois, nous nous sommes fait voler six Land Cruiser en plein cœur de la capitale. Nous en avons retrouvé une, en panne d'essence, abandonnée dans le sable à la sortie de la ville. Une autre sert maintenant à la police ; les autocollants Croix-Rouge sont encore reconnaissables.

À chaque orage, ce sont les mêmes problèmes d'électricité. Cette fois, tous les générateurs et les appareils électriques branchés sur le secteur ont sauté.

En plus des problèmes causés par les orages, la population subit l'incompétence de certains employés de la ville. L'un d'eux a envoyé, depuis la centrale, une charge de 350 volts au lieu de 220 volts. Résultat : tout a sauté. Les Tchadiens, qui ont économisé de peine et de misère pour acheter leurs appareils électriques ou électroniques, les ont tous perdus : ordinateurs, téléviseurs, frigos, lampes, climatiseurs… Réclamer un dédommagement est impensable dans ce pays. Heureusement, dans nos maisons, ce sont les stabilisateurs qui protègent nos appareils électriques, qui ont absorbé le choc.

Par ailleurs l'État n'hésite pas à se rembourser, au détriment de ses citoyens, les 374 millions de dollars que lui a coûtés sa victoire contre la rébellion aux portes de Ndjamena, en février dernier. Pour ce faire, il retiendra, pendant quelques mois, la moitié du salaire de chacun de ses fonctionnaires.

Le personnel de l'hôpital est catastrophé par cette nouvelle ! Les critiques fusent, tout le monde est furieux, le ministre de la Santé menace de démissionner, des grèves se profilent.

De la joie en perspective.

✢ ✢ ✢

Quand ce pays ira-t-il mieux ?

AFGHANISTAN 2007-2008

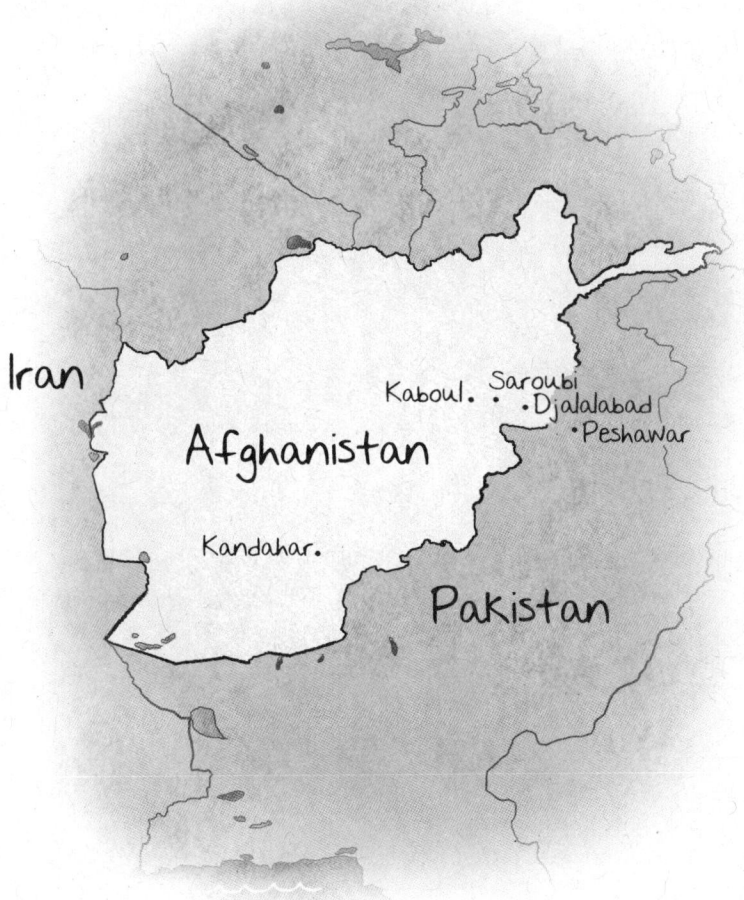

1 – EN ROUTE VERS KANDAHAR

26 DÉCEMBRE

Me voilà en route pour Kandahar, moi qui me suis toujours dit : « Jamais je n'irai là-bas. » C'est le côté intégriste de cette ville que j'appréhende. Le CICR a beaucoup insisté pour que j'accepte cette mission d'administratrice médicale à l'hôpital gouvernemental. C'est urgent, car la personne qui occupait le poste est retournée en Suisse depuis trois semaines pour cause d'épuisement. Rien pour me rassurer…

J'ai tellement hâte de me retrouver sur le terrain que j'ai accepté de partir le lendemain de Noël. Je quitte Québec fatiguée d'avoir fêté avec mes amis et ma famille, mais heureuse de ce nouveau défi.

Au CICR, on est ravis d'avoir trouvé quelqu'un non seulement durant la période des Fêtes, mais pour une destination peu populaire auprès des délégués.

27 DÉCEMBRE

En arrivant à Genève, je vais directement au siège du CICR pour préparer ma mission. Les amis que je croise dans les corridors font toute une tête quand je leur annonce ma destination ! Tous me disent de faire très attention à moi. On me demande si j'ai une bonne provision de livres, car nous vivons là-bas comme dans une prison. « L'équipe protection » ne sort de l'enceinte du CICR que pour visiter les prisons. Quant à l'équipe médicale, elle parcourt en voiture les 200 mètres qui séparent la délégation de l'hôpital.

La peur des enlèvements justifie ces mesures draconiennes. On ne craint pas les talibans : ils ont besoin du CICR pour les aider à soigner leurs blessés et nos visites à leurs camarades emprisonnés leur sont très précieuses. On appréhende plutôt les bandits qui font le commerce des otages. Une Canadienne pourrait valoir très cher, étant donné la présence de nos troupes sur place. Avant mon départ, on a même cru bon de me préciser qu'en cas d'enlèvement, le CICR ne paie pas de rançon… Je me félicite de n'avoir signé que pour quatre mois.

Dès le lendemain matin, je prends le premier des quatre vols qui m'amèneront jusqu'à Kaboul. Celui entre le Bahreïn, minuscule royaume dans l'archipel du golfe Persique, et Peshawar, au Pakistan, est plutôt folklorique. L'avion est rempli de pèlerins qui reviennent de La Mecque. Nous sommes à peine une dizaine de femmes sur quelques centaines de passagers, tous vêtus du blanc traditionnel des hâjjî[1].

Une agente de bord m'accueille en me souhaitant bonne chance. Avec raison, car mon siège est à l'arrière de l'avion et c'est la pagaille. Chacun bloque le passage, s'efforçant de faire entrer dans le porte-bagages des sacs de toute évidence trop gros... quand ils ne les laissent pas carrément au milieu de l'allée.

Plusieurs passagers occupent la place de quelqu'un d'autre. Ne sachant pas lire leur carte d'embarquement, ils n'ont aucune idée pourquoi les agents de bord s'obstinent à les faire changer de siège.

Le cinquième pilier de l'islam oblige les fidèles à faire le pèlerinage à La Mecque une fois dans leur vie s'ils en ont les moyens. Pour certains, c'est la dernière chance, car ils sont si vieux qu'on doit les porter.

Je parviens finalement à mon siège... Scandale! Je suis assise à côté d'un homme. Il m'ignore totalement, comme si jeter un regard sur moi allait l'envoyer tout droit en enfer.

Puisque les femmes doivent être séparées des hommes, l'hôtesse me cherche une autre place. « Ne vous inquiétez pas pour moi », lui dis-je. Elle insiste tout de même, mais ses efforts sont vains.

Au décollage, après les informations sur les mesures de sécurité, c'est la prière et, avant de commencer la descente, on nous annonce que *Inch'Allah (si Dieu le veut), nous allons atterrir dans cinq minutes.* Dès que les roues touchent le sol, tout le monde se lève pour récupérer sa valise dans les porte-bagages. Le commandant de bord a beau hurler de s'asseoir, personne ne l'écoute. Les téléphones cellulaires, qui sonnaient déjà en plein vol, sont tous en fonction à l'atterrissage. Je suis la seule passagère encore assise à l'extinction des moteurs, sauf mon voisin, que je soupçonne de vouloir me montrer qu'il est civilisé.

L'arrivée à Peshawar à 5 heures du matin est tout aussi stressante. Je me demande si mes bagages auront suivi, étant donné le peu de temps entre les deux derniers vols. Je m'inquiète aussi de savoir si le chauffeur du CICR sera là.

---

1. Désigne toute personne qui a fait le pèlerinage.

Finalement, ma valise est bien arrivée, mais je ne vois personne avec un panneau identifiant la Croix-Rouge. Hésitante, je m'avance à l'extérieur, où je découvre des milliers d'hommes agglutinés le long de la clôture qui les sépare de la porte de sortie des passagers. Ils sont là avec des guirlandes de fausses fleurs pour accueillir un parent ou un ami qui rentre de La Mecque. Tous les regards sont fixés sur moi ! Je cherche des yeux une croix rouge en avançant lentement vers la foule. Je m'inquiète, car je me vois mal, seule dans un taxi, en pleine nuit, dans cette ville… pour aller où ? Je retourne sur mes pas. Je me dis qu'il est peut-être resté endormi, ou pire, que l'information sur mon arrivée n'est jamais partie de Genève. Je me demande quoi faire quand j'aperçois un homme sans barbe avec un air intellectuel. Je tente ma chance et lui demande s'il a vu mon chauffeur. En lui posant la question, je me dis : « Tu es folle, il y a une chance sur 10 000 qu'il te réponde. » La chance est avec moi : il me conduit aussitôt vers mon chauffeur, qui s'était retiré à l'écart de la foule. Ouf !

Le chauffeur m'amène à notre résidence pour visiteurs, en attendant qu'on vienne me chercher pour prendre l'avion du CICR vers l'Afghanistan. J'ai à peine un peu plus d'une heure pour me reposer. J'ai si hâte de revoir Kaboul et de retrouver les Afghans que j'en oublie la fatigue.

Dès mon arrivée à l'aéroport de Kaboul, je vois trois Afghans que je connais et qui m'accueillent avec chaleur. À chacune de mes missions dans ce pays, c'est toujours un immense bonheur de retrouver les collègues. Les chauffeurs, les *field officers*, les employés qui nous servent le thé… Il y a aussi ceux qui ont été enlevés avec moi, qui me rappellent plein de souvenirs. Il faut dire que, depuis 1989, c'est ma sixième mission ici.

À la façon afghane, chacun me salue et me demande aussitôt des nouvelles de ma famille. Puis, je les questionne sur les uns et sur les autres : j'apprends que certains sont partis exercer au bureau des Nations Unies, que d'autres ont été congédiés, que quelques-uns sont décédés ou encore à la retraite. Mais la plupart sont toujours avec nous.

Plusieurs de nos résidences se trouvent dans la même rue que l'ambassade du Danemark, où d'énormes blocs de ciment, placés là pour éviter les voitures piégées, obligent les chauffeurs à faire un détour. Je croyais que le scandale des caricatures danoises, représentant le prophète Mahomet avec une bombe sur la tête, était chose du passé. C'était sous-estimer la rancune des fanatiques. Cela dure depuis septembre 2005.

Nous habitons le quartier Wazir Akhbar Khan depuis que le CICR est à Kaboul, soit depuis 30 ans. C'est ici que sont concentrées les ambassades, les organisations internationales, les agences de presse et les résidences des seigneurs de guerre nouvellement arrivés. Ils se sont fait construire d'imposantes villas aussi riches que kitsch.

Un immense panneau représentant le commandant Massoud domine sur la colline, juste en face. Maintenant que les armes se sont tues, lui et ses anciens ennemis peuvent s'observer en silence...

29 DÉCEMBRE

Arthur, le chef du projet de l'Hôpital de Kandahar, m'explique rapidement quel sera mon rôle, car il part demain en vacances chez lui, au Kenya.

L'hôpital de 380 lits est sous la direction du ministère de la Santé. Nous aidons à rehausser la qualité des services, qu'Arthur qualifie de préoccupante. Je travaillerai étroitement avec la directrice et l'administration de l'hôpital. Tout un défi pour moi, qui ai peu d'expérience des hôpitaux de cette taille. Pourquoi avoir accepté? Suis-je devenue à ce point téméraire? En fait, je sais pourquoi: j'avais très envie de revenir en Afghanistan et surtout, de voir ce qui se passe à Kandahar dont on parle tant au Canada depuis l'implication de l'armée canadienne dans la lutte contre les talibans. Les uns appuient notre intervention, mais la majorité semble contre. J'ai envie d'essayer de comprendre.

Je sens que mon manque de confiance inquiète Arthur. Je tente de le rassurer – et de me rassurer! – en lui répétant les paroles de Margrit, notre responsable au siège à Genève: «Je t'ai choisie pour cette mission parce que tu as une belle approche avec les Afghans. Tu en auras besoin avec l'équipe de l'administration de l'hôpital... Et n'oublie pas que ton travail à l'hôpital de campagne de Muzaffarabad, au Cachemire, après le tremblement de terre, a été très apprécié.»

2 – IL ÉTAIT UNE FOIS UN HÔPITAL… OU PRESQUE

10 JANVIER

Il est rare que la mauvaise température affecte mon humeur, mais ces jours-ci, je m'inquiète de ses répercussions sur les malades. La pluie tombe depuis 10 jours. Ce matin, elle s'est transformée en neige. On dit que c'est la troisième fois qu'il neige en 20 ans.

À cause de la pluie, les opérations sont interrompues faute de champs opératoires et de tuniques chirurgicales. À la buanderie, il n'y a pas de sécheuses et les laveuses ne sont pas dotées de la fonction « essorage ». L'appareil qui sert à essorer est en panne. Fabriqué en Chine et réparé des centaines de fois, il est aussi ancien que l'hôpital, également construit par les Chinois.

Les buandières n'ont pas la force de tout essorer à la main. La lessive imbibée d'eau est suspendue sur une corde à linge dehors. En peu de temps, des glaçons se forment aux extrémités des champs opératoires et les habits ressemblent à des épouvantails.

Nos réserves de matériel ne doivent servir que pour les urgences. Pourvu qu'il n'arrive pas un afflux de blessés !

Il est prévu que le CICR réaménage la buanderie et renouvelle les appareils complètement désuets. J'espère que ce sera avant la fin de ma mission ! Pour le moment, nos fournisseurs pakistanais nous proposent différents modèles, sur lesquels je dois donner mon avis. J'en suis à calculer le poids total de la lessive quotidienne en prévoyant que nous aurons prochainement des draps dans tous les lits.

✦ ✦ ✦

Le temps dont je dispose pour m'occuper des problèmes est limité. Le personnel arrive à l'hôpital vers 8 h 30 et à 14 heures, les employés partent tous travailler au privé. Les infirmiers en service le soir et la nuit sont peu nombreux. La seule façon pour les travailleurs de joindre les deux bouts est d'occuper deux emplois.

Ce matin, dès que j'arrive au travail, on me rapporte un problème d'électricité. Depuis hier soir, sans nous prévenir, la centrale de Kandahar nous fournit seulement quelques heures de courant par jour. Un bris au barrage qui alimente la ville oblige les responsables à faire du délestage. Je passe vite vérifier la quantité de carburant restant pour les deux génératrices. « Nous en avons pour une heure seulement », me dit le technicien en charge. Je cours au bureau de madame Soraya, la directrice de l'hôpital, pour qu'elle intercède auprès des autorités de la ville. Elle doit les convaincre de nous fournir de l'électricité, le temps pour moi de commander du carburant chez notre fournisseur.

✦ ✦ ✦

Notre soutien à l'hôpital signifie que nous payons pratiquement tout ce qui est nécessaire à son fonctionnement. C'est le « pratiquement » que je dois sans cesse négocier. Par exemple, est-ce qu'un appareil photo est vraiment nécessaire pour gérer les morts ? L'administrateur n'en démord pas. Il m'assure qu'il y a des cas où l'appareil est indispensable. Je pense alors à ce qui s'est produit au moment de mon arrivée. Max, notre délégué protection, est venu me chercher à l'aéroport. Au lieu de rentrer à la délégation, nous avons fait un détour pour récupérer le corps d'un prisonnier. Max l'a déposé à la morgue de l'hôpital en oubliant d'en informer l'administration. Aujourd'hui, je l'accompagne auprès de madame Soraya pour qu'il puisse présenter ses excuses, photographier le corps aux fins d'identification et visiter la morgue.

✦ ✦ ✦

Nous avons le projet d'agrandir la morgue et d'y aménager une chambre froide. Le responsable m'explique que les hommes et les femmes sont gardés dans des pièces séparées. L'apartheid entre les sexes se prolonge après la mort ! Il faudra en tenir compte dans notre budget.

✦ ✦ ✦

Ma journée se poursuit à la pédiatrie, à laquelle seuls les enfants accompagnés de leur mère ont accès. Si c'est le père qui l'accompagne, l'enfant est hospitalisé au service de médecine pour hommes.

Ella, ma collègue spécialisée en pédiatrie, se plaint du manque d'oxygène pour les enfants en détresse respiratoire. Le CICR a fourni des concentrateurs d'oxygène dont personne ne se soucie de nettoyer les filtres. Le seul qui fonctionne toujours passe d'un enfant à l'autre, selon la gravité du cas : celui qui est sur le point de rendre l'âme a la priorité.

J'ai vu de grosses bonbonnes d'oxygène couchées dans la boue dehors. Pourquoi ne pas les utiliser ? On me répond simplement qu'il n'y a pas de place dans la chambre. J'inscris dans mon carnet à problèmes :

1. Coin sécuritaire pour entreposer cylindres d'oxygène.
2. Responsable pour les gérer.

Ils sont neuf petits dans une chambre de trois lits. Ce qui donne trois mères et trois enfants par lit. L'enfer ! Les enfants râlent, il fait chaud et ça sent mauvais. Je m'étonne que les mamans ne se révoltent pas. On peut lire, sur leurs visages, une résignation que nous, Occidentaux, avons peine à comprendre. La mort fait partie de leur quotidien. C'est la volonté d'Allah !

Les mères sont en permanence avec leur enfant car, comme pour les adultes, c'est à la famille que revient la tâche de dispenser une grande partie des soins au patient.

Ella est découragée. La nuit passée, une mère dont l'enfant allait très mal a essayé en vain de réveiller l'infirmière. Cette dernière dormait dans une chambre fermée à clef. Au petit matin, l'enfant était mort.

Le docteur Sadji, pédiatre, me confie que le personnel en service le jour ne vaut guère mieux : « Les employés prétendent qu'ils ont trop de travail, mais je les trouve souvent dans une chambre à boire du thé. Vous savez, madame Élisabeth, c'est triste à dire, mais la menace est la seule façon de les faire obéir. » Je me dis que si j'avais à travailler dans de telles conditions, avec un salaire si bas, je boirais peut-être aussi beaucoup de thé...

Sadji est un homme très généreux : il achète régulièrement de l'équipement pour la pédiatrie et il paie le salaire d'un médecin parce que le ministère de la Santé a atteint son quota de personnel.

Avec Ella, mon carnet de problèmes se remplit à vitesse grand V. Elle me conduit dans la salle de bains réservée aux grands brûlés. Le nouveau bain et l'évier bleu assorti sont bouchés par des restes de nourriture, des feuilles de thé et des pansements sales. Ali, l'infirmier responsable du service, me dit : « Ce sont les *relatives* (membres des familles accompagnant les malades), ils n'ont jamais vu de bain. On ne peut rien faire ! Dès qu'on leur fait un reproche, ils nous menacent. » Ici, il faut prendre les menaces au sérieux.

Je vais de surprise en surprise : au bout du corridor, j'entre dans une pièce glacée où sont empilés les effets personnels des *relatives*. « Pourquoi laisser cette fenêtre ouverte alors qu'on surchauffe les chambres ? » Ali me répond que les *relatives* y fument du haschich ; il faut ventiler.

La consommation de drogue est très répandue dans la société afghane. Même les bébés en sont affectés : plusieurs mères donnent de l'opium aux nourrissons et aux enfants qui souffrent de coliques, de fièvre ou simplement lorsqu'ils pleurent. Elles les conduisent à l'hôpital lorsqu'ils sont en *overdose*, souvent trop tard. Presque chaque semaine, des enfants meurent d'intoxications.

✦ ✦ ✦

À Genève, Margrit m'a fait comprendre que l'hygiène serait ma priorité à l'hôpital. C'est en effet ce qui crève les yeux dès qu'on y met les pieds. Je rencontre d'abord Abdel, infirmier de formation, qui est le chef des nettoyeurs embauchés par le CICR pour faire un grand ménage. Après un bref résumé de son programme, il m'emmène rencontrer son équipe au travail.

Trois jeunes hommes lavent à grande eau le plancher d'une chambre de patients. À l'aide de raclettes, ils poussent l'eau brune de la pièce dans le corridor, puis vers l'escalier. Je me dis qu'il y a certainement un drain un peu plus loin. Je suis l'opération en silence. Je m'inquiète de plus en plus à mesure qu'ils s'approchent des marches d'escalier : « Jusqu'où comptent-ils aller avec cette eau sale ?

— Ils vont descendre les deux étages et pousser l'eau dehors.

C'est le formateur des nettoyeurs, un infirmier, qui me dit ça comme s'il n'y avait rien de plus normal !

— Pourquoi n'épongent-ils pas l'eau dans un seau avec une serpillière ?

— Parce qu'il y a toutes sortes de déchets dans l'eau ; ils pourraient se blesser.

— Et pourquoi ne pas balayer d'abord ?

— Aaahhhhh, c'est une idée ! »

J'ai du pain sur la planche...

À la maternité, Liliane, une collègue sage-femme australienne, a aussi du pain sur la planche. Les sages-femmes exigent un bakchich de la part des mères qu'elles accouchent. La majorité des femmes sont incapables de lire les affiches indiquant que les soins sont gratuits, car près de 90 % d'entre elles sont illettrées. Une heure ou deux après l'accouchement, les mamans ont leur congé de l'hôpital. Si elles n'ont pas d'argent, leur bébé est retenu à la maternité jusqu'à ce que la dette soit réglée.

L'appât du gain pousse certaines sages-femmes à attendre le plus longtemps possible avant d'adresser à un chirurgien une parturiente qui aurait besoin d'une césarienne. Combien de femmes arrivent trop tard en salle d'opération ?

Le cas de cette dame me donne envie de hurler. Elle attend, sur la table d'opération, l'arrivée du *relative* qui doit signer le consentement pour sa césarienne, ce qu'elle ne peut faire en tant que femme. Elle saigne abondamment et Joseph, notre chirurgien, s'impatiente : il menace de commencer l'opération. L'équipe chirurgicale, composée d'Afghans, s'y oppose par peur des représailles. Il faut attendre. L'histoire se termine bien, mais ce n'est pas toujours le cas. Les *relatives*, souvent une belle-mère, peuvent refuser l'intervention si elle est faite par un homme ou parce que les jaquettes d'hôpital ne recouvrent pas suffisamment la patiente. Souvent, les patientes gardent leur chadri, pas toujours propre, jusqu'à la table d'opération. Ce n'est qu'une fois anesthésiées qu'elles sont dévêtues.

Je note dans mon carnet de problèmes : achat de chadris® bloc opératoire.

✦ ✦ ✦

Bien que le taux de mortalité maternelle et infantile ait diminué depuis 2001, le sud de l'Afghanistan reste un des endroits au monde où il est le plus élevé. Selon l'UNICEF, une femme sur neuf meurt durant ou après sa grossesse. L'insécurité empêche la population d'avoir accès aux soins et les organisations humanitaires de travailler.

La qualité des services médicaux est si pauvre que le mollah Omar a envoyé une lettre au CICR en mars dernier, au moment où nous nous sommes engagés à soutenir l'hôpital. Il exprimait sa joie de savoir qu'enfin les femmes et les enfants afghans allaient recevoir de bons traitements. Dire que ce sont les talibans eux-mêmes qui ont fermé les écoles de filles et rendu si difficile l'accès des femmes aux soins de santé.

+ + +

Tous les jours, je dois signer un nombre important de commandes : on m'arrête dans tous les coins de l'hôpital avec de longues listes que je n'ai pas toujours le temps de lire avec attention. C'est ainsi que j'ai signé une commande de 40 piles pour les horloges de la maternité, de quoi faire fonctionner les horloges de toutes les maisons du personnel !

+ + +

En l'absence de mon chef Arthur, je suis presque quotidiennement en réunion. Elles commencent toujours par une prière guidée par un mollah. Un jour, c'est le *Hospital Community Board*, l'autre jour le *Hospital Management Committee* et, trois jours après mon arrivée, c'était une réunion du *Public Health Concil Committee*.

À la sortie de cette rencontre, qui se tenait au ministère provincial de la Santé, une douzaine d'infirmiers-chefs m'attendaient de pied ferme. Ils revendiquaient une hausse du bonus donné par le CICR en complément à leur salaire. Ils m'ont bombardée de questions auxquelles je n'avais pas de réponses. Voyant qu'ils n'allaient rien obtenir de moi, sinon un peu de sympathie et la promesse d'en parler à Arthur, ils sont repartis la mine basse.

Je suis désolée que mon premier contact avec eux se soit déroulé de cette façon.

3 – LES ABERRATIONS QUOTIDIENNES

20 JANVIER
Dans le calendrier afghan, nous sommes en 1386. Parfois, je m'y croirais presque. Ici, les gens sont beaucoup plus ancrés dans leurs coutumes ancestrales que dans le reste du pays. C'est peut-être une particularité des Pachtounes, qui sont l'ethnie majoritaire de cette région ?

Pourquoi les hôpitaux des provinces du nord semblent-ils mieux fonctionner que ceux d'ici ? Et cela, sans toute l'aide dont bénéficie Kandahar ? J'aimerais comprendre ! Heureusement, comme tous leurs concitoyens, les Pachtounes sont courageux, accueillants, chaleureux, durs avec eux-mêmes, fiers et amoureux de leur pays. Ça fait 30 ans qu'ils sont en guerre sans voir la lumière au bout du tunnel, mais ils gardent espoir. Ils sont forts, très forts.

✣ ✣ ✣

Notre équipe d'expatriés augmente. Elina, une gynécologue finlandaise, vient de se joindre à nous. Elle est la seule gynécologue pour une province de 1 500 000 habitants. Il en faudrait tellement plus pour diminuer le taux de mortalité des femmes en couches ! Avec ses 500 à 700 accouchements par semaine, la maternité de l'Hôpital de Kandahar reflète bien le haut taux de natalité du pays.

Après quelques jours de travail, Elina est étonnée que les femmes repartent vivantes de l'hôpital ; elle est persuadée qu'elles vont mourir une fois rendues à la maison. C'est sa première mission ; elle ne connaît pas encore la force de ces femmes.

Elle nous raconte que le médecin généraliste, responsable du service, n'examine jamais les femmes. Il ne peut pas les voir sans qu'elles soient complètement recouvertes, encore moins les toucher. Il prescrit, selon les plaintes des patientes, des médicaments qui semblent parfois inappropriés.

✣ ✣ ✣

J'ai reçu ma commande de chadris pour celles qui doivent aller en salle d'opération. J'ai même trouvé, dans un entrepôt, des pyjamas qui pourront servir de sous-vêtements. Il me reste à trouver une façon de les identifier pour éviter que le personnel se les approprie. Ce n'est qu'un petit geste pour améliorer l'hygiène, mais mes collègues me remercient comme si je leur avais donné un immense cadeau.

✦ ✦ ✦

Un responsable de l'entretien me rapporte que la pompe de la fosse septique est brisée : « L'eau va monter et la police va venir à cause des odeurs ! » J'apprends qu'il y a deux pompes neuves dans un des entrepôts. Pourquoi ne va-t-il pas lui-même demander une pompe à l'administration ? On me répond que, pour sortir un article de ces entrepôts, il faut remplir une demi-douzaine de formulaires et attendre trois semaines. Il est évidemment plus rapide de demander au CICR d'acheter une nouvelle pompe… Je ferais sans doute la même chose. Mais, que feraient ces gens sans nous ? Ils auraient simplement trouvé un autre donateur comme je l'ai déjà entendu de la bouche de la directrice. Un peu frustrant, mais il est vrai que nul n'est irremplaçable.

Je réussis tout de même à sortir une pompe de leur stock avant même de remplir les formulaires. On verra ça plus tard ! J'en profite pour faire une tournée des six entrepôts. Je n'y trouve pratiquement que du matériel neuf, empoussiéré, empilé dans un grand désordre et en grande partie peu adapté au milieu. Quel gaspillage !

✦ ✦ ✦

En soirée, un infirmier m'appelle parce qu'un blessé de guerre a besoin de sang. On veut l'envoyer en acheter au bazar. Je téléphone au responsable du laboratoire, qui m'explique la politique de la banque de sang : un membre de la famille doit donner de son sang pour remplacer celui que la banque de sang donne au patient. Si la banque n'a pas de sang du groupe du patient, il doit l'acheter en ville. Pour le moment, la banque de sang a une poche du même groupe que le blessé, mais il est seul, sans famille. Alors, personne ne pourra remplacer le sang qu'il recevra. C'est pourquoi il faut qu'il aille s'acheter du sang. Mais seul et blessé, comment pourrait-il aller au bazar ? Je supplie le technicien de transfuser le blessé, quitte à ce que je remplace le sang moi-même demain matin.

26 JANVIER

Je n'ai plus entendu parler de ma « dette ». Il est évident que les Afghans sont trop fiers pour prendre le sang d'une étrangère pour soigner les leurs. Je rends visite au blessé, qui semble aller bien.

C'est au tour des couturières de me présenter leurs doléances : « Nos ciseaux ne coupent plus et nous voulons une seconde chaufferette.

— Ne serait-il pas mieux de placer votre chaufferette au milieu de la pièce pour que vous en profitiez toutes ?

— Il faut qu'elle reste près des moulins à coudre sinon le froid les fige. »

Je dois être gentille avec elles, car je leur ai donné beaucoup de travail urgent : coudre des centaines de champs opératoires et des blouses pour les chirurgiens, au cas où on aurait d'autres périodes de pluie avec un bris d'essoreuse.

Je rêve d'une journée sans mon carnet de problèmes.

Les générateurs sont au maximum de leur capacité ; pour réduire la consommation d'énergie, je dois restreindre le nombre de chaufferettes. Qui aura la priorité ? La pédiatrie et la maternité passeront certainement avant les salles où le personnel boit du thé, bien au chaud. Ce sera au directeur des soins infirmiers de faire passer la pilule.

Vivement le printemps ! Ensuite, il fera 50 °C et ce sera la compétition pour les climatiseurs. Mais je ne serai plus là…

En faisant la tournée des nettoyeurs, je demande à Shafiullah pourquoi il porte des gants chirurgicaux au lieu des gants de travail en caoutchouc. « Je veux qu'on me prenne pour un infirmier et non pour un gars de ménage. » Je souris et lui souhaite une bonne journée.

Plus loin, je croise un employé qui me remet une commande de « palastek sandals » adressée à « Alizâbit ». Traduction : commande de sandales de plastique adressée à Élisabeth. Je note. Ces petits plaisirs enjolivent mes journées.

Je ne comprendrai jamais comment font les Afghans pour se promener l'hiver pieds nus dans leurs sandales de plastique. Il est vrai qu'ils sont entraînés dès leur jeune âge : à l'hôpital, je vois des enfants marcher sans chaussures sur le sol gelé.

+ + +

J'ai de plus en plus d'agrément à travailler avec mes collègues afghans et à vivre avec notre équipe d'expatriés. Fort heureusement, elle ne se limite pas au personnel médical. J'aime entendre les délégués protection raconter leur travail dans les prisons gouvernementales et dans celles tenues par des militaires canadiens.

À cause des dangers d'enlèvement ou d'assassinat, nous n'avons pas d'autre choix que de demeurer à l'intérieur de la ville de Kandahar. Pour nous rendre à l'extérieur, il faut avoir recours à ce que nous appelons le *remote control action*. L'essentiel de notre travail d'assistance se fait par l'intermédiaire du Croissant-Rouge afghan. Notre « délégué polyvalent » et son équipe lui fournissent de l'aide qu'il achemine aux milliers de personnes déplacées ainsi que du matériel de soins pour les blessés.

+ + +

Nous serons bientôt une quinzaine de personnes dans l'équipe. Nous vivons dans des bungalows entourés de magnifiques jardins. Les arbres fruitiers abondent de grenades et de mandarines gelées qui font le bonheur des oiseaux.

Je partage une maison avec notre chef d'équipe suisse et trois Africains : Joseph, le chirurgien, est ghanéen ; Samuel et Arthur, mon chef, sont kenyans. Samuel est l'infirmier qui fait en sorte que les blessés talibans soient soignés.

Pour le moment, le chauffage de la salle à manger et du salon est en panne. Quand j'en ai assez de geler, je mange emmitouflée devant la télé ou encore dans ma chambre. Hervé, notre très efficace administrateur, ne devrait pas tarder à régler le problème. Il fait toujours le maximum pour notre confort, ce qui est très apprécié lorsqu'on est, comme nous, confinés à la maison. Ce matin, comme il arrive de temps à autre, les tuyaux gelés empêchent l'eau de couler au robinet. Le gaz de la cuisinière est également figé. Heureusement, nous gardons toujours de l'eau en réserve. Notre cuisinier la fait chauffer dans une bouilloire électrique puis la verse sur la bonbonne de gaz. Le tour est joué : nous pourrons manger ce midi.

Les Afghans, de leur côté, vivent l'hiver le plus rude jamais vu. La nuit dernière, à Kaboul, le thermomètre est descendu à -20 °C. Il est tombé tellement de neige que plusieurs régions sont inaccessibles depuis des semaines. On prétend que 500 personnes sont mortes de froid et que des centaines d'autres ont été amputées à la suite d'engelures. Plusieurs régions sont menacées de famine parce que la nourriture n'atteint pas les villages isolés dans les montagnes.

Notre isolement est compensé par notre facilité d'accès à Internet. Grâce à Skype, je peux voir mes amis et ma famille, et leur parler. Les vendredis et samedis de congé, je regarde religieusement les informations de Radio-Canada sur TV5.

Quand je repense à nos conditions de vie lorsque j'ai commencé au CICR ! Le courrier passait d'abord par le siège à Genève et il fallait souvent un mois avant qu'une lettre nous parvienne. Le jour où la poche de courrier arrivait, nous nous regroupions tous autour de la secrétaire chargée de la distribution. Et le téléphone ? ! On n'y pensait même pas. Aujourd'hui, il n'est pas rare qu'un délégué refuse une mission s'il n'a pas accès à Internet.

✢ ✢ ✢

L'enlèvement d'une travailleuse humanitaire américaine, il y a quelques jours, nous fait voir que nos mesures de sécurité sont nécessaires. Nous les avons d'ailleurs renforcées à la suite de ce drame : nous annonçons maintenant à la radio VHF nos allers-retours au travail, nous voyageons à des heures irrégulières et toujours à deux véhicules verrouillés[2].

---

2. En mai 2012, le personnel médical du CICR s'est retiré de l'hôpital à la suite d'un grave incident de sécurité : une bombe actionnée à distance a explosé au moment où l'équipe médicale stationnait son véhicule à l'hôpital. Heureusement, personne n'a été blessé. « Bomb scares off ICRC from Kandahar hospital », *Pajhwok Afghan News*, 24 juin 2012 (consulté le 25 décembre 2012).

30 JANVIER

Aujourd'hui, c'est la fête! C'est ma première sortie pour aller ailleurs qu'à l'hôpital: je vais visiter la KAF (*Kandahar Air Field*) où se trouve la base pour les troupes canadiennes. Des Américains et des Britanniques s'y trouvent également.

Je visite d'abord l'hôpital. Je m'étonne de voir alités, si pacifiquement les uns à côté des autres, des militaires, des civils et des talibans blessés par les Canadiens. Bel exemple de respect des Conventions de Genève[3]!

Aux soins intensifs, un infirmier complètement avachi sur sa chaise feuillette une revue érotique. À ses côtés, l'interprète afghan semble très heureux de son sort… Quel milieu étrange que ce camp! Dans le monde déjà si étrange qu'est l'Afghanistan, il a des allures de petite ville cosmopolite.

J'entends sacrer quelques jeunes soldats québécois. Je ne peux m'empêcher de les questionner sur leur expérience afghane. Ils sont à Kandahar pour se reposer de la zone de combat, où se trouve leur base. Je dois traduire à mesure pour mon collègue Urban, qui parle pourtant parfaitement français. Ils sont scandalisés de savoir que nous, de la Croix-Rouge, circulons sans êtres armés. Je leur explique nos principes de neutralité. Un des soldats me raconte sa rage de se faire tirer dessus par des paysans afghans que les talibans ont payés pour qu'ils prennent les armes. « Ils se débarrassent de leur kalachnikov dès que nous voulons nous défendre. » On ne tire pas sur un homme désarmé!

Ils terminent bientôt leur mandat et ne pensent qu'à rentrer au Québec. Je leur souhaite bonne chance.

Plus loin, je croise une femme vêtue d'un jeans, d'une petite camisole très sexy et qui porte son fusil d'assaut en bandoulière, comme s'il s'agissait d'un sac à main. Même quand ils ne sont pas en devoir, les militaires doivent être armés.

Je n'allais pas repartir sans manger un hamburger de chez Burger King et un beigne de chez Tim Hortons. C'est curieux, cette sensation de me sentir chez moi en mangeant ce que je ne mange jamais chez moi. J'achète une provision de sacs de croustilles et de biscuits feuilles d'érable. Je fais ensuite la tournée des boutiques de souvenirs, mais elles ne sont

---

3. « Les militaires blessés ou malades seront recueillis et soignés, à quelque nation qu'ils appartiennent », proclamait l'article 6 de la Convention de Genève du 22 août 1864.

pas très attrayantes avec leurs produits fabriqués en Chine : statuettes africaines, Bibles de poche recouvertes de tissus portant des motifs de camouflage, tasses à café décorées de kalachnikovs, ceintures fléchées...

1er FÉVRIER

Le Kenya est à feu et à sang depuis les dernières élections. Les résultats sont contestés par les Luos, ce qui a provoqué une crise qui dure depuis un mois. Samuel, notre collègue kikouyou, doit retourner d'urgence dans sa famille : hier, les Luos ont voulu brûler sa maison. Il devra déménager sa famille au village et rester avec elle jusqu'à ce que le calme soit revenu.

On me demande de le remplacer. Je ne suis pas très emballée, car j'ai déjà beaucoup de travail. J'accepte tout de même, sachant que ça arrange tout le monde. De plus, l'idée de rencontrer des talibans excite ma curiosité.

Le travail consiste à recevoir les insurgés blessés (talibans) provenant des provinces environnantes. Ils sont d'abord amenés en taxis chez nous avant d'êtres hospitalisés[4]. Je devrai les enregistrer et payer le chauffeur de taxi avant de les laisser partir pour l'hôpital. Je suis aussi responsable de fournir le matériel de premiers soins aux secouristes talibans. Ils viennent régulièrement des quatre provinces environnantes pour chercher leur matériel et nous faire part de la situation. Revendent-ils ce matériel ? L'utilisent-ils de façon adéquate ? Impossible de vérifier puisqu'on ne peut pas bouger.

2 FÉVRIER

Je quitte avec plaisir une réunion à l'hôpital pour rencontrer mon premier secouriste. Il m'attend à la délégation.

Avec nos employés afghans, nous ne portons pas de voile dans nos bureaux. Pour mon client, je dois me couvrir et le saluer en posant ma main droite sur le cœur. Je le sens mal à l'aise. Nous sommes deux ! J'évite de penser à la période où les talibans dirigeaient le pays, aux traitements faits aux femmes, aux amputations des voleurs, aux lapidations des adultères, aux Bouddhas de Bamiyan. Je pense très fort à la

---

4. Source : http://www.icrc.org/eng/resources/documents/photo-gallery/afghanistan-photos-2010-11-18.htm et http://intercrossblog.icrc.org/blog/dispatch-urgent-deliveries

neutralité de l'organisation pour laquelle je travaille depuis bientôt 30 ans.

Et puis, si nous sommes toujours à Kandahar, c'est bien parce qu'ils le permettent. Nous sommes d'ailleurs la seule organisation humanitaire qui soit encore ici.

4 – UNE MOTO DANS LA BUANDERIE

8 FÉVRIER

Je m'habitue petit à petit à la façon qu'ont les Pachtounes de prononcer les P comme des F : ainsi, « programme » devient « frogramme ». Peter, notre délégué interprète, me raconte que le pachtou est l'une des quatre langues au monde qui ont la particularité d'inverser le complément avec le sujet en se conjuguant au passé. Par exemple : « j'avale deux aspirines » devient « deux aspirines m'ont avalé ».

Peter m'informe qu'un taxi sera chez nous vers 22 heures avec un blessé grave. Il arrive de la province d'Helmand, à cinq heures de route d'ici. Je suis un peu nerveuse ; c'est mon premier blessé taliban depuis que j'ai repris la tâche de Samuel.

Une vieille Toyota dégingandée arrive avec le combattant allongé sur la banquette arrière. Le chauffeur me prévient : « Je crois qu'il est mort. » Avec ma lampe de poche, je découvre un visage atrocement mutilé, un œil encore ouvert et l'autre, emporté par un éclat d'obus. Le malheureux a également perdu ses deux jambes. Inutile de chercher son pouls, son bras est déjà rigide. Que faire avec le corps, à cette heure de la nuit ? Le chauffeur a peur de le transporter à la morgue. Comme il fait froid, il passera la nuit dans le taxi et le chauffeur le ramènera dans son village dès le lever du jour, avant que nos employés arrivent. Il me reste à trouver un drap blanc pour en faire un linceul, comme le veut la coutume musulmane. Je cherche dans notre armoire à lingerie, mais je ne trouve que des draps fleuris. Nous avons bien une nappe blanche, sauf qu'elle est tachée de vin rouge. Tant pis, une bande de tissu pour maintenir sa mâchoire fermée suffira.

Le visage mutilé de ce pauvre homme me revient à l'esprit une partie de la nuit. Il me fait détester encore et encore la folie des hommes, la folie de cette guerre, de toutes les guerres. Personne ne devrait mourir au nom d'Allah, de Yahvé, de Jésus, de Brahma, de Jéhovah… ou de quelque Dieu que ce soit !

J'apprends le lendemain qu'il faut neuf mètres de tissu pour recouvrir un mort. Je prends note pour ma prochaine commande.

Je savais qu'un djihadiste qui meurt au combat est promu au titre de martyr, mais j'ignorais tout des « faveurs » qui accompagnent cet honneur : le corps n'est pas lavé avant d'être enseveli et il est enterré moins profondément pour monter plus vite au paradis.

14 FÉVRIER

Sur la chaîne de télé Al Jazeera, on présente un reportage sur la Saint-Valentin en Arabie saoudite : l'achat de roses rouges y est passible de punition sévère, parce que le rouge rappelle trop l'amour. Comme solution de rechange, on nous montre un homme achetant des fleurs blanches teintées de rose.

+ + +

L'hôpital est une scène de théâtre permanent pour des yeux d'Occidentaux. Tous les jours au travail, je découvre des choses inusitées. Une moto est stationnée à la buanderie au milieu des draps et des champs opératoires souillés. On me dit qu'elle appartient à Dadou, le responsable de la morgue. Je note.

Je surprends un vieux gardien au moment où il jette son sac de linge sale sur la pile de draps à laver. Je l'interpelle : « Baba, vous ne pouvez pas faire laver vos vêtements ici. » Il me fusille de ses yeux bleus et me dit : « Ça fait 30 ans que je travaille dans cet hôpital et ça fait 30 ans que ces femmes lavent mes vêtements ici même. » J'en conclus que ce n'est pas moi qui allais lui faire changer ses habitudes ; je laisse tomber pour le moment.

Le lendemain, à la suite de ma recommandation, le directeur des soins informe tous les employés qu'il est interdit de faire laver ses vêtements à la buanderie de l'hôpital. Le jour même, les chirurgiens se plaignent que les buandières refusent de laver leurs tuniques de bloc opératoire. J'aurais dû y penser : les femmes ont confondu vêtements personnels et habits chirurgicaux.

Des hommes transportent ce qui m'apparaît être une poche de linge sale. En m'approchant, je découvre un patient recroquevillé dans une couverture. Toutes les civières semblent occupées. Quand je pense qu'il y en a des centaines dans les entrepôts ! Chose que j'ignorais quand j'ai accepté d'en donner quatre, de notre propre stock, au bureau provincial du ministère de la Santé. Ils ne savent même pas tout ce qu'ils ont en stock…

Sur le chemin du retour à la maison, chacune de nous raconte ses frustrations de la journée. Aujourd'hui, Lilianne se demande si les appareils à tension de la maternité sont vraiment brisés, comme le prétendent les sages-femmes. Elles disent que la tension artérielle des patientes n'est pas la même en service de jour qu'en service de nuit. Je me risque : « Peut-être que personne ne prend les signes vitaux la nuit… et que les employés écrivent n'importe quoi au dossier. » En tout cas, avant de remplacer les sphygmomanomètres, il faudra revoir leur technique et leur motivation.

+ + +

Le terrain de l'hôpital est aménagé avec beaucoup d'espaces qui seront bientôt verts si on en juge par leur système d'irrigation : les jardiniers laissent couler l'eau du robinet dans le caniveau jusqu'à ce qu'il déborde, inondant ainsi les arbres et le gazon.

Les Kandaharis y sont nombreux à flâner et à pique-niquer, comme s'il s'agissait d'un parc. Les accompagnants des patients y dorment et ils y font même leur lessive : les clôtures servent à faire sécher leurs vêtements et les pyjamas des patients.

On est passés soudainement de l'hiver à l'été et l'atmosphère est telle qu'il est presque devenu agréable d'être ici. J'ai beaucoup de plaisir à saluer les patients souriants qui prennent un bain de soleil dehors, dans leur lit. Les membres de leur famille m'invitent souvent à boire le thé avec eux.

17 FÉVRIER

Maintenant que nous circulons avec deux voitures, un de nos employés insiste pour que Joseph et son interprète voyagent séparément de nous, les femmes. Il veut éviter de choquer la tranche de population non éduquée de Kandahar. Nous faisons vraiment beaucoup de concessions pour ne choquer personne et nous adapter à la culture, mais là, ça commence à déborder !

Dès le lendemain, sans se consulter, les hommes montent dans une Land Cruiser et nous, dans l'autre. Mais je m'assois quand même sur la banquette avant avec le chauffeur. C'est beaucoup plus confortable !

Au bureau, nous sommes maintenant cachées derrière un paravent pour préserver la pudeur de certains interlocuteurs talibans. Ils ont mentionné à notre chef, Christophe, qu'ils étaient mal à l'aise de nous voir sans voile.

✦ ✦ ✦

Les Danois ont, de nouveau, reproduit leurs caricatures du prophète Mahomet. Nos collègues afghans nous rapportent que l'ambiance en ville est tendue. On craint les manifestations contre les Infidèles et un afflux de blessés à l'hôpital.

18 FÉVRIER

J'assiste, comme tous les mois, à la réunion du *Hospital Board Community*. Le même mollah, qui dirige la prière, se mouche de nouveau avec son patou[5].

En attendant que la réunion commence, je questionne Abdoul, mon interprète infirmier, sur sa vie de couple. Comme pour la quasi-totalité des Afghans, ce sont ses parents qui ont arrangé son mariage. Il n'a vu sa femme que le jour de ses noces. Pour lui, le mariage arrangé est tout naturel : « Nous faisons confiance à nos parents, qui savent ce qui est bon pour nous. La preuve est que ma femme et moi sommes très heureux. Chez vous, l'amour vient avant le mariage ; ici, c'est après.

— Est-ce que tu sors avec elle parfois ?

— Jamais ! Les voisins pourraient parler. Ce ne sont que les vieilles femmes qui peuvent sortir et seulement pour aller au marché. »

Je me dis qu'ils les reconnaissent probablement à leur démarche hésitante, vu qu'elles sont complètement recouvertes.

« La seule sortie que se permettent nos femmes, c'est aux mariages ou aux baptêmes, où elles fêtent séparément des hommes.

— Raconte-moi comment ça se passe.

— Les hommes prennent le repas du midi avec de la musique et de la danse ; le soir, c'est au tour des femmes de célébrer toute la nuit.

— Ta femme ne se plaint jamais de ne pas pouvoir sortir ?

---

5. Couverture de laine qui sert de châle pour les hommes.

— Elle n'a rien connu d'autre ; elle aurait peur de se retrouver dans un endroit public. »

Il est vrai qu'on voit très peu de femmes dans la rue.

De tous les pays de guerre et de misère que j'ai connus, l'Afghanistan, et surtout Kandahar, m'apparaît le pire endroit où venir au monde. Et plus encore pour une femme ! Les Afghans supportent le froid et la chaleur intenses, une guerre qui n'en finit pas, la pauvreté, la corruption[6], le traitement fait aux femmes, le poids de la culture, de la société et de la religion. Habituellement, je me fais un devoir de ne pas comparer la misère d'un pays à celle d'un autre, mais ici, je ne peux m'en empêcher ; ça me saute aux yeux tous les jours.

---

6. Selon *Transparency International*, dans un communiqué publié le 2 décembre 2013, l'Afghanistan, la Corée du Nord et la Somalie sont perçus de façon égale comme les trois pays les plus corrompus au monde. Paru dans *La Presse* + le 3 décembre 2013.

5 – UN DÉPOTOIR QUI DONNE ENVIE DE PLEURER

21 FÉVRIER

Une bombe a explosé dans un marché bondé à l'entrée de la ville. C'est le chaos total dans la cour de l'hôpital. Des dizaines de voitures et d'ambulances arrivent en même temps que des policiers, des familles et des curieux. Les policiers tirent en l'air pour se frayer un passage et faire régner l'ordre. Les victimes sont prises en charge par les infirmiers responsables du triage : les morts sont empilés sous l'escalier et les blessés sont conduits à l'urgence, où ils reçoivent les premiers soins. Une fois les pansements faits et les perfusions installées, ils sont prêts pour la salle d'opération. Tout ça en un temps record !

Le problème est venu du bureau du conseil municipal, où l'on a cru que l'hôpital ne pourrait pas supporter un tel afflux de blessés. Pensant bien faire, un conseiller haut placé a communiqué avec l'hôpital pour donner l'ordre d'évacuer une vingtaine de blessés à l'Hôpital militaire de la KAF.

Joseph se demande où sont passés ses patients. En apprenant l'intervention du conseiller municipal, il est persuadé que trois d'entre eux, gravement blessés à la tête, ont dû mourir en chemin. Ils avaient pourtant une chance de s'en sortir !

Les infirmiers se sont surpassés. On ne peut pas en dire autant de certains policiers. L'un d'eux, armé, voulait assister à l'intervention chirurgicale pratiquée sur son ami. L'infirmier-chef a eu de la peine à l'empêcher d'entrer dans la salle d'opération. Le même infirmier n'a rien osé dire au médecin, directeur provincial de la Santé, lorsqu'il est entré dans la même pièce en habit de ville.

22 FÉVRIER

Je reçois un afflux de courriels de mes amis qui s'inquiètent pour moi à cause des explosions qui se multiplient depuis cinq jours. L'attaque d'hier est la plus terrible depuis 2001.

Ce matin, le directeur de la Santé, au lieu de féliciter l'équipe médicale pour son travail d'hier, souligne le fait que les draps n'étaient pas changés et que les patients n'avaient pas de pyjamas. C'est sûrement l'émotion… Maintenant, l'infirmier-chef me talonne pour faire activer la confection de pyjamas.

Les couturières sont déjà surchargées : depuis un moment, je les pousse à compléter une commande de 120 blouses chirurgicales. Mais, je n'ai pas le choix, je dois suspendre la production, le temps de faire quelques dizaines de pyjamas. Je ne fais pas le poids avec le directeur de la Santé.

De notre côté, au CICR, nous avons eu droit à beaucoup de reconnaissance : « C'est grâce à votre assistance que nous avons pu soigner autant de blessés. »

✦ ✦ ✦

Ma visite au dépotoir de l'hôpital me donne envie de pleurer.

Tous les services ont suffisamment de poubelles pour faire le tri des déchets : restes de nourriture, déchets médicaux et objets coupants telles les aiguilles, les ampoules et les lames. Est-ce par paresse, par négligence ou encore par manque de temps que le personnel mélange tout dans le même sac ?

Lorsque les deux préposés au triage reçoivent les sacs verts, ils en versent le contenu par terre et séparent à la main ce qui doit être incinéré et ce qui ira au dépotoir de la ville. Ils travaillent avec des gants de chirurgie trop minces pour protéger leurs mains des objets tranchants. Sayed me démontre qu'avec de vrais gants de travail, il n'arrive pas à ramasser les aiguilles mélangées avec les pelures d'oignons et de bananes. Je passe du temps à les observer au milieu des détritus. Voilà qu'on leur apporte un sac vert de la maternité : il en sort un placenta, mélangé aux pelures d'oranges, aux pansements sales et à je ne sais quoi d'autre. Des sacs d'urine se vident par terre en se mélangeant au sang provenant des cathéters. Quelle odeur ! J'ai envie de vomir. J'ai rarement éprouvé un tel écœurement. Je recule en me couvrant le nez et la bouche. Les deux travailleurs, sans perdre une minute, se concentrent sur leur triage, tels des fonctionnaires classant des dossiers.

Me voici avec un grand défi pour ma fin de mission, dans trois semaines. On a trouvé une infirmière qui viendra pour neuf mois. D'ici là, si je réussis à améliorer les conditions de vie inhumaines de ces deux employés, je ne serai pas venue ici pour rien.

Je fais d'abord un rapport aux autorités de l'hôpital. Ils m'affirment qu'ils ne cessent de répéter au personnel de trier les déchets, mais que rien ne change. Le lendemain, j'emmène le directeur des soins sur place. Il prend des notes. Je lui propose de réunir les infirmiers et les nettoyeurs. J'ai l'intention de préparer un exposé sur la gestion des déchets, photos à l'appui. J'espère qu'ils vont réagir.

6 – TAXI POUR UNE FIN DE VIE

29 FÉVRIER
« Élisabeth de Fujji. »

Au moment où je m'installe devant la télé pour suivre le bulletin de nouvelles de Radio-Canada, Fujji, notre traducteur japonais, m'appelle à la radio : « J'ai un blessé pour toi. » Hervé, à qui je ne cache pas mon impatience, me dit : « Demande-leur de respecter les week-ends et ton horaire télé ! » Ce genre d'humour cynique sert souvent de bouclier face aux drames quotidiens de notre métier.

1er MARS
« Élisabeth de Fujji »

Encore un blessé à 11 h 30, un samedi, pendant mon bulletin de nouvelles ! « On croirait qu'ils le font exprès ! », me dit Hervé en rigolant. Cette fois, le blessé arrive trop tard ! Je n'ai qu'à payer les frais de taxi et ajouter un décès à nos statistiques.

De retour à la résidence, je retrouve Hervé au salon et lui demande ce qu'il pense de *Taxi pour une fin de vie* comme titre de film… Au ton de ma voix, il comprend toute la tristesse et la rage derrière ma boutade. Encore un jeune garçon mort en « martyr » ! Puis, j'ajoute : « Au moins, il avait reçu les premiers soins avec le matériel du CICR. Ce qui veut dire que le matériel qu'on leur donne est bien utilisé, et non vendu pour financer leur djihad. » Une bien maigre consolation !

5 MARS
Depuis quelques jours, je m'interroge sur la consommation des films au service de radiologie. Un technicien m'explique discrètement le fonctionnement du système : « Les patients croient qu'une radiographie est un traitement en soi. Par exemple s'ils ont mal à la tête ou au ventre, ils nous donnent un peu d'argent et on leur fait une radiographie.

— Sans ordonnance médicale ?

— C'est ça. Vous savez, ici, ce n'est pas comme chez vous ! Avec de l'argent, on peut tout avoir. Saviez-vous que les policiers à l'entrée de l'hôpital prennent de l'argent aux automobilistes pour les laisser entrer ? »

Je savais que pour régler leur compte d'électricité, les Afghans donnent un bakchich au fonctionnaire pour qu'il accepte de prendre le paiement. S'ils veulent un permis de construction pour une maison, on leur fait croire que leur terrain se trouve sur une zone où l'on ne délivre plus de permis, à moins que…

Les pots-de-vin sont passés dans les mœurs à tous les niveaux de la société et pratiquement dans tout le pays : les salaires trop bas par rapport au coût de la vie de plus en plus élevé explique sans doute cette pratique qu'aucune loi ne viendra sanctionner.

Le CICR paie le salaire d'une équipe de gardiens dont le rôle est de s'assurer qu'aucun homme armé ne pénètre dans l'enceinte de l'hôpital. L'un d'eux vient de mourir d'une crise cardiaque. Avant même que nous l'apprenions, Rassoul, infirmier aux soins intensifs, m'a demandé de prendre sa place comme gardien. Les gardes sont illettrés et ils gagnent deux fois plus que lui, qui est payé par le ministère de la Santé ! Nous espérons qu'en leur donnant un salaire adapté au coût de la vie, nos gardiens ne se laisseront pas soudoyer pour permettre à des hommes armés d'entrer dans l'enceinte de l'hôpital.

Rassoul accepte mal mon refus, mais il n'est pas question qu'un infirmier si précieux travaille comme gardien.

✦ ✦ ✦

Humaina et Chékéba sont les interprètes afghanes qui nous aident auprès des femmes. Quand j'ai besoin de Humaina pour traduire auprès d'un homme, elle se cache le visage. Il devient alors vraiment très difficile de la comprendre. Dès qu'elle sort dans la cour de l'hôpital, elle porte son chadri. Si je la perds de vue et que je n'ai pas pris soin d'observer ses chaussures, je n'ai plus qu'à attendre qu'elle revienne vers moi.

Chékéba, un peu plus ouverte, est très fière d'avoir osé troquer son chadri bleu pour un tchador noir. On lui voit au moins les yeux. Elle remet tout de même sa burqa pour redevenir invisible quand elle retourne à la maison.

Même à l'intérieur de nos bureaux, elles estiment devoir se protéger. Ainsi, aucune de nos interprètes n'ose entrer sans nous, les femmes, dans la salle de réunion où l'équipe de la délégation se réunit. De plus, elles ferment toujours la porte de leur bureau pour ne pas être vues. « C'est la faute des hommes, me disent-elles. S'ils voyaient un visage de femme, ils ne pourraient pas se retenir. » Sont-ils vraiment à ce point incapables de se contrôler ? On dirait qu'elles parlent de prédateurs devant une pièce de viande.

Combien de Journées internationales de la femme faudra-t-il encore avant qu'elles se libèrent ? Ou que les hommes acceptent de les libérer ?

Je surprends l'administrateur de l'hôpital à la buanderie avec un immense tapis qu'il veut faire laver à la main. Les buandières, silencieuses, me supplient du regard. Aussitôt que l'administrateur, un petit homme très autoritaire, quitte les lieux, elles protestent, sachant que je les défendrai. Elles ont raison ; je ferais tout pour améliorer leur sort. Je ne prétends pas pouvoir changer la condition des femmes afghanes, mais je peux peut-être en aider quelques-unes.

Je retrouve l'administrateur à son bureau et lui explique que les buandières ont déjà suffisamment de travail avec la lessive de l'hôpital sans qu'il en ajoute. Je lui rappelle que le nouveau règlement leur interdit de laver les effets personnels des employés. « Je suis désolée, mais vous devrez faire laver votre tapis ailleurs ou le nettoyer vous-même.

— Elles ont toujours lavé mon tapis ! C'est leur travail. Je ne sais pas ce qui leur arrive ces temps-ci.

Je crois qu'il me soupçonne de vouloir importer des notions de féminisme dans son hôpital.

— Comme tous les employés, elles ont un cahier des charges que vous devriez respecter. D'autant plus que leurs tâches ont augmenté depuis qu'il y a des draps dans tous les lits. »

Puis, la conversation prend une tournure de causerie sur la répartition des taches ménagères selon les cultures. Je lui dis qu'à la maison, c'est mon mari qui lave les tapis (il n'a pas besoin de savoir que je suis divorcée). Je me garde bien de préciser qu'il le fait avec une machine. Devant son étonnement, je n'ose pas ajouter que mon mari fait aussi la lessive et que nous cuisinons tous les deux. Pour lui, je suis déjà un phénomène suffisamment bizarre, seule ici, sans mari et sans enfants.

✦ ✦ ✦

Dadou a sorti sa moto de la buanderie pour la stationner à côté des draps qui sèchent sur la corde à linge. Elle est recouverte d'un drap pour la protéger de je ne sais quoi. Quel Dadou! J'espère que les autres motocyclistes ne vont pas s'y mettre aussi.

À la pédiatrie, une fuite du réservoir d'une toilette a provoqué beaucoup de dégâts : le plancher pourri s'est effondré dans la salle de toilette des soins intensifs à l'étage inférieur. Pas la peine d'ouvrir mon carnet de problèmes, j'appelle tout de suite le responsable de l'entretien.

Une fois que le plombier et son équipe ont pris les choses en main, je fais la tournée des poubelles. Au service de médecine, je trouve des aiguilles usagées dans un panier à ordures à côté du lit d'un patient. Le personnel accuse l'infirmier-chef, qui se défend lamentablement : « Mon esprit est trop préoccupé par mes problèmes d'argent. Je me demande comment nourrir ma famille avec ce salaire si bas. Je me fous bien des aiguilles et des ordures.

— Votre revenu risque d'être encore plus maigre ! J'ai le feu vert de la directrice de couper le salaire de ceux qui ne disposent pas des aiguilles usagées proprement, c'est-à-dire dans la boîte de carton jaune. [...] Vous ne pensez pas aux hommes de ménage qui pourraient se blesser et s'infecter avec les aiguilles souillées ? »

Il refuse de les ramasser. Ce serait perdre la face, surtout devant une femme.

Inquiet, mon interprète me souffle à l'oreille : « Ce monsieur était un puissant général taliban lorsqu'ils étaient au pouvoir. » Je me dis en moi-même : « Oups, on se calme Élisabeth... »

Ma collègue Christine me conduit vers un bac à ordures dans laquelle on a versé le contenu d'une boîte d'aiguilles usagées. Ces boîtes jetables sont conçues de façon à ce que les utilisateurs n'aient jamais à manipuler les aiguilles. Mon enquête me conduit au laboratoire, où la femme de ménage me dit qu'elle les récupère depuis toujours pour alimenter son feu à la maison.

Incroyable tout le travail d'éducation qu'il reste à faire !

Dans les poches de linge sale, les buandières trouvent non seulement des gazes souillées, mais aussi des excréments et des drains remplis de sang. Je me surprends à ne plus pouvoir passer devant des sacs de linge souillés ou des poubelles sans en inspecter le contenu. Espérons que je ne conserverai pas ce réflexe de retour au Canada !

Je retourne tous les jours au dépotoir, espérant y voir une petite amélioration. J'aimerais croire mes deux protégés, quand ils me disent que oui, mais au fond, je pense qu'ils veulent me rassurer. Au moins, ils semblent heureux de leurs nouveaux habits et de leurs bottes de protection.

Ce matin, je remarque un petit garçon de six ou sept ans, qui attend que je quitte le dépotoir pour remplir son vieux sac à déchets. J'essaie de le faire sourire, mais même le bonbon qui traîne au fond de ma poche n'en vient pas à bout. La tristesse de son regard me rend mal à l'aise.

Il y a de ces regards qui marquent !

Le changement de température est incroyable ! Il fait déjà trop chaud pour ma tenue islamique, mais je n'ai pas le choix, je dois la porter. Les pissenlits et les arbres fruitiers sont en fleurs. De plus en plus de patients profitent du soleil, on se croirait au parc.

8 MARS

Le mois de mars est le début de la période des circoncisions qui se déroulent habituellement au rythme de 1 000 par mois. N'importe qui peut s'improviser « circonciseur ». Ils opèrent dans tous les coins de l'hôpital : en radiologie, chez le dentiste, à la pharmacie. Même les préposés à l'entretien ménager s'arment de bistouris et opèrent dans leurs dépôts à balais.

Par souci d'hygiène, Joseph propose à l'équipe chirurgicale de former une coopérative et de faire les circoncisions en salle d'opération quelques après-midi par semaine. Comme c'est une source de revenu pour les chirurgiens afghans, ils fondent la « *Cooperative Circumcision Society* » et nomment Joseph comme *Management Director*[7]. Les non-professionnels de la circoncision sont frustrés de perdre cette occasion de gagner un peu d'argent, mais ils restent toujours libres d'opérer à domicile.

---

7. Joseph, en tant que médecin au CICR, ne participe pas aux opérations à but lucratif. Il ne fait qu'aider les Afghans à s'organiser.

14 MARS

Au cours de ma dernière journée de travail avant l'arrivée de ma remplaçante, je présente un Power Point® sur la gestion des déchets. Une quarantaine de personnes y assistent : des membres de l'administration, le personnel infirmier, les nettoyeurs ainsi que Sayed et Aroun, les deux braves travailleurs du dépotoir. Je présente une vingtaine de photos prises au dépotoir et dans les poubelles ici et là. Elles sont toutes aussi dégoûtantes les unes que les autres. Tous réagissent très fort : ils sont étonnés, scandalisés, incrédules et écœurés. Les sages-femmes protestent : « Le placenta ne vient pas de chez nous ! » Sayed et Aroun sont impassibles et personne ne leur adresse la parole. Question de classe sociale ou un grand malaise ?

Je pense les avoir suffisamment ébranlés pour qu'ils changent leurs habitudes. Malheureusement, je ne serai pas là pour voir les résultats. En quittant la salle, mon ex-général taliban me dit, tel un enfant repentant : « J'ai compris et je ne recommencerai plus. »

+ + +

Quand je repense à ce qu'était la situation à mon arrivée, je crois avoir contribué à améliorer un peu l'hygiène de l'hôpital. Mais il reste tellement à faire ! Surtout, je suis soulagée des résultats des tests sanguins que j'ai demandés pour Aroun et Sayed. Ils sont tous négatifs : hépatite B, hépatite C et VIH. Qu'aurais-je fait dans le cas contraire ? Il me reste à recommander à ma remplaçante de les faire vacciner contre l'hépatite B.

+ + +

J'ai finalement décidé de donner un appareil photo numérique à l'administration pour que le personnel puisse gérer les corps qui entrent à la morgue. En période de conflit, il arrive souvent qu'il faille mettre en terre des corps non identifiés. Il est alors utile de garder une photo au cas où, un jour, la famille se présenterait. Lorsque l'administrateur m'en avait parlé, peu après mon arrivée, je n'étais pas convaincue de l'usage que son équipe allait en faire. Je me trompais. J'ai fait cet achat en l'absence de mon chef, qui me l'a reproché, soi-disant parce que le personnel n'avait pas la capacité de gérer une base de données de cadavres. Aujourd'hui, je suis ravie de lui prouver le contraire.

Hier, une voiture piégée, visant le convoi des Canadiens sur la route de l'aéroport, a causé la mort d'un menuisier qui se rendait à son travail à vélo. La dépouille a été amenée à la morgue. Samir, technicien en informatique, me montre fièrement comment il a utilisé les photos du corps. Il a créé une base de données où est enregistré le décès avec photos à l'appui. Génial! Tout y est. Un peu trop même : la vidéo montre en détail un corps déchiqueté depuis la sortie de l'ambulance jusqu'à ce qu'on le dépose sur la table de la morgue.

18 MARS

J'ai reçu un poème d'une amie d'un copain, que mes courriels et mes photos de Kandahar ont inspirée. Je ne la connais pas, mais elle m'a fait un grand cadeau.

Kandahar
là où se mêlent déchets de table
et aiguilles
là où des infirmières prêchent
dans un désert

un bonbon tiré du fond d'une poche
ne décroche plus un sourire
sous les dents grincent grains de sable

les uniformes sèchent au vent libre
les femmes lavent le tapis d'un général
leurs voiles bleus battent au vent
libre n'est qu'un mot

payer un bakchich
pour survivre à l'absurde
pour entrer pour passer
pour se sentir maître de l'autre
son pareil miroir enchaîné

derrière le chadri
tant de choses à dire
colère bleue étouffée

les présidents s'en lavent les mains
ne vont pas à la guerre ne tuent pas d'innocents
bataillent politiques uniquement

> *commerce d'armes entre pays ennemis*
> *taire tue*
> *et l'on se tait et l'on se terre de plus en plus*
>
> *la bourse fluctue*
> *l'or et le pétrole saignent abondamment*
> *tant de choses à dire*
> *à dévoiler*
> *avant que la mort ou la folie*
> *ne déciment à jamais les peuples asservis*
>
> Nicole Descôteaux, 18 mars 2008

Je suis triste de quitter Kandahar, mais je pars contente, même si mon rêve de passer une journée sans voir grossir mon carnet de problèmes ne s'est pas réalisé.

Je reçois de beaux témoignages d'amitié des membres de l'équipe, autant Afghans qu'expatriés. Il semble que je vais leur manquer et c'est réciproque. Sans cette belle ambiance, ma mission aurait été vraiment difficile. Treize personnes de onze nationalités différentes, quelle richesse !

✤ ✤ ✤

Au cours d'un voyage en Inde, mon ami Michel m'a écrit ces mots que j'ai fait miens : « L'essence même du voyage est de toujours repartir vers d'autres lieux, d'autres gens à découvrir. Il y a toujours cette nostalgie de quitter un endroit où nous avons fait notre nid pendant quelque temps. »

C'est ce à quoi je pense en quittant Kandahar. L'essence même de notre métier est de toujours repartir vers d'autres conflits, d'autres folies humaines, mais aussi vers d'autres amitiés, d'autres cultures, d'autres merveilles, d'autres petits miracles. Nous avons toujours, malgré les visions d'horreurs presque quotidiennes, cette nostalgie de quitter un endroit où nous avons fait notre nid.

Et pour moi, ça fait plus de 30 ans que c'est comme ça !

19 MARS

En passant à Kaboul, j'ai presque un choc de voir le visage des femmes et même une partie de leurs cheveux. C'est un monde si différent de Kandahar ! J'ai du plaisir à marcher dans notre quartier. Nos règles de sécurité ne nous permettent pas d'en sortir depuis l'explosion de l'hôtel Séréna, il y a deux mois.

✤ ✤ ✤

Je quitte l'Afghanistan pour une sixième fois demain matin. Lors de ma dernière mission, en 2004, j'étais optimiste pour ce pays que j'aime tant. Maintenant, je n'ai plus trop d'espoir. J'ai peine à imaginer comment ça pourrait aller mieux. Pour que cette situation de « ni paix ni guerre » persiste, j'imagine qu'elle doit faire l'affaire de pas mal de gens.

Je vole dans un avion des Nations Unies vers Dubaï, où je passe une douzaine d'heures. Ça me donnera le temps de revoir la ville.

Je me réjouis d'arriver à Québec et d'aller jouer dans la neige. Il en est tombé plus de cinq mètres pendant l'hiver.

✤ ✤ ✤

De retour au pays, j'entretiens une correspondance avec Hervé, mon ami administrateur resté à Kandahar. Je lui fais part de mon pessimisme concernant l'avenir de l'Afghanistan. Sa réponse me donne une leçon d'histoire et un peu d'espoir.

Ce qui est frappant, en Afghanistan, c'est que, même quand on est un administrateur enfermé toute la journée dans son bureau, on peut avoir une idée du taux de mortalité ou de natalité. Chaque semaine, pour ne pas dire chaque jour, un employé a un nouvel enfant ou un membre de la famille d'un employé décède... de causes naturelles parfois, de maladies souvent, et de temps en temps dans des combats ou victime des attaques suicides.

Toutes proportions gardées, la situation familiale dans l'Europe du début du XXe siècle ravagée par deux guerres et une crise économique sans précédent n'était guère plus enviable. Et puis, en quelques années seulement, l'Europe est passée du chaos aux Trente Glorieuses. Comme quoi, même si les deux contextes ne sont ni comparables ni transposables, un grand malade peut toujours se rétablir et devenir prospère.

22 AOÛT

Nous vivons vraiment dans un monde de contrastes extrêmes. Aujourd'hui, au Québec, c'est la fin des débats sur la couleur de la margarine, qui durait depuis 30 ans. Un luxe que seuls les pays riches peuvent se payer. La margarine restera blanche.

PAKISTAN 2009

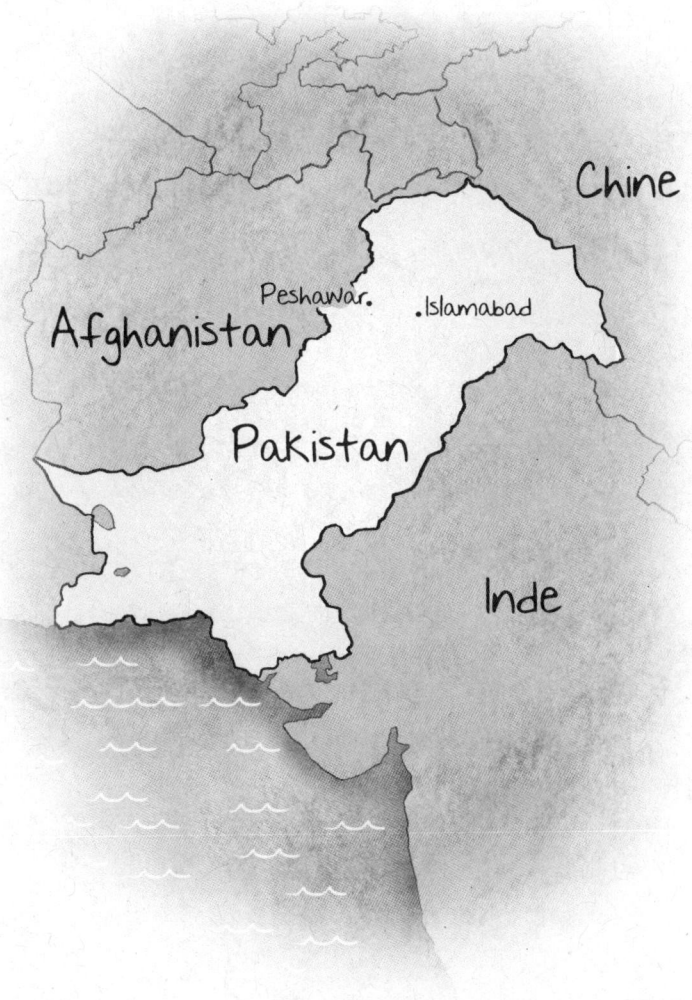

1 – DE RETOUR CHEZ LES BARBUS

18 JANVIER

De retour chez les barbus ! Je suis choquée d'apprendre que les employées du CICR doivent maintenant porter, non seulement le *shalwar kamise*, mais aussi un foulard couvrant la tête, les épaules et la poitrine. Je savais que Peshawar était une ville conservatrice, j'avais l'habitude d'y effectuer un transit pour aller en Afghanistan, mais de là à me faire imposer le port de cette tenue, vraiment !

La « talibanisation » de la région a pris beaucoup d'ampleur depuis que les talibans ont été chassés d'Afghanistan, quelques mois après le 11 septembre. Ils se sont alors repliés dans la zone tribale qui s'étend le long de la frontière afghane jusqu'à l'intérieur de la NWFP (*North West Frontier Province*), dont Peshawar est la capitale.

La situation se radicalise en 2002 quand un parti islamique prend le pouvoir de la ville. L'intégrisme religieux n'a cessé de croître et Peshawar est maintenant ultraconservatrice. Même si les islamistes ont perdu les élections en 2008, ils continuent d'imposer leurs lois dans toute la région. Tous les jours, on parle d'attentats, d'enlèvements, d'exécutions publiques et de kamikazes. Des bombes explosent à tout moment et n'importe où : aux bazars, dans les mosquées, devant les grands hôtels, dans la rue[1].

Nos règles de sécurité sont très strictes : les sorties à pied sont limitées au voisinage immédiat ; on ne peut aller guère plus loin en voiture. J'ai vite réalisé la justesse de ces restrictions : alors que je travaillais au bureau, on me dit de retourner immédiatement à ma résidence, car nous venons de recevoir des menaces de mort. Ça commence mal pour l'équipe de techniciens finlandais arrivée ce matin et qui doit installer l'hôpital de campagne[2] que leur pays a fourni.

En novembre dernier, le CICR a loué un hôpital privé, laissé en décrépitude par son propriétaire à la retraite. D'importants travaux de

---

1. D'après Reuteurs/Khuram Parvez, « Peshawar, victime lointaine des attentats du 11 septembre », *L'Express*, 9 septembre 2011, et Renaud Girard, « Les talibans sèment la peur dans Peshawar », *Le Figaro.fr*, 8 décembre 2008.
2. L'hôpital comprend une vingtaine de tentes et l'équipement nécessaire pour soigner, opérer, loger et nourrir une centaine de blessés.

rénovation sont en cours. À plus long terme, l'objectif est d'ajouter un troisième étage. En attendant la fin des travaux, prévue pour mai prochain, les patients seront hospitalisés et opérés sous les tentes de la Croix-Rouge finlandaise et nos bureaux occuperont une partie du bâtiment en rénovation. En tant qu'administratrice de l'hôpital, je travaille en priorité au recrutement du personnel.

Il est prévu que nous recevions un nombre important de blessés talibans. Walter, chef de la sous-délégation, est confiant que les autorités respecteront les Conventions de Genève qui stipulent que tout combattant blessé et désarmé a droit aux soins médicaux, quelle que soit son allégeance.

✦ ✦ ✦

Côté loisirs, nous ne sommes pas très choyés. Avec la présence de plus en plus importante des talibans dans la ville, il n'est pas étonnant que l'*American Club* soit pour nous *off limit*. On y vend de l'alcool et les expatriés qui oseraient s'y rassembler seraient des cibles potentielles d'enlèvements.

Avec de telles conditions de vie, il est important que nous puissions nous changer les idées et laisser retomber la pression. Un petit bar a été aménagé dans l'une de nos résidences. Nous avons un permis officiel pour consommer de l'alcool en privé. Un de nos chauffeurs a même reçu une autorisation pour le transporter. Le gouvernement va jusqu'à nous offrir de tamponner un permis de consommer dans notre passeport.

✦ ✦ ✦

Il n'y a plus d'eau au robinet et nous sommes en panne d'électricité ! Le gardien me dit que je dois patienter quelques heures encore avant qu'il ne démarre le générateur. Deux heures d'attente ! Mon ordinateur est à plat. Lorsque le générateur est remis en marche, c'est la prise du stabilisateur qui brûle. Pas de doute, je suis bien de retour en mission.

25 JANVIER

J'ai quitté la résidence de l'équipe médicale, car, pour des raisons de « santé mentale », je préfère habiter avec d'autres collègues que ceux avec qui je travaille au quotidien. Je demeure maintenant avec une Russe, interprète de pachtou dans les prisons, et un Tadjik, en charge de la logistique. Le réfrigérateur est rempli de produits étiquetés en russe dont je vais certainement hériter, puisque leurs propriétaires vont bientôt partir. De la haute gastronomie en perspective !

+ + +

L'équipe CICR de Peshawar s'agrandit de plus en plus, ce qui traduit bien la gravité des problèmes qui sévissent dans cette région du pays. Jusqu'en août dernier, il n'y avait que sept expatriés dans l'équipe ; nous serons bientôt 50, dont 20 travaillent actuellement à l'hôpital. D'autres s'occupent de « l'assistance » aux populations déplacées par le conflit et de la « protection » des populations civiles. Certains sont spécialisés dans la « diffusion » du DIH (Droit international humanitaire) dans les écoles, les universités et auprès des forces armées. L'administration et la logistique, quant à elles, font partie des services de soutien.

+ + +

Je termine ma première semaine la tête pleine d'entrevues : parmi les 200 candidats infirmières et infirmiers que Laurence (une infirmière suisse) et moi avons rencontrés, 55 ont été sélectionnés. Demain, c'est au tour des préposés à l'entretien, des brancardiers, des magasiniers et des pharmaciens de me présenter leur candidature. Encore des centaines de CV à lire et de personnes à rencontrer ! J'aime beaucoup ce travail ! Les réserves que j'avais à l'égard des Pakistanais s'estompent. Ils sont extrêmement aimables et accueillants et souvent très drôles. Ils me donnent l'énergie de poursuivre heure après heure.

2 – RECRUTEMENT : À QUI DONNER LA CHANCE ?

31 JANVIER

Encore quelques entrevues et nous aurons suffisamment de personnel. Ce travail me plaît de plus en plus ! C'est une excellente ouverture à la culture et aux réalités pakistanaises, qui ne sont malheureusement pas toujours très roses.

Ainsi, je n'aurais jamais imaginé que les chrétiens étaient à ce point victimes de ségrégation. Les meilleurs candidats aux postes d'infirmiers ou infirmières-chefs que nous avons sélectionnés sont chrétiens. À ma question « Pourquoi ne travaillez-vous pas ? », ils répondent « Parce que je suis chrétien » sur un ton signifiant que cela va de soi, que c'est comme ça ici…

Notre chef de délégation, basé à Islamabad, exige que nous soumettions la liste des candidats retenus au responsable pakistanais des ressources humaines. Ce dernier doit s'assurer que nous gardons un équilibre entre les groupes socio-ethnico-religieux.

Au fil des rencontres, ma réticence d'Occidentale à leur demander leur appartenance religieuse s'estompe très vite : ici, la religion fait partie intégrante de l'identité de la personne, autant que sa nationalité. Pour les préposés à l'entretien, par contre, le problème ne se pose pas, car ils sont presque tous chrétiens. Dans un journal d'Islamabad, on proposait un poste de balayeur de rues ouvert aux chrétiens. Il semble que ce soit un milieu suffisamment dévalorisé pour être spécifiquement offert aux chrétiens, même dans les petites annonces d'un journal.

✦ ✦ ✦

Les lettres de motivation qui accompagnent les CV commencent presque toutes par : « *I present my application to work under your kind control.* » Certains chrétiens y ajoutent quelques lignes de prières, tandis que les musulmans terminent par « *Inch'Allah I will be hired*[3] ». Quelques-uns soulignent qu'ils ont travaillé comme interprète anglais-pachtou,

---

3. Traduction : « Je présente ma demande pour travailler sous votre bienveillante autorité. » […] « Si Dieu le veut, je serai engagé. »

mais ils ne répondent que par « *yes yes* » à toutes mes questions. Plusieurs me supplient de les engager en ajoutant que, si je refuse, ils seront condamnés à passer le reste de leur vie à errer. Ça me désole beaucoup, car ils sont extrêmement pauvres, mais je n'y peux rien : s'ils n'ont pas les habiletés requises pour faire le travail, je ne peux pas les engager… J'ai même reçu un appel en pleine nuit d'un homme me suppliant de lui donner un emploi… Qui a bien pu lui donner mon numéro de téléphone ?

5 FÉVRIER

Les femmes hospitalisées chez nous ne devront ni croiser des hommes ni être vues par eux. Il faudra adapter l'aménagement en conséquence : l'accès aux toilettes et à la douche se fera par un passage étroit, coincé entre l'arrière des tentes des femmes et le mur qui nous sépare du terrain du voisin. Il en sera de même à la réception : un côté pour les hommes, un côté pour les femmes.

Denis, un collègue ingénieur, doit aussi tenir compte de ces particularités dans l'organisation des camps de déplacés près de la frontière afghane. Son principal mandat est d'assurer l'accès à l'eau et aux toilettes, mais la priorité des déplacés est tout autre : ils demandent d'abord un mur entre chaque tente pour que personne ne puisse voir leur femme. Dans la situation actuelle, elles utilisent un seau en guise de pot de chambre, pour éviter d'avoir à se déplacer dans le camp.

En zone « talibane », notre équipe en mission a provoqué tout un scandale ! Une déléguée a été vue assise sur la banquette avant de la Land Cruiser, à côté d'un homme, et une cassette de Céline Dion se faisait entendre. Non seulement la déléguée aurait-elle dû être assise derrière, sans homme à ses côtés, mais les talibans ne tolèrent que les chants religieux.

Notre équipe a entendu parler du scandale à 1 000 kilomètres de l'endroit où l'événement est survenu.

8 FÉVRIER

Aujourd'hui, dimanche, si tout va bien, ce sera le premier jour de congé depuis mon arrivée. Le temps passe trop vite ! Nous avons peine à croire que tout sera prêt le 16, pour l'ouverture. Il reste tellement à faire.

Le plus urgent est de recruter 20 agents pour sécuriser l'entrée et l'enceinte de l'hôpital : ils devront vérifier le contenu des voitures et en scruter le dessous au miroir, ne laisser entrer quiconque avant de l'avoir soumis au détecteur de métal et s'assurer que les visiteurs déposent leurs armes « au vestiaire », en échange d'un jeton numéroté. Ils auront un travail aussi difficile qu'essentiel.

Partout dans le monde, lorsqu'un hôpital reçoit un blessé par balle, ce dernier doit être signalé à la police. Cela représente un gros problème pour nous, étant donné que ces blessés sont sous notre protection. L'accord avec les autorités pour la sécurité de nos « clients » doit absolument être signé avant le 16, jour de l'ouverture. Du travail pour notre chef Walter !

+ + +

Il ne me reste plus qu'à compléter le contrat avec le traiteur pour les repas des patients et tout sera prêt. Monsieur Taj a déjà signé le sien pour ses services de buanderie et d'incinération des déchets médicaux. Notre logistique, un peu lourde, ne me facilite pas la tâche. Pour chaque sous-traitant, je dois présenter trois devis, rédiger une *Requisition Order* (RO) puis, avec le numéro de la RO, je remplis un *Purchase Order* (PO). Les contrats font cinq pages. Ça me bouffe un temps précieux, mais j'apprends le métier d'administratrice…

+ + +

Mon assistante s'est fait une entorse, je dois maintenant tout faire seule : superviser la vidange des fosses septiques, assurer le suivi des commandes, aménager des locaux d'entreposage, organiser les vestiaires des employés, aménager la chambre du personnel de garde et la morgue, rédiger les cahiers des charges, préparer les horaires de travail pour le personnel paramédical…

De plus en plus de gens me disent qu'ils ne voudraient pas être à ma place. Margrit, celle-là même qui, de Genève, m'a poussée à accepter ce poste, et Jack, l'Australien chef de projet qui était avec moi au Cachemire, en remettent. Je ne les laisserai pas me décourager !

9 FÉVRIER

Des nouvelles du nord. « Les militants islamistes […] ont imposé à la population un régime basé sur l'application stricte de la charia, avec l'instauration de tribunaux islamiques, qui appliquent notamment la décapitation et la flagellation publique.[…] Un accord […] passé entre le gouvernement et les talibans, en février 2009, échangeait un cessez-le-feu de 10 jours contre l'instauration de tribunaux islamiques appliquant la charia, avec l'exigence de réouverture des écoles de filles[4]. » Plus dramatique encore : des combats entre l'armée pakistanaise et les talibans ont fait de nombreux morts parmi les civils. Chez Médecins sans frontières, des ambulances, clairement identifiées, se sont trouvées sous les feux de combats et deux de leurs employés ont été tués[5]. Chez nous, six délégués ont été « invités » brièvement par les talibans, le temps de vérifier leur identité et de leur demander ce qu'ils faisaient dans la région. Le temps de boire un thé, quoi !

Lorsque nous aurons commencé à soigner leurs blessés, ils nous donneront certainement accès aux populations prises en otage dans les territoires qu'ils contrôlent. Du moins, on l'espère…

---

4. « Régime taliban et accords de 2009 » Source : http://fr.wikipedia.org/wiki/District_de_Swat, (consulté le 26 décembre 2012).

5. Source : « Pakistan – Deux employés, MSF tués à Swat », *MSF dans le monde*, 5 février 2009.

3 – PÉRIMÉ APRÈS 45 ANS ?

12 FÉVRIER

À 45 ans, on est périmé ! C'est la philosophie pakistanaise, ou du moins celle d'Amidullah, notre responsable de la sécurité. Sur les 20 agents sélectionnés, il en élimine cinq qui sont apparemment « périmés ». Avec un air faussement offensé, je lui demande : « Avec mes 59 ans, je dois être extra-périmée ?

— Chez vous, ce n'est pas pareil ! Ici, à cet âge, ils ne comprennent plus ce qu'on leur dit et ils ne font qu'à leur tête. »

Puisqu'il est le chef, pas question de le contredire !

J'ignorais aussi qu'un carnet militaire pouvait contenir des indicateurs pour évaluer une demande d'embauche. Amidullah s'en sert pour me retirer trois candidats ! Il m'explique que s'il est écrit « bon » dans la case de l'évaluation personnelle, c'est qu'il est mauvais ; pour un bon soldat, la note est « excellent ». Heureusement que j'ai des CV en réserve !

Je perds un autre candidat qui m'avait menti en m'affirmant avoir été congédié de l'armée pour trahison après son enlèvement par les talibans. Ses supérieurs l'ont accusé d'être passé du côté ennemi : selon eux, il était impossible que les insurgés l'aient relâché, le seul choix étant de se joindre à eux ou de se faire tuer. J'ai cru à son histoire. Pourtant, comme me le montre Amidullah, dans son carnet, il est écrit qu'il a quitté de son plein gré : il n'a donc pas été congédié. Avec un sourire malicieux, il me dit : « Encore un de perdu ! »

Certains m'ont apporté le CV de leur père, gardien à l'hôpital du CICR en 1982, au temps où l'on soignait les blessés de guerre afghans. Visiblement, ils croient que c'est un job qui se transmet de père en fils !

✦ ✦ ✦

Le personnel est rassemblé à l'hôpital pour quelques jours de formation. Notre rencontre est presque une fête ! Une dizaine d'entre eux se regroupent autour de moi pour me remercier de les avoir choisis. Ils m'expliquent de long en large combien mon travail est difficile et frustrant, mais qu'ils me soutiendront. Sans savoir si je dois être confiante ou découragée, je les remercie à mon tour. Pour le moment, je les trouve sympathiques et pleins d'humour!

L'un des gardiens, une belle et bonne personne, a tenu à me dire combien il était content que je l'aie choisi parce qu'il est très pauvre. Ma réponse est toujours la même : « Je vous ai choisi uniquement parce que je pense que vous ferez un bon travail. » Ça fait presque peur, cette impression de pouvoir changer le cours de la vie des gens aussi facilement!

Le salaire des gardiens est de 160 $ par mois pour 72 heures par semaine de travail – peu importe qu'ils aient ou non un diplôme universitaire. D'un point de vue occidental, ça peut sembler de l'esclavage, mais c'est presque deux fois plus que ce qui est offert dans les agences de sécurité pakistanaises. Il en est de même pour les infirmiers : au public, ils gagnent 161 $ par mois pour 42 heures par semaine ; dans notre hôpital, ils gagnent 400 $.

✦ ✦ ✦

Aujourd'hui, nous recevons la visite de hauts gradés de l'opposition armée afghane – les talibans. Ils veulent s'assurer que leurs combattants seront bien traités.

« Les filles, mettez vos foulards, ils sont là! » On se passe le mot, inutile de choquer ces messieurs – même si j'en ai très envie! J'ose tout de même un regard franc en les croisant, alors qu'eux fixent leurs souliers. Il est de mise pour la femme de baisser les yeux devant un homme, à plus forte raison en face d'un ultra-conservateur. Heureusement, ils semblent impressionnés par nos installations.

✦ ✦ ✦

L'histoire de mon ami Pierre me rappelle qu'un geste anodin peut porter atteinte à la pudeur des femmes et à l'honneur des hommes. Avant de monter sur le toit de sa propre maison, qui aurait pensé devoir avertir son voisin? Pourquoi? Pour qu'il fasse entrer sa femme et ses filles que le voisinage ne « saurait voir »! Heureusement que Pierre a été averti avant de monter là-haut pour réparer le réservoir d'eau.

✦ ✦ ✦

Des événements qui seraient banals partout ailleurs dans le monde peuvent ici nous émouvoir. Laurent, un copain rencontré au Cambodge il y a 12 ans, est responsable de la rénovation de l'hôpital. Il était attablé avec trois autres collègues au seul restaurant où nous pouvons manger sans avoir la tête couverte. Le restaurant était rempli d'hommes pakistanais lorsque deux femmes se sont approchées d'eux pour s'enquérir de leur motivation à travailler à Peshawar. Laurent et moi étions émus et heureux de voir des femmes capables de s'affranchir des règles, même au risque de subir ensuite des représailles.

✦ ✦ ✦

Je travaille tous les soirs jusqu'à 20 heures, car c'est mon seul moment de tranquillité. Je complète les horaires de travail tout en gardant en tête que chacun doit travailler 42 heures sur un roulement de cinq quarts. Il faut aussi prendre en compte que les hommes ne peuvent nettoyer la tente des femmes, alors que l'inverse est possible.

Un réel casse-tête !

Le nettoyage des toilettes est un autre problème. Personne n'est assigné à cette tâche. Je pensais que chaque préposé au ménage pourrait le faire à tour de rôle. Mais les infirmières s'opposent par souci d'hygiène : la même personne ne peut pas nettoyer les tentes des patients et les toilettes… Avoir un responsable des toilettes impliquerait d'engager quatre personnes de plus, compte tenu des jours de congés et des vacances ! Il faut que je réfléchisse, car mon budget est déjà dépassé.

13 FÉVRIER

Je n'ai jamais cru à la superstition du vendredi 13, mais ce qui se passe aujourd'hui a de quoi m'ébranler. Le toit de nos bâtiments est construit en terre : depuis 24 heures, l'eau de pluie s'infiltre dans le magasin de matériel de bureau et dans celui de la literie. Il y a aussi les trottoirs en pavés qui se sont affaissés ; cela a provoqué la formation d'un petit lac devant chacune des tentes.

À 8 h 30, je réalise que les 23 employés de ménage et les huit brancardiers n'ont pas été avertis qu'ils devaient se présenter au travail aujourd'hui ! « Ne t'en fais pas, Élisabeth, je vais leur téléphoner et ils seront tous ici à 11 heures », me dit Sabahat, l'assistante de Jack. Je la trouve bien optimiste.

Au milieu de l'excitation générale, on vient m'avertir de mettre mon foulard : cette fois, ce sont les VIP talibans pakistanais qui s'annoncent !

La malédiction du vendredi 13 s'est estompée le temps d'un petit miracle : tout mon monde est arrivé à 11 heures sonnantes ! Cela ne dure pas : Yunus, l'employé de ménage en chef m'apprend que l'une des femmes refuse de travailler dans la tente des hommes parce qu'elle est musulmane… Dans ma tête, elle est congédiée, car cela fait partie des conditions qu'elle avait acceptées. C'est sans doute une exigence de son mari. Peu importe ! Pas question pour moi de refaire les horaires. Finalement, ma précieuse Sabahat la convainc de revenir sur sa décision.

Puis, c'est la vraie malédiction ! Nous apprenons que les travaux de rénovation du bâtiment de l'hôpital, qui devaient être achevés en mai, se poursuivront encore une année. D'après nos experts de Genève, il semble que ce soit le temps requis afin de respecter les critères de qualité antisismique. Tout le monde est atterré. Les tentes ont une durée de vie d'une année à peine, et cela, dans des conditions climatiques idéales. Ce n'est vraiment pas le cas ici !

Pour couronner le tout, l'endroit où nous sommes installés est remis en question : il est au centre du bazar, voisin d'une école. À l'heure du lunch, il faut une quinzaine de minutes pour sortir de l'enceinte de l'hôpital, tellement la circulation est dense : rickshaws, vélos, calèches, voitures, camions, bus, tracteurs et charrettes tirées à main d'homme. De plus, nous sommes à deux pas de la mosquée. Le vendredi midi, c'est l'enfer à cause de la prière : la rue est complètement bloquée par les voitures de la foule venue prier.

Finalement, le vendredi 13 prend une tournure positive, du moins pour moi. La nouvelle tombe en fin de journée, au cours de notre réunion quotidienne : à cause de l'état du terrain endommagé par la pluie, l'hôpital n'ouvrira que mercredi, et non lundi. On devra refaire tous les trottoirs qui ont été aménagés à un niveau trop bas par rapport au reste du terrain. Cela m'arrange tellement ! Non seulement je n'aurai pas à travailler dimanche, mais j'aurai davantage de temps pour organiser mes équipes et compléter les commandes.

15 FÉVRIER

Hier soir, on a fêté l'ouverture de l'hôpital et la fin de mission de quelques collègues. Malgré la fatigue, j'ai dansé presque sans arrêt. Ça m'a fait un bien énorme d'oublier mes préoccupations, de refaire le plein d'énergie, de rire ! Deux cuisiniers, très catholiques, avaient préparé d'excellents amuse-gueules. Lorsque je les ai félicités, ils m'ont répondu que c'était Dieu qui avait cuisiné pour eux… Hum… pourquoi ne le fait-il jamais pour moi ? !

4 – LE *RUSH* DE L'OUVERTURE

22 FÉVRIER

L'ouverture de l'hôpital se fait sans grandes catastrophes. Mais il y a de nombreux accrochages, des détails auxquels personne n'avait pensé : il manque un rideau pour isoler un patient, l'espace est trop petit pour les accompagnants, il faudra ajouter du personnel pour discipliner les visiteurs…

Les cinq premiers patients viennent de la clinique pakistanaise où notre équipe chirurgicale travaillait jusqu'à hier. Puis, nous recevons quelques urgences, dont une jeune Afghane de 25 ans, les jambes en bouillie à la suite d'une attaque à la roquette. Plus tard dans la journée arrivent des blessés de la vallée de Swat[6] : des jeunes combattants, des Afghans, des civils, des femmes, des enfants, tous victimes de balles, de mines ou d'éclats d'obus.

Deux sont blessés au dos et resteront paralysés, ce qui représente ici une terrible épreuve, car les ressources pour leur venir en aide sont pratiquement inexistantes.

Certains patients ont des brûlures qui demandent énormément d'attention. D'autres doivent êtres amputés. Ce sont des scènes difficiles à supporter, mais qui font malheureusement partie du quotidien de notre personnel spécialisé en chirurgie de guerre. Personnellement, je serais incapable de faire ce métier.

24 FÉVRIER

La prise en charge des blessés ne relève pas de moi, mais je dois en assurer le soutien et ça ne va pas comme je le voudrais. Après deux jours, je suis convaincue que Yunus n'est pas la bonne personne pour diriger l'équipe d'employés de ménage. Il se comporte comme un petit chef et il est invivable. Le rétrograder au poste de *tea boy* ne s'annonce pas facile : son salaire mensuel diminuera de 50 $ et, plus grave encore, il perdra la face.

---

6. District de la « province de la Frontière-du-Nord-Ouest » (NWFP), où les insurgés islamiques sont implantés.

Mon vieux Mohammad, ex-buandier à l'hôpital CICR de Peshawar, n'est pas content d'être assigné au ménage : il veut laver les draps. Je lui ai expliqué maintes fois que nous n'avons pas de buanderie ! Comme il est « expiré » (48 ans, mais avec l'air de 70), je lui fais une faveur en lui donnant un poste de *tea boy* à partager avec Yunus. Il a l'air content.

Le chef des brancardiers a quitté son job sans rien dire. Heureusement que j'ai encore une réserve de CV à portée de main.

À 18 heures vendredi, on m'apprend qu'il n'y a plus de tuniques chirurgicales pour opérer le lendemain ; j'ai tout à coup un nœud dans l'estomac. Pourquoi n'avons-nous pas plus de réserves ?! J'appelle monsieur Taj pour qu'il nous livre les tuniques plus tôt le lendemain matin. Entretemps, je commande d'urgence 200 uniformes chirurgicaux à Genève. Comme promis par monsieur Taj, tout est là tôt samedi matin, mais… encore tout mouillé ! Et nous n'avons toujours pas de corde à linge ! Il faut improviser…

Il est très difficile de faire comprendre aux employés comment séparer les déchets qui doivent êtres incinérés de ceux qui sont destinés au dépotoir de la ville. C'est pourtant simple : les déchets médicaux dans le sac orange et le reste, dans le sac noir ! Comme j'ai été « traumatisée » par le dépotoir de l'Hôpital de Kandahar, je surveille le contenu des poubelles d'heure en heure, ou presque.

25 FÉVRIER

Plutôt déprimant, le quotidien de Peshawar, *The News*. J'essaie tout de même de le lire assidûment. On y parle de bombardements, d'attentats suicides, d'écoles brûlées et de populations déplacées. La région de Swat, un petit paradis où les Pakistanais passaient leurs vacances, est sous la loi de la charia ! Trop triste.

Tandis que je remets le journal à Maria, l'anesthésiste allemande, elle me raconte qu'à la clinique où l'équipe opérait les blessés, avant l'ouverture de notre propre hôpital, le personnel a l'habitude de se servir des journaux pour absorber le sang sur les tables d'opérations. À mon avis, il y a une grande probabilité qu'un patient soit un jour couché sur l'article du journal décrivant l'explosion responsable de sa blessure ! On peut même imaginer qu'il reconnaisse sa photo et se prenne alors pour un martyr !

Maria est à bout ; ça fait des mois qu'elle anesthésie des corps déchiquetés. Elle attend Gilles, un collègue qui doit venir en renfort, mais un problème de visa le retarde. Gilles est français, en mission au Darfour. Non seulement il attend son visa de l'ambassade pakistanaise à Khartoum, mais aussi son remplaçant indien, qui, lui, attend son visa soudanais à New Delhi. Maria risque d'être totalement épuisée avant que tout ne soit réglé ! Ce serait si simple si l'Inde et le Pakistan étaient des pays amis. L'Indien pourrait venir à Peshawar et y parler la langue d'ici, l'ourdou – qui est une forme islamisée de sa propre langue, l'hindi.

5 – LA FOLIE SE POURSUIT

27 FÉVRIER

Hina, dentiste de profession, est l'une de mes assistantes et notre interprète. Son fiancé, qu'elle n'a pas vu depuis un an, arrive des États-Unis, où il vit. Par curiosité, je la questionne sur leur relation, espérant, vu leur niveau social et leur éducation, qu'ils peuvent se fréquenter de façon relativement libre ou, du moins, passer des moments en tête-à-tête. Eh bien non, le couple n'est jamais seul. Lorsque les amoureux sont dans leurs familles respectives, ils ne peuvent pas s'asseoir l'un à côté de l'autre. S'ils veulent se parler de façon intime, c'est au téléphone que ça se passe. Il doit falloir beaucoup d'amour chez ce garçon, qui a connu la liberté de l'Amérique, pour tolérer de telles contraintes.

✦ ✦ ✦

La culture pakistanaise compte tellement de codes qu'il est difficile de tous les respecter ! Abdullah est l'employé de ménage à la pharmacie. J'ai fait la gaffe de jeter un papier sur lequel était inscrit son nom. C'est comme si j'avais mis Allah à la poubelle puisque les quatre dernières lettres de son nom sont les mêmes que celle d'Allah. Sans un mot, il récupère le bout de papier chiffonné qu'il glisse dans sa poche.

J'ai acheté 20 linceuls blancs pour envelopper le corps des patients décédés. Dix jours plus tard, j'apprends que j'aurais dû aussi en commander des verts pour les femmes d'un groupe ethnique dont j'ai oublié le nom. M'en voudront-elles si je les laisse dans le blanc ? J'y penserai pour la prochaine commande.

✦ ✦ ✦

Les « interlocuteurs[7] » sont vraiment très présents auprès de leurs combattants blessés. Ils jouent le rôle d'intermédiaires entre eux et l'équipe médicale ; ils remplacent en quelque sorte leur famille.

Ainsi, aux soins intensifs, ils exigent que l'on entoure de paravents la seule patiente qui s'y trouve ; elle doit être à l'abri du regard des

---

7. Chefs talibans de différentes régions accompagnant leurs soldats blessés.

hommes couchés en face d'elle. Elle souffre de graves problèmes respiratoires et peut mourir si on ne la surveille pas; c'est payé cher pour sauvegarder son honneur et la pudeur des hommes! Après de longues discussions, on se met d'accord sur la fabrication d'un paravent sur mesure, c'est-à-dire assez haut pour cacher la femme de la vue des patients couchés, mais assez bas pour que les infirmières puissent l'observer.

À quand la prochaine exigence de ces gardiens de la vertu?

En fait, ils se mêlent de tout! Ça va du lavement pour les patients jusqu'au sucre à ajouter dans le thé, d'ailleurs déjà très sucré. Je me dis que je pratique un drôle de métier: ces gens brûlent les écoles de filles, offrent 1 000 euros à celui qui sera assez fou pour jeter de l'acide au visage des gamines, et moi, je suis obligée de répondre à leurs exigences. J'enrage! Heureusement qu'ils ne sont pas tous aussi fanatiques et que les malades sont vraiment très attachants, tout comme les Pakistanais « ordinaires ».

✦ ✦ ✦

Les combattants blessés sont issus de différents groupes talibans et ne supportent pas de partager la même tente. Il faut les séparer. J'espère seulement que le nombre de groupes ne dépassera pas le nombre de tentes!

L'un d'eux a confié à notre interprète – en parlant de nous, les Occidentaux – qu'il nous trouvait bizarres: « Nous tirons sur vous, les Occidentaux, vous nous remettez sur pied et aussitôt, nous retournons au combat tirer de nouveau sur les Occidentaux. » On leur a enseigné que nous sommes tous des ennemis, combattants ou civils, peu importe.

Il a raison, tout cela est complètement ridicule, tout comme la guerre d'ailleurs. Combien de soldats blessés, tous pays confondus, le CICR a-t-il soignés et qui sont retournés poursuivre la guerre?

Lorsque j'étais à Lokichokio, au Kenya, près de la frontière du Sud-Soudan, des blessés, à qui l'on devait amputer un bras, demandaient au chirurgien de le faire à un niveau assez bas pour qu'ils puissent encore y poser leur kalachnikov.

Il faut que j'oublie ces questions ; sinon, plus rien n'a de sens. J'aime mieux croire qu'à notre contact, ils se rendront compte que les Infidèles ne sont pas tous mauvais et que les femmes éduquées peuvent être utiles.

✢ ✢ ✢

Les pieds du nouveau chirurgien anglais me ramènent à des préoccupations plus terre à terre. Ce dernier est plutôt XXXL et chausse du 46. Je dois d'urgence le confier à un chauffeur qui l'emmènera au marché acheter des chaussures de bloc opératoire. Il prétend qu'il ne peut pas commencer à travailler sans cela.

✢ ✢ ✢

Yunus, devenu *tea boy*, est finalement congédié pour m'avoir menti afin d'excuser son retard au travail. C'était sa dernière chance. Peu après son départ, j'apprends qu'il doit de l'argent à plusieurs personnes. Rapidement, je téléphone aux finances pour qu'on retienne son salaire jusqu'à ce qu'il paie ses dettes et livre la bière, qui lui a déjà été payée au prix fort par le technicien finlandais.

28 FÉVRIER

Une querelle entre sunnites et chiites, à 150 kilomètres d'ici, a causé de très graves blessures à Suleyman, un adolescent de 14 ans. Le chauffeur du bus scolaire dans lequel il se trouvait a été tué et Suleyman a reçu une balle à travers la mâchoire. Il a d'abord été transporté chez un dentiste, qui l'a recousu à froid. Puis, voyant qu'il risquait quand même de mourir, son père l'a conduit chez nous. Notre équipe chirurgicale lui a fait une trachéotomie pour ensuite procéder à la réparation du visage ; l'opération a duré quatre longues heures. Sa vie est sauvée, mais quelle qualité de vie aura-t-il ? Il est encore tôt pour le dire.

Toute l'équipe est contente de pouvoir soigner des civils, surtout lorsqu'il s'agit d'enfants. Il est bon de savoir que nous ne sommes pas ici uniquement pour remettre en état des combattants afin qu'ils retournent à leur guerre sainte.

✢ ✢ ✢

Mon chirurgien XXXL n'a toujours pas de chaussures! Pour le moment, il opère avec des sacs de plastique aux pieds. Il faudra bien trouver une solution!

+ + +

En lisant *The News*, j'apprends qu'en 20 mois, plus de 200 écoles, pour la plupart des écoles de filles, ont été rasées dans la région de Swat. Toutefois, depuis l'acceptation du régime taliban par le gouvernement – en fait, depuis l'application de la charia –, les écoles ont été rouvertes avec l'accord des talibans et des tentes remplacent celles qui ont été détruites. À la page suivante du même journal, on écrit que d'autres écoles sont brûlées; j'imagine que c'est par un autre groupe de talibans qui fait ses propres lois. Comme pour se justifier, il est écrit: «L'islam n'est pas contre l'éducation des filles mais contre la vulgarité et l'obscénité. Les femmes doivent êtres couvertes selon les ordres de l'islam.»

+ + +

Toujours dans le journal, j'apprends que des enfants ont trouvé une façon ingénieuse de gagner un peu d'argent! Ils extraient le diesel des flaques d'eau sur les terrains de stationnement des bus et des camions. Ils creusent des trous sous les véhicules pour recueillir la pluie et le diesel qui s'écoulent. Lorsque l'eau devient noire, ils la versent dans des bidons et y trempent leur éponge, qui n'absorbe que l'eau. Le cambouis, qui reste autour de l'éponge une fois qu'ils en ont extrait l'eau, est précieusement embouteillé. En l'espace d'une journée, ils réussissent à ramasser un litre de diesel, de qualité juste assez bonne pour lubrifier des outils dans les garages, qui l'achètent... à 30 cents le litre. Les enfants appellent ça leur profession et disent que c'est un travail facile pour eux, car ils n'ont qu'à se tenir sur place avec leurs copains.

2 MARS

En arrivant au travail à 7 h 30, ce lundi matin, on m'interpelle de tous côtés. D'abord, c'est mon infirmière «préférée». Sans dire bonjour, avec son air autoritaire habituel, elle m'apostrophe: «On n'avait pas de porteur la nuit passée! Où sont les bouteilles de drain thoracique qu'on a commandées avant-hier? Nous manquons de tube à trachéotomie pour enfant ! Et sache qu'hier soir, mes infirmiers ont fait du temps supplémentaire. »

Les fiches de salaires sont déjà à la comptabilité ; je devrai donc les recommencer. Pour le matériel manquant, je prends contact avec le pharmacien en chef. Et pour l'absence des brancardiers, que faire d'autre que de voir s'ils avaient une bonne raison ?

Voilà pour ma « bonne amie ». Passons à l'infirmière de nuit ! Elle me rapporte, gentiment, qu'elle a manqué de draps propres. Les draps de réserve sont au marquage (tampons identifiant notre literie) chez M. Taj. J'appelle aussitôt ce dernier, qui me dit que les draps sont encore mouillés. Il les a lavés pour vérifier si le marquage résistait à l'eau… et il n'a pas tenu ! « Tant pis ! Pourriez-vous nous les rapporter tout de suite s'il vous plaît ? »… Et je n'ai toujours pas de corde à linge !

En chemin vers mon bureau, un infirmier suisse m'arrête et me demande si les employés doivent être déjà au travail à 7 h 30 ou arriver à 7 h 30 ? Impatiente, je lui réponds : « Décide toi-même ! »

✢ ✢ ✢

Les chers « interlocuteurs » crient au scandale ! Le thé n'a été servi qu'à 9 heures ce matin ! À la cuisine, on me dit que la pression du gaz est trop faible et c'est pourquoi l'eau met du temps à bouillir. Mes *tea boys* que j'adore me proposent de commencer le travail 30 minutes avant l'heure pour que les patients puissent boire le thé avec leur petit-déjeuner. J'accepte à la condition qu'ils terminent leur journée plus tôt, même si je sais que, pour eux, ça n'a aucune importance. Ils sont tellement adorables qu'ils feraient tout pour me faciliter la vie.

✢ ✢ ✢

Tout en essayant de répondre à tout ce beau monde, je fais la tournée des tentes et j'invite les employés à venir signer leur contrat à mon bureau. Ils sont 140. Comme il fallait s'y attendre, plusieurs sont mécontents : ils se considèrent trop qualifiés par rapport au grade qui leur a été attribué. Non seulement cela engendre des discussions à n'en plus finir, mais nos techniciens en salle d'opération menacent de démissionner si on ne les met pas en classe quatre comme les infirmiers… À suivre !

Au moins 10 fois par jour, je passe devant les bacs à poubelle. Dix fois par jour, j'en inspecte le contenu et y trouve des déchets organiques mêlés aux déchets médicaux : pelures d'oranges et pansements souillés. Dix fois par jour, je demande aux responsables de trier. Ils finiront bien par apprendre à force d'avoir le nez dedans... Les gardiens, qui m'observent, se demandent sans doute si j'ai une fixation sur les poubelles.

✦ ✦ ✦

Non seulement on m'appelle constamment à la radio, mais mon téléphone cellulaire sonne sans arrêt : la logistique m'annonce la livraison de 10 tonnes de matériel dans 30 minutes, mon assistant a besoin d'argent pour le transport d'un patient, un douanier me demande du travail et le responsable de la banque de sang veut ma signature pour le contrat d'achat de sacs de sang à 12 $ l'unité.

Le téléphone d'une main, la radio de l'autre, je ne sais plus comment faire tenir mon voile qui glisse sans arrêt, sous les regards réprobateurs des « interlocuteurs ».

Et ça continue ! Philippe, de notre centre de logistique, aimerait que je diminue le volume de déchets à brûler et il me le fait savoir sans détour : « Nous sommes carrément enfumés dans nos bureaux ! » Je n'ai plus le choix, il faut que l'on devienne autonome. La solution « verte » crève les yeux : les employés n'attendent que mon signal pour récupérer et revendre la montagne de cartons vides, qui encombre la cour.

Je sais pourtant que le carton a une grande valeur dans ces pays. Pourquoi n'y ai-je pas pensé avant ?

Mary, l'infirmière-chef, me presse d'engager 12 infirmiers ou infirmières de plus. Dans ma réserve de CV, je ne trouve qu'une seule candidate qui soit vraiment qualifiée et disponible. Je n'ai plus qu'à composer une offre d'emploi pour les journaux et, cette fois-ci, ce sera à Mary de les rencontrer.

M. Taj se plaint d'avoir reçu des draps contenant des excréments de patients incontinents. Je lui assure que j'en suis désolée... Vite ! Une tournée des tentes pour aviser tout le monde de jeter le contenu des draps dans la toilette avant de les mettre dans les sacs à buanderie.

Frank, le chirurgien aux grands pieds, n'a toujours pas de chaussures pour opérer ; une telle longueur de souliers est introuvable au Pakistan. Il va falloir qu'il demande à son épouse de lui en envoyer une paire.

La photocopieuse ne fonctionne plus. La colère de Pierre retombe sur moi parce que le réparateur n'est pas encore arrivé : « Pierre, je l'ai déjà rappelé deux fois ce matin, il est en route.

— Laisse-moi lui téléphoner moi-même, ça sera peut-être plus efficace.

— Fais comme tu veux et laisse-moi travailler ! »

Il y a un mois, il me disait : « Je sais que tu as beaucoup de responsabilités, je vais essayer d'alléger ta tâche. » Il semble avoir oublié.

J'ai beaucoup de difficulté à garder mon calme. Tout le monde veut tout en même temps. Chacun vient vers moi sans se rendre compte que j'ai déjà une longue liste de problèmes auxquels je dois trouver une solution tout de suite. Je marche 50 mètres vers un but bien précis ; en chemin, quatre personnes m'interpellent avec des questions que j'essaie de régler en marchant ; du coup, j'oublie ce que j'allais faire, et bien sûr, ça me rattrape plus loin... J'en suis au point où je ne peux plus entendre mon nom ! Élisabeth ! Élisabeth !

L'équipe médicale a un urgent besoin de cinq médicaments essentiels que nous n'avons pas en stock. On me demande de les acheter à la pharmacie du coin, ce qui est strictement interdit par notre service médical à Genève. On se méfie, avec raison, de la qualité des produits, et cela, dans la plupart des pays où nous travaillons. Je refuse. Finalement, puisque c'est une question de vie ou de mort, un médecin en prend la responsabilité ; ce sera quand même à moi à trouver une façon discrète de faire rembourser la facture.

✢ ✢ ✢

J'apprends que Yunus doit aussi de l'argent à mon chef des brancardiers. Au téléphone, il promet pour la énième fois de rembourser dans la journée même. On verra bien !

✢ ✢ ✢

Je réalise que je n'ai pas encore prévu la gestion de la morgue : « Élisabeth, où met-on les membres qu'on a amputés ?

— Dans la morgue, jusqu'à ce que la famille les enterre. »

Il faut vite que je désigne un responsable des « entrées et sorties de morgue », avec un cahier d'enregistrement.

+ + +

Pierre me fatigue avec sa réquisition de papiers-mouchoirs. Je l'envoie vérifier dans la réserve de Sajjad. Il n'y a rien chez Sajjad. La tension monte. « Va voir dans l'armoire de produits de nettoyage ! » Toujours rien ; la tension monte encore. J'élève la voix d'un ton et l'envoie à la cuisine, où il ne trouve toujours pas ses foutus mouchoirs. Il s'impatiente. Moi aussi. Je lui explique, en travaillant fort pour rester gentille, que j'ai trop de travail pour chercher ses mouchoirs ; il me répond qu'en étant en charge de deux services, il a aussi beaucoup de boulot. Là, c'est trop ! J'éclate. « Et moi, alors ? Je suis en charge de tout l'hôpital ! » Une boule me serre la gorge ! Si lui, mon ami de plusieurs missions, ne me comprend plus, alors je suis vraiment seule !

Je retourne à mon bureau, fatiguée. Mes collègues pakistanaises ont fermé les stores. Cette noirceur n'est pas pour améliorer mon humeur. En me voyant les ouvrir, Hina et Aliya me disent qu'elles ne veulent pas que les ouvriers les voient par la fenêtre. C'est le comble !

Élisabeth, respire par le nez !

Je les croyais pourtant différentes, moins traditionnelles... En tout cas, il est hors de question que je referme les stores, j'ai besoin de lumière. Surtout maintenant.

6 MARS

Je remplis le formulaire appelé *still alive form*, pour le cas où je serais enlevée. Je dois inscrire deux questions dont je suis la seule à connaître la réponse. De cette façon, le cas échéant, on saura que c'est bien moi qui ai été enlevée. Il faut aussi que je mentionne si je prends des médicaments et que j'indique où ils se trouvent. Tous les employés de l'hôpital devront faire le même exercice. Je crains que ça ne provoque chez eux la peur de se faire enlever parce qu'ils travaillent avec nous. Les expatriés représentent une bonne valeur de revente aux yeux des bandits, mais pour nos collaborateurs musulmans qui travaillent avec nous, les Infidèles, ce serait une juste punition.

8 MARS

Journée internationale de la femme ! Hier, au restaurant, celui-là même où l'on ose retirer le foulard, quatre femmes pakistanaises étaient attablées et semblaient avoir du plaisir à manger, tout simplement. Deux hommes entrent en trombe, les sortent dans la rue et les engueulent devant les passants. Elles restent têtes baissées et silencieuses. Le problème n'était pas le foulard, mais le fait qu'elles se trouvaient dans un endroit public, sans un frère ou un mari !

Bonne journée de la femme !

6 – DES VACANCES… À ISLAMABAD

22 MARS

« *You look fresh! You look like a new person! You look beautiful*[8] ! » Ce sont les commentaires auxquels j'ai eu droit de la part du personnel lorsque je suis rentrée, après quatre jours de congé à Islamabad. J'en conclus que je devais être affreusement verte avant de partir !

Il est vrai que ce séjour dans la capitale, à 200 kilomètres de Peshawar, m'a fait le plus grand bien. J'en ai profité au maximum grâce à l'accueil chaleureux de Laurence et Barth, notre coordonnateur médical. Nous avons longuement marché dans la nature, j'ai fait de belles rencontres, mangé dans de bons restaurants et dévalisé quelques boutiques de pashminas et de bijoux pakistanais. Le plus agréable était de me promener tête nue ; j'avais l'impression de revenir à la civilisation.

La ville est aménagée avec de nombreux espaces verts. Les avenues sont larges, sans bouchons de circulation et c'est si « propre en ordre » qu'on se croirait en Suisse. Surtout, on y trouve de tout ! Cependant, Islamabad demeure une ville sans âme. Elle a été construite en 1961 pour remplacer Karachi comme capitale. Cela en fait un centre administratif et commercial, parsemé de quartiers résidentiels hébergeant d'imposantes maisons pour gens riches, d'un goût discutable…

✦ ✦ ✦

De retour au travail mardi matin, la liste des problèmes me rattrape rapidement, mais je suis d'attaque !

Pierre est revenu à la charge avec ses mouchoirs, sans que je m'énerve. On verra si l'effet bienfaisant de mon congé durera jusqu'à la fin de ma mission.

✦ ✦ ✦

La température se réchauffe. Déjà 27 °C à 9 heures ce matin. Nous nous inquiétons pour les patients qui aiment se reposer dehors. Il faudra aménager des coins d'ombre et mieux isoler les tentes pour maximiser

---

8. Traduction : « Vous avez l'air reposée ! Vous semblez être une nouvelle personne ! Vous êtes belle ! »

la climatisation. En juin, il fera 45 °C à l'extérieur et les tentes deviendront des saunas.

Profitant du beau temps, les patients, assis dans leurs fauteuils roulants ou encore couchés en traction dans leurs lits, rendent l'ambiance de travail plutôt agréable. Il est facile d'oublier qui ils sont. Je me surprends à leur sourire, à les taquiner et même à oser poser une main sur leur épaule. Ils m'ont presque apprivoisée. Je ne pense plus au combattant religieux fanatique, je ne vois que l'homme blessé. La plupart sont très jeunes et semblent avoir encore besoin de leur mère.

L'un d'eux, un Afghan dans la vingtaine, m'a dit :

« Si je voyais une femme comme vous en Afghanistan, je la tuerais ! Mais maintenant que je vous connais, je ne vais jamais tirer sur quelqu'un de la Croix-Rouge parce que vous faites de bonnes choses. »

C'est rassurant d'entendre ça ! Ce serait bien qu'il fasse suivre l'information…

Je suis persuadée que la plupart d'entre eux n'ont aucune éducation et sont d'une grande pauvreté, ce qui fait d'eux des proies faciles pour les intégristes.

✚ ✚ ✚

J'entends de plus en plus de plaintes concernant les uniformes des infirmiers confectionnés chez *Mister Uniform*[9]. À force d'argumenter, les infirmiers ont réussi à me convaincre de les changer : la couleur n'est pas assez masculine, le tissu trop mince est presque transparent et les pantalons sont trop serrés pour prier. D'après *Mister Uniform*, ils ne savent que porter leur *shalwar* traditionnel : ils n'ont pas le réflexe de remonter les jambes du pantalon avant de s'accroupir. Je ne vais quand même pas leur donner un cours sur l'art de porter un pantalon ! Comment vais-je faire accepter une facture de 60 uniformes à l'administration ? À moins que je ne récupère ceux-ci pour en faire des pyjamas pour les malades ?

Un point de gagné ! On a finalement réussi à ajuster la quantité de sucre et de lait dans le thé des patients : il nous faut 200 kilos de sucre,

---

9. Nom de l'entreprise de couture.

300 litres de lait et 15 kilos de thé par mois pour 45 patients et le personnel ! Depuis, plus personne ne se plaint.

Par contre, maintenant, c'est la qualité et la quantité de nourriture qui sont remises en question par nos chers « interlocuteurs ». Par exemple, ils refusent les lentilles : même si elles font partie de l'alimentation courante dans l'ensemble du pays, ce n'est pas le cas dans la région montagneuse où vivent les combattants. Je promets de me pencher sur la question rapidement.

Malgré que chaque jour apporte de nouveaux problèmes, j'aime croire que le plus difficile est derrière moi, que je pourrai bientôt m'arrêter et prendre le temps de mieux connaître les Pakistanais et les Afghans qui m'entourent.

7 – EXIGENCES DES « INTERLOCUTEURS » TALIBANS

5 AVRIL

Samedi soir, 21 h 45, je reçois un appel m'annonçant que les patients font la grève de la faim. Ils exigent davantage de variétés de viandes au menu. Quelle idée de déclarer une grève un samedi soir ?! Mes chers « interlocuteurs » sont certainement derrière cela. Je les invite poliment à en discuter lundi matin, ce qu'ils s'empressent de faire. Ils sont là à 8 heures afin de rencontrer Sabahat, l'adjointe de Jack, ainsi que Aliya, mon assistante. Celle-ci a un rôle de chaperon puisqu'une femme ne peut pas se retrouver seule à discuter avec des hommes.

La rencontre se conclut avec un menu hebdomadaire comprenant une viande différente midi et soir, peu de légumes et aucune légumineuse. Il est hors de question pour moi d'accepter un menu si peu équilibré ! Ils proposent alors leur menu à Jack et à Walter, qui auront le dernier mot. Finalement, je dois me plier à leur décision ; ils ont certainement de bonnes raisons. Je me dis que, si ça permet à nos équipes de porter secours aux populations en zones talibanes, ça vaut bien quelques morceaux de viande de plus dans l'assiette des patients...

Je renégocie le contrat avec notre traiteur et rédige un amendement. Dire que, dans leurs montagnes, ces combattants ne mangent jamais de la viande tous les jours ni même tous les mois ! Ce sera la fête... mais je vais quand même augmenter les portions de légumes.

✦ ✦ ✦

Maintenant, comme il fallait s'y attendre, les « interlocuteurs » veulent isoler les femmes qui se reposent à l'extérieur de leur tente. Je fais donc construire un mur de bambou, qui leur permettra de se sentir mieux, à l'écart du regard des hommes, même si la chaleur sera plus accablante pour elles.

✦ ✦ ✦

La coupe déborde : un des « interlocuteurs », surnommé « l'intégriste », engueule nos deux physiothérapeutes masculins qui osent donner des traitements aux femmes. En principe, ils n'ont pas le droit de les toucher au-delà des avant-bras et « l'intégriste » le leur rappelle sur un ton qui exclut toute discussion : « C'est une question d'honneur ! Les femmes peuvent très bien se donner des traitements entre elles. »

Leur superviseur Anne Catherine – la physiothérapeute qui était avec moi au Tchad – est dans tous ses états : « Nous n'avons pratiquement aucune chance de trouver une femme physiothérapeute. D'autant plus qu'ici, cette profession est le parent pauvre de la médecine. »

Heureusement que les talibans tolèrent qu'un homme médecin soigne les femmes ! Ce n'était pas le cas sous leur régime en Afghanistan.

✦ ✦ ✦

Je me félicite de l'acquisition d'un jeu de basketball pour les patients, jeunes et vieux, qui s'amusent comme des enfants ! C'est tellement drôle de voir nos barbus en béquilles, en fauteuil roulant ou même cloués dans leur lit lancer le ballon dans le panier. Cependant, un « interlocuteur » s'oppose en voyant Anne Catherine s'amuser avec ses combattants. Du coup, elle réagit en ne perdant aucune occasion de lancer le ballon à ses « protégés ».

✦ ✦ ✦

Une équipe de télévision suisse est ici pour produire un reportage sur l'hôpital. Les « interlocuteurs » sont d'accord, à la condition que les combattants ne soient pas filmés. Nous les séparons donc des patients civils. Mais, à notre insu, « l'intégriste » interdit aux femmes de sortir de leur tente et les oblige à rester loin des caméras. À un certain moment, l'une d'elles reçoit son congé : les autres se regroupent à la porte de la tente pour lui dire au revoir, ce qui provoque la colère de notre « intégriste ». C'en est trop ! Ce ne sont pas leurs femmes. En principe, ils ne devraient même pas leur adresser la parole. On pourrait croire que ce monsieur s'est autoproclamé ministre de la Promotion de la Vertu et de la Lutte contre le Vice[10]. Il serait peut-être temps que l'on « détalibanise » cet hôpital avant que tout n'aille trop loin… s'il n'est pas trop tard !

---

10. Ministère actif au temps du régime taliban en Afghanistan.

✦ ✦ ✦

Tout comme le reste du camp, les toilettes devaient être une solution à court terme. Avec l'arrivée de la saison chaude, l'odeur devient insoutenable. Depuis quelques jours, Laurent s'active à terminer ses plans pour concevoir des sanitaires avec fosses septiques tout en prévoyant un accès discret aux femmes. Nous n'aurons alors qu'à les déménager dans une tente attenante aux toilettes.

✦ ✦ ✦

Un employé de l'équipe d'entretien se présente avec une pierre qu'il a retirée de la cuvette des toilettes du personnel – parfois utilisée par les patients. La plupart n'ont jamais vu ce genre de toilettes; alors, ils font comme dans leur village: ils s'essuient avec une pierre qu'ils jettent dans la cuvette, faute de pouvoir la jeter dans la nature. Que faire? Afficher un dessin explicatif ou les fouiller à la porte pour éviter qu'ils entrent avec des pierres?

10 AVRIL

C'est la crise dans mon bureau: mes trois collègues pakistanais, de l'administration de l'hôpital, ont pris connaissance de leur contrat de travail. Ils ont reçu une augmentation de salaire de 10 %, mais, au service des ressources humaines, on leur a attribué la classe « 4 »; ils s'attendaient à une classe « 5 ». Ils savaient pourtant que le cahier des charges qu'ils ont signé correspondait à une classe « 4 ». Hina et Aliya pleurent à chaudes larmes et Isak est très très en colère. Impossible de les raisonner.

En rentrant de ma pause de midi, je trouve une note des filles me demandant un congé d'une semaine. Aucun des trois n'a signé son contrat. Je serais vraiment dans le pétrin s'ils démissionnaient en bloc. Je veux bien absorber le travail des deux filles toute la semaine si c'est le prix à payer pour qu'elles reviennent dans un meilleur état d'esprit. Mais qu'elles reviennent!!!

✦ ✦ ✦

Après le changement des uniformes des infirmiers, recyclés en pyjamas, c'est au tour des infirmières de s'inquiéter des remarques désobligeantes sur leurs uniformes. Il semble que leurs formes soient trop apparentes. Un sarrau blanc pour couvrir le tout fera leur bonheur. Sabahat me confie qu'elles sont si fières d'être habillées en « docteur » que la chaleur leur importe peu.

8 – DES PATIENTS SUR DIFFÉRENTS FUSEAUX HORAIRES

19 AVRIL

Mes séances de lecture sur la terrasse de notre jardin varient en fonction des coupures d'électricité, qui surviennent à toute heure du jour. Lorsque le gardien met en marche le générateur de 170 KVA à quelque 20 mètres de ma chaise, le bruit est si infernal que je n'ai plus aucun plaisir à y rester. Quand le groupe électrogène me laisse un peu de répit, je rêvasse en observant les cerfs-volants et j'essaie d'imaginer le petit garçon qui le dirige de la couverture de sa maison. J'ai d'ailleurs deux jeunes voisins qui me saluent chaque fois qu'ils sont sur leur toit. Leurs cerfs-volants s'affrontent, comme Khaled Hosseini l'a si bien décrit dans son livre *Les Cerfs-volants de Kaboul* : « les cordes sont recouvertes de poudre de verre et le jeu est de réussir à couper celles de l'adversaire. »

Les fleurs de notre jardin poussent en abondance ! Je m'amuse à faire des bouquets de roses et de fleurs de toutes sortes. Je m'amuse aussi à écrire… j'écris à mes amis combien j'ai hâte de rentrer à la maison.

J'ai aussi très hâte de dormir paisiblement. Les oiseaux qui ont fait leur nid à l'intérieur de mon climatiseur – je peux voir la paille déborder sur le mur de ma chambre – me réveillent tous les matins à 5 h 30 très exactement. Je mets alors des bouchons et je me dis qu'ils prendront bientôt leur envol.

✤ ✤ ✤

Mercredi, au beau milieu de la semaine, l'heure a changé. La vie continue avec l'ancienne et la nouvelle heure. Chacun suit le rythme qui lui convient ! Certains fonctionnent avec *the old time* par obligation religieuse, car l'heure de la prière concorde avec le lever du jour. D'autres, comme nos gardiens, la conservent par paresse puisque *the new time* les obligerait à se lever trop tôt. Lorsqu'on donne un rendez-vous à quelqu'un, il faut toujours préciser duquel des deux horaires il s'agit. En ce qui nous concerne, le seul avantage d'une telle pratique est qu'il n'y a pas encore de circulation lorsque nous nous rendons au travail.

25 AVRIL

Anne Catherine se défoule souvent de ses frustrations dans mon bureau. Aujourd'hui, elle est particulièrement expressive : « Un patient a jeté sa béquille dans une latrine et il essaie de me faire croire qu'il l'a échappée ! Maintenant il est fâché parce que je l'ai remplacée par une usagée. Je lui ai dit d'aller la récupérer s'il n'était pas content. »

28 AVRIL

J'ai parfois l'impression que les habitants du pays entier se marient entre cousins et cousines. Un de nos médecins me raconte avec fierté qu'il a pris congé hier pour faire connaissance avec sa fiancée. Je le fais parler, car je suis curieuse de savoir si, lui aussi, est sous l'emprise de cette coutume. Il se trouve que sa fiancée est sa cousine au premier degré, que le mariage est arrangé et qu'il ne l'a vue que deux fois ! « Tu es médecin, tu dois bien savoir que la consanguinité donne parfois des enfants handicapés !

— Nous ne sommes pas en Amérique ici ! C'est dans notre culture de se marier entre cousins. L'avantage, c'est qu'elle prendra soin de mes jeunes frères et sœurs. Notre maman est décédée. »

Et comme pour essayer de me convaincre, il ajoute : « Et puis, c'est une gentille fille. »

Ils ne sont peut-être pas tous cousins, mais presque tous les mariages sont arrangés par les familles. Les fréquentations sont brèves et ne se font jamais dans l'intimité. Concubinage ? Impensable ! D'ailleurs, en Angleterre, où vivent de nombreux Pakistanais, le gouvernement a entrepris une grande campagne pour empêcher les mariages consanguins. Sans beaucoup de succès, semble-t-il !

2 MAI

Le changement d'heure, qui date pourtant de presque deux semaines maintenant, me donne encore des maux de tête. Les patients veulent manger à 20 heures au lieu de 19 heures. Ils prétendent avoir faim à minuit, ce qui dérange leur sommeil. Depuis que l'heure est changée, il fait jour jusqu'à 20 heures, ce qui les empêche de manger, car ils ont l'habitude de le faire juste après le coucher du soleil.

Je négocie avec notre traiteur : le repas sera servi à 19 h 30 ; pas plus tard, car ses employés commencent dès 5 h 30 pour que les déjeuners soient servis à 7 h 30. De plus, il est important que les malades soient prêts pour la tournée des chirurgiens vers 8 heures.

Les patients, encouragés par les « interlocuteurs », s'entêtent : « Si ce soir, nous ne recevons pas notre repas à 20 heures, nous ne mangerons pas. » Quoi !? Eh bien tant pis, cette fois, je ne plierai pas. Je refuse d'en discuter ! Évidemment, la réaction des « interlocuteurs » ne se fait pas attendre. La journée même, la discussion passe à un degré supérieur, chez Walter. L'ordre de retarder tous les repas d'une heure me revient aussitôt. Le chef ne réalise pas que les chirurgiens ne peuvent attendre jusqu'à 9 heures que les patients aient terminé leurs œufs à la coque avant de commencer la tournée du matin. Se croient-ils à l'hôtel ?

✛ ✛ ✛

La fin de la mission approche. Mon remplaçant, un Kenyan qui était mon chef à Kandahar, est arrivé. Qui dit départ, dit fêtes de départ !

Les employés à l'entretien ménager m'ont préparé un *tea party* avec des sodas, du poulet, des gâteaux et des biscuits. On tranche d'abord le gâteau que l'on distribue avec les biscuits sucrés. Puis, on offre le poulet. Connaissant leur façon de faire, je mets de côté le sucré en attendant le salé – qui se mange dans la même assiette. Tout au long du repas, ils se prennent en photo, assis à côté de moi, droits comme des piquets. J'ai très envie de mettre mon bras sur leur épaule, mais ça ne ferait que heurter leur pudeur. Je suis très émue de leurs manifestations d'amitié et de reconnaissance, d'autant plus qu'ils font un très bon travail.

Je quitte la fête décorée d'un immense collier de roses et de fleurs de saint Joseph qui dégagent une forte odeur sur mon passage.

✛ ✛ ✛

La reconnaissance des gens de la rue me fait particulièrement plaisir. Dans un magasin, une femme me demande ce que je fais ici, alors que tous les étrangers sont partis depuis longtemps. « Vous n'avez pas peur ? » Elle est toute en remerciements et en admiration ! « Soyez prudente quand même ! »

4 MAI

Les ouvriers ont enfin commencé les travaux sur le toit du bâtiment administratif. Plusieurs fois, la pluie a inondé tout le matériel de bureau.

Ils ont d'abord pelleté les tonnes de terre qui couvraient le toit. En fin d'après-midi, je remarque que l'entrée de la morgue est bloquée par un immense tas de terre et nous sommes à la veille d'un congé de trois jours! Comment fera-t-on si un décès survient? Je leur demande de prendre leurs pelles et d'évacuer la terre avant de partir en congé!

+ + +

Les mois qui viennent s'annoncent chauds. Non seulement le thermomètre indique déjà 42 °C à midi, mais les combats ont repris de plus belle au nord, du côté afghan de la frontière. Il faudra ajouter des tentes, augmenter le personnel et louer la propriété du voisin. Du travail en vue pour mon successeur!

Pour le moment, nous avons un sérieux casse-tête avec la chaleur et l'air vicié dans les tentes. Je me débats avec, d'un côté, un technicien qui ne sait pas trop comment résoudre le problème et, de l'autre, des infirmières, dont les patients se déshydratent dans des tentes où il fait plus de 50 °C.

+ + +

C'est au tour de mon remplaçant de prendre la relève puisque je pars dans trois jours pour Islamabad, d'où je prendrai mon vol de retour. À Rawalpindi, ville voisine d'Islamabad, je compte aller visiter le garage où l'on décore les fameux camions pakistanais. Ces camions me fascinent depuis toujours!

Il semble que l'origine de cet art décoratif remonte aux dessins que faisaient les Indiens sur les plateaux où s'assoient encore aujourd'hui les passagers qui se déplacent à dos d'éléphants. Les dessins sur les camions que j'ai pu admirer au Cachemire pakistanais ont des influences hindoues; ici et à Quetta, les couleurs et les motifs sont plutôt associés aux chiites ou aux sunnites.

9 – DE PESHAWAR À ROME : AUTRE VILLE, AUTRE PLANÈTE

18 MAI

C'est avec un peu de peine que j'ai quitté l'hôpital. Comme toujours, je me suis attachée à nos employés et je me suis fait quelques amis parmi les expatriés. On m'a beaucoup choyée mais, par-dessus tout, ce sont les témoignages de reconnaissance et d'appréciation de mon travail qui m'ont le plus touchée.

Tel que prévu, je réalise mon rêve de voir à l'œuvre les artisans spécialisés dans la décoration des camions et des bus. La partie avant des camions est décorée de pièces de métal argentées, découpées en forme de poissons ou de fleurs de lotus, de cœurs ou de paons, de maisonnettes ou de poules... On colle avec dextérité des petits papiers réflecteurs, qui donnent aux véhicules des allures d'arbres de Noël lorsqu'on les croise la nuit. La cabine est peinte à la main avec beaucoup de minutie, à l'extérieur comme à l'intérieur, et il en est de même sous le capot. Ils ont l'allure de chars allégoriques, mais ce sont bel et bien des camions fonctionnels servant au transport de toutes sortes de marchandises. Ils sont la fierté de leurs propriétaires et avec raison : il leur en coûte en moyenne 10 000 $ pour les six semaines de travail que cela exige à une dizaine d'artisans. Chacun est unique. J'ai même vu un immense portrait du fils d'un propriétaire peint à l'arrière de la boîte du camion.

✦ ✦ ✦

Quel contraste de passer du Pakistan à l'Italie ! Je me demande comment une ville comme Peshawar peut exister lorsque j'arrive à Rome. Explorer le cœur de la ville antique, guidée par mon ami Robert rencontré il y a trois ans en Ouzbékistan, est un véritable dépaysement. Les seules femmes voilées que je croise sont des sœurs catholiques. Déambuler avec la tête et les mollets découverts est un tel plaisir !

✦ ✦ ✦

Peu après mon départ de Peshawar, l'hôpital a été débordé de blessés. Anne Catherine m'écrit que l'on ne sait plus où les mettre. Je pense très fort à eux.

Elle me raconte aussi le mariage du frère de son amie, auquel elle a été invitée. Ça se passait au Cachemire pakistanais. Étant la seule Occidentale parmi des centaines de convives, elle était le centre d'intérêt pour les femmes : Elles m'ont observée avec des yeux ronds pendant quelques heures avant de s'aventurer vers moi pour me bombarder de questions, en ourdou. Pas une seule ne parlait anglais. Pendant trois jours, j'avais vraiment l'impression d'être en vitrine dans un zoo. Comme pour la plupart des mariages, celui-ci a été arrangé par les parents et les futurs époux ne se connaissaient pas. Je pouvais lire l'angoisse dans les yeux de la future mariée. Celle-ci a pourtant la chance d'épouser un homme d'à peu près son âge et d'en être la première épouse.

La fête commence en après-midi avec la signature des documents. Tout un groupe de parents arrivent à la maison de la future mariée pour lui faire signer le contrat de mariage, sous l'œil de la caméra. Seuls le père et le caméraman sont présents dans la pièce. Puis, jusqu'au milieu de la nuit, les femmes dansent autour de la future mariée, qui pleure sans arrêt… et pas de bonheur, car elle va quitter pour toujours sa famille pour une autre sans avoir aucune idée de ce qui l'attend.

Le lendemain matin, ça recommence ! La famille du futur mari apporte le trousseau de la jeune fille à la belle-famille. Un cortège de musique se promène de maison en maison et s'arrête chez la famille de la future mariée, où l'on étale le trousseau devant l'œil évaluateur de cette dernière : robe de fiançailles, robe de mariée, chaussures, bijoux, ainsi que les toilettes pour les sœurs, les tantes et les cousines ! Tous les invités sont là et la caméra est omniprésente. Ces cérémonies coûtent une fortune, ce qui, d'ailleurs, empêche ou retarde beaucoup de mariages.

On dîne, on danse, on rit. Les femmes – sans la mariée, qui reste cachée –, maquillées à outrance, dansent avec une grâce toute orientale. Elles sont magnifiques, mais seuls les hommes de la famille proche ont le droit de les admirer, sans toutefois danser avec elles. Puis, chacun repart chez soi se changer de tenue pour la suite.

La nuit commence. Pendant que les femmes s'affairent à habiller, coiffer, maquiller et décorer au henné les pieds et les mains de la future mariée, les hommes font la fête dans la maison du marié. La future mariée pleure toujours. Difficile de faire tenir le maquillage !

Une fois qu'elle est prête, on procède à une nouvelle séance de vidéo et de photos avant de l'exhiber sur une estrade, où elle pose en larmes. Chaque membre de sa famille, l'un après l'autre, comme pour lui dire adieu, se fait photographier avec elle. En principe, elle ne reviendra plus jamais parmi les siens.

Vers 5 heures du matin, chacun se trouve une couverture et un petit coin pour s'allonger à même le sol et dormir quelques heures.

Puis, le ballet étourdissant recommence, cette fois dans la maison du marié. Toute la journée, les hommes dansent d'un côté et les femmes de l'autre – toujours sans la mariée –. Puis, ils se jettent comme des affamés sur un buffet gargantuesque qui disparaît en un clin d'œil.

À la fin de la nuit, les invités, qui ne sont pas de la famille, se retirent et les hommes partent en cortège vers la maison de la mariée pour la ramener toute voilée chez son époux. Une fois qu'elle est installée dans la demeure qui sera désormais la sienne, les femmes dansent autour d'elle, alors que la grand-mère du marié lui retire son voile et lui fait manipuler du riz, de la farine, du sucre et de l'huile en signe d'espoir, de richesse et d'opulence pour l'avenir. C'est seulement à ce moment-là que les époux se découvrent mutuellement. Ils sont alors enfermés dans la chambre à coucher, spécialement apprêtée pour la circonstance avec un grand lit magnifiquement décoré…

Et voilà ! C'est terminé ! La jeune fille a changé de famille, sans vraiment participer à la fête.

GUINÉE 2010

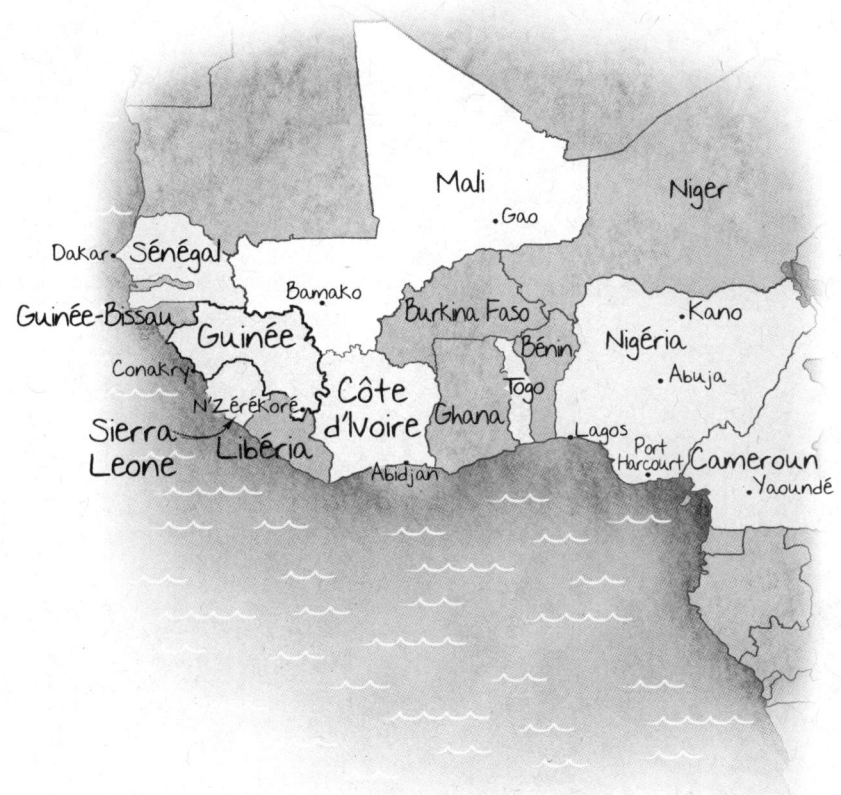

1 – UNE DERNIÈRE MISSION :
SOUS LE SIGNE DU SIDA

5 DÉCEMBRE

Ceci est ma dernière mission ! Je sais, personne ne me croit. Et pour cause. J'en ai fait la promesse à quelques reprises : soit pour retourner étudier ou encore pour vivre une vie de couple « normale » (du temps où j'étais en couple). Mais cette fois, je suis bien décidée ! Et pour preuve, j'accepte un contrat d'une année, un sprint final en quelque sorte. J'estime qu'il faut savoir se retirer quand le corps ne suit plus. Et puis, quand on a l'impression d'être une survivante d'une autre époque, mieux vaut passer le flambeau aux plus jeunes, qui apprendront de toute façon par eux-mêmes.

J'ai beaucoup de chance d'avoir vécu les plus belles années du CICR : les années où la guerre était moins « inhumaine » et la bureaucratie, minimale. Les années d'avant le terrorisme et les enlèvements, quand on respectait la Croix-Rouge et les organisations humanitaires ; et les années où l'on prenait nos propres décisions sans devoir constamment consulter Genève ; les années où nous étions coupés du monde, sans Internet ni téléphone.

Pour la première fois, j'occupe le poste de déléguée santé aux ressources humaines. À mon plus grand bonheur, je serai basée en Guinée et je voyagerai dans tous les pays d'Afrique de l'Ouest et d'Afrique centrale où le CICR est présent.

Mon cahier des charges couvre la santé de notre personnel expatrié et national, ainsi que le programme de prévention et de lutte contre le sida auprès de nos employés et de leurs familles. Le CICR a formé, dans presque tous les pays d'Afrique où nous travaillons, un *point focal santé* assisté de *pairs éducateurs*[1]. Ce sont eux qui m'initieront à la problématique du sida dans leur pays.

Mon arrivée à Conakry est perturbée par la tentative d'assassinat contre le président de la Guinée, Dadis Camara[2]. Alors que je suis en

---

1. Ce sont des employés du CICR qui se portent volontaires pour prévenir et lutter contre le sida, la stigmatisation des personnes atteintes et inciter leurs collègues à passer le test du VIH.
2. Officier de l'armée, il s'est autoproclamé président de la République de Guinée le 24 décembre 2008, après la mort de Lansana Conté. L'année 2009 a été marquée par ses nombreuses dérives et celle de la junte militaire avec laquelle il dirigeait le pays.

transit à Dakar, on annonce la fermeture de l'aéroport de Conakry. Je profiterai donc de ces quelques jours de congé forcé au Sénégal. Il y a pire…

11 DÉCEMBRE

Conakry est vraiment une ville de misère, mais elle a une âme. Les taudis et les beaux immeubles s'entremêlent. La mer est visible de partout, mais mieux vaut regarder vers le large : les plages servent de dépotoir et de toilette publique. Conakry serait-elle la ville la plus sale que j'aie vue ? Toutefois, je sais que je m'y plairai. Malgré une immense pauvreté, les Guinéens ont cette joie de vivre très africaine. Je les aime déjà.

Par-dessus tout, j'apprécie pouvoir me balader sans être constamment harcelée par les vendeurs ou les mendiants. J'ai l'impression de me fondre dans la foule, ce qui n'est pas toujours le cas ailleurs sur ce continent.

Aujourd'hui, c'est la fête annuelle de nos 80 employés nationaux. La Troupe nationale de danse guinéenne nous présente son spectacle. Les Guinéens ont la réputation d'être parmi les plus grands percussionnistes de l'Afrique. Comme toujours quand j'entends le son des tam-tams, je ne peux rester assise ; je saisis ma chance quand le chef de la troupe désigne quelques expatriés pour danser avec les membres. Comme personne n'est volontaire, je me précipite devant l'un des percussionnistes et je danse et je danse en oubliant tout autour de moi. Je sens de nouveau l'Afrique circuler dans mes veines. Je suis à bout de souffle, mais je danse encore, jusqu'à ce que je ne tienne plus sur mes jambes. Quand je regagne mon siège, le visage aussi rouge que ma robe, ma chef Perrine me dit : « Maintenant, tu peux demander ce que tu veux aux employés guinéens, tu es des leurs. »

À la suite du spectacle, Aliou, *point focal santé* pour la Guinée, nous présente un documentaire sur le sida. En tant que nouvelle arrivée, je n'ose pas insister sur le fait que la fête n'est peut-être pas le meilleur moment pour parler de maladie.

Après la présentation, un gardien vient me chercher, car « mon percussionniste » m'attend à la réception. Que peut-il me vouloir ? Je me retrouve devant un jeune homme empressé, qui me déclare son amour : « Il faut que tu me donnes ton adresse et ton numéro de téléphone, je t'aime, tu danses trop bien, tu as dansé pour moi. » Holà !

Dans quoi me suis-je embarquée ? Et il ajoute, avec beaucoup d'assurance : « J'ai demandé à ta chef que tu fasses partie de notre troupe. » Je l'invite poliment à m'oublier et à rejoindre les membres de sa troupe, qui l'attendent pour rentrer chez eux.

18 DÉCEMBRE

Ma première tâche est d'assainir la cuisine de la cantine de la délégation. Les coquerelles se baladent allègrement dans les armoires de bois pourri, qui semblent impossibles à nettoyer. Tous les jours, avant de quitter les lieux, les cuisiniers vaporisent des nuages d'insecticides. Le lendemain matin, ils ramassent à la pelle les cadavres d'insectes avant de commencer à éplucher leurs légumes, assis par terre. Rien d'étonnant à ce que plusieurs d'entre nous ayons des problèmes intestinaux.

2 – NOËL À CONAKRY

24 DÉCEMBRE

Notre « réveillon de Noël » n'est pas très festif. Nous avons commandé un buffet, chez un traiteur libanais, qui s'avère très décevant. Il est 23 h 30, nous sommes tous prêts à rentrer à la maison, mais la route est bloquée par des points de contrôle. Depuis le 3 décembre, jour de l'attentat contre le président, les militaires fouillent les voitures à la recherche du coupable. Il est 1 heure quand nous reprenons enfin la route.

Ce matin, avec mon bon ami Walter, notre administrateur suisse-allemand, j'assiste à la messe de Noël à la cathédrale de Conakry. Arrivés devant l'église, nous hésitons à entrer, car des Bérets Rouges[3], armés jusqu'aux dents, montent la garde. Ils entourent même le père Noël, un mannequin grandeur nature.

« Souhaitons la bienvenue à la famille de son "Excellence" et prions pour sa guérison afin qu'il revienne dans notre cher pays. » C'est avec ces paroles que le curé commence la célébration de la messe. Tout s'éclaircit pour Walter et moi ! Les Bérets Rouges protègent les proches du président, lequel était devenu très impopulaire. Il avait la réputation de terroriser son peuple. Nous sommes cependant surpris par les applaudissements des fidèles. Je souffle à l'oreille de Walter : « N'ont-ils aucune mémoire ?

— Peut-être est-ce la peur ? »

Quoi qu'il en soit, c'est Noël ! Nous oublions Dadis et prenons plaisir à observer la foule endimanchée ! Les fillettes ont fière allure avec leurs cheveux tressés, joliment décorés de cauris de plastique de toutes les couleurs. Leurs mères semblent avoir perdu cet art au profit de perruques aux cheveux ondulés ou lissés à l'occidentale. Dommage !

L'église est pleine de fidèles, dont la moitié semblent avoir moins de cinq ans. Pour faire taire les plus jeunes, les parents leur donnent des friandises et, quand ça ne va plus, la mère sort le sein, ce qui calme aussitôt les plus agités. Peu de fidèles portent attention à ce qui se déroule

---

3. Garde rapprochée du président. Ses membres ont été mis en accusation par la Commission d'enquête internationale pour le massacre d'un millier de personnes, le 28 septembre dernier. C'était un rassemblement de l'opposition dans le stade de foot.

dans la nef : ils ne cessent d'entrer et de sortir de l'église, de changer de place, de se visiter d'un banc à l'autre.

Après le sermon, la célébration est interrompue par le baptême de deux bébés, Germaine et Léon.

La musique et les chants sont un réel spectacle : les tam-tams accompagnent les enfants qui apportent, en dansant, des offrandes à l'autel : calebasses de riz, de bananes, de manioc et de bouteilles d'huile. Quelques femmes ferment le défilé avec les paniers de la quête bien remplis.

Après l'office, qui a duré deux heures, les enfants se font photographier devant la crèche. Jésus est une poupée noire de grandeur nature, tandis que Marie et Joseph sont de minuscules statues à la peau blanche. Je me demande quelle image les enfants garderont de la Sainte Famille…

À la sortie de l'église, les VIP montent dans les gros 4x4 aux vitres teintées. Aux sons des sirènes, ils quittent l'enceinte de la cathédrale, suivis à fond de train par des camionnettes remplis de Bérets Rouges armés de AK-47. C'était la messe de Noël…

Cette messe m'a donné le goût de téléphoner à mon oncle Maurice, Père Blanc d'Afrique. Celui à qui je dois sans doute mon attirance envers l'Afrique, depuis mon enfance. Il est très surpris que je lui parle depuis la Guinée : « L'Afrique n'est plus aussi loin qu'avant. » Il n'a connu que l'époque où il ne recevait que deux ou trois lettres par année et n'avait droit qu'à une visite au Canada tous les cinq ans.

3 – N'ZÉRÉKORÉ : PREMIÈRE ÉTAPE DANS NOTRE ACTION ANTI-SIDA

17 JANVIER

On sent un espoir de paix avec la signature, ce vendredi, d'un accord entre le président par intérim, le général Konaté (ministre de la Défense) et le « président » Dadis Camara. Après avoir été soigné au Maroc, à la suite de l'attentat dont il a été victime, ce dernier est maintenant en convalescence au Burkina Faso. Il abandonne officiellement le pouvoir afin que soit formé un gouvernement de transition. Des élections, dont l'armée sera exclue, sont prévues dans six mois. Toutefois, le retour de Dadis reste à craindre.

Au sein de l'armée et de la population, les pro et les anti-Dadis s'affrontent, souvent avec violence. Les pro-Dadis, qui sont en minorité, sont anti-Français et ils contestent leur présence dans le pays. Quand les choses vont mal, on s'en prend souvent au pays colonisateur, d'autant plus que la France ne s'est jamais portée à la défense de ce personnage. L'ambassade est sous haute surveillance. Hier, les pro-Dadis ont manifesté devant l'aéroport pour réclamer son retour, ce qui a entraîné l'annulation du vol d'Air France. Certains membres de son ethnie interprètent sa chute comme un complot contre eux. Ils promettent de manifester jusqu'à son retour.

✦ ✦ ✦

Ma première mission sur le terrain, accompagnée d'Aliou, est à la sous-délégation de N'Zérékoré, à 1 000 kilomètres de Conakry. La Côte d'Ivoire et le Libéria bordent la région de N'Zérékoré, ce qui en fait une zone très sensible et une terre d'accueil pour les réfugiés des deux voisins qui vivent des conflits intérieurs.

Notre mission consiste, entre autres, à peaufiner l'entente entre l'hôpital général et la pharmacie fréquentée par nos employés et le CICR. Nous payons 90 % des frais médicaux de notre personnel à la condition qu'il fréquente les établissements sélectionnés selon la qualité du service.

Le problème du sida fait aussi partie de notre mission. Cette maladie, si répandue soit-elle, reste une pathologie honteuse. Même au sein des couples, on ne révèle pas sa séropositivité à son conjoint. L'épouse d'un employé se confie à Aliou : « Je n'arrive pas à avouer à mon mari que je suis séropositive. Je le menace de faire la grève du sexe pour qu'il accepte de se faire tester. Il me répond que ce sont des histoires de femmes blanches féministes et qu'il ira voir ailleurs ! Je ne sais plus quoi faire. Il refuse même de porter un condom. » Aliou lui remet une provision de condoms pour femmes, suffisamment pour qu'elle tienne jusqu'à sa prochaine visite – dans toutes les toilettes de notre personnel, des condoms pour les deux sexes sont à leur disposition. Il lui promet d'insister davantage sur l'importance du port du préservatif et du dépistage auprès de chacun des travailleurs. Espérons que son mari comprenne le message.

✦ ✦ ✦

Aujourd'hui, dimanche, l'équipe de N'Zérékoré organise une visite à la réserve de chimpanzés. Située à une centaine de kilomètres de piste de la ville, la réserve a été aménagée et financée par les Japonais. À la japonaise, on nous oblige à porter un masque en entrant dans le parc. Pour éviter de contaminer les singes, l'accès est interdit à ceux qui ont un rhume ou une diarrhée. Il est aussi défendu d'uriner dans la forêt.

Quel plaisir de voir ces primates se balancer d'un arbre à l'autre, avec leur petit bien accroché à leur poitrine !

4 – CAMEROUN, MALI : LA HONTE DU SIDA

30 JANVIER

J'entame une tournée à Yaoundé, au Cameroun, et à Bamako, au Mali, deux pays où j'ai passé du bon temps, il y a 30 ans.

Il me faut une semaine dans chacune des capitales pour couvrir mon cahier des charges :

1. Évaluer les établissements médicaux fréquentés par nos employés nationaux et expatriés ;
2. Voir à la propreté des résidences avec les employés de maison ;
3. Vérifier l'état des moustiquaires et l'entretien des filtres à eau ;
4. Faire la mise à jour des trousses de premiers secours et des « *post rape kit*[4] ». Au besoin, organiser un cours de premiers soins donné par la Société nationale de la Croix-Rouge et faire passer un examen de la vue aux chauffeurs.
5. Revoir le processus d'évacuation médicale d'urgence pour les expatriés.

À propos du sida, on me raconte de bien tristes histoires. La femme de Marc, un employé, est morte du sida. Marc refuse de faire traiter son fils de sept ans, séropositif. Il a peur que sa mère, qui élève l'enfant, le rejette si elle l'apprenait. Il laisse évoluer les premiers symptômes de la maladie sans réagir. C'est Lucie, la *point focal*, qui réussit à le convaincre en le menaçant de le dénoncer aux autorités : « C'est dans le Code civil. Tu iras en prison si tu refuses de faire soigner ton garçon. C'est même moi qui te dénoncerai. » Le lendemain, il emmène son fils à l'hôpital de Médecins sans frontières pour une consultation.

Un autre employé a pris une deuxième femme quelques semaines avant que la première ne meure du sida. La deuxième femme, âgée de 17 ans, est maintenant, elle aussi, malade du sida. Lucie demande souvent à son collègue de se faire tester. Chaque fois, il prétend l'avoir fait et que les tests sont négatifs. Désespérée, elle le soupçonne de payer le

---

4. À utiliser en cas de viol. Une trousse contient des médicaments anti-rétroviraux, vaccins contre l'hépatite B, pilule du lendemain et antibiotique.

labo pour obtenir un résultat négatif. J'essaie de l'encourager du mieux que je peux à ne pas baisser les bras.

8 FÉVRIER

Quel bonheur de rentrer chez moi, de retrouver les copains et de revoir la mer après la chaleur et les vents de sable du Mali.

En circulant dans les rues de Conakry, je trouve toujours quelque chose qui me fait sourire, m'étonne ou me scandalise. Sur le toit de la voiture d'une agence matrimoniale, il y a un panneau où l'on peut lire une jolie rime : « Marie-toi devant ta porte avec une personne de ta sorte. » Il semble que les mariages interethniques ne soient pas l'apanage de cette organisation.

Alors qu'Aliou et moi sommes coincés dans la circulation, j'aperçois deux policiers qui courent devant leur camionnette pour dégager la route. Quatre prisonniers sont assis penauds dans le fond de la boîte de la camionnette. Auraient-ils peur que les prisonniers sautent du camion s'ils roulent trop lentement ?

Quelques instants plus tard, alors que nous quittons la pharmacie Divine Grâce, où nous venons de signer un contrat, un rassemblement de militaires attire notre attention. Deux soldats arrachent le pantalon d'un jeune homme, sous le regard amusé des piétons. Le pauvre se retrouve en sous-vêtements devant la foule. Aliou m'explique qu'il est défendu à toute personne qui n'est pas dans l'armée de porter des vêtements de camouflage. Comme quoi il n'est pas toujours bon de suivre la mode.

✦ ✦ ✦

En prévision des prochaines élections, un organisme représentant le parti au pouvoir, le Conseil national pour la démocratie et le développement (CNDD), a déclaré : « Dieu donne le pouvoir à qui il veut. Ne raisonnons donc pas à la place de Dieu. » On se demande vraiment pourquoi tenir des élections…

Dieu est utilisé à toutes les sauces. Deux de nos trois cuisiniers ont des parasites intestinaux. En leur remettant les résultats de leur examen ainsi que leurs traitements, j'en profite pour y aller de quelques recommandations d'hygiène. Boniface, un homme adorable, mais d'un caractère difficile me répond : « Je ne suis pas responsable, je suis très propre ! De toute façon, c'est Dieu qui donne la maladie. »

Les journalistes aussi invoquent facilement le bon Dieu. Haïti vient de subir un terrible cataclysme. On peut lire dans un quotidien de Conakry que deux policiers guinéens, travaillant à la formation de leurs confrères haïtiens, ont été blessés lors du tremblement de terre. « Que Dieu leur ouvre la porte de son divin paradis ! » Le hic, c'est qu'ils ne sont pas encore morts !

Les mouvements féministes ont encore beaucoup à faire dans le pays. Dans le même journal, on vante les mérites d'une femme occupant un poste haut gradé au gouvernement : « Malgré le handicap de sa féminité, elle fait un très bon travail. »

✢ ✢ ✢

Taxi pour l'abattoir : cela pourrait être le titre du scénario qui se joue parfois lorsque je passe devant l'abattoir, situé juste à côté de nos bureaux. J'aperçois une vache qui termine son dernier voyage, coincée dans le coffre d'un taxi. C'est pathétique de voir les pattes et la tête de l'animal qui pendent à l'extérieur. Chaque fois, j'ai une pensée pour la mission de Brigitte Bardot.

5 – JOURNÉE DES FAMILLES POUR LE SIDA

14 FÉVRIER
Ma semaine est consacrée à la préparation de la Journée des familles dans le cadre de notre programme sida. Le plus urgent est de terminer le logo avant d'imprimer les 250 T-shirts prévus pour nos employés et leurs familles. J'en suis au quatrième aller-retour chez l'imprimeur ! Le résultat n'est jamais satisfaisant : d'abord, c'est le logo qui ne donne pas l'effet escompté ; puis, on me présente un échantillon taché de bavures d'encre. Je m'attendais à un troisième échantillon ce matin, mais, à cause des coupures de courant, rien n'est prêt. Finalement, je m'entends avec l'imprimeur pour qu'il me livre ce que j'espère être le dernier échantillon, samedi matin à la pâtisserie française. C'est là que nous nous retrouvons, entre amis, autour d'un café et de croissants avant de faire nos courses pour la semaine.

21 FÉVRIER
L'échantillon de T-shirt était parfait, mais les trois quarts de la production sont tachés d'encre. Il semble que ça ne choque que moi, car tous sont heureux de leur cadeau. Ils sont 240 à participer à la Journée des familles. C'est avec plaisir que je fais connaissance avec les conjoints et les enfants de nos collègues guinéens, tous endimanchés. Au programme : conférence, test VIH pour les volontaires, pièce de théâtre portant sur le rejet des personnes atteintes du sida, jeux pour les enfants, témoignage d'une adolescente séropositive, repas et danse. Des expatriés qui croyaient tout savoir sur le virus avouent avoir beaucoup appris.

10 AVRIL
J'ai très envie de poursuivre les cours de djembé commencés au Tchad en 2007. Un Guinéen propose de me donner des leçons. Nous nous rencontrons sur un terrain vague entre la mer et la route, pas très loin de chez moi. Assise sur un tronc d'arbre en face de lui, j'essaie de suivre son rythme. Les passants s'attardent un peu et me sourient avant de poursuivre leur chemin. Quand, après 20 minutes d'effort, j'arrive enfin à produire un son plus ou moins agréable, un groupe d'hommes, sous l'arbre à palabres de l'autre côté de la rue, se mettent à m'applaudir. Seraient-ils de mèche avec le professeur pour m'encourager à continuer ?

Quoi qu'il en soit, j'abandonne avant la fin de la leçon, au grand dam de mon prof. J'adore le djembé, mais je dois me rendre à l'évidence : je n'ai pas l'oreille musicale.

6 – NIGÉRIA : LES PÉTROLIÈRES ET LES ISLAMISTES

16 MAI

Voyager en Afrique n'est pas chose facile. Je viens d'arriver à Abuja, la capitale politique du Nigéria. Le pays est surpeuplé et le taux de banditisme, si élevé, qu'il est impensable pour nous de sortir à pied et de monter dans les taxis. À Lagos, la capitale économique, il n'est pas recommandé de sortir de l'aéroport après 18 heures. J'ai dû programmer mon itinéraire de façon à éviter d'y transiter le soir.

Après une journée à Abuja, je prends un vol pour Port Harcourt, ou « Potacotte », tel que prononcé par Charlotte, la *point focal santé* nigériane qui m'accompagne. Pour parler d'une personne décédée, elle dit : « *He is late.* » J'essaie de me familiariser avec ce qu'ils appellent leur *Nigerian pidgin English* et ses expressions. Peu importe le niveau social, voici comment on se salue : « "*How you dey ?*" ou "*How body ?*". La réponse peut aller d'un "*I dey fine*" joyeux à un plus morose "*Body dey inside cloth*" (littéralement : "J'ai encore mes vêtements")[5]. »

Port Harcourt est la capitale de la région conflictuelle du delta du Niger, où sont installées de nombreuses compagnies pétrolières. Le Nigéria est le 11ᵉ plus grand exportateur de pétrole brut au monde. Malgré cela, il n'y a pratiquement pas d'électricité, même dans la capitale politique du pays. Aux environs des forages, la population est misérable. Les pêcheurs ont dû abandonner leur métier, les agriculteurs, l'exploitation de leurs terres. La pollution causée par les forages est dramatique – au-delà de 300 marées noires par an – et personne ne reçoit de compensation. John Vidal, dans un article du *Guardian*, décrit bien la situation : « Depuis cinquante ans et dans le plus grand silence, le pétrole brut se déverse en flots continus et pollue cette région. En

---

5. Monica Mark, « "How you dey, man ?" », *The Guardian*, citée dans *Courrier international, Afrique 3.0,* Hors-série, mars-avril-mai 2013, p. 34.

comparaison, la catastrophe du golfe du Mexique semble surmédiatisée[6]. »

Mamadou, le délégué CICR responsable de la région, est Sénégalais. Un Blanc serait aussitôt associé aux compagnies pétrolières et donc, enlevé ou assassiné. Mamadou défend le Droit international humanitaire auprès des militaires qui protègent les forages et auprès des rebelles bien armés qui se battent pour obtenir une juste répartition des revenus pétroliers et de meilleures conditions de vie pour la population.

Une fois terminé mon travail d'évaluation des établissements médicaux de référence, je reprends un vol vers Abuja, puis Kano[7], la plus grande ville du nord du pays, avec ses 10 millions d'habitants. Nous n'y avons qu'un employé local et son chauffeur. Mustapha organise des rencontres avec des groupes islamiques afin de diffuser le mandat du CICR. Nous espérons ainsi éviter des attaques contre nous, comme ce fut le cas en Irak en 2003. D'après Mustapha, la plupart des groupes islamistes sont persuadés que notre emblème est une croix chrétienne et que, derrière nos actions humanitaires, se cachent des intentions de prosélytisme. Pour eux, il est inconcevable que notre but soit uniquement humanitaire. Mustapha a du pain sur la planche, car les groupes islamistes sont nombreux.

Dans tous les pays que je visite, je note des choses qui ne manquent pas d'étonner l'Occidentale que je suis. Et elles sont nombreuses ici. Par exemple, même si Kano est au cœur du Sahel, je suis surprise d'y voir un terrain de golf. Je me demande qui peut bien avoir envie de jouer au golf sur le sable, par 43 °C... Aussi, comme ailleurs en Afrique, on vend des cartes de recharge pour les téléphones portables absolument partout : on les accroche aux arbres ou à des fils électriques hors d'usage, on vous en offre dans des kiosques à tous les coins de rues ou encore, au milieu des embouteillages, en même temps que des papiers-mouchoirs, des chaussettes, des chambres à air, des shampoings, des pieds de bœuf...

---

6. John Vidal, « Les marées noires oubliées du delta du Niger », *The Guardian,* dans *Courrier International,* 3 juin 2010.

7. Depuis 2009, les chrétiens du nord du Nigéria sont souvent victimes des attaques du groupe islamique Boko Haram (se traduit par : l'éducation occidentale est un péché). L'attaque la plus meurtrière à Kano a fait 185 morts en janvier 2012. D'après Aminu Abubakar, « Nigéria : Boko Haram attaque à nouveau Kano », *L'Express,* 25 janvier 2012.

Un autre fait cocasse : je croise une vieille Coccinelle toute bosselée qui sert aux cours de conduite. L'école est identifiée sur le capot : *Take it easy Driving School*. Et, dans la suite logique des choses, sur plusieurs bus, on peut lire : *With the Grace of God*[8].

Je remarque également que les personnes handicapées ont partout leur place : au centre d'un carrefour achalandé, un cul-de-jatte, vêtu d'un dossard fluo sur lequel est écrit *officiel*, gère la circulation, assis par terre au cœur des embouteillages ! J'ai peur pour lui.

✢ ✢ ✢

Charlotte me présente la femme de ménage du bureau. Elle attend les résultats de son test VIH avant d'avoir l'autorisation de l'imam pour se marier. Il s'agit d'une loi décrétée par les chefs religieux du pays, autant chrétiens que musulmans.

✢ ✢ ✢

Juste avant de quitter la délégation d'Abuja pour prendre mon vol de retour, je me tords une cheville. Tout au long de mon voyage, les gens me regardent avec compassion, certains me disent : « *I am sorry, Madam* » et veulent savoir ce qui m'est arrivé. Je les adore, ces Africains, même si parfois, comme ce soir à mon arrivée à l'aéroport d'Abidjan, en Côte d'Ivoire, ils me demandent d'exercer ma patience…

Il est 23 heures, je suis fatiguée de voyager – en deux semaines au Nigéria j'ai pris 10 vols dans six aéroports différents. La navette prévue pour me conduire de l'aéroport à l'hôtel, où j'ai une réservation, n'y est pas. Il y a bien un agent de l'hôtel, mais il n'a plus de crédit dans son téléphone pour appeler le chauffeur. Je n'ai pas la carte à puce du pays dans le mien et pas de monnaie pour payer le jeune garçon, qui n'attend que quelques francs pour nous prêter son téléphone. L'agent refuse de payer. Finalement, le jeune accepte de nous prêter son appareil contre quelques francs d'Afrique centrale qui traînent dans mon sac. L'hôtel nous confirme qu'un chauffeur sera là dans 15 minutes. Après 45 minutes, il n'y est toujours pas. L'agent téléphone encore et la réponse est sans appel : « Qu'elle prenne un taxi ! »

---

8. Traduction : « École de conduite *Prends ça relax*. » […] « Avec la grâce de Dieu ».

Avant mon départ, on m'avait bien avertie de ne prendre aucun autre véhicule que celui de l'hôtel et surtout pas de taxi. Abidjan n'est pas une ville sécuritaire, surtout la nuit. Que faire? Et ma cheville qui me fait souffrir! Finalement, l'agent me présente un chauffeur de taxi: «Il est très fiable, madame! Je vous promets que vous n'aurez aucun problème.» Je lui fais confiance et j'arrive enfin à l'hôtel.

7 – LUTTE CONTRE LE SIDA CHEZ NOS EMPLOYÉS

23 MAI

À mon retour à Conakry, je fais face à un problème de santé publique. L'un de nos chauffeurs, sidéen, vient de recevoir un diagnostic de tuberculose pulmonaire (90 % des tuberculeux sont sidéens). Je dois appliquer la politique de dépistage pour ceux qui l'ont côtoyé. Chacun doit passer un test à la tuberculine et, selon le résultat, une radiographie pulmonaire.

Grâce à notre programme de sensibilisation au sida, de nombreux employés acceptent qu'Aliou leur fasse le test VIH. Malheureusement, le nombre de cas positifs augmente toujours. Certains présentent déjà des symptômes. Quand Aliou m'annonce un nouveau cas, j'ai toujours le cœur gros. Je les connais tous et je les aime beaucoup. Chaque fois, je me demande s'ils trouveront le courage de l'avouer à leur conjointe, sans parler de leur deuxième ou troisième épouse, ou encore de leur maîtresse. Jusqu'à maintenant, seuls des hommes ont reçu des résultats positifs.

✢ ✢ ✢

Aliou et son équipe de *pairs éducateurs* se donnent beaucoup de mal pour préparer les séances d'éducation sur le VIH et les maladies transmissibles sexuellement (MTS), ainsi que sur le port du préservatif. J'y assiste avec plaisir. Certaines remarques de nos collègues me font sourire : une chaude pisse s'appelle une *sopiche*, on utilise l'expression *manger la femme* pour parler du cunnilingus ; *écailler le poisson* signifie faire l'amour à une femme.

Au cours de la démonstration sur la façon d'enfiler un préservatif, une femme de ménage nous décrit son mode d'emploi : « Avant de mettre la capote, j'emballe le pénis dans un sac de plastique pour plus de sûreté. » Comme elle, plusieurs de nos chauffeurs sont convaincus que les fabricants de préservatifs complotent contre les Africains. Ils croient que le lubrifiant est imprégné du virus du sida.

Aliou se sert d'un gros phallus en bois noir pour ses démonstrations pratiques. Leur absence de pudeur m'étonne beaucoup. Une *paire éducatrice* aide Aliou à présenter le préservatif féminin. Elle n'hésite pas à lever la jambe, le plus haut possible, et mimer l'introduction du préservatif dans le vagin.

Une fois les exercices terminés, le phallus retrouve sa place, bien en vue sur le bureau d'Aliou, tel un trophée, jusqu'à la prochaine séance d'éducation.

✣ ✣ ✣

Ibrahim, mon chauffeur préféré, me raconte ses vacances au village : « Ma mère m'a forcé à me remarier avec une femme que je ne connais pas. J'ai divorcé l'an passé et elle avait peur que mon ex-femme se remarie avant moi, ce qui aurait été un déshonneur pour la famille. J'ai 45 ans (je lui en donnais 65) et trois enfants à ma charge. Je ne voulais pas me remarier et je ne veux plus d'enfants. Ma nouvelle épouse a seulement 21 ans et, naturellement, elle en veut.

— Ne pouvais-tu pas désobéir à ta maman, à ton âge ?

— Ici, on écoute nos vieux jusqu'à leur mort. »

Je lui souhaite tout de même mes meilleurs vœux de bonheur.

✣ ✣ ✣

Nous sommes au début de la saison des pluies : les rues et les caniveaux sont remplis de déchets accumulés depuis des mois. Ce matin, l'entrée de la ruelle qui mène à notre délégation est bloquée. Il a plu toute la nuit et les caniveaux, qui servent de dépotoir durant la saison sèche, débordent. Pour prévenir les inondations, les résidents pelletent les déchets accumulés et les lancent dans la rue. Nous n'avons pas d'autres choix que de laisser les voitures sur le chemin et de marcher, dans la boue et les détritus, les 200 mètres qui nous séparent de la délégation. Pendant ce temps, les gens d'un côté et de l'autre de la ruelle s'engueulent pour déterminer à qui appartiennent ces monticules de boue et de détritus. La police est au milieu pour les empêcher de se battre.

La collecte des ordures n'est pas un service public et la plupart des citoyens sont trop pauvres pour les transporter ailleurs. En fait, il n'y a pas vraiment d'ailleurs, sinon dans la mer…

La ville est tellement sale qu'il ne faut pas s'étonner qu'à chaque saison des pluies, le choléra resurgisse.

8 – UN T-SHIRT POUR MANIFESTER

25 MAI

La campagne électorale vient de commencer. Ce sera la première élection libre de ce pays. Le chef d'état-major de l'armée a déclaré que, s'il y avait des débordements, ses hommes allaient « mater » les responsables. Ça fait peur, car on a déjà vu ce dont ils sont capables.

La circulation est constamment bloquée par des manifestations. Des jeunes sont payés pour monter dans des camions et crier en faveur du candidat dont ils n'ont aucune idée du programme – si tant est qu'ils en ont un. Ils reçoivent un T-shirt, dont la qualité est proportionnelle aux moyens financiers du parti. L'un des candidats s'est offert une flotte d'autocars flamboyants, à la couleur et à l'effigie de son parti. Les bus, dont les sièges et les rétroviseurs sont encore emballés de plastique, roulent à vide pendant que les manifestants du parti s'agglutinent dans les coffres de taxis.

Les colleurs d'affiches sont heureux : ils n'ont jamais fait de si bonnes affaires.

9 – TOGO, CÔTE D'IVOIRE : EN QUÊTE DE SOINS DE QUALITÉ

7 JUIN

Quel plaisir de me retrouver au Togo après y avoir séjourné en 1978 en tant que touriste. Deux délégués seront bientôt à Lomé, avec leurs familles et de jeunes enfants. Je dois déterminer si la qualité des établissements pédiatriques est adéquate pour des petits Européens… Il est difficile de confirmer une telle chose, car un plateau technique à la fine pointe du progrès peut s'avérer inefficace si les soins ne sont pas à la hauteur. Pour m'en assurer, je questionne les gens qui sont ici depuis longtemps, comme le médecin de l'ambassade de France et les expatriés que je croise dans les hôpitaux. Tous confirment que la qualité des services est adéquate.

+ + +

Après le Togo, je passe en Côte d'Ivoire. J'y retrouve les employés nationaux avec qui j'ai travaillé en 2003 – dans le cadre de ma mission au Libéria, alors en guerre civile – ainsi que des copains connus dans d'autres missions.

Cette fois, mon travail n'est pas dans la capitale mais bien en «brousse», jusqu'à la frontière du Libéria et de la Guinée. Au terme de ma tournée, je dois composer avec certaines conséquences de la médecine traditionnelle. Il y a trois ans, le fils de Désiré, l'un de nos gardiens, s'est accidentellement défoncé le palais avec un parapluie. Après six semaines de coma à l'hôpital de Gagnoa (là où l'administrateur m'a dit ne pas pouvoir mettre de moustiquaires aux fenêtres, car certains patients les percent pour jeter leurs pelures de bananes dehors, au lieu de se lever et de marcher jusqu'à la poubelle), il en est ressorti muet. Notre équipe avait organisé son transfert dans un hôpital d'Abidjan. La grand-mère (mère de notre employé) a refusé le transfert au profit de la médecine traditionnelle (mélange d'herboristerie et de fétichisme). Ça fait maintenant trois ans que sa mère trimballe son fils de village en village, de guérisseur en guérisseur, en dépensant beaucoup d'argent, sans aucun progrès. Il est d'ailleurs chez un guérisseur au moment de notre visite.

Je rage en écoutant Désiré raconter cette histoire. Je lui demande si sa mère est plus importante que son enfant. Je m'attendais pourtant à sa réponse : « Les gens diront que je ne respecte pas ma mère ! Ici, on écoute les vieux. » Comme ils vivent tous ensemble, il est impossible d'aller contre la volonté de la vieille. La *point focal santé* pour la Côte d'Ivoire, l'administratrice de la sous-délégation et moi décidons de rendre visite à la grand-mère en espérant la convaincre d'envoyer le petit dans un hôpital d'Abidjan. Le long de la route, j'essaie de trouver les arguments qui pourraient la faire changer d'avis.

Une fois sur place, je laisse mes deux collègues discourir pendant 20 minutes, sans traduction. Je comprends tout de même qu'elles n'arrivent à rien. Je demande la parole et me lance dans un discours sur les bienfaits et les faiblesses de la médecine traditionnelle, que j'ai côtoyée au cours de mes 10 ans en Afrique : « Votre petit-fils a quelque chose qui s'est cassé et qu'il faut réparer, s'il n'est pas trop tard, et ce ne sont pas les écorces d'arbres qui vont l'aider. Personne n'a le droit de le priver de se faire soigner… » Rien ne se passe, elle semble réfléchir. J'ajoute ce qui semble être la phrase miracle : « Vous ne voudriez pas que votre petit-fils vous reproche dans cinq ou dix ans de l'avoir empêché d'aller se faire soigner à Abidjan. Si vous l'aimez vraiment, vous devez accepter de vous en séparer ; sinon, c'est que vous êtes égoïste. » Aussitôt, elle appelle la tante et lui annonce que l'enfant partira pour Abidjan. Un sourire lumineux éclaire le visage de Désiré et les filles sont presque à genoux pour me remercier d'avoir trouvé les mots qu'il fallait. Je ne serai donc pas venue si loin pour rien, même si j'ai bien peur qu'il soit tard pour aider cet enfant à retrouver la voix.

La sorcellerie est encore incroyablement présente en Afrique, même chez les gens éduqués. Les joueurs de foot, même de très haut niveau, vont tous chez les féticheurs. Ils leur garantissent le nombre de buts qu'ils veulent compter après le nombre de minutes de jeu qu'ils désirent. J'ai entendu l'un eux raconter sur RFI : « Je ne crois pas aux grigris, mais je suis obligé de les porter, car si mon équipe perdait, on m'accuserait d'être le responsable. Je me suis retrouvé à jouer lourd comme un camion tellement j'avais de grigris sur moi. »

10 – UN BAPTÊME PENDANT LE RAMADAN

26 JUIN
De retour à Conakry, j'apprends la mort de notre collègue tuberculeux. Sa femme, séropositive, reste seule avec trois enfants, qui ont de huit à treize ans. Personne de la famille ne sait de quoi il est mort. Ici, le plus souvent, on se contente de savoir que la personne était malade. Ça restera son secret.

✤ ✤ ✤

Notre service de coopération travaille très fort avec la Croix-Rouge guinéenne pour que les volontaires soient prêts à intervenir en cas de violence lors des élections. Pour les aider, je passe ma journée à remplir les 150 sacs à dos rose et noir (choix de notre acheteur) qui serviront de trousses aux secouristes.

27 JUIN
Aujourd'hui, jour d'élection: les frontières et l'aéroport sont fermés depuis minuit et aucun véhicule ne peut circuler, sauf ceux de la Croix-Rouge, les représentants des Nations Unies et les observateurs internationaux. Les civils doivent marcher pour aller voter.

28 AOÛT
J'arrive d'un mois de vacances au Québec. Ici, la saison des pluies n'est toujours pas terminée. En entrant dans mon appartement, l'odeur d'humidité me donne envie de repartir. Mes vêtements restés dans les armoires et les tiroirs sont tachés de moisissures. En me mettant au lit, l'odeur de mes draps me répugne, mais, la fatigue du voyage aidant, je m'endors rapidement.

10 SEPTEMBRE
Je ne crois pas que mes collègues guinéennes sachent ce qui les attend à la ménopause. Je décide d'organiser des séances d'informations pour elles. En même temps que je leur enseigne l'essentiel de ce qu'elles devraient connaître sur le sujet, j'apprends beaucoup sur leurs croyances et leurs coutumes. Par exemple, les maris ne veulent pas faire l'amour avec une femme ménopausée: ils prétendent que les déchets qui ne

s'écoulent plus de la femme restent à l'intérieur de son corps, ce qui fait d'elle une personne souillée.

Je suis un peu mal à l'aise de parler de la diminution de la libido comme étant l'un des symptômes possibles de la ménopause, car elles sont pratiquement toutes excisées (98 % des femmes). J'ignore si leur libido a été totalement ou partiellement supprimée par cette opération (tout dépend de la façon dont l'excision a été faite). Toujours est-il que, quand j'évoque la possibilité d'une vie sexuelle après la ménopause, elles sont très étonnées. Je pense même qu'elles ne me croient pas. Elles estiment aussi qu'une jeune femme qui reste des mois sans avoir de relations sexuelles devient stérile. En cas d'infertilité, comme dans de nombreux pays, l'épouse risque la répudiation. Ici, c'est à elle qu'incombe le fardeau de la preuve : la famille de l'épouse peut demander au mari d'uriner dans un seau rempli de sable. La profondeur du cratère démontre sa virilité et ainsi, l'origine de l'infertilité conjugale…

Elles se disent très heureuses que j'aie pris la peine de les renseigner et me demandent une copie de mes notes. J'espère qu'elles sauront renseigner leur mari et que ces tabous disparaîtront petit à petit. Je crains cependant qu'il ne faille attendre la génération de leurs arrière-petits-enfants.

+ + +

Nous sommes en plein ramadan. J'aime entendre les appels à la prière du haut des minarets, qui sont, en cette période, plus insistants qu'à l'ordinaire. Certains collègues guinéens aimeraient que je les accompagne dans leur jeûne. « N'y pensez même pas ! » : ma réponse est spontanée.

Plus le ramadan avance, plus les automobilistes à jeun sont agressifs. En plein embouteillage, il ne faut surtout pas les provoquer.

J'accompagne mes collègues guinéens au baptême du bébé de Yousouf, notre comptable. Nous arrivons à 10 heures, tel que spécifié sur le carton d'invitation. Yousouf nous accueille et nous présente madame et leur bébé. Mes collègues lui offrent une enveloppe qui cache un cadeau en argent et moi, une petite robe que j'avais rapportée de Québec en cas de baptême. Puis, Yousouf nous dirige dans l'une des quatre cours intérieures. Chacune des cours est réservée à différents groupes : la famille de monsieur, celle de madame, la cour pour les amis et celles des collègues de travail. Tout le monde attend l'appel du rassemblement, où sera dévoilé le prénom de l'enfant. Il appartient aux parents de la mère d'en faire l'annonce.

À cause du ramadan, la fête se passe sans musique, sans boisson, sans nourriture. Les griottes qui auraient dû chanter, n'eût été le ramadan, se présentent à nous pour mendier, les unes après les autres. À 11 h 30, on nous annonce que les beaux-parents de monsieur ne sont pas encore arrivés. Dix minutes plus tard, on nous dit que tout est fait. L'enfant a reçu son prénom sans que l'on s'en rende compte. Dommage !

J'ai l'impression d'être la seule qui soit déçue ; mes collègues ne font aucune remarque. Ils sont ravis de recevoir un lunch pour rompre le jeûne ce soir : un sachet de semoule de maïs, un sachet de lait caillé, deux petits gâteaux, un Coca et un Fanta orange.

✦ ✦ ✦

La campagne électorale pour le deuxième tour des élections, prévue pour le 19 septembre, vient de commencer. Pour le moment, les deux candidats sont si certains de leur victoire qu'ils refusent de s'affronter en débat télévisé. Tout le monde s'attend à un vote ethnique. Les Peulhs réclament la victoire parce que c'est à leur tour de gouverner et les Malinkés, parce qu'ils sont les meilleurs...

✦ ✦ ✦

Le samedi matin, après le café et les croissants de la boulangerie française, je vais souvent m'acheter des tissus. Puis, l'après-midi, je vais chez le tailleur et je finis la journée à la piscine. J'ai rapporté de Québec une mince toile imperméable pour me faire confectionner un manteau doublé d'un tissu aux motifs africains. J'ai un choc en le voyant exposé dans la vitrine du tailleur. Il a inversé le tissu : le coton africain est à l'extérieur et la toile imperméable sert de doublure. C'est un excellent couturier, mais j'aurais dû être plus précise. Comme les Guinéens déambulent sous la pluie sans chercher à s'en protéger, la notion d'imperméabilité lui est probablement étrangère. Quand il réalise son erreur, il me dit : « Ça ne fait rien, je vais recommencer. » Ce qu'il a fait et il est magnifique.

18 SEPTEMBRE

C'est la fin du ramadan. Aliou m'a invitée à passer un moment de la fête chez lui. Comme c'est une grande fête, je porte mon plus bel ensemble africain. À mon grand bonheur, Celou, l'un de nos administrateurs guinéens, se joint à nous. Je le bombarde de questions sur son séjour à Gao, ville du nord du Mali, où nous avons une équipe de six expatriés africains pour une cinquantaine d'employés maliens. C'est là une situation unique. À cause du danger d'enlèvement pour les Blancs (encore cinq Français au Niger, il y a quelques jours) par al-Qaida au Maghreb islamique (AQMI), le CICR n'y envoie que des Africains qui, eux, ont plus de chance de passer inaperçus. J'ai vécu de bons moments à Gao, en 1979, lors de ma traversée du Sahara en rentrant du Sénégal. Je suis triste de voir ces régions se détériorer à ce point.

Après avoir mangé un délicieux couscous préparé par l'épouse marocaine d'Aliou, je rentre à la maison. Sur le chemin du retour, j'ai beaucoup de plaisir à observer les piétons dans leurs plus beaux atours. Chacun rend visite à sa famille.

+ + +

À 5 heures ce matin, je suis réveillée par le son des tam-tams. Il semble que la fête ne soit pas terminée. Des griots jouent sous les fenêtres des maisons jusqu'à ce que les résidents leur donnent de l'argent.

+ + +

Comme le ramadan est terminé, je peux maintenant faire circuler la copie d'un Power Point® sur les MTS qu'Aliou a présenté aux employés, avant le jeûne. Ils veulent montrer à leurs enfants les conséquences de ces infections. Personne n'a voulu regarder le document pendant le ramadan, car il est interdit d'avoir des relations sexuelles de l'aube jusqu'au coucher du soleil, pendant cette période. Je comprends qu'ils veulent éviter les tentations, mais ces photos en couleurs d'organes génitaux ulcérés et déformés par les maladies chasseraient toute envie de copuler aux plus chauds des lapins. Du moins, il me semble.

Je dois préparer d'autres copies, car le document circule trop lentement. La première personne qui en a pris possession me dit, pour excuser son retard : « Ce sont les voisins qui se sont emparés du document. Les femmes veulent le montrer à leur mari et les maris, à leurs enfants. » Tant mieux !

✚ ✚ ✚

Aliou et moi rendons visite à la fillette de notre réceptionniste qui est hospitalisée. Nous voulons nous assurer que l'enfant est bien traitée. Alors que nous attendons le médecin sur la véranda du deuxième étage, une femme s'approche du garde-fou avec un pot de chambre rempli d'urine, qu'elle verse sur le stationnement. Aliou la sermonne, mais la femme ne semble pas le moins du monde concernée. Deux minutes après, une seconde femme pose le même geste. Aliou la regarde, désespérée : « À quoi bon, elles viennent du village. »

Pourtant, les gens que j'observe du balcon de mon bureau sont de la ville. Ils lavent leur linge dans l'eau sale de la mer. En fait, ils frappent leurs vêtements contre les pierres que les vagues viennent balayer. Si j'étais née ici, dans de telles conditions de vie, je ferais sans doute la même chose. À quand l'accès à l'eau potable pour tous ?

11 – VIOLENCES ÉLECTORALES

19 OCTOBRE

À la suite des manifestations sanglantes survenues la semaine dernière qui ont fait un mort et 80 blessés, la campagne électorale a été interrompue. Étant donné que les bulletins de vote ne sont pas tous acheminés à destination, les élections sont reportées à une date ultérieure. Les deux incendies survenus dans les bâtiments où est gardé le matériel électoral ont aussi entravé la bonne marche des élections.

L'insécurité retarde beaucoup le travail des délégués, qui doivent constamment adapter leur calendrier de visites des prisons, à l'intérieur du pays, aux changements de programme électoral. Par mesure de sécurité, tout comme au premier tour, nous ne sortons pas de la ville durant les quelques jours qui précèdent et qui suivent le vote, ainsi que le jour de l'annonce des résultats.

Une journée « ville morte » est prévue pour lundi : tous les commerces seront fermés et les partisans du parti UFDG (parti des Peulhs qui détiennent presque tous les commerces) vont marcher en protestation contre l'arrestation des 12 personnes accusées des troubles qui ont eu lieu la semaine dernière.

✦ ✦ ✦

Depuis trois jours, la population, mécontente du déroulement des élections, manifeste violemment. Des quartiers complets sont fermés à la circulation. On exige la démission du président de la Commission électorale, accusé d'avoir volé des urnes remplies de bulletins de votes afin de favoriser son candidat, malinké. Il est prévu qu'il soit jugé le 21 octobre, soit trois jours avant le deuxième tour des élections. De son côté, le candidat peulh refuse de se présenter si le président de la Commission électorale n'est pas remplacé par quelqu'un de tout à fait neutre.

Hier, certains barrages étaient infranchissables pour ceux qui refusaient de révéler pour qui ils allaient voter. Et gare à celui qui allait choisir le « mauvais parti ».

12 – AU SECOURS DU PETIT OMAR

21 OCTOBRE

Le fils de Camara, un employé de maison, est très malade. À cause des manifestations, il lui est impossible de se rendre à l'hôpital. Accompagnée d'un chauffeur, je monte à bord d'une Land Cruiser, bien identifiée Croix-Rouge, pour récupérer les parents et l'enfant dans leur quartier et les conduire à l'hôpital.

Dans la voiture, Camara me raconte sa journée : « Ce matin, en allant à la clinique, nous nous sommes réfugiés dans une maison privée pour nous protéger des manifestants, des policiers et des gendarmes qui, jusqu'à maintenant, tabassent les civils et pillent les maisons. J'ai vu des gens se faire tuer et il y avait des blessés partout. » Avant la campagne électorale, notre « équipe protection » avait pourtant donné une formation sur le DIH aux forces spéciales pour le maintien de l'ordre…

Nous arrivons à l'hôpital sans nous faire arrêter. Un médecin s'occupe rapidement du petit Omar. La clinique externe est presque vide, car personne n'ose s'aventurer dehors. À la suite de son examen, le médecin nous envoie aux prélèvements sanguins. Après 45 minutes d'attente pour obtenir les résultats, le technicien nous demande de patienter encore, car il n'y a plus d'électricité dans l'hôpital. Comme ça risque de prendre des heures, le médecin prescrit un antibiotique et un antihistaminique en intraveineuse. Pourquoi traumatiser l'enfant et risquer une infection ou un choc anaphylactique avec une intraveineuse ? Omar n'a ni fièvre ni vomissement : il pourrait facilement avaler ses médicaments. J'enrage, mais je n'ose rien dire.

Comme il fait trop sombre dans la salle de soins, l'aide-malade s'installe sur un banc de ciment, dans le hall d'entrée, pour fixer la perfusion d'Omar. Les oiseaux, qui ont élu domicile sur les poutres du plafond, virevoltent autour de nous. L'aide-malade pique le petit Omar trois fois avant de lui trouver une veine. Le pauvre, il crie avec toute la force qui lui reste.

En sortant de l'urgence, nous croisons nos collègues de la Croix-Rouge guinéenne qui transportent encore des blessés.

23 OCTOBRE

Les manifestations violentes se poursuivent. Les partisans malinkés sortent les Peulhs des taxis pour les tabasser, les rues sont bloquées et les pillards ont le champ libre. Jeudi, les Malinkés ont *caillassé* (lancé des cailloux) le convoi du candidat peulh, alors qu'il rentrait d'une tournée du pays. Vendredi, les Peulhs ont fait subir le même sort au candidat malinké.

Aujourd'hui, on manifeste pour célébrer le retour du candidat malinké à Conakry. Pendant que nous sommes coincés au milieu du pont du 8 novembre (nommé pour commémorer le jour où le dictateur socialiste Sékou Touré a interdit, dans les années 1960, toute entreprise commerciale privée), une troupe de percussionnistes nous aide à patienter au son de leurs djembés. Ils se regroupent autour des voitures en échange de quelques francs guinéens. Peu importe la situation, les Africains gardent cette bonne humeur qui semble capable de résister à toutes les épreuves. Les marchands ambulants font aussi de bonnes affaires ; ils vendent tout ce qui peut tenir dans leurs mains : mouchoirs de papier, carte de recharge pour téléphones portables, piles, fleurs de plastique, poupées, napperons, sous-vêtements, huile, arachides, poissons frais... Le retour à la maison, à partir de la délégation située à moins de trois kilomètres, nous aura pris deux heures.

Samedi, lors d'un grand rassemblement des Malinkés, il y a eu plusieurs cas de pertes de conscience et vomissements. Selon la directrice de l'urgence de l'hôpital qui les a reçus, ces malaises seraient dus aux insolations. Les manifestants sont restés des heures au soleil. Les Malinkés croient fermement que ce sont les Peulhs qui ont empoisonné les sachets d'eau vendus dans la foule. À l'hôpital, un manifestant s'est écrié : « La directrice protège les Peulhs en refusant d'admettre que nous, les Malinkés, avons été empoisonnés. » Du coup, ils se sont jetés sur elle ; si les infirmiers n'étaient pas intervenus, ils l'auraient lynchée.

+ + +

Le deuxième tour des élections est reporté à une date indéterminée. Encore de beaux jours à venir !

+ + +

Jusqu'à aujourd'hui, l'histoire de ce pays a démontré que les manifestations dégénèrent habituellement en massacres. Mais cette fois, les manifestants pacifiques ont eu gain de cause : ils ont réussi à faire condamner le directeur du Comité électoral pour fraude. Un général malien prendra sa place.

Le général Sékouba Konaté, président par intérim, vient régulièrement faire la fête chez son ami, notre voisin. Ce dimanche matin, du haut de mon balcon, j'observe l'effervescence entourant son arrivée. La rue est fermée à la circulation. Une demi-douzaine de camionnettes, les quatre coins en fonction (appellation locale des feux de détresse d'une voiture), équipées de fusils d'assaut, se stationnent devant chez nous. Un soldat est chargé de la distribution des cannettes de bières. Ils se chamaillent comme des enfants qui veulent un bonbon. Aux quatre coins du toit, des soldats montent la garde avec leur kalachnikov. Je résiste à la tentation de les photographier…

24 OCTOBRE
Je viens d'apprendre de source médicale que les 110 personnes que l'on avait crues victimes d'insolation, ont été intoxiquées par du yaourt ou du jus de *bissap* (fleur d'ibiscus) vendu lors de la manifestation. La nouvelle s'est répandue partout dans le pays et a provoqué de violentes réactions. On en parle aussi dans les médias internationaux. L'OMS est impliquée dans l'enquête. La directrice de l'hôpital, une Peulh, est convoquée au ministère de la Justice pour avoir minimisé les cas d'empoisonnements dans l'intention de protéger son ethnie.

✦ ✦ ✦

Une grève des policiers est en cours pour la troisième journée. Ils ont été remplacés par la gendarmerie. Contrairement aux policiers, qui réclament de l'argent aux chauffeurs arrêtés, les gendarmes les tabassent. Je suis témoin de l'arrestation d'un chauffeur de taxi rempli de clients. Il a roulé dans une rue en sens unique. Les gendarmes le tirent violemment hors de son véhicule, le couchent à plat ventre sur le capot et le battent à coups de matraque au dos et aux fesses. Les passagers, restés dans la voiture, observent la scène, impassibles. Puis, le chauffeur reprend le volant comme si de rien n'était.

13 – SÉMINAIRE SUR LE SIDA À DAKAR

10 NOVEMBRE

Tous les *points focaux* des pays d'Afrique de l'Ouest et centrale sont présents au séminaire sur le sida organisé par le CICR à Dakar. En entendant leurs témoignages, je constate combien la tâche reste immense à cause des tabous associés à cette maladie. Les malades sont stigmatisés, les homosexuels emprisonnés et, dans certains pays, condamnés à mort. Les sorciers et les nombreuses sectes religieuses ont beaucoup d'adeptes chez les malades. Ils sont nombreux, même au sein du corps médical, à préférer les féticheurs et les guérisseurs à la médecine « des Blancs ».

Dans plusieurs pays d'Afrique, la coutume veut qu'une veuve épouse le frère du défunt et vice-versa. Une veuve séropositive, dont le mari est mort du sida, devra affronter les pires calamités si elle déclare sa maladie : la belle-famille réclamera les enfants et son héritage. Quant à son sort, elle sera chassée – peu importe qui est responsable de la contamination. Le plus souvent, elle choisit de se taire. Elle transmettra le virus à son nouveau mari et ainsi de suite.

✦ ✦ ✦

Dakar est la ville où j'ai fait mes premiers pas en Afrique, il y a 34 ans. J'ai beaucoup de plaisir à explorer les quartiers où j'aimais aller. Je me suis levée tôt ce dimanche matin, avant que les vendeurs et les mendiants ne soient au travail. Je marche longuement sur le Plateau, à la Place de l'Indépendance, à la Place de la République, devant la Présidence, sur la Corniche… Des endroits qui me rappellent plein de souvenirs. Les Sénégalais sont toujours de grands dragueurs, des vendeurs acharnés et sympathiques. Mon pantalon indigo, fait en Guinée, attire beaucoup leur attention : on m'arrête pour me complimenter et me dire que je suis « très belle… malgré mon âge… ».

14 – FÊTE DU MOUTON ET RÉSULTATS ÉLECTORAUX

14 NOVEMBRE

Après quatre mois de fortes tensions, qui duraient en fait depuis le premier tour des élections, les résultats préliminaires du deuxième tour sont tombés. Les Malinkés ont gagné. C'est le délire dans mon quartier. Tout le monde crie et chante dans les rues. Malheureusement, ce n'est pas le cas dans tous les quartiers. Le candidat de l'opposition refuse les résultats. Il les refusait déjà avant même l'annonce difficile de sa défaite. Il déclare son intention de poursuivre le vainqueur pour fraude jusqu'en Cour suprême. En fait, le pire a sûrement été évité par une pluie miraculeuse. Dix minutes après l'annonce des résultats, un très gros orage électrique avec de forts vents et une pluie diluvienne – alors que la saison est terminée – coupent court aux manifestations. Les fêtards autant que les protestataires rentrent chez eux.

+ + +

Aujourd'hui, c'est la plus grande fête musulmane : la fête du mouton, appelée la Tabaski, qui commémore le sacrifice d'Abraham. Depuis 5 heures ce matin, on entend les chants et les tam-tams, ainsi que les prières à la mosquée. Puis viennent les acclamations pour la victoire électorale et, plus loin, dans les quartiers défaits, les sirènes des ambulances et de la police. À la radio VHF, je suis les mouvements de nos chauffeurs et des délégués chargés de prêter main-forte aux volontaires de la Croix-Rouge guinéenne, qui portent secours aux blessés.

Hier à l'entrée des quartiers peulhs, on demandait aux ambulanciers leur carte d'identité ; s'ils étaient malinkés, on les empêchait de secourir les victimes. Il y a eu deux morts et des dizaines de blessés. La violence se poursuit encore aujourd'hui.

Depuis plusieurs heures, on amène sans arrêt des blessés à l'hôpital principal de Conakry. Comme c'est la Tabaski, très peu de médecins sont au poste. On demande au CICR d'aller chercher, chez eux, le responsable des urgences et le chirurgien traumatologue. À entendre le ton de voix de Perrine sur la radio, il semble qu'il faudra mettre les choses au clair :

pourquoi le CICR doit-il aller chercher le personnel de l'hôpital à domicile ? Il était évident qu'il y aurait un afflux de blessés. Les médecins auraient dû être sur place, ou du moins, accessibles au premier appel.

15 – ADIEU CHAOTIQUE À L'AFRIQUE

16 NOVEMBRE

Ma mère vient de mourir. Il ne me restait que trois semaines avant de rentrer à la maison et ne plus repartir. La maladie d'Alzheimer lui avait pris sa mémoire. Elle avait certainement oublié que j'étais bien loin d'elle.

Je suis particulièrement choyée par les employés locaux. Ils passent tous dans mon bureau pour m'offrir leurs condoléances et me dire combien une maman est un être précieux. Tous comprennent que je dois quitter le pays dès qu'un vol est disponible. Le problème, c'est qu'il y a un couvre-feu dès 18 heures et que les deux seuls vols vers l'Europe sont toujours le soir.

18 NOVEMBRE

Air France a modifié son horaire et j'ai une place sur le vol de 9 heures ce matin. Je quitte mon appartement à 6 heures. Le chauffeur n'est pas dans le stationnement comme convenu. La rue est bloquée par les Bérets Rouges qui montent la garde, car le président est en visite chez notre voisin. Pour sortir du stationnement de notre immeuble, je dois enjamber les corps endormis des membres de sa garde rapprochée. Je marche en tirant deux grosses valises à roulettes, dans la rue cahoteuse occupée par les camionnettes remplies de soldats en armes, qui se réveillent à peine à mon passage. Je retrouve mon chauffeur au bout de la rue, soulagée.

C'est la dernière image que je garde de l'Afrique que j'ai tant aimée… Je suis vraiment triste ! J'ai une pensée pour ceux qui quittent leur patrie en catastrophe sur des images de guerre et de dévastation. Ils partent vers un camp de réfugiés ou une contrée inconnue. Moi, je regagne mon pays, mon chez-moi, ma famille, mes amis.

Je sais que c'est la dernière fois que je vois l'Afrique. Mais elle continuera de m'habiter, d'être mêlée à ce que je suis et de faire partie de mes préoccupations. J'espère qu'elle s'en sortira un jour !

CONCLUSION

Dès l'enfance, les récits de mon oncle Maurice, Père Blanc d'Afrique, ont fait naître en moi le désir des ailleurs. Quand j'ai choisi le métier d'infirmière, je voulais connaître le monde ; mon savoir-faire devenait un passeport pour réaliser mon rêve.

Aujourd'hui, en terminant la rédaction de ce livre qui m'a permis de revivre des années passionnantes, je ressens un grand vide. Le travail humanitaire me manque déjà. L'excitation des départs pour de nouvelles missions, l'espoir d'y retrouver des amis, les liens qui nous unissent lorsqu'on travaille dans l'insécurité, le privilège de vivre l'histoire en direct, la découverte de nouvelles cultures et de pays magnifiques… Tout cela, je dois y renoncer, mais j'ai tout de même eu l'immense privilège de mener une vie fascinante.

Maintenant, j'essaie de m'intéresser à ce qui se passe dans mon pays. Toute ma vie, j'ai travaillé à faire abstraction de ma propre culture, de mes valeurs personnelles pour faire place à celles des pays où je vivais. Aujourd'hui, j'essaie de faire le contraire, ne pas comparer nos petites misères de pays riche et en paix à celles des pays où chaque jour est un combat pour survivre.

Je me sens riche, très riche de ce que m'ont appris les femmes afghanes prisonnières de leur burqa, les réfugiés du Darfour, les déplacés du Kurdistan irakien, les Croates victimes des bombardement quotidiens, les secouristes libanais, les prisonniers tamouls ; je me sens riche d'avoir côtoyé le raffinement des Orientaux, le courage et la fierté des réfugiés d'Asie centrale, la culture des nations arabes et persanes, la chaleur des populations du Caucase et des Balkans, la joie de vivre des Haïtiens et des Africains.

Est-ce que je leur ai assez donné en échange ? Je n'ai jamais cherché à faire le bilan de mes bonnes actions en terminant une mission. Les gens extraordinaires que j'y ai côtoyés, la richesse de leur culture, la beauté de leur pays m'ont toujours suffi.

Il ne me restait qu'à partager tout cela avec vous. Et si jamais je réussis à inspirer quelques jeunes et à leur passer le flambeau, comme l'a fait mon oncle pour moi, j'aurai l'impression d'avoir vraiment terminé le travail.

REMERCIEMENTS

Je suis extrêmement reconnaissante à Jean-Jacques Pelletier qui m'a accompagnée dans la rédaction de cet ouvrage. Patiemment, il m'a enseigné l'écriture tout en respectant mon propre style. Il a su suggérer des mots pour les idées que je n'arrivais pas toujours à exprimer. Il a été le guide sans qui ce livre n'aurait jamais vu le jour.

Je remercie ma précieuse belle-sœur Agathe Lemieux, qui m'a poussée à exprimer mes sentiments et mes émotions, apportant ainsi plus d'humanité au récit. Ses conseils sur l'art d'écrire m'ont été précieux.

Un immense merci à mon ami de toujours, Aurélien Thériault, pour avoir patiemment corrigé tous mes textes. Je le remercie pour ses précieux conseils de professeur de littérature et amoureux de la langue française.

Merci à Emïl Guay, à Lorraine Bourassa, à Jean-Luc Lalonde, à Sébastien Lénelle et à Luc Boudreault, qui ont lu avec attention certains chapitres. Merci à mon cousin Benoit Carrier pour son aide sur les questions concernant les affaires militaires. Merci à Olivier Jenard et Viviane Begain pour leurs réponses à mes questions. Merci à Sylvie Ruel pour m'avoir mise en contact avec certains médias. Merci à Jacques Jobin et à Charles Carrier, mon filleul, pour leur soutien technique.

Merci à Anne Catherine Roussel, Annie Beaudette et Hervé Vauthey pour m'avoir autorisée à utiliser leurs récits envoyés par courriel à leurs amis.

Merci à Ophélie Delaunay, de chez Québec Amérique, pour sa belle complicité et sa patience lors des dernières corrections de mon manuscrit.

Merci à mon premier lecteur chez Québec Amérique, Pierre Cayouette. Le jour où il m'a dit qu'il aimait, j'ai compris que j'allais bientôt voir l'aboutissement de mon travail. Pierre a été très attentionné pour guider mes premiers pas dans cette maison d'édition.

Merci à Raymonde Provencher qui a bien voulu préfacer mon ouvrage. Elle ouvre mon livre avec le cœur de façon touchante et personnelle. Je l'ai choisie pour son grand humanisme et la richesse de son travail de documentariste et de journaliste dans un monde en crise.

Merci aux lecteurs de mes lettres et de mes courriels qui m'ont incitée à continuer. Ces courriers m'ont servi d'aide-mémoire pour écrire ce livre.

Merci à tous mes amis qui n'ont pas cessé de m'encourager à poursuivre mon travail de témoignage.

CAHIER PHOTO

Sauf mention, les photographies apparaissant dans le cahier photo ont été aimablement fournies par l'auteure.

IRAK 1991

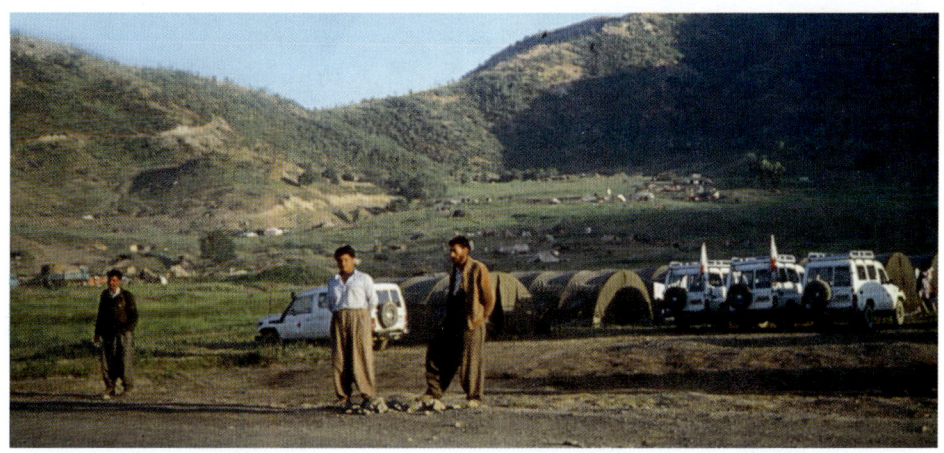

Peu après la première guerre du Golf en 1991, je suis envoyée au Kurdistan irakien tout près de la frontière iranienne. Une mission de rêve dans un décor de rêve, mais truffé de mines antipersonnel.

CROATIE 1991-1992

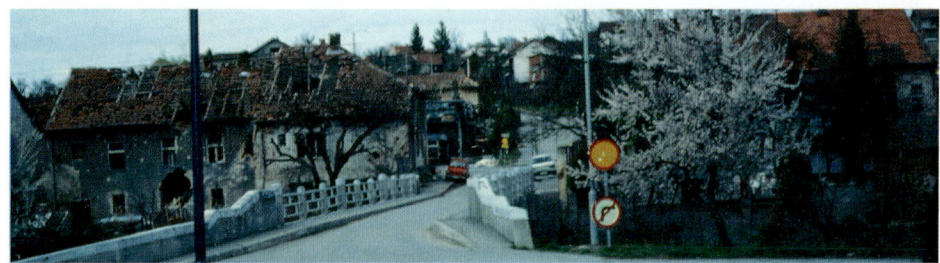

Dans un paysage de destruction, les arbres en fleurs nous donnent de l'espoir.

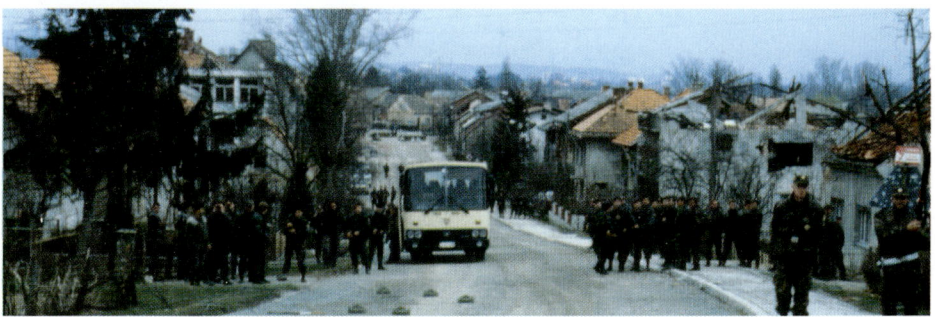

Échange de prisonniers entre Serbes et Croates dans un no man's land sous l'auspice du CICR. Le temps que dure l'opération, les mines antichar sont déplacées sur le côté de la route. © CICR/Thomas Pizer

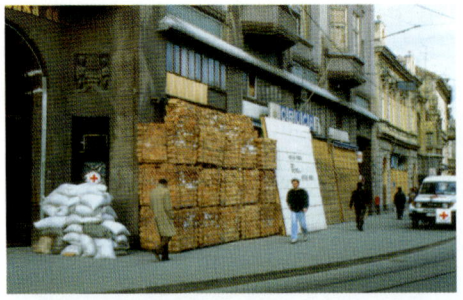 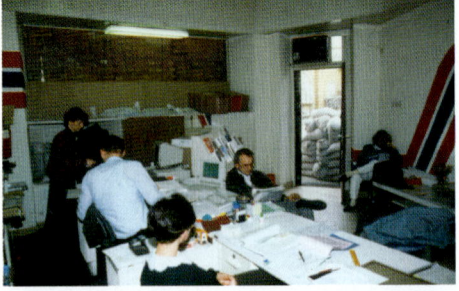

Le bureau du CICR est protégé des bombes par des sacs de sable à Osijek en Croatie. © CICR/Thomas Pizer

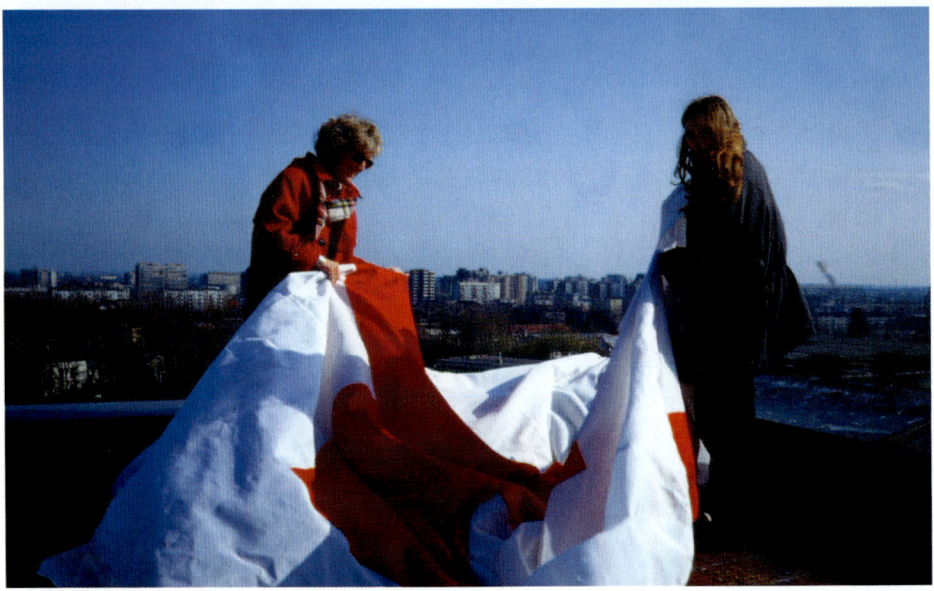

Il faut constamment replacer l'immense drapeau de la Croix-Rouge soufflé par le vent sur le toit de l'hôpital d'Osijek. En le plaçant ici, on espère que le bâtiment ne sera pas bombardé.

AFGHANISTAN 1994-1995

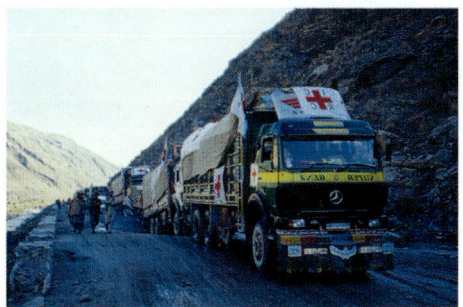

Après notre bref enlèvement à Saroubi, nous sommes en route vers Jalalabad avec le convoi de camion d'assistance.

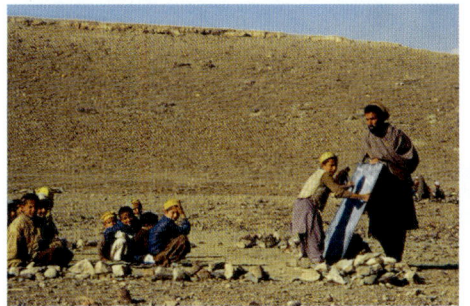

Dans un camp de déplacés à Jalalabad, l'école est donnée à l'extérieur, à même le sol.

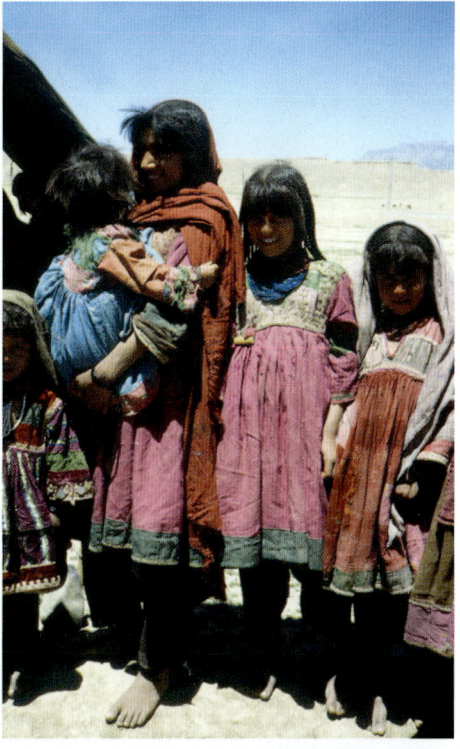

Une famille de nomades afghans dans leur campement.

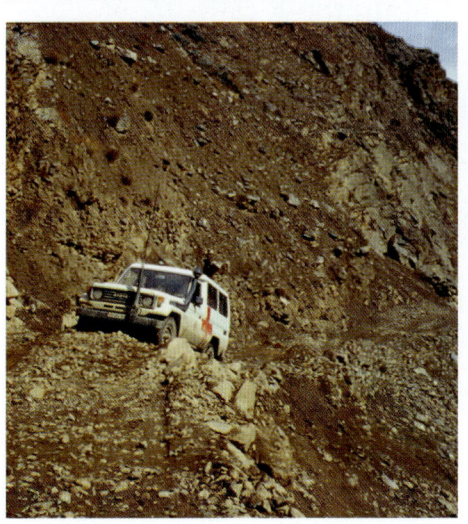

Un immense rocher venait de bloquer la seule « route » qui traverse la Vallée du Panshir. Il a fallu rebrousser chemin.

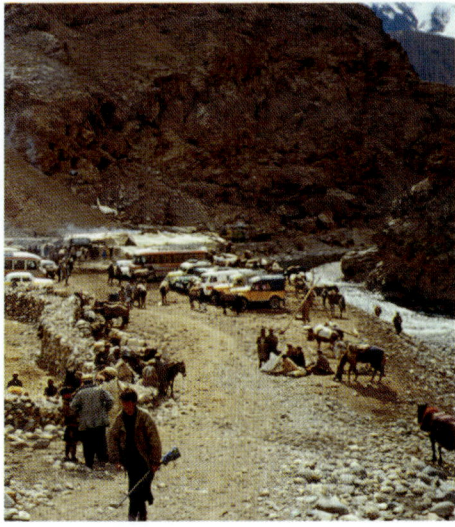

Un marché de contrebandiers dans la Vallée du Panshir, là où il vaut mieux ne pas s'attarder.

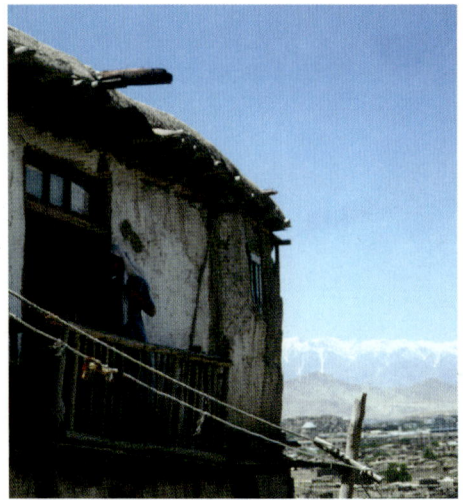

Une maison traditionnelle à flanc de montagne au centre de Kaboul. Les habitants n'ont accès ni à l'électricité, ni à l'eau courante. Ils doivent descendre de la montagne pour s'approvisionner en eau.

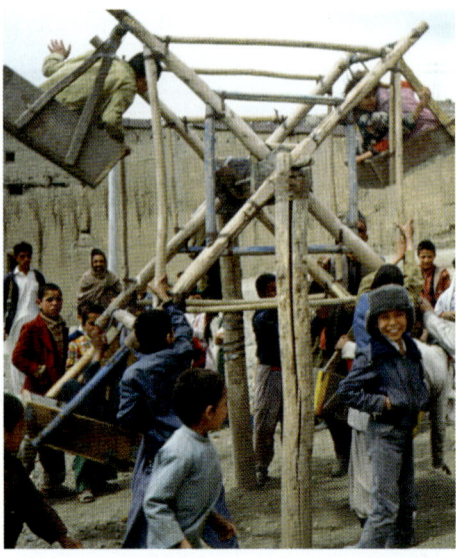

À Kaboul, les enfants s'amusent dans une grande roue fabriquée de bois.

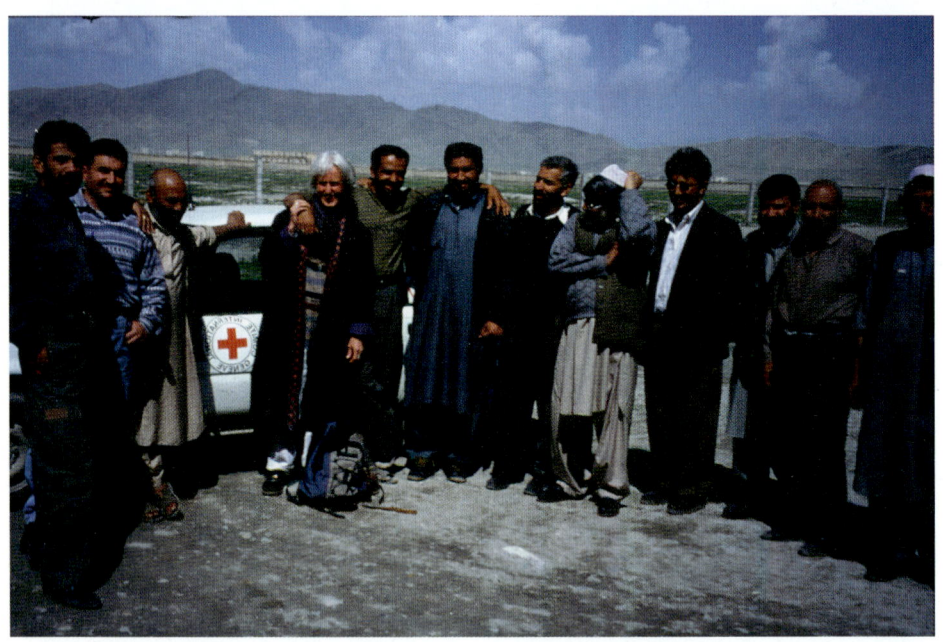

Mes collègues de travail afghans m'accompagnent à l'aéroport au moment de mon départ.

RWANDA 1996

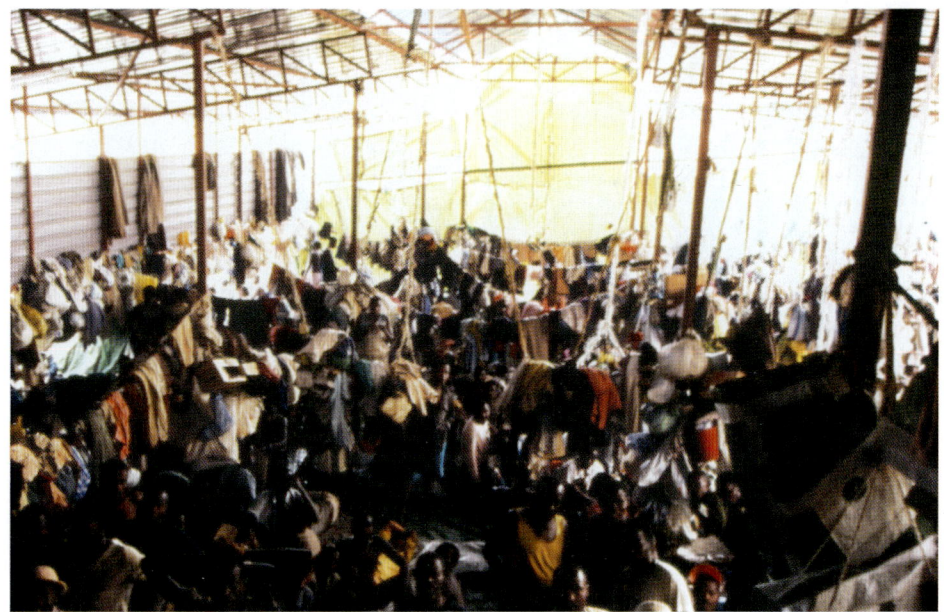

Ambiance dans la prison de Gitarama au Rwanda. © CICR/Cedric Galbe

AFGHANISTAN 2001-2002

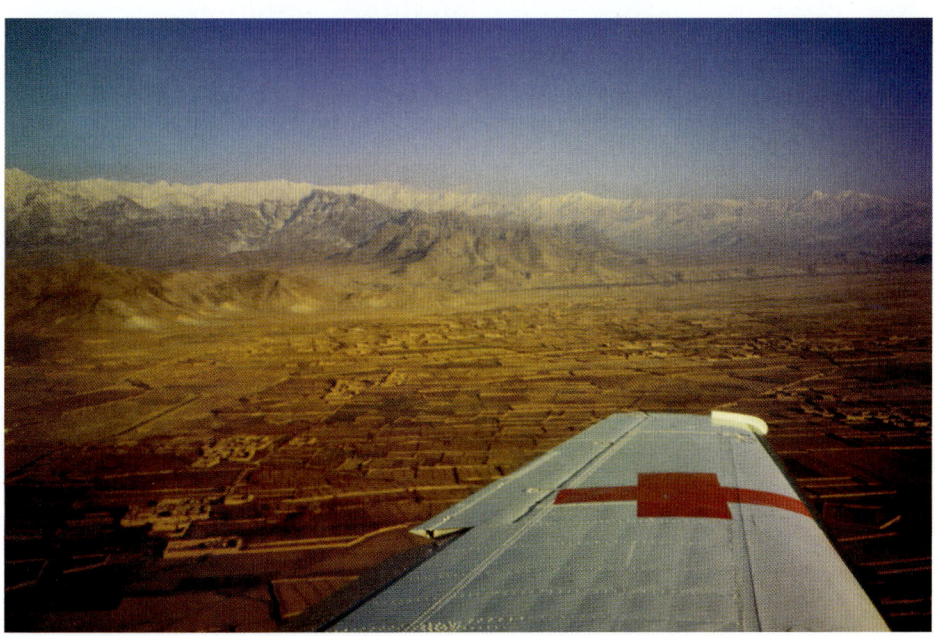

L'avion du CICR vole au-dessus de Kaboul. On l'appelle le *Red* pour *Red Cross*.

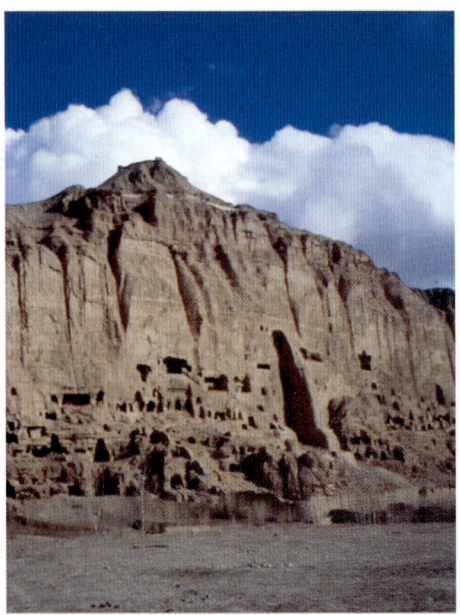 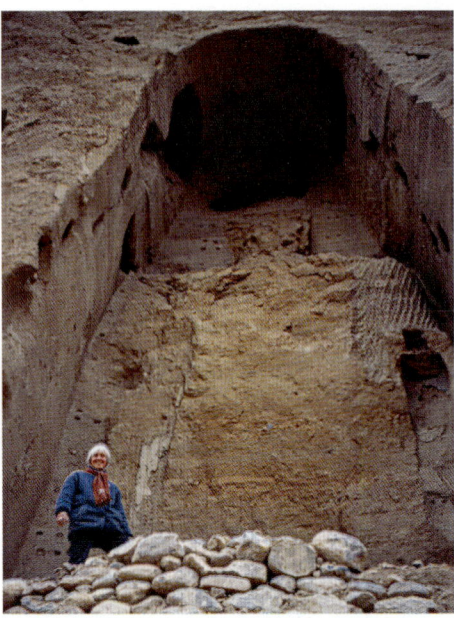

En chemin vers l'hôpital, où travaille l'équipe chirurgicale du CICR, je passe tous les jours devant la falaise qui abritait les Bouddhas de Bamiyan – avant que les talibans ne les dynamitent – ainsi que les grottes où vivaient des moines. Étant donné le sort infligé aux Bouddhas, je trouve mon sourire un peu déplacé.

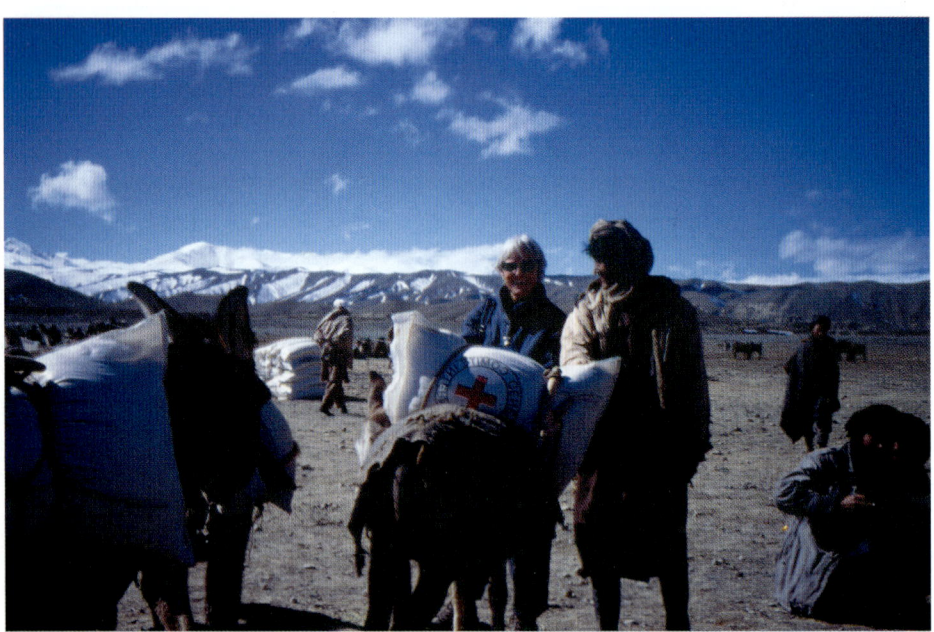

Je participe à la distribution de vivres aux populations de la province de Bamiyan.

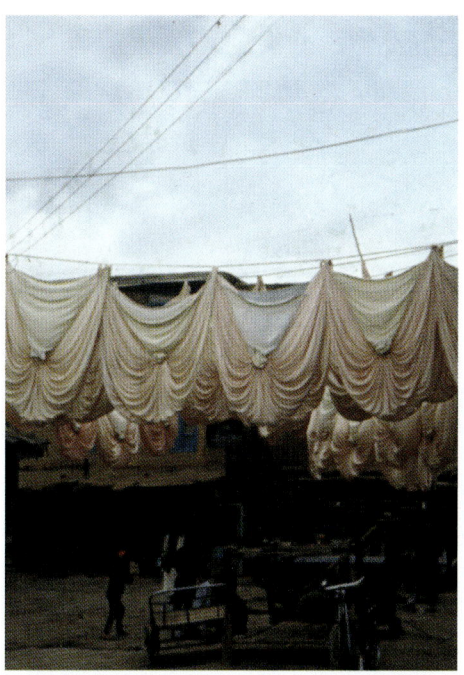

Les chadris (burqas) que portent les Afghanes sèchent à tous vents.

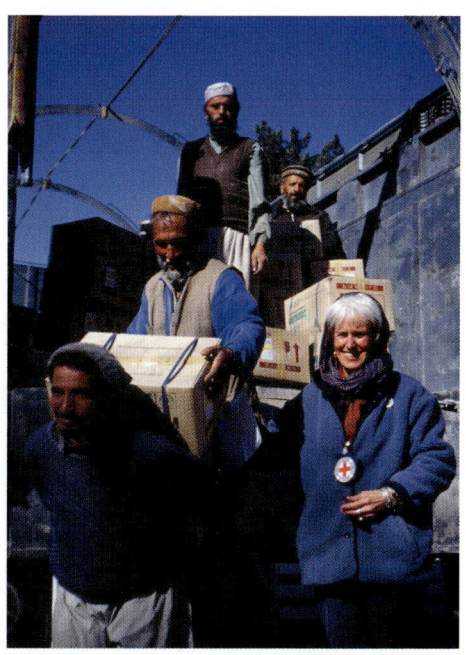

À Kaboul, je supervise le déchargement d'un camion de médicaments pour un hôpital à qui le CICR vient en aide.

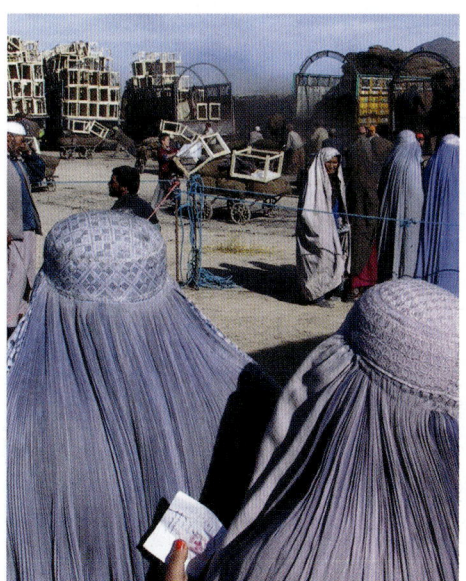

À Kaboul, un groupe de veuves attendent de recevoir leur part de charbon du CICR, pour chauffer leur maison. © CICR/Michael Kleiner

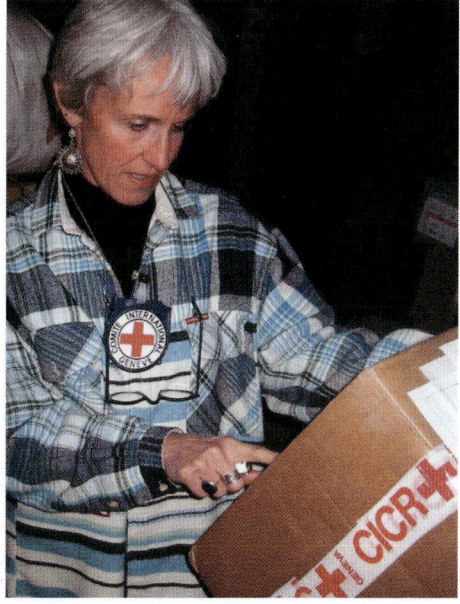

Je fais mon travail de logistique médicale dans un entrepôt du CICR à Kaboul.

ÉTHIOPIE – DARFOUR 2004

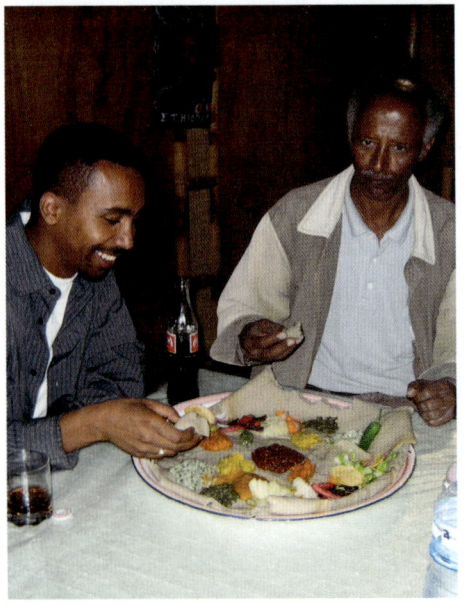

Mezeret, mon assistant, et un collègue prothésiste mangent l'injera, un plat traditionnel en Éthiopie.

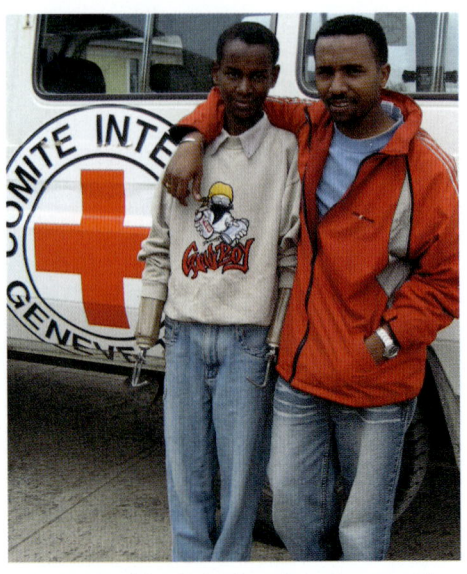

Bayoun voulait voir de plus près un étrange petit objet qui traînait par terre. La mine lui a pris ses deux bras. Il est en compagnie de Mezeret, mon assistant, qui l'a pris sous son aile.

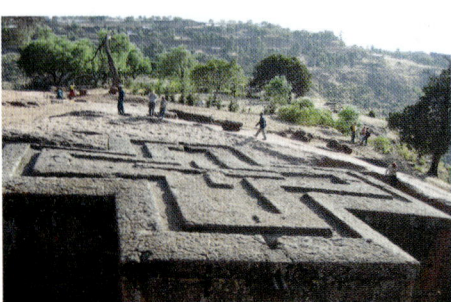

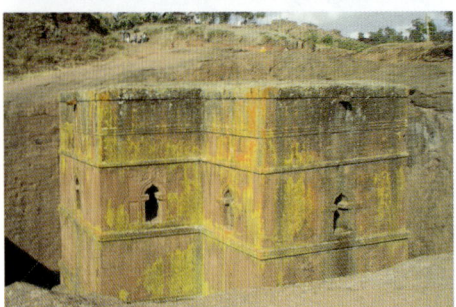

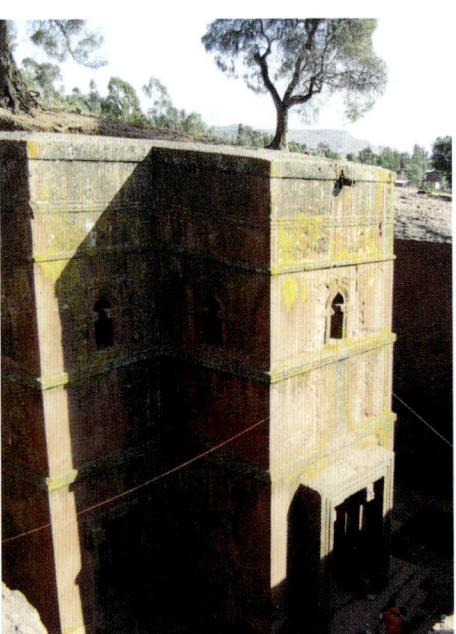

L'église Saint-Georges, l'une des 11 églises monolithiques de Lalibela.

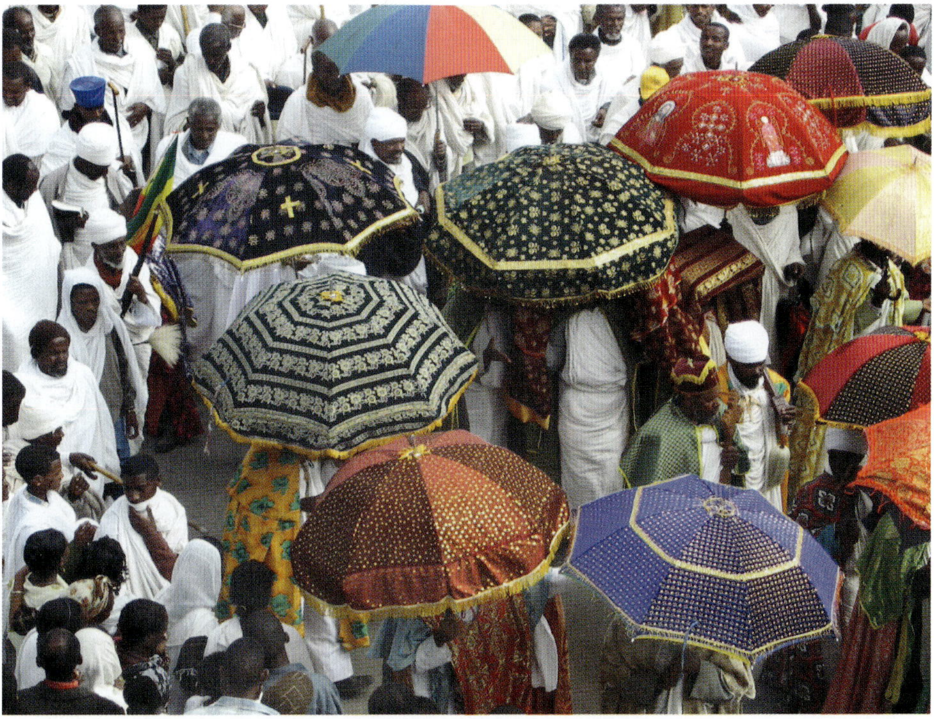

Lors de la fête orthodoxe du Temkat ou Épiphanie qui commémore le baptême de Jésus. Les fidèles sont vêtus de blanc et les prêtres portent des ombrelles colorées cousues de fils d'or.

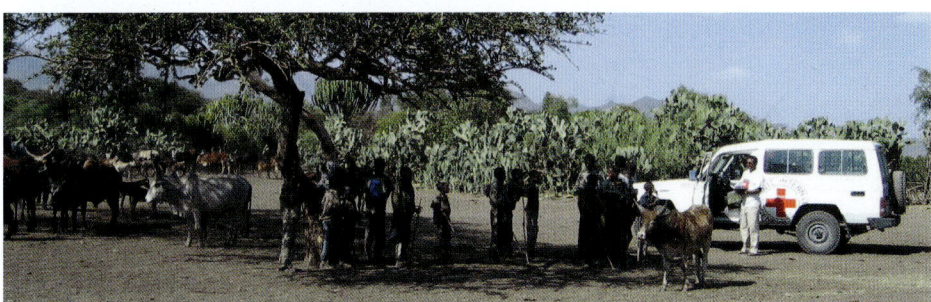

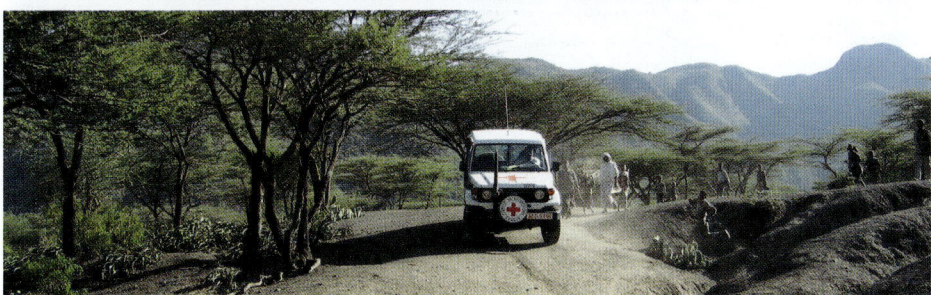

Nous recherchons un imam pour qui nous avons un message Croix-Rouge de son épouse restée en Érythrée. Des bergers tentent de nous renseigner sans succès.

CACHEMIRE PAKISTANAIS 2005-2006

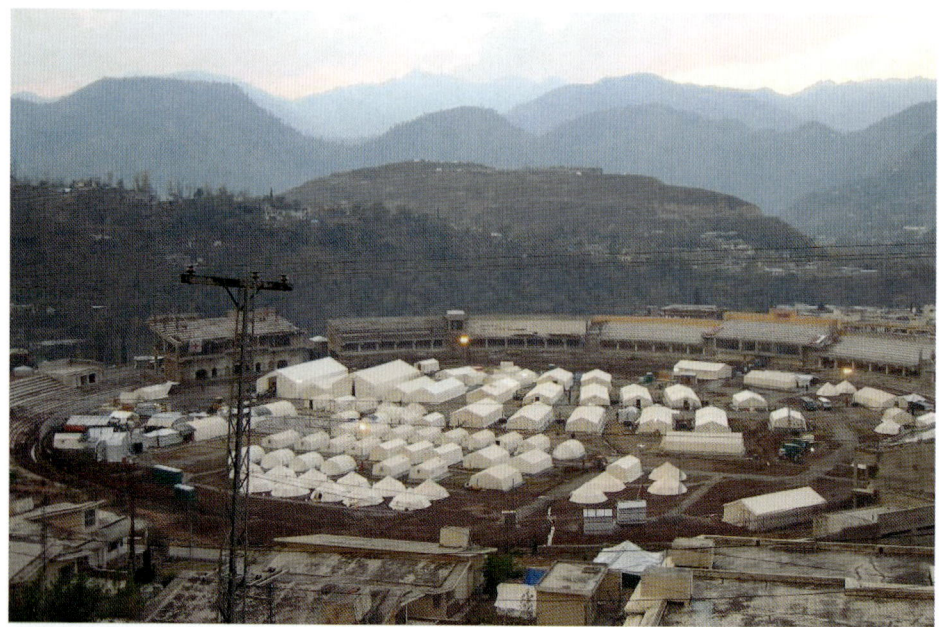

Vue d'ensemble du stade de cricket au sein duquel on a monté l'hôpital de campagne et les tentes dans lesquelles loge le personnel expatrié.

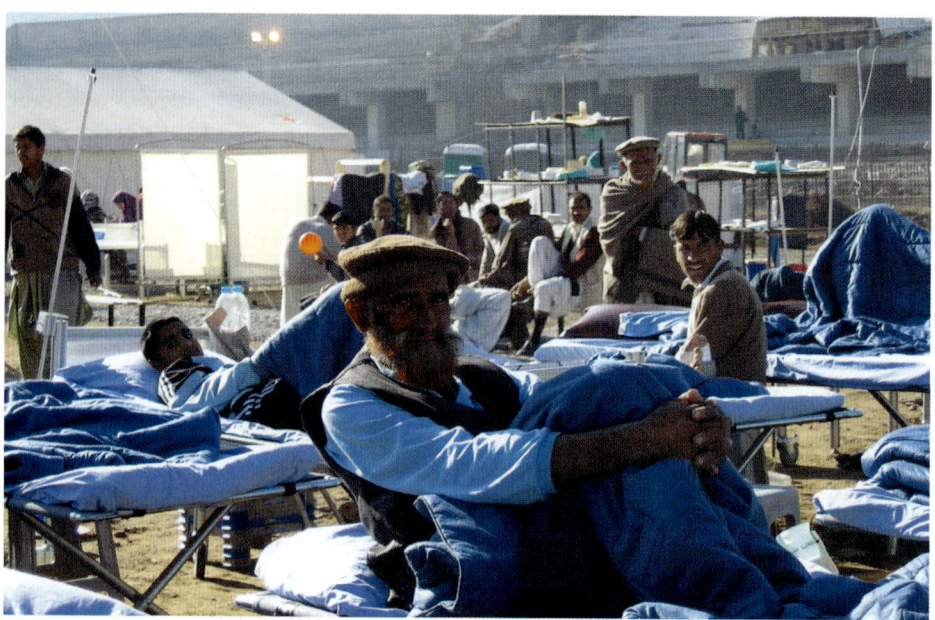

Des patients profitent du soleil pendant qu'on nettoie leur tente. En arrière-plan, on peut voir les estrades du stade de cricket.

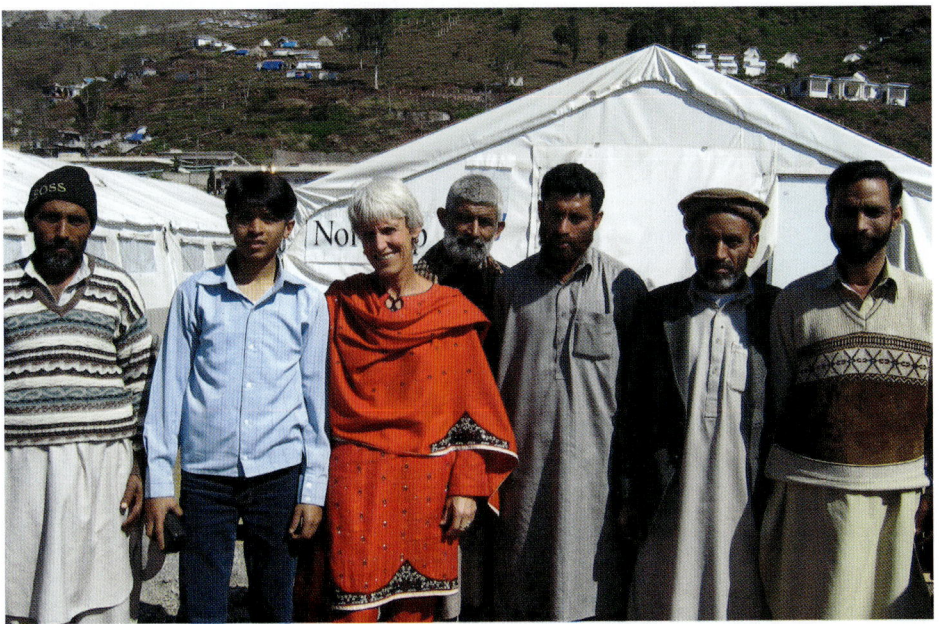
Je prends la pose en compagnie des cuisiniers de l'hôpital de campagne CICR à Muzaffarabad. Je porte le costume traditionnel confectionné avec un tissu reçu en cadeau d'un collègue pakistanais.

LIBAN 2006

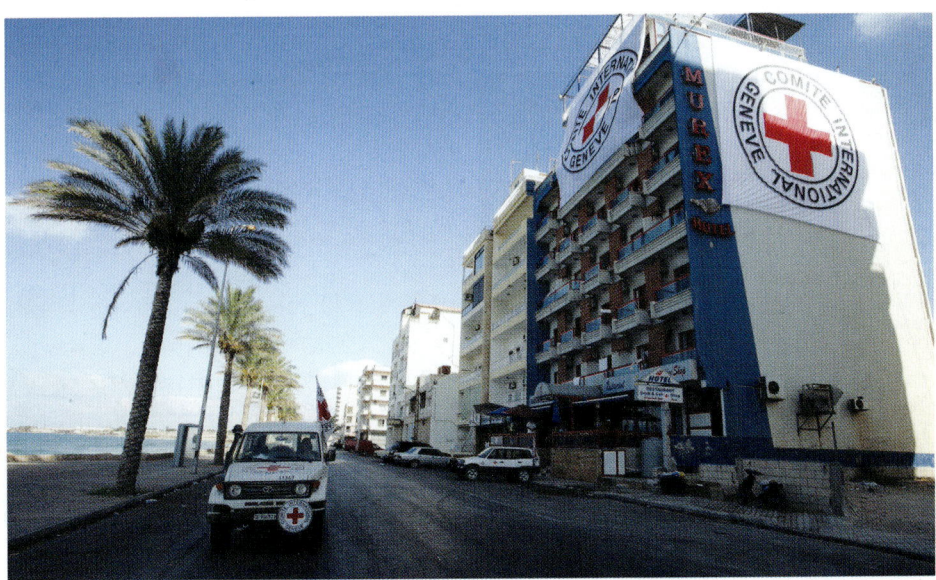
Hôtel occupé par le personnel du CICR à Tyr, au moment de la guerre du Liban en 2006. De ma chambre, au cinquième étage, j'ai une vue magnifique sur la Méditerranée. Discrètement, je m'amuse à observer les femmes qui nagent en tchador à côté de celles qui préfèrent le bikini. Elles ignorent les motos marines qui virevoltent autour d'elles. Bâtiment de la sous-délégation. © CICR/Kovik, Marko

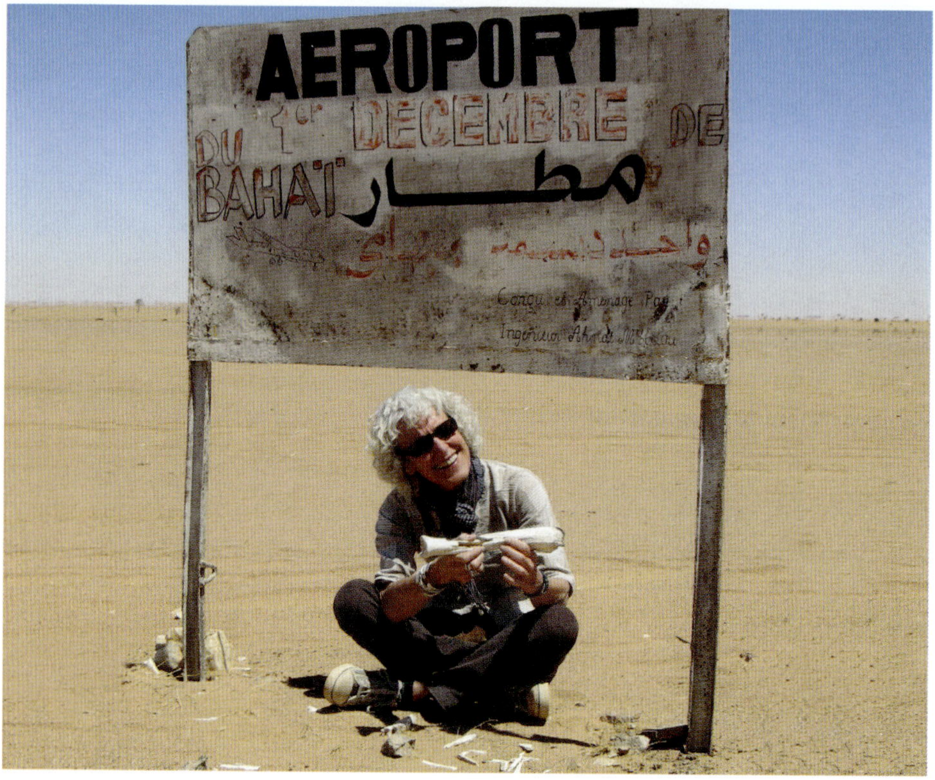

TCHAD 2007

J'attends l'avion du CICR à « l'aéroport » de Bahaï en manipulant des os de chameaux. Nous revenons d'un camp de prisonniers implanté dans une oasis au milieu du désert.

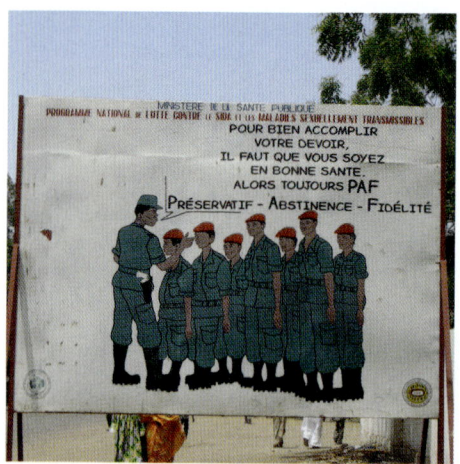
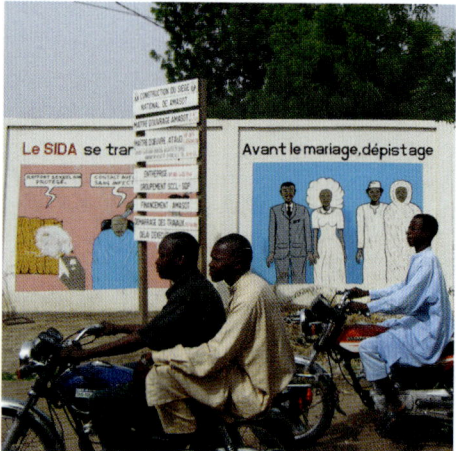

Dans sa lutte contre le sida et les maladies sexuellement transmissibles, le ministère de la Santé du Tchad cible un camp militaire à Ndjamena et affiche des tableaux de propagande partout dans la capitale.

AFGHANISTAN 2007-2008

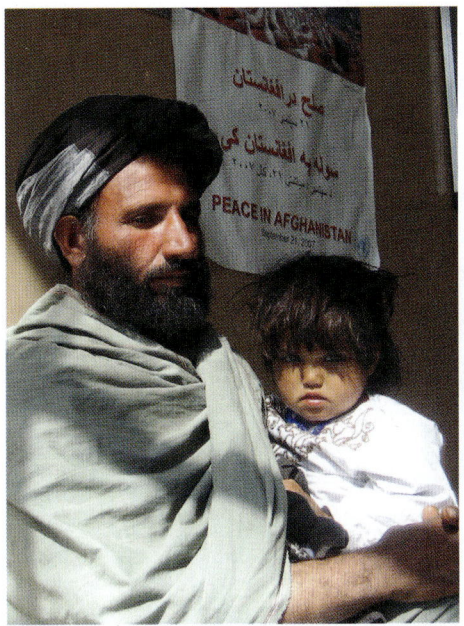

La tristesse du pays se lit dans les yeux de ce père et de sa fille. *Peace in Afghanistan*. L'homme connaît-il seulement la signification de ce qui est inscrit sur l'affiche au-dessus de son épaule ? Espère-t-il encore que la paix puisse revenir un jour ?

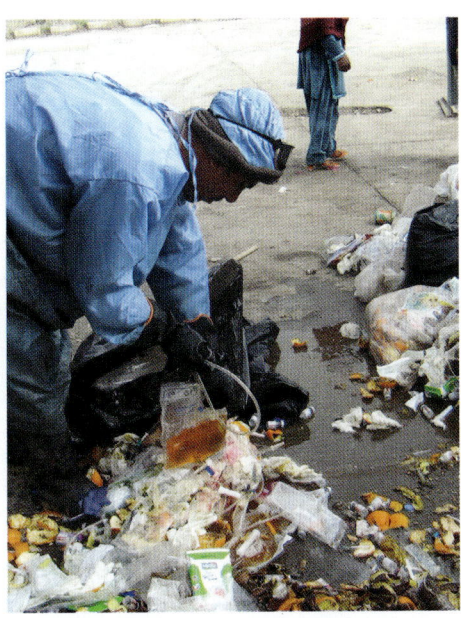

À l'Hôpital de Kandahar, lorsque les préposés au triage des déchets reçoivent les sacs à ordures, ils en versent le contenu par terre et séparent à la main ce qui doit être incinéré et ce qui ira au dépotoir de la ville. Des sacs d'urine se vident par terre et le liquide se mélange au sang provenant des cathéters.

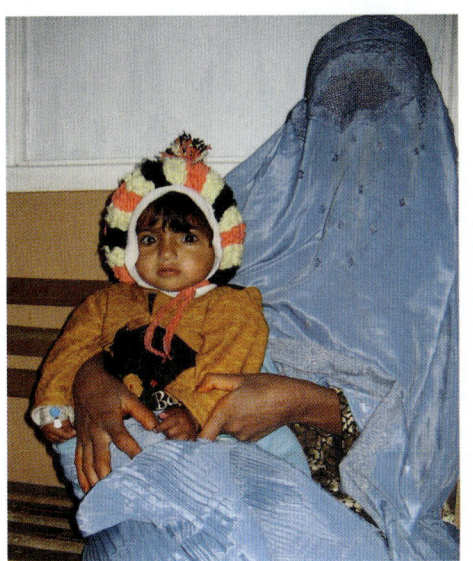

Une femme et son enfant à l'Hôpital de Kandahar.

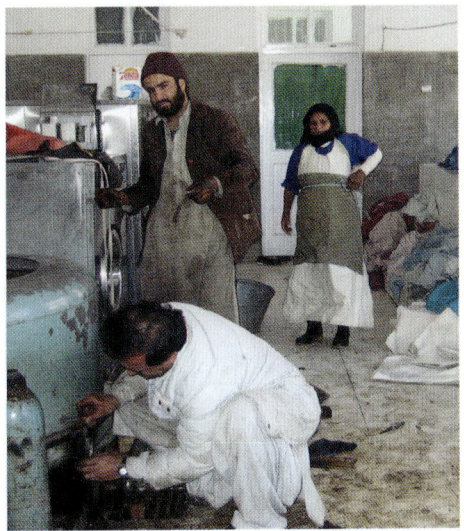

L'essoreuse de la buanderie de l'Hôpital de Kandahar subit une énième réparation.

PAKISTAN, PESHAWAR 2009

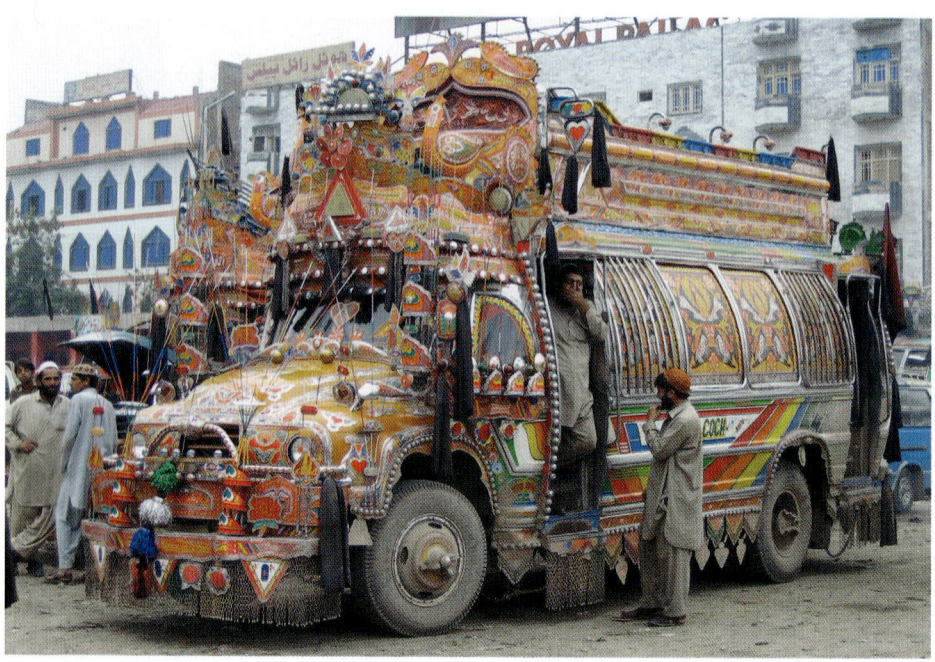

À Peshawar, les autobus servant au transport en commun, comme les camions, sont richement décorés. Ces véhicules, uniques, sont la fierté de leurs propriétaires. Ces derniers déboursent en moyenne 10 000 $ pour les six semaines de travail que cela exige à une dizaine d'artisans.

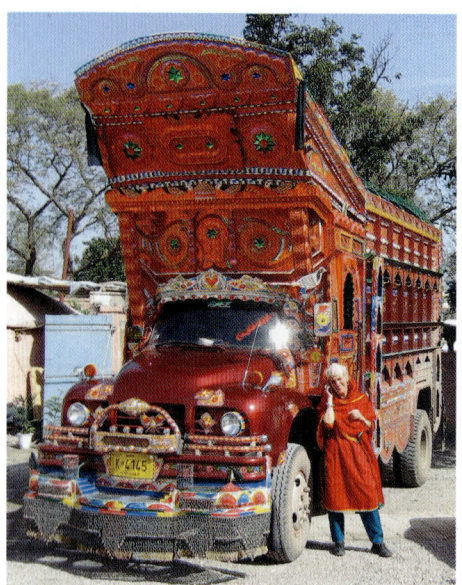

Camion transportant des médicaments pour l'hôpital CICR à Peshawar.

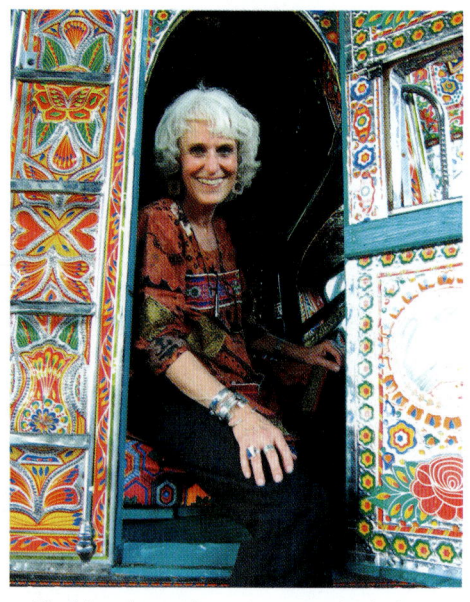

L'intérieur des camions est tout aussi coloré que l'extérieur.

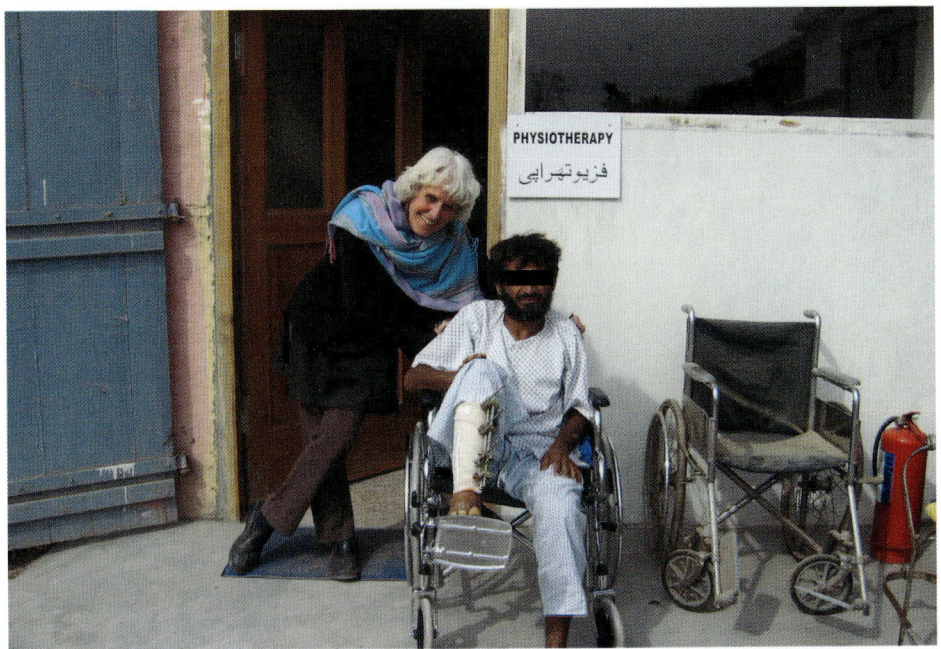

Un insurgé hospitalisé à l'hôpital du CICR à Peshawar. Il est facile d'oublier qui ils sont. Je me surprends à les taquiner et même à oser poser une main sur leur épaule. Je ne pense plus au combattant religieux fanatique, je ne vois que l'homme blessé.

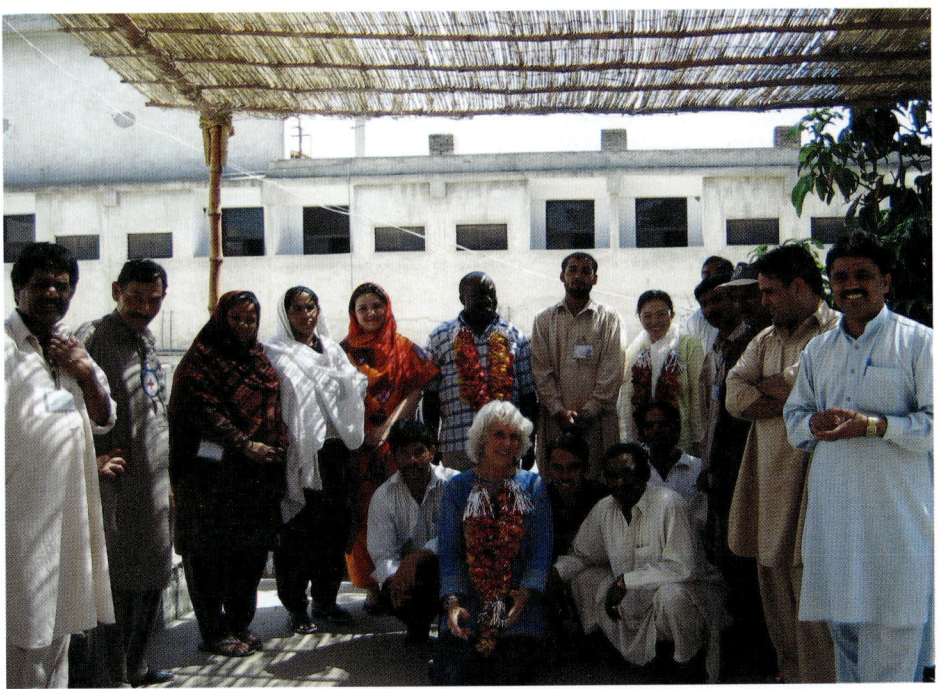

Les employés à l'entretien ménager de l'hôpital du CICR à Peshawar m'ont préparé un *tea party* pour ma fête de départ. Mon collier de fleurs dégage une forte odeur sur mon passage.

GUINÉE 2010

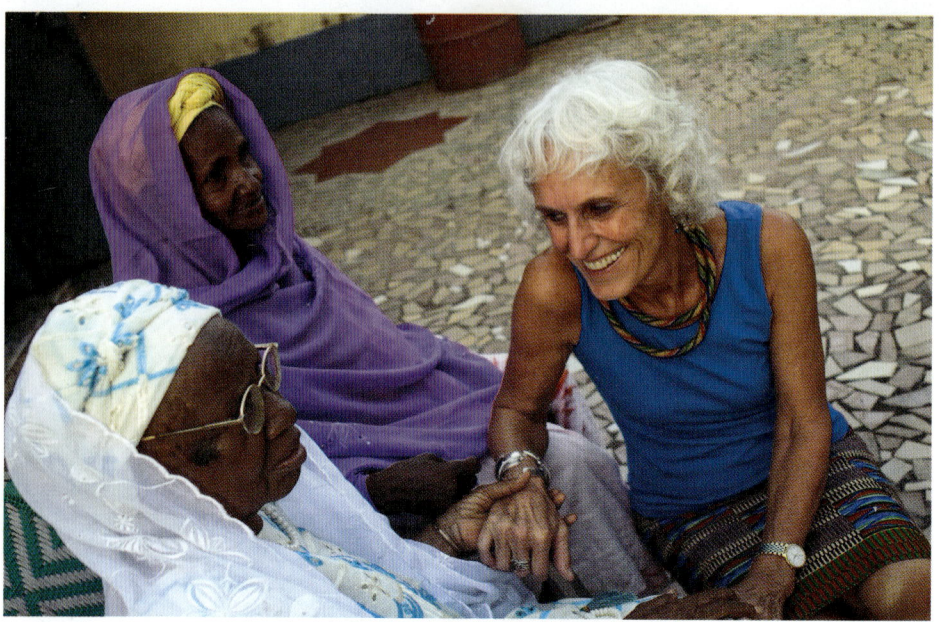

Ces vieilles dames de Conakry nous ont gentiment prêté leur cour pour organiser une séance d'information sur le sida. © Bertrand Lamon